浙江省"十一五"重点建设教材

# 药 理 学

主　编　俞月萍　张　琦
副主编　胡　珏　马　珂
　　　　吕良忠　林益平

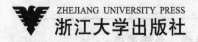
ZHEJIANG UNIVERSITY PRESS
浙江大学出版社

**图书在版编目(CIP)数据**

药理学/俞月萍,张琦主编.—杭州:浙江大学出版社,
2012.8
ISBN 978-7-308-10269-8

Ⅰ.①药… Ⅱ.①俞…②张… Ⅲ.①药理学—高等职业教育
—教材 Ⅳ.①R96

中国版本图书馆 CIP 数据核字（2012）第 166021 号

**药理学**

俞月萍　张　琦　主编

| | |
|---|---|
| **丛书策划** | 阮海潮(ruanhc@zju.edu.cn) |
| **责任编辑** | 冯其华　阮海潮 |
| **封面设计** | 刘依群 |
| **出版发行** | 浙江大学出版社 |
| | （杭州市天目山路 148 号　邮政编码 310007） |
| | （网址：http://www.zjupress.com） |
| **排　　版** | 杭州大漠照排印刷有限公司 |
| **印　　刷** | 杭州杭新印务有限公司 |
| **开　　本** | 787mm×1092mm　1/16 |
| **印　　张** | 19.75 |
| **字　　数** | 543 千 |
| **版印次** | 2012 年 8 月第 1 版　2012 年 8 月第 1 次印刷 |
| **书　　号** | ISBN 978-7-308-10269-8 |
| **定　　价** | 42.00 元 |

# 《药 理 学》
## 编 委 会 名 单

# 前　　言

本教材以高职高专药学专业人才培养目标为指导，以"必需、够用"为原则，在内容选择与编排上注重职业性和实践性，体现药学专业对药理学知识和技能的需求。

本教材共分七篇，第一篇总论主要包括绪论、药物效应动力学、药物代谢动力学和影响药物效应的因素等内容，第二篇至第七篇分别是传出神经系统药物、中枢神经系统药物、心血管系统药物、内脏和血液系统药物、内分泌系统药物及化学治疗药物。各系统着重介绍代表药物的药理作用、临床应用、不良反应及药物相互作用等，简化了药物作用机制，增加了新药和药物新类别。

本教材改变了以往药理学教材偏重于理论知识阐述的状况，每篇包括学习目标、案例引入、理论知识、实验项目和实训项目。案例引入加强了师生互动，有助于激发学生的学习兴趣；实训项目处方分析让学生运用所学的知识分析处方的合理性，为今后从事处方调配工作奠定基础；问病卖药案例可促进学生主动学习，提高学生药品营销能力。

本教材编写组成员有来自浙江医学高等专科学校、金华职业技术学院、杭州师范大学、绍兴文理学院的一线教师，以及来自浙江大学医学院附属邵逸夫医院、浙江省人民医院、中国人民解放军第 117 医院、杭州仁华堂药店的药师，他们根据实际教学和工作需要合作完成了编写工作。浙江大学医学部药理学系魏尔清教授作为本书的主审，提出了许多宝贵意见和建议，对此深表感谢。

由于编者水平有限，加之时间仓促，本书难免存在不足之处，恳请读者提出宝贵意见，以便及时更正。

本教材提供的药物剂量、用法等仅供参考，应用时请遵照医嘱或查阅药品说明书。

俞月萍　张　琦

2012 年 7 月

# 目　录

## 第一篇　总　论

## 第二篇　传出神经系统药物

# 第三篇 中枢神经系统药物

# 第四篇　心血管系统药物

# 第五篇　内脏和血液系统药物

# 第六篇　内分泌系统药物

# 第七篇　化学治疗药物

# 第一篇　总　　论

## 第一章　绪　　论

📖 学习目标

● 知识目标
1. 掌握药物、药理学、药效学、药动学的概念。
2. 熟悉药理学的研究方法。
3. 了解新药研究的一般流程和药理学的学习方法。
● 技能目标
1. 知道模拟药店的药品分类和陈列方法。
2. 能按照我国药品管理制度区分处方药与非处方药。

### 一、药理学的研究内容与任务

药物(drug)是指作用于机体,能对机体原有生理功能或生化过程产生影响的化学物质,可用于预防、诊断、治疗疾病和计划生育。

药物根据来源可分为天然药物、合成药物和基因工程药物三类。药品分为处方药和非处方药。处方药(prescription drug,R)是指必须凭执业医师或执业助理医师处方才能调配、购买和使用的药品,主要包括需特殊管理的药品(如麻醉药品、精神药品)、新药、毒性大的药品、专属性强且病情严重而又需要医药人员监督指导使用的药品以及注射剂等。非处方药(non-prescription drug)在国外称为可在柜台买到的药物(over the counter,OTC),是指不需要凭执业医师或执业助理医师处方可自行判断、购买及使用的药品。非处方药具有使用安全、疗效确切、质量稳定、应用方便、标签说明通俗易懂等特点。

药理学(pharmacology)是研究药物与机体(包括病原体)相互作用及作用规律的学科。其中,研究药物对机体的作用及作用机制的学科称为药物效应动力学(pharmacodynamics),简称药效学;而研究机体对药物的处置过程及血药浓度随时间变化的规律的学科称为药物代谢动力学(pharmacokinetics),简称药动学。

药理学以生理学、生物化学、病理学、病理生理学、微生物学、免疫学等多学科的理论和技术为基础,阐明药效学与药动学,指导临床合理用药和新药开发,发现常用药物的新用途,并为其他学科的发展提供理论依据和研究方法。因此,药理学是一门连接基础医学与临床医学、医学与药学的桥梁学科。

### 二、药理学的研究方法

药理学是一门实验性科学。根据研究对象不同,其研究方法可分为基础药理学方法和临床药理学方法。

基础药理学方法是以动物为研究对象,包括实验药理学方法、实验治疗学方法和药代动力学研究方法。

1. 实验药理学方法　以清醒或麻醉的健康动物或正常器官、组织、细胞、亚细胞和受体为研究对象,研究药物在动物体内和体外的药理效应。

2. 实验治疗学方法　以病理模型动物或组织、器官为研究对象,观察药物的作用,研究药物治疗疾病的效果及毒性反应。

3. 药代动力学研究方法　研究药物在动物体内的转运(吸收、分布、排泄)、代谢及血药浓度随时间变化的规律。

临床药理学方法以人(健康志愿者或患者)为研究对象,研究药物与人体相互作用的规律,阐明药物的临床疗效、不良反应、体内过程等,为临床合理用药提供依据。

药理学的研究水平包括整体、器官或组织、细胞、亚细胞和分子水平等,因此,药理学实验可分为在体实验和离体实验。

### 三、药理学与新药研发

药品是特殊的商品,用药的后果直接关系到患者的健康甚至生命安全,因而各国均制定相应的法律法规对药品的研制、审批、生产、销售等环节进行规范化管理。

新药的研究可分为临床前研究、临床研究和上市后药物监测。临床前研究主要是药物化学研究和药理学研究,前者主要包括药物制备工艺路线、理化性质、质量控制标准等;后者是以实验动物为研究对象,进行药效学、药动学和毒理学研究。药理学在新药开发中的作用是评价药物的安全性和有效性。

#### (一) 新药的临床前药理研究

临床前药理研究是要确定一个新的化合物是否具备进入临床试验的必要条件,一般在动物身上进行。研究目的是要弄清新药的作用及可能产生的毒性反应,即在动物身上对其药效及安全性进行初步评价。临床前药理研究包括药效学研究、药动学研究和毒理学研究。

1. 药效学研究　包括主要药效学研究和一般药效学研究。主要药效学研究是新药研究的基础,要确定新药用于临床诊断、预防、治疗疾病中的预期疗效,明确受试化合物的作用性质、强度和特点,与老药比较的优缺点,如有可能还应阐明其作用部位和机制。一般药效学研究是研究药物预期疗效以外的广泛药理作用,既是药效学的展开,又是毒性评价的基础,其结果有助于发现新的药理作用。

2. 药动学研究　药动学研究对指导新药设计、研究药物结构与活性的关系、优选给药方案、改进剂型、提高药效以及降低毒性等具有重要作用。我国《新药审批办法》规定在对新药临床前药理评价时,要在动物中进行新药的吸收、分布、生物转化和排泄的研究。

3. 毒理学研究　经药效学研究确认某一新药对某些疾病确有良好疗效,与已知药物比较具有一定优点,值得临床推荐试用时,为了确保该药的安全性,必须在动物中进行系统的临床前毒理学研究。通过研究,了解该药引起毒性反应的特点以及动物对该药的最大耐受剂量,并根据结果推荐首次临床用药剂量,提出该药在临床应用时可能产生的毒性反应,以供临床医师参考。临床前毒理学研究内容主要包括急性毒性试验、长期毒性试验和特殊毒性试验三方面。① 急性毒性试验:观察动物单次服药或在短时间(一般是 24h 内)数次服药后出现的毒性反应,并求出半数致死量或最大耐受量;② 长期毒性试验:观察多次给药后动物出现的毒性反应;③ 特殊毒性试验:包括药物的致畸、致突变和致癌作用。

### （二）新药的临床药理研究

新药的临床药理研究包括Ⅰ、Ⅱ、Ⅲ、Ⅳ期临床试验。

Ⅰ期临床试验：初步的临床药理学及人体安全性评价试验。以健康志愿者为对象，对已通过临床前安全有效性评价的新药，从安全的初始剂量开始考察人体对受试药物的耐受程度，并进行低、中、高三个剂量单次给药的药动学研究和一个剂量多次给药的药动学研究，从而为Ⅱ期临床试验提供合理方案。试验人数最少为20～30例。

Ⅱ期临床试验：治疗作用初步评价阶段，是新药临床评价中重要的环节。以医院内目标适应证患者为对象，由医务及临床管理人员共同负责和执行。其目的是评价新药的治疗作用和安全性，也包括为Ⅲ期临床试验研究设计和给药剂量方案的确定提供依据。此阶段研究设计可以根据具体的研究目的采用多种形式，包括在试验中要使用无药理活性的安慰剂或公认的有效药物（阳性对照药）作为对照，并注意随机化原则和盲法试验（单盲或双盲）。观察病例不少于100例。

Ⅲ期临床试验：治疗作用验证阶段，是上市前新药扩大临床试验阶段。其目的是进一步验证药物对目标适应证患者的治疗作用和安全性，评价利益和风险关系，最终为药物注册申请获得批准提供充分的依据。观察病例不少于300例。

Ⅳ期临床试验：新药上市后由申请人自主进行的应用研究阶段。目的是考察新药上市后广泛应用中的有效性和安全性，发现新的作用特点、与其他药物的相互作用、是否有新的偶见的重要不良反应及防治措施；评价在普通或者特殊人群中使用的利益和风险关系；改进给药剂量等。Ⅳ期临床试验不同于上市后药物监测（亦称售后调研，post-marketing surveillance，PMS），PMS旨在全国范围内对所有地区的医院和诊疗机构所用各种药物发生的不良反应进行全面系统的报告、收集、统计、分析，发现问题并提出措施和建议。

我国规定，新药研制单位和临床研究单位进行新药临床研究时，均须符合国家《药品临床试验管理规范》（GCP）的规定。

## 四、药理学的学习方法

学习药理学的目的主要是掌握药物作用的基本规律及作用原理，用药理学知识指导临床合理用药，使药物能最大限度发挥其治疗作用并减少不良反应。为此，在学习药理学时应注意以下几点：

1. **密切联系基础医学知识**　药理学的基本理论与生理学、生物化学、微生物学、病理生理学等医学基础学科有极其密切的联系。药理作用是药物通过兴奋或抑制机体原有的生理功能和生物代谢过程实现的，任何药物都不会产生与机体原有功能无关的新作用。因此，在学习每一类药物之前，有针对性地复习和联系相关的基础医学知识，对于理解和记忆药理作用、作用机制有事半功倍的效果。如学习抗心律失常药前，复习心肌电生理知识非常有必要。

2. **掌握药物的共性与个性**　药理学涉及药物品种繁多，单个记忆比较困难。在学习中应注重药物的分类，掌握代表药物在体内过程、药理作用、临床应用、不良反应或给药途径方面的特点，并采用比较和分析的方法区分代表药物与其他同类药物的异同，以求达到概念清晰、记忆牢固和正确选用的效果，也有利于今后不断学习新药。

3. **注意药物的两重性**　药物作用于人体，不仅有对机体有益的防治作用，而且有对机体有害的不良反应。当药物的使用剂量过大、时间过长或机体对药物敏感性增高时，任何药物都有可能成为有害的毒物。因此，在学习中应全面掌握药物的治疗作用和不良反应，选择药物治疗疾病时要权衡利弊，做到合理用药。

4. **重视实验实训**　药理学是一门实验性科学。药理实验是药理学教学的重要组成部分，有助于验证药理学理论，使抽象的概念、规律、结论具体化和形象化，加深对药理学知识的理解和记忆。综合性实验有助于培养学生动手能力，提高学生观察事物、分析问题、解决问题的能力和创新能力。处方分析和问病卖药实训有助于学生树立药学服务的理念，提高学生的职业素养和职业能力。

（俞月萍　马　珂）

# 第二章 药物效应动力学

药物效应动力学简称药效学,是研究药物对机体的作用及作用机制的科学。

## 第一节 药物作用的基本规律

药物作用(drug action)是指药物对机体的初始作用。药理效应(pharmacological effect)是指继发于药物作用之后的组织细胞功能变化。如肾上腺素的药物作用是激动 α 受体,而药理效应是引起血管收缩、血压升高等。药物作用是动因,药理效应是药物作用结果,两者在实际应用中常相互通用。

### 一、药物的基本作用

药物的基本作用是指药物对机体原有功能活动的影响,包括兴奋作用和抑制作用。

1. **兴奋作用** 药物使原有功能活动增强的作用称为兴奋作用,如肾上腺素升高血压、咖啡因兴奋大脑皮层等。

2. **抑制作用** 药物使原有功能活动减弱的作用称为抑制作用,如吗啡镇痛、阿托品使腺体分泌减少等。

### 二、药物作用的主要类型

1. **局部作用和吸收作用** 局部作用是指药物在被吸收入血之前,在用药局部产生的作用。如口服抗酸药的中和胃酸作用,碘酊的皮肤消毒作用。吸收作用是指药物被吸收入血后,随血流分布到各组织器官产生的作用。如阿司匹林的解热镇痛作用,阿托品的松弛胃肠平滑肌作用。

2. **直接作用和间接作用** 直接作用是指药物对接触的器官、组织直接产生的作用。间接作用是指由药物的直接作用而引发的其他作用。如去甲肾上腺素激动血管平滑肌上 α 受体使血管收缩、血压升高，属于直接作用；血压升高又可通过刺激压力感受器引起反射性心率减慢，则属于间接作用。

3. 药物作用的选择性　药物在适当剂量时，只对某些组织器官有明显的作用，而对其他组织器官无作用或作用不明显，称为药物作用的选择性。药物的选择作用是相对的，当剂量增大时其作用范围也扩大，选择性降低，如尼可刹米治疗量时选择性兴奋延髓呼吸中枢，过量则可引起中枢神经系统广泛兴奋，甚至惊厥。因此，临床用药时应注意掌握药物的剂量。药物作用的选择性是药物分类的基础，也是临床选药和制定治疗方案的主要依据。

### 三、治疗作用与不良反应

1. 治疗作用（therapeutic action）　是指凡符合用药目的或能达到防治疾病效果的作用。治疗作用可分为对因治疗和对症治疗。

（1）对因治疗（etiological treatment）：指用药目的在于消除原发致病因子，亦称治本。如应用抗生素杀灭体内致病菌治疗感染性疾病。

（2）对症治疗（symptomatic treatment）：指用药目的在于改善疾病的症状，亦称治标。如发热患者使用阿司匹林退热。

在治疗作用中，对因治疗固然重要，但对症治疗也不可忽视，如高热、休克、心力衰竭、脑水肿、惊厥时，必须立即采取有效的对症治疗才能挽救患者生命。临床药物治疗时，应根据患者的具体情况，按照"急则治其标，缓则治其本，标本兼治"的原则，妥善处理对因治疗与对症治疗的关系。

（3）补充治疗（supplementary therapy）或替代治疗（replacement therapy）：指体内营养物质或代谢物质不足，给予补充的治疗。

2. 不良反应（adverse reaction）　是指凡不符合用药目的或给患者带来痛苦甚至严重危害的反应。治疗作用与不良反应是药物本身固有的两重性作用，临床用药时，应根据需要权衡利弊，决定取舍，充分保证药物治疗的安全性和有效性。不良反应可分为以下几类：

（1）副作用（side effect）：是药物在治疗剂量时出现的与治疗目的无关的作用。其具有以下特点：① 与治疗作用同时出现，是药物固有的作用。② 与药物选择性低有关。③ 随治疗目的不同，副作用和治疗作用有时可相互转化。如阿托品用于麻醉前给药时，其抑制腺体分泌的作用为治疗作用，松弛胃肠平滑肌引起腹气胀则为副作用；当阿托品用于治疗胃肠绞痛时，其松弛胃肠平滑肌的作用为治疗作用，抑制腺体分泌引起口干则为副作用。④ 一般较轻微，停药后可恢复，危害性小。

（2）毒性反应（toxic reaction）：是由于药物用量过大或用药时间过长或机体对药物敏感性过高时产生的对机体有危害性的反应。用药后立即发生的毒性反应称为急性毒性反应，可造成呼吸、循环和中枢神经系统功能的损害；长期使用由于药物在体内蓄积而逐渐发生的毒性反应称为慢性毒性反应，往往累及肝、肾、骨髓及内分泌系统。此外，药物的致突变（mutagenesis）、致畸（teratogenesis）和致癌（carcinogenesis）作用，即所谓"三致"作用，也属于慢性毒性反应。药物损伤细胞遗传物质（DNA），导致基因或染色体畸变称为致突变；基因突变发生于胚胎细胞可导致胎儿畸形称致畸；突变发生于一般组织细胞则可致癌。

（3）变态反应（allergic reaction）：药物引起的病理性免疫反应。临床表现为皮疹、药热、血管神经性水肿、哮喘、造血系统或肝肾功能损害，甚至出现过敏性休克而导致死亡。其特点如下：① 常发生于过敏体质者；② 与用药剂量无关，不易预知；③ 过敏性可持续很久，甚至终生；④ 结构相似的药物可有交叉过敏反应。对易致过敏反应的药物或过敏体质者，用药前应详细询问患者有无药物过敏史，并须做皮肤过敏试验。对该药有过敏史或皮试阳性者应禁用。

（4）后遗效应（residual effect）：停药后，血浆药物浓度下降至阈浓度以下时残存的药理效应。这种效应有长有短，短者如服用巴比妥类催眠药后导致次晨困倦、乏力现象；长者如久用糖皮质激素后出现肾上腺皮质功能低下，数月内难以恢复。

（5）继发反应（secondary reaction）：继发于药物治疗作用之后的不良反应。例如，长期应用广谱抗生素，导致肠道菌群紊乱，对药物敏感的细菌被抑制，而不敏感菌大量繁殖，引起继发性感染，如长期服用四环素类广谱抗生素引起的二重感染。

（6）停药反应（withdrawal reaction）：长期应用某种药物，突然停药后使原有疾病症状迅速重现或恶化的现象。如长期服用可乐定的高血压患者突然停药，可出现血压急剧升高现象。因此，对有停药反应的药物，如长期应用不可突然停药，应逐渐减量，以避免发生严重的停药反应。

（7）特异质反应（idiosyncratic reaction）：指少数患者由于遗传缺陷，对某些药物的反应发生了改变，反应性质可与正常人不同，但与药物固有的药理作用基本一致，反应严重程度与剂量成正比。如葡萄糖-6-磷酸脱氢酶（G-6-PD）缺乏者，在用一些具有较强氧化作用的药物如伯氨喹、阿司匹林、磺胺类药物时，可致急性溶血反应及高铁血红蛋白血症。

（8）耐受性（tolerance）和耐药性（resistance）：耐受性是指连续用药后机体对药物的敏感性降低，必须加大剂量才能保持原有的药理效应。有些患者首次用药就不敏感称为先天耐受性。耐药性是指反复用药后病原体或肿瘤细胞对药物敏感性降低，药物作用减弱甚至失效的现象。

（9）依赖性（dependence）：是机体与药物相互作用所产生的一种强迫要求连续或定期使用该药的行为或其他反应。依赖性可分为精神依赖性（psychic dependence）和身体依赖性（physical dependence）。精神依赖性是指连续用药后使人产生愉快或欣快感，促使用药者有周期性定期用药的强烈欲望，停用后可有主观上的不适感，但不产生戒断症状。身体依赖性是指具有依赖性的药物反复使用所造成的一种适应状态，一旦停药，可导致一系列生理功能紊乱，即戒断综合征。易产生身体依赖性的药物有吗啡、哌替啶等，称为"麻醉药品"。身体依赖者为继续用药，常不择手段，甚至丧失道德人格，对本人及社会造成严重损害。因此，国家颁布了《麻醉药品管理办法》和《精神药品管理办法》，医务人员必须掌握好使用原则，防止产生依赖性。

药物不良反应致使机体组织器官产生功能性或器质性损害而出现一系列临床症状和体征，称药源性疾病。如药物性耳聋、药源性心肾功能不全、癌变、畸胎、药物性哮喘等。

# 第二节 药物的量效关系

在一定范围内，同一药物的剂量（或浓度）增加或减少，药物效应也相应增强或减弱，这种剂量（或浓度）与效应之间的关系称为量效关系（dose-effect relationship）。量效关系可以用剂量-效应曲线或浓度-效应曲线定量地反映药物作用特点。

药理效应按性质可分为量反应和质反应。量反应的强弱呈连续性量的变化，通过逐渐增加或减少药量测得，如血压、血糖浓度、平滑肌张力等的变化。质反应的强弱随药物剂量或浓度的增减表现为质的变化，以阳性或阴性、全或无的方式表现，如存活或死亡、清醒或睡眠、惊厥或不惊厥等。

## 一、量反应的量效曲线

量反应的量效曲线常用多次实验测得的数据，计算其平均值和标准差作图。以药物剂量或浓度为横坐标,药物效应为纵坐标,绘制的曲线呈长尾的 S 形曲线;若以药物剂量或血药浓度的对数值为横坐标,效应强度为纵坐标,绘制的曲线呈近似对称的 S 形(图 1-2-1),S 形曲线有利于对同类药物的性能进行比较。

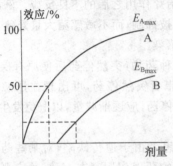 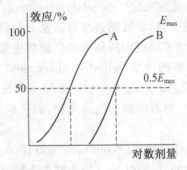

图 1-2-1　量反应的量效曲线

从量效曲线图(图 1-2-1)可得知,随着剂量增加,药物作用强度相应增加,直至出现最大效应,即效能。它反映药物本身的内在活性。当效应达到最大程度后,即使剂量再增加,效应也不再增强。因此,量反应的量效曲线可以衍生一系列在药理学研究中具有重要意义的概念。

1. 斜率(slope)　以药物剂量或血药浓度的对数值为横坐标的量效曲线在效应量 16%～84% 时大致呈直线,该段直线与横坐标夹角的正切值称斜率。斜率大的药物当药量发生微小变化时,即可引起效应的明显变化。因此,斜率的大小是确定临床用药剂量范围的依据之一。

2. 最小有效量(minimal effective dose)或最小有效浓度　是指引起效应的最小药量或最低药物浓度,亦称阈剂量或阈浓度。

3. 效能(efficacy)　是指药物所能产生的最大效应,反映药物内在活性的大小。高效能药物产生的效能是低效能药物无论多大剂量也无法产生的。

4. 效价强度(potency)　用于作用性质相同的药物之间等效剂量的比较,达到等效时所用药量较小者效价强度大,所用药量较大者效价强度小。能引起相同效应的药物,它们的效能和效价并不一定一致。如利尿药以每日排钠量为效应指标进行比较(图 1-2-2),氢氯噻嗪的效价强度大于呋塞米,而呋塞米的效能大于氢氯噻嗪。因此,比较具有相同药理效应的两种或两种以上药物时,应从效能和效价强度两项指标综合考虑。

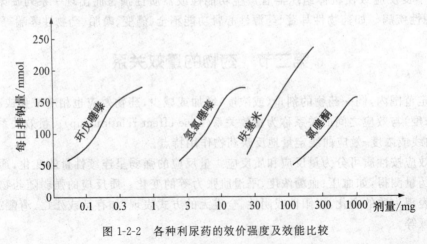

图 1-2-2　各种利尿药的效价强度及效能比较

## 二、质反应的量效曲线

在实验中,常将动物按用药剂量分组,以剂量或浓度为横坐标,以阳性反应率为纵坐标作图,可得到质反应的量效曲线。若以对数剂量为横坐标,阳性反应率为纵坐标,则为对称的钟形曲线(正态分布曲线);当纵坐标为累加阳性反应率时,其曲线为对称的 S 形曲线(图1-2-3)。S 形曲线有利于测定反映治疗效应和毒理效应的重要数据,如以疗效为指标,可测得半数有效量($ED_{50}$)、95% 有效量($ED_{95}$)等;以死亡为指标,可测得半数致死量($LD_{50}$)和 5% 致死量($LD_5$)。$ED_{50}$ 是反映药物治疗效应的重要参数;$LD_{50}$ 是反映药物毒理效应的重要参数。

治疗指数(therapeutic index, TI)　即药物的半数致死量($LD_{50}$)与半数有效量($ED_{50}$)的比值,以 $LD_{50}/ED_{50}$ 来表达。通常情况下,治疗指数越大的药物安全性越大。但治疗指数并不能完全反映药物的安全性。故现在主张用 $LD_1/ED_{99}$ 的比值即可靠安全系数(certain safety factor,CSF)或 $LD_5$ 与 $ED_{95}$ 之间的距离来衡量药物的安全性,认为比 TI 更为可靠。

在动物试验中常用治疗指数评价药物的安全性,此值越大则表示该药物越安全(图 1-2-4)。

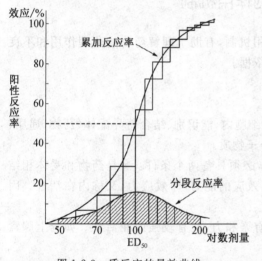
图 1-2-3　质反应的量效曲线

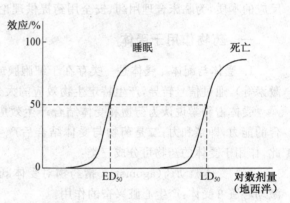
图 1-2-4　由量效曲线观察 $LD_{50}$ 和 $ED_{50}$

## 三、药物的剂量

药物的剂量一般是指每日的用量,可根据需要分次使用。剂量的大小决定血药浓度的高低,而血药浓度又决定药理效应。在一定范围内增加或减少药物剂量,效应也随之增强或减弱,但超过一定范围,则会引起中毒甚至死亡(图 1-2-5)。因此,临床用药时应严格掌握用药的剂量。

1. **无效量**　是指药物剂量过小,在体内达不到有效浓度,不能引起药理效应的剂量。
2. **最小有效量**　是指出现疗效的最小剂量。
3. **治疗量**　是指最小有效量与极量之间的剂量。
4. **常用量**　是指大于最小有效量而小于极量,疗效显著而又安全的剂量。
5. **极量**　是指国家药典明确规定允许使用的最大剂量,医生处方一般不得超过此用量。
6. **最小中毒量**　是指药物引起毒性反应的最小剂量。
7. **最小致死量**　是指药物引起死亡的最小剂量。

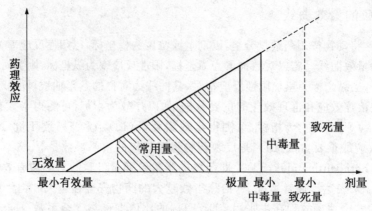

图 1-2-5  剂量与药理效应关系示意图

# 第三节  药物的作用机制

药物作用机制即药物作用原理。了解药物作用机制,有助于理解药物的药理作用和不良反应的本质,为临床合理用药、安全用药提供理论依据。

## 一、药物作用于受体

1. **受体与配体**  受体是一类存在于细胞膜或细胞内,能识别、结合特异配体(药物、递质、激素等),通过信号转导,产生特定生物效应的大分子物质。

受体占领学说认为药物和受体结合产生效应,必须具备两个条件:一是药物和受体相结合的能力,即亲和力;二是药物与受体结合后产生效应的能力,即效应力,又称内在活性。因此,作用于受体的药物可分成三类:

(1)受体激动药(agonist):指药物对受体既有亲和力,又有较强内在活性。如肾上腺素激动心脏 β 受体,产生心脏兴奋的作用。

(2)受体拮抗药(antagonist):指药物对受体有较强的亲和力,但无内在活性,它能阻断激动药与受体的结合,拮抗激动药的效应。如普萘洛尔能与肾上腺素竞争 β 受体,产生拮抗肾上腺素的作用。

根据拮抗药与受体结合是否具有可逆性,可将其分为竞争性拮抗药和非竞争性拮抗药。竞争性拮抗药与受体产生可逆性结合,与激动药相互竞争同一受体,使其亲和力降低,而对内在活性无影响,并随着拮抗药浓度逐渐加大,使激动药的量效曲线逐渐向右平移,但斜率和最大效应不变。非竞争性拮抗药与受体产生相对不可逆性结合,可使激动药的亲和力与内在活性均降低,并随着拮抗药浓度逐渐加大,使激动药的量效曲线下移,而且抑制其最大效应(图 1-2-6)。

(3)部分激动药(partial agonist):指药物对受体有较强亲和力,而内在活性较弱,单独应用时可产生较弱的药理效应,与激动药合用时,则呈现对抗激动药的作用。如喷他佐辛是阿片受体部分激动药,单用时产生较弱的镇痛效应,但与吗啡等强镇痛药合用时,可拮抗后者的镇痛作用。

2. **受体的调节**  受体是遗传获得的固有蛋白,但并不是固定不变的,其数量及反应性经常受生理、病理和药物等因素的影响。

(1)向上调节(up regulation):当激动药浓度低于正常或长期使用拮抗药时,受体数目增多、亲和力增加或效应力增强称为受体上调。如长期应用 β 受体阻断药普萘洛尔,突然停药,

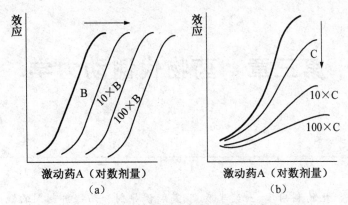

图 1-2-6　竞争性拮抗药(a)和非竞争性拮抗药(b)

因 β 受体数目增多而对体内递质去甲肾上腺素产生强烈反应,引起血压升高、心动过速、心律失常等,故向上调节也是造成某些药物停药后出现反跳现象的原因,临床用药时应予注意。

(2) 向下调节(down regulation):当激动药浓度过高,作用过强或长期使激动受体时,受体数目减少、亲和力降低或效应力减弱称为受体下调。向下调节与长期使用激动药后组织细胞对其敏感性下降或产生耐受性有关。如长期应用 β 受体激动药治疗哮喘,患者出现耐受现象。

## 二、药物的其他作用机制

1. **改变理化环境**　如氢氧化铝中和胃酸,治疗胃及十二指肠溃疡;甘露醇增加血浆渗透压导致脑组织脱水,用于治疗急性脑水肿等。

2. **参与或干扰机体的代谢过程**　如铁剂参与血红蛋白的合成,用于治疗缺铁性贫血。

3. **改变酶的活性**　如新斯的明抑制胆碱酯酶而产生拟胆碱作用,用于治疗重症肌无力;解磷定使胆碱酯酶复活,用于解救有机磷酸酯类中毒。

4. **影响生物膜对离子的通透性**　如硝苯地平阻滞血管平滑肌的 $Ca^{2+}$ 通道,使血管扩张,用于治疗高血压。

5. **影响核酸代谢**　如叶酸、维生素 $B_{12}$ 能促进核酸合成,用于治疗巨幼红细胞性贫血。

6. **影响免疫功能**　环孢素能抑制免疫功能,用于器官移植等。

(俞月萍　马　珂)

# 第三章　药物代谢动力学

药物代谢动力学是研究机体对药物的作用,即研究药物吸收、分布、代谢和排泄过程及血药浓度随时间而变化的规律的科学。

## 第一节　药物的体内过程

药物进入机体到药物从机体消除的全过程称为药物的体内过程,包括药物的吸收(absorption)、分布(distribution)、代谢(metabolism)和排泄(excretion)(图 1-3-1)。药物在体内的吸收、分布及排泄过程称为转运(transportation);而药物代谢则是发生了化学结构和性质上的变化,称为生物转化(biotransformation)。代谢和排泄都是药物在体内逐渐消失的过程,统称为消除(elimination)。

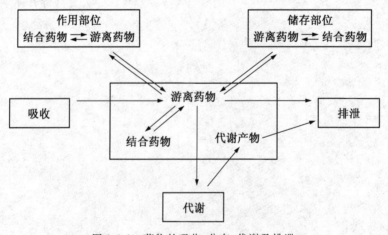

图 1-3-1　药物的吸收、分布、代谢及排泄

## 一、药物的跨膜转运

药物的体内过程如吸收、分布、排泄等均需通过生物膜,这一过程称为药物的跨膜转运。药物的跨膜转运方式主要有被动转运、主动转运和膜动转运。

### (一) 被动转运

被动转运(passive transport)指药物由浓度高的一侧向浓度低的一侧进行的跨膜转运(顺差转运)。其转运特点是:① 药物顺浓度差进行扩散,当膜两侧浓度达平衡时,转运即保持在动态稳定水平;② 不消耗能量;③ 不需要载体;④ 转运时无饱和现象;⑤ 不同药物同时转运时无竞争性抑制现象。其主要方式有简单扩散、滤过和易化扩散等。

1. 简单扩散(simple diffusion) 又称脂溶扩散(lipid diffusion),是指药物通过溶解在脂质膜进行顺差跨膜转运的方式。这是药物最常见和最重要的转运方式,大多数脂溶性药物都通过此方式进行转运。

药物理化性质是影响简单扩散的主要因素,如相对分子质量、脂溶性、极性及解离度等。由于大多数药物是弱电解质,体内以解离型和非解离型两种形式存在,非解离型脂溶性大,易跨膜转运。药物跨膜转运还与药物所处内环境的 pH 值和自身解离特性 $pK_a$ 值有关。$pK_a$ 值是指弱酸性或弱碱性药物在 50% 解离时溶液的 pH 值,各种药物有固定的 $pK_a$ 值。同一药物所处体液的 pH 值有微小变化时,其解离度可发生显著变化,从而影响药物在体内转运。

一般规律是弱酸性药物在酸性体液中解离度小,脂溶性大,易跨膜转运;而在碱性体液中因解离度大,脂溶性小,难以跨膜转运。弱碱性药物则相反。

2. 滤过(filtration) 又称水溶扩散(aqueous diffusion),是指直径小于膜孔的水溶性的极性或非极性药物借助于膜两侧的流体静压或渗透压而进行的跨膜转运,如尿素、乙醇等。

3. 易化扩散(facilitated diffusion) 又称载体转运(carrier transport),是通过细胞膜上某些特殊蛋白质(即载体)的帮助而扩散,不需消耗能量。与简单扩散不同之处是其转运需载体参与,故此类转运具有选择性、竞争性抑制及饱和现象等特点。如铁剂转运需要转铁蛋白;葡萄糖进入红细胞需要葡萄糖通透酶。

### (二) 主动转运

主动转运(active transport)为耗能的逆浓度差转运。其特点是:① 需要载体,载体对药物有高度选择性;② 需要消耗能量;③ 受载体转运能力的限制,当载体转运能力达到最大时有饱和现象;④ 不同药物同时被同一载体转运时,存在竞争性抑制现象。如甲状腺细胞膜上的碘泵,可主动转运碘进入细胞内;青霉素可由肾小管上皮细胞主动转运至肾小管腔由尿排出。

### (三) 膜动转运

大分子物质的转运伴有膜的运动,称为膜动转运(cytosis)。其包括胞饮和胞吐。

1. 胞饮(pinocytosis) 又称吞饮或入胞,是指大分子物质通过膜的内陷形成小泡而进入细胞。

2. 胞吐(exocytosis) 又称胞裂外排或出胞,是指某些大分子物质从细胞内转运到细胞外,如腺体分泌及递质释放等。

## 二、药物的吸收

药物从给药部位进入血液循环的过程称为吸收。药物吸收的快慢和多少直接影响药物作用的快慢和强弱。吸收快而完全的药物显效快、作用强,反之则显效慢、作用弱(图1-3-2)。

1. 吸收部位及特点

(1)口服给药:是最常用而安全的给药方法。吸收部位主要为小肠,因小肠壁绒毛多,吸收面积大,肠壁血流丰富,且肠腔内pH 值接近中性,适合于大多数药物的溶解与吸收。弱酸性药物在胃中可有少量吸收。

(2) 注射给药:常用有静脉注射(i. v)、静脉滴注(i. v. gtt)、肌内注射(i. m)、皮下注射(i. h)等。静脉注射和静脉滴注无吸收过程。皮下或肌内注射后,药物通过毛细血管进入血液循环,其吸收速度主要与局部组织血流量及药物的剂型有关。由于肌肉组织血流量较皮下组织丰富,故肌内注射比皮下注射吸收快。休克时,因周围循环不良,皮下和肌内注射吸收速度均大大减慢,需静脉给药才能达到急救的目的。

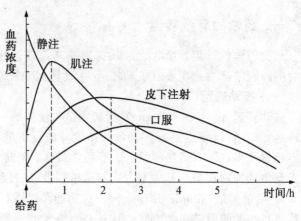

图 1-3-2 不同给药途径的药-时曲线

(3) 吸入给药:药物直接由肺部吸收进入体循环。肺部具有肺泡表面积大、血流量大的特点,药物只要能到达肺泡,吸收极其迅速。气体及挥发性药物,如全身麻醉药可直接进入肺泡;一些药物溶液或粉末则需喷雾器分散为微粒(直径约 $5\mu m$)雾化吸入才能到达肺泡吸收。吸入给药吸收快,排泄也快。

(4) 舌下给药:舌下黏膜血流丰富,但吸收面积较小,适用于少数用药量小而脂溶性大的药物,如硝酸甘油等。该方法吸收迅速,给药方便,且可避免首关消除。

(5) 直肠给药:栓剂或溶液剂经直肠给药后由直肠黏膜吸收,虽然吸收面积不大,但血流丰富,药物吸收较快,也可避开首关消除。适用于少数刺激性强或不宜口服的药物。

(6) 经皮给药:除汗腺外,皮肤不透水,但有些脂溶性药物可以缓慢通透。利用这一原理可以经皮给药以产生局部或全身药效。完整的皮肤吸收能力很差,皮肤薄的部位吸收略强于皮肤厚的部位。可将药物与促皮吸收剂制成贴剂,称经皮给药,通过皮肤吸收而产生局部或全身作用,如硝苯地平贴剂。经皮给药的特点是吸收缓慢且不规则,因而不易控制剂量。

2. **影响药物吸收的因素**

(1) 药物的理化性质:一般来说药物分子小、解离度小、脂溶性高、溶解度大者易被吸收,反之则难以被吸收。既不溶于水也不溶于脂肪的药物很难被吸收,如硫酸钡口服时不溶解、不吸收,可用作胃肠道造影剂。

(2) 药物的剂型:口服给药时,液体制剂较片剂或胶囊剂等固体制剂吸收快。皮下或肌内注射时,药物的水溶液吸收迅速,而混悬剂和油剂在注射部位吸收较慢,故显效慢,作用维持时间长。

(3) 首关消除(first pass elimination):指部分药物口服给药后,在通过肠黏膜和肝脏时,部分被代谢灭活,使进入体循环的药量减少而降低疗效。如硝酸甘油、利多卡因均有明显的首关消除现象,故不宜口服给药。

(4) 吸收环境:口服给药时,胃的排空速度、肠蠕动的快慢、pH 值、肠内容物的多少和性质均可影响药物的吸收。如胃排空延缓、肠蠕动过快或肠内容物过多等均不利于药物的吸收。

## 三、药物的分布

药物的分布是指药物从血液循环进入各组织体液的过程。多数药物在体内的分布是不均匀的,有些组织器官分布浓度较高,有些组织器官分布浓度较低,如碘集中分布在甲状腺组织中。药物在体内的分布不仅影响药物的储存及消除速率,也影响药物的疗效与毒性。影响药物分布的因素有:

1. **药物与血浆蛋白结合**　多数药物可不同程度地与血浆蛋白结合,与血浆蛋白结合的称为结合型药物,未结合的称为游离型药物。药物与血浆蛋白结合率是决定药物在体内分布的重要因素。药物与血浆蛋白结合后具有以下特点:① 结合是可逆的;② 暂时失去药理活性;③ 结合后分子体积增大,不易透过血管壁,也不能被代谢、排泄;④ 药物之间具有竞争性置换现象。

当同时应用两种血浆蛋白结合率高的药物时,可出现一种药物将另一种药物从血浆蛋白结合部位置换出来,游离型药物比例加大,效应增强或毒性增大。如抗凝血药华法林与解热镇痛药保泰松的血浆蛋白结合率分别为 99% 与 98%,两药合用时,如果前者被后者从血浆蛋白上置换下 1%,则游离型的华法林由 1% 增加到 2%,作用增加了一倍,导致抗凝作用增强,甚至引起自发性出血。

2. **药物与组织亲和力**　有些药物对某些组织有特殊的亲和力,因而在该组织的浓度较高。如碘在甲状腺中的浓度远高于其他组织;抗疟药氯喹在肝中浓度是血浆浓度的 700 倍左右;汞、砷、锑等重金属和类金属在肝、肾中分布较多。

3. **体内特殊屏障**

(1) 血脑屏障(blood-brain-barrier):是血液与脑组织、血液与脑脊液、脑脊液与脑组织之间三种屏障的总称。其中前两者对药物的通过具有重要的屏障作用,这是因为脑部毛细血管内皮细胞连接比较紧密,基底膜外尚有一层星状胶质细胞包绕,大多数药物较难通过,只有脂溶性大或相对分子质量较小的水溶性药物可以通过血脑屏障进入脑组织。当脑部感染或中枢其他疾病时,应使用易于通过血脑屏障的药物才能发挥作用。新生儿血脑屏障发育不完善,中枢神经系统易受药物的影响,应慎用药物。

(2) 胎盘屏障(placental-barrier):是胎盘绒毛与子宫血窦间的屏障,对胎儿是一种保护性屏障。所有药物均能通过胎盘屏障进入胎儿体内,仅是程度、快慢不同。有些药物能进入胎儿循环,引起畸胎或对胎儿有毒性,故妊娠期禁止使用对胎儿发育有影响的药物。

4. **器官血流量和体液 pH 值**　血流量大的器官如脑、心、肝、肾等药物分布多;而血流量少的肌肉、皮肤、脂肪等分布速度慢,药量也少。吸收的药物通过循环迅速向全身输送,首先向血流量大的器官分布,然后向血流量小的组织转移,这种现象称为再分布。如静脉注射脂溶性很高的硫喷妥钠,药物首先分布于血管丰富、血流充足的脑组织,呈现麻醉作用。随时间推移药物可自脑向脂肪组织转移,麻醉作用很快消失。

改变体液 pH 值可影响药物的解离度和脂溶性,从而影响其分布。细胞内液 pH 值约为 7.0,细胞外液约为 7.4,弱酸性药在细胞内液中浓度低于外液;弱碱性药则相反。如抢救巴比妥类药物中毒,可用碳酸氢钠碱化血液和尿液,不但可促使巴比妥类由脑细胞向血液转移,也可使肾小管重吸收减少,加速药物自尿液排出。

## 四、药物的代谢

药物在体内发生化学结构的改变称为代谢(metabolism)或生物转化。肝是药物代谢的主要器官。大多数药物经代谢后失去药理活性成为代谢产物排出体外,称为灭活。少数无活性或活性较弱的药物转变成有活性或活性较强的药物,称为活化(activation)。如可待因在肝脏去甲基后变成吗啡而生效。

药物代谢方式有氧化、还原、水解、结合。药物的代谢必须在酶的催化下才能进行,这些催化药物的酶统称为药物代谢酶(drug metabolizing enzymes)，简称药酶。按照药酶在细胞内的存在部位分为微粒体酶系(非专一性酶)和非微粒体酶系(专一性酶)。微粒体酶系指存在于肝细胞微粒体的混合功能氧化酶系，简称肝药酶。其具有以下特点：① 专一性低，能催化多种药物代谢；② 变异性大，可受遗传、年龄、营养、机体状态、疾病等影响；③ 活性可变，一些药物可改变其活性。非微粒体酶系是催化特定底物的特异性酶，如胆碱酯酶选择性水解乙酰胆碱。

　　长期应用某些药物可使酶的活性增强，这类药物称为药酶诱导剂(enzyme inducer)，如苯巴比妥、水合氯醛、苯妥英钠、利福平等。当这些药物与其他药物合用时，因药酶活性增强，可使其本身及合用药物代谢加快，药效减弱。如长期应用苯巴比妥后，由于加速自身的代谢而出现耐受性。反之，能减弱药酶活性的药物，称为药酶抑制剂(enzyme inhibiter)，如氯霉素、西咪替丁、异烟肼等。当其与其他药物合用时，因药酶活性降低，对药物代谢减慢而使药效增强。如氯霉素与苯妥英钠合用，可使苯妥英钠在肝内代谢减慢，血药浓度升高，甚至引起毒性反应。

### 五、药物的排泄

　　排泄(excretion)是指药物及其代谢产物经机体的排泄器官或分泌器官排出体外的过程。机体的排泄或分泌器官主要是肾，其次是胆道、肠道、唾液腺、乳腺、汗腺、肺等。

　　1. **肾排泄**　药物及其代谢物经肾排泄有肾小球的滤过和肾小管主动分泌等方式。药物及其代谢物经肾小球滤过后，又部分被肾小管重吸收，重吸收的多少与药物的脂溶性、尿量和尿液 pH 值有关。尿液 pH 值能影响药物的解离度，从而影响药物的重吸收。弱酸性药物在碱性尿液中解离多，重吸收少，排出多。如弱酸性药物巴比妥类中毒时，静滴碳酸氢钠可以碱化尿液，促进药物的解离，加快排泄，达到解救中毒的目的。弱酸性药物在酸性尿液中解离少，重吸收多，排出少。弱碱性药物则相反。

　　有些药物由肾小管主动分泌排泄，分泌机制相同的两类药物合用时，经同一载体转运可产生竞争性抑制现象。如丙磺舒与青霉素同用，两药竞争肾小管细胞上的有机酸载体转运系统，丙磺舒可抑制青霉素主动分泌，提高青霉素的血药浓度，延长作用时间。

　　2. **胆汁排泄**　有些药物及其代谢产物可经胆汁排泄进入肠道，随粪便排出。随胆汁排泄的抗菌药物如红霉素、利福平等，可用于治疗胆道感染。有些药物随胆汁排入肠腔，再被肠壁吸收进入体循环的过程，称为肝肠循环(hepato-enteral circulation)。肝肠循环多的药物血药浓度下降慢，作用维持时间长，如洋地黄毒苷、地高辛等。

　　3. **乳腺排泄**　药物从乳腺排出属于被动转运。乳汁 pH 值略低于血浆，碱性药物(如吗啡、阿托品等)易通过乳汁排出，在乳儿体内产生药效或不良反应，故哺乳期妇女用药应慎重。

　　4. **其他途径**　一些药物可通过肺、唾液、肠道、汗腺等排泄。唾液中的药物浓度与血浆中的浓度有良好的相关性，临床可测唾液药物浓度代替血液标本测定血药浓度。经肠道排泄的药物包括口服后肠道未吸收部分、随胆汁排泄到肠道部分和肠黏膜分泌排入肠道部分。

## 第二节　药物的动力学过程

　　药物在体内的转运和转化形成了药物的体内过程，从而产生了药物在不同组织器官和体液间的浓度变化，并且是一个药物浓度随时间变化而变化的动态过程，称为动力学过程(kinetic process)，或称速率过程(rate process)。为了准确描述这种动态变化，需要绘制曲线图、建立数学模型和方程、计算药动学参数。这些参数能够定量地反映药物在体内动态变化的过程，是临床制订和调整给药方案的重要依据。

## 一、药时曲线

给药后体内药物浓度随时间迁移发生变化,这种变化以药物浓度为纵坐标,以时间为横坐标绘制曲线图,称为药物浓度-时间曲线图(concentration-time curve),简称药时曲线(图1-3-3)。

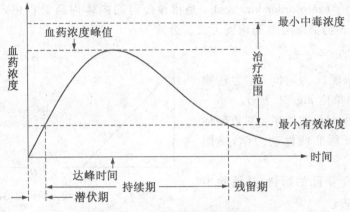

图 1-3-3 非静脉给药的药时曲线

由图 1-3-3 可见,血管外单次给药后的药时曲线反映了药物在体内吸收、分布、代谢和排泄的动态关系。曲线上升支反映药物的吸收速度大于消除速度;曲线峰值表示吸收和消除速度达动态平衡;下降支则表明药物的消除速度大于吸收速度。药物在体内必须达到最小有效浓度(minimal effective concentration,MEC)时才能产生有效的作用,但超过最小中毒浓度(minimal toxic concentration,MTC)时则可引起中毒。临床用药时,血药浓度应该维持在MEC 与 MTC 之间。另外,从图中可测出药物的潜伏期、达峰时间、作用持续时间、残留期及曲线下面积等。药时曲线下面积(area under curve,AUC)是指坐标轴与药时曲线围成的面积,表示一段时间内吸收到血中的相对累积量。

## 二、药物消除动力学

药物在体内经分布、代谢和排泄,血药浓度水平逐渐下降的过程,称为药物的消除。药物消除分两种类型,一级动力学(恒比消除)和零级动力学(恒量消除)。

1. 一级动力学(first-order kinetics) 是指单位时间内体内药量以恒定比例消除,又称恒比消除。即血药浓度高,药物消除速度快,单位时间内消除的药量多;随血药浓度的降低,药物消除速率也按比例下降。临床大多数药物在体内按此方式消除。公式为:

$$dC/dt = -kC$$

式中,$C$ 为血药浓度;$t$ 为时间;$k$ 为消除速率常数,单位 $h^{-1}$。

如将血药浓度($C$)与时间($t$)作图,则呈指数曲线,若将血药浓度的对数与时间作图,则为一条直线,见图 1-3-4。

按一级动力学消除的药物,其消除半衰期是一个常数,计算公式为:

$$t_{1/2} = 0.693/k$$

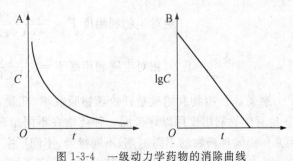

图 1-3-4 一级动力学药物的消除曲线

如某药的 $k$ 为 $0.154\text{h}^{-1}$，此药的消除半衰期为：

$$t_{1/2} = 0.693/k = 0.693/0.154 = 4.5\text{h}$$

一级动力学消除具有以下特点：① 消除半衰期与药物浓度的高低无关，是个恒定值；② 一次用药后约经 5 个 $t_{1/2}$ 后，体内药量已消除 96% 以上；③ 恒速给药或恒量定时多次给药，经 5 个 $t_{1/2}$ 后血药浓度达到稳态浓度。

2. 零级动力学（zero-order kinetics）　是指单位时间内体内药量以恒定数量消除，又称恒量消除。血中药物消除与血药浓度无关。公式为：

$$\mathrm{d}C/\mathrm{d}t = -k_0$$

式中，$C$ 为血药浓度；$t$ 为时间；$k_0$ 为药物消除的最大速率，单位 $\text{mg}/(\text{L}\cdot\text{h})$。

零级动力学的时量曲线在半对数坐标纸上呈曲线，故又称非线性动力学，见图 1-3-5。

按零级动力学消除的药物，其消除半衰期的计算公式为：

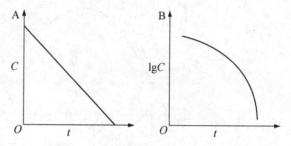

图 1-3-5　零级动力学药物的消除曲线

$$t_{1/2} = C_0/2k_0$$

多数情况下，零级动力学消除是体内药量过大，超过机体最大消除能力所致，如阿司匹林、苯妥英钠血药浓度过高时，机体按零级动力学消除。当血药浓度下降至最大消除能力以内时，可转变为一级动力学消除（图 1-3-6）。

零级动力学消除具有以下特点：① 消除半衰期不是恒定值，随血药浓度下降而缩短；② 当机体对药物的消除能力远远大于药物浓度时，则转为一级动力学消除。

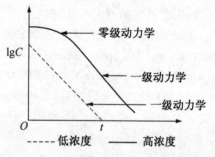

图 1-3-6　一级和零级混合型消除动力学过程

## 三、药动学参数及意义

由房室模型的函数方程可以计算出药物在体内吸收、分布、消除各环节的参数。它们可以定量描述药物的体内过程。现列举几个重要的参数介绍如下：

1. 生物利用度（bioavailability，$F$）　指血管外给药后能被吸收进入体循环的分数或百分数。药物吸收程度可通过测定给药后的药时曲线下面积（AUC）来估算。吸收量越大，AUC 也越大。生物利用度计算公式为：

$$\text{绝对生物利用度 } F = \frac{\text{AUC（血管外给药）}}{\text{AUC（血管内给药）}} \times 100\%$$

$$\text{相对生物利用度 } F = \frac{\text{AUC（供试药）}}{\text{AUC（对照药）}} \times 100\%$$

意义：① 生物利用度是评价药物吸收率、药物制剂质量或生物等效性的一个重要指标；② 绝对生物利用度用以评价同一种药物在不同给药途径时的吸收情况；③ 相对生物利用度用来评价同种药物的不同制剂、不同批号、不同厂家药品的吸收情况。同一药物相同剂量的片剂由于各药厂的制造工艺不同，甚至同一厂家不同批号的药物，其生物利用度也有差异，因而可影响其疗效。在临床上对生物利用度变化大的药物（如地高辛），应注意使用过程中不要经常变换厂家或批号。

2. 表观分布容积（apparent volume of distribution, $V_d$） 是指静脉注射一定量（$A$）药物待分布平衡后，按测得的血浆浓度（$C$）计算该药应占有的血浆容积。它是理论上推测或计算所得的表示体内药物应占有体液的容积，而并非药物在体内真正占有体液的容积。公式为：

$$V_d = A/C$$

式中，$A$ 为给药量（mg）；$C$ 为当药物在体内分布平衡时血浆药物浓度（mg/L）。

意义：① 它是表示药物在体内分布范围的重要药动学参数。除少数不能透出血管的大分子药物外，多数药物的 $V_d$ 值均大于血浆容积。$V_d$ 大小取决于药物的脂溶性、药物与血浆蛋白的结合率和药物与组织的亲和力。② 根据 $V_d$ 可推测药物分布范围。例如：酚红静脉注射 $V_d$ 为 4L，约等于正常人的血浆容积，说明酚红不向组织器官分布，全部集中在血浆中；甘露醇的 $V_d$ 为 14L，与正常人的细胞外液相近，说明它能够通过毛细血管内皮，但不能通过细胞膜，仅分布在细胞外液中；乙醇的 $V_d$ 为 41L，说明它能通过细胞膜而分布在正常人的细胞内、外液中，但不被组织结合。若 $V_d$ 为 100L 以上，则表示药物集中分布于某器官内或大范围组织内，如肌肉或脂肪组织等。通过计算表观分布容积，可以推算、了解药物的药理效应和毒性。$V_d$ 不因给药量多少而变化。③ 根据 $V_d$ 可推算体内药物总量、血药浓度、达到某血药浓度所需药物剂量以及药物排泄速度。$V_d$ 小的药物排泄快，$V_d$ 越大药物排泄越慢。

3. 清除率（clearance, CL） 清除率是机体消除药物速率的另一种表示方法，是指单位时间内从体内清除药物的血浆容积，即每分钟有多少毫升血中药量被清除。单位是 ml/(min·kg)。按清除途径不同有肾清除率（$CL_r$）、肝清除率（$CL_h$）等。血浆总清除率是肝、肾以及其他消除途径清除率的总和。其公式为：

$$CL = k \cdot V_d \text{ 或 } 0.693 \cdot V_d/t_{1/2}$$

也可从实际吸收的药量（FD）与药时曲线下面积（AUC）的比值计算：

$$CL = FD/AUC$$

意义：① 每个药物有固定的 CL 值，不随剂量大小而改变。② CL 是表示机体对药物消除能力的一个重要参数，它不是药物的实际排泄量，可反映肝和（或）肾功能，在肝和（或）肾功能受损时，CL 值会降低。因此，肝、肾功能不全的患者，应适当调整剂量或延长用药间隔时间，以免过量蓄积而中毒。③ 肝清除率大的药物，首关消除多，其口服生物利用度小。

4. 半衰期（half-life, $t_{1/2}$） 血浆药物浓度下降一半所需的时间，称为血浆半衰期。绝大多数药物治疗量时以恒比消除方式进行消除，其 $t_{1/2}$ 为恒定值，$t_{1/2}$ 长表明药物消除慢，短则表明消除快，故 $t_{1/2}$ 是药物消除速度的反映。

$t_{1/2}$ 具有重要的临床意义：① 药物分类的依据（长效还是短效）；② 确定给药间隔时间；③ 预测达到稳态血药浓度的时间；④ 停用后可估计药物在体内基本消除的时间（经 4～5 个 $t_{1/2}$）。当肝、肾功能不全时，可使 $t_{1/2}$ 延长而致药物蓄积中毒。

### 四、多次用药和给药方案

在临床治疗中，大多采用连续给药，以达到有效血药浓度，并使其维持在一定水平。此时药物的吸收与消除速度达到动态平衡，其血药浓度称为稳态浓度（steady state concentration, $C_{ss}$），又称坪值（plateau），见图 1-3-7。

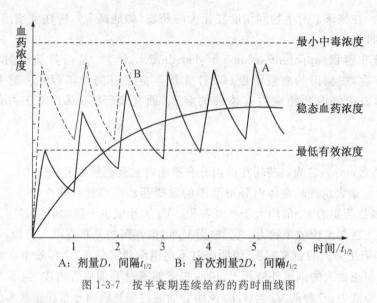

A：剂量D，间隔$t_{1/2}$　　　　B：首次剂量2D，间隔$t_{1/2}$

图 1-3-7　按半衰期连续给药的药时曲线图

临床多次给药的方法有以下几种：

1. **等剂量等间隔给药法**　以连续恒速滴注给药或按半衰期的间隔时间恒量给药,经 4～5 个半衰期后,可达稳态血药浓度。稳态血药浓度的高低取决于给药的剂量。剂量过大,超过最小中毒浓度(MTC),则引起药物中毒;剂量过小达不到最小有效浓度(MEC)则起不到治疗作用。临床的补充治疗和维持疗法给予的小剂量,可使稳态血药浓度维持在较低水平。

多次给药后达稳态血药浓度时,血药浓度也有波动。其高峰值用 $C_{max}$ 表示,其低谷值用 $C_{min}$ 表示,两者之距离即为波动范围。如以连续恒速静脉滴注药物,则不出现峰谷值。如加快滴注速度,单位时间内进入血液的药量增多,血药浓度水平就升高。

2. **负荷量与维持量给药法**　临床在治疗某些感染性疾病时为迅速产生药效,可采用"首次剂量加倍"的方法,一个 $t_{1/2}$ 即可达坪值,随后再改为维持量给药(图 1-3-7)。

3. **间歇给药法**　当给药间隔大于 $t_{1/2}$ 而不改变给药剂量时,时量曲线呈脉冲式变化,体内药量几无蓄积现象。如长期使用糖皮质激素应采用隔日疗法,可减少肾上腺皮质萎缩的发生率。

4. **给药方案个体化**　目前药理学等教科书中推荐的药物剂量,大多数是平均剂量。事实上,只有少数安全、低毒的药物按照既定的平均剂量给药,能使用药者获得满意的疗效,但多数药物并非如此。给予同一剂量后,往往只有一部分患者疗效满意,另外一些患者,或因剂量不足疗效不佳,或因剂量过大出现不良反应。有时由于患者体内器官病变,影响到药物在体内的正常吸收、分布、代谢和排泄等动力学变化,即使应用常规剂量,亦或无效或产生中毒。因此在确定给药剂量、给药途径、给药速度和给药间隔时应该采用个体化药物治疗方案(individualization of drug therapy),这种治疗可以尽可能做到安全、有效、用药合理,使患者获得最好的疗效而减少不良反应的发生。血药浓度监测是帮助实现给药方案个体化的重要手段之一,给药方案个体化则是提高临床疗效的一个重要保证。

（俞月萍　马　珂）

# 第四章　影响药物效应的因素

### ★ 学习目标

● **知识目标**
1. 掌握药物相互作用的类型及临床意义。
2. 熟悉协同作用与拮抗作用的概念。
3. 了解其他影响药物作用的因素。

● **技能目标**
1. 知道处方的格式、书写原则和处方制度。
2. 学会处方调配的基本程序。
3. 能运用药理学知识对处方中配伍用药的合理性进行初步分析。

## 第一节　机体方面的因素

### 一、年龄

国家药典规定用药剂量在14岁以下为儿童剂量,14~60岁间为成人剂量,60岁以上为老年人剂量。儿童与老年人的生理功能与成人相比有较大差异,所以用药剂量应以成人剂量为参考酌情减量。

1. **儿童**　特别是婴幼儿的各种组织器官尚未发育完善,对药物的吸收、分布、代谢、排泄方面与成人有很大差异,对药物的处理能力差而敏感性高,可导致蓄积中毒。如新生儿应用氯霉素后,由于缺乏葡萄糖醛酸转移酶,造成血中游离的氯霉素增多,使新生儿产生灰婴综合征;应用氨基糖苷类抗生素经肾排泄慢,血药浓度增高可导致耳聋。新生儿血脑屏障发育不完善,药物易通过血脑屏障进入脑内产生不良反应。如儿童使用吗啡、哌替啶极易出现呼吸抑制,而使用尼可刹米、氨茶碱和麻黄碱等又容易出现中枢兴奋而致惊厥。

2. **老年人**　老年人的组织器官及其功能处于逐渐衰退状态,对药效学和药动学产生影响,肝肾功能随年龄增长而逐渐衰退,药物代谢与排泄速率相应减慢,故老年人用药量约为成人的3/4。老年人对心血管药、利尿药、中枢神经系统药物的敏感性高,易出现血压升高、心律失常、低血糖、低血钾、抑郁症等,应慎用。

### 二、性别

除性激素外,性别对药物的反应无明显差别,但女性在月经、妊娠、分娩、哺乳期等特殊生理阶段的用药需特别注意。在月经期应避免使用强效泻药和抗凝血药,以免引起月经过多、痛经等。妊娠期尤其是妊娠前三个月,应避免使用引起畸胎或流产的药物,如抗甲状腺药、抗肿瘤药等。在分娩期用药要注意其对产妇和胎儿或新生儿的双重影响。哺乳期妇女应注意药物可通过乳汁进入乳儿体内引起不良反应,如吗啡、氨茶碱等在乳汁中含量高,可致乳儿中毒。

### 三、精神因素

患者的精神状态和心理活动与药物的效应有十分密切的关系。如精神振奋和情绪激动时可影响降压药、镇静催眠药的效果。焦虑、恐惧和悲观失望的消极情绪，可使病情加重，使药物难以发挥应有的治疗作用。心理活动对药物治疗效果有较大的影响，如医护人员的语言、表情、态度、暗示性、工作经验等可影响药物的疗效。因此，临床医药工作者应高度重视患者的精神因素，富有同情心，关爱和体贴患者，鼓励患者战胜疾病，使药物发挥更好的疗效。

目前，新药临床试验研究常采用安慰剂（placebo）对照试验法，以排除精神因素对药物效应的影响。安慰剂是指不含药理活性成分而仅含赋形剂，在外观和口味上与含有药理活性成分药物完全一样的制剂。

### 四、病理因素

病理状态可使效应器对药物的敏感性或药物的体内过程发生改变，从而影响药理效应。如胰岛功能完全丧失的糖尿病患者，用磺酰脲类药物无降血糖作用；有机磷酸酯类严重中毒患者对阿托品的耐受性增强，阿托品用量可超过极量；肝、肾功能不全者，一些经肝代谢或经肾排泄的药物消除减慢，$t_{1/2}$延长，影响药物的效应。如严重肝功能不全者选择肾上腺皮质激素，应使用氢化可的松或泼尼松龙而不宜使用可的松或泼尼松，因后两药需在肝脏转化成前两药方能生效。肾功能不全患者，应用氨基糖苷类抗生素若不调整剂量或给药间隔时间，将会造成药物在体内蓄积，导致第八对脑神经的损害，引起听力减退，甚至可致药源性耳聋。

### 五、遗传因素

在年龄、性别、体重相同的情况下，大多数人对药物的反应是相似的，但少数人也存在质和量的差异，即个体差异。量的差异表现为高敏性和耐受性，机体对某些药物特别敏感，应用较小剂量即可产生较强的作用，称为高敏性；反之，称为耐受性。

质的差异有变态反应和特异质反应。前者是指某些过敏体质的人用药后，机体将药物视为一种外来物质所产生的免疫反应；后者与遗传缺陷有关，如先天性葡萄糖-6-磷酸脱氢酶（G-6-PD）缺乏者，使用伯氨喹、磺胺类等药物时可产生溶血反应及高铁血红蛋白血症。

### 六、时间因素

时间因素指机体内生物节律变化对药物作用的影响。研究生物体时间节律对药物作用和体内过程的影响及药物对生物节律影响的学科称为时间药理学（chomphannacology）。人体内任何活动都有很强的时间节律性，人体的生理生化活动也存在规律性变化，血压、激素水平等的变化都与时间有着密切关系。如肾上腺皮质分泌氢化可的松具有昼夜节律性，即分泌高峰在早晨 8:00—10:00，谷值在午夜 12:00 左右。若清晨一次服用全日量，此时正与生理性峰值一致，对肾上腺皮质功能的负反馈抑制较小。因此对需要长期服药的患者，可采用隔日疗法，即将 2 日的总量隔日上午 8:00—10:00 一次服完。

为提高药物疗效和降低毒副作用，不同药物应选择各自不同的用药时间，若能按药物作用的昼夜节律性设计给药方案将具有非常重要的临床意义。

## 第二节　药物方面的因素

### 一、药物的化学结构与理化性质

药物作用的特异性与其特异的化学结构有密切关系,称为构效关系。一般来说,结构类似的药物能与同一受体或酶结合,产生相似的作用或相反的作用。如可待因与吗啡结构相似而具有镇痛作用;烯丙吗啡虽与吗啡结构相似,但却为吗啡拮抗剂。化学结构完全相同的光学异构体,多数药物的左旋体比右旋体作用强。有的药物左旋体和右旋体的作用可能完全不同,如奎宁为左旋体,有抗疟作用,而其右旋体的奎尼丁则有抗心律失常作用。

药物的理化性质如相对分子质量、溶解度、解离度、脂溶性等均可影响药物的体内过程,对药物起效快慢、作用强弱和维持时间长短产生影响。每种药物都有保质期,过期的药物发生性质改变而失效,故应用前务必注意药物的保质期。

### 二、药物剂型

药物剂型多种多样,由于药物崩解、溶解速率不同,生物利用度有明显差异,因而药物起效快慢、作用强弱、维持时间长短也有显著差别。不同厂家生产的同种药物制剂由于制剂工艺不同,药物的吸收和药效也有差异。相同给药途径的不同剂型药物吸收的速度也不同,口服时液体制剂比固体制剂吸收快,口服固体制剂时胶囊剂＞片剂＞丸剂;肌内注射时水溶液＞混悬剂＞油剂。

随着生物制剂技术的发展,近年来为临床提供了一些新的制剂,如缓释剂(slow release preparation)、控释剂(controlled release preparation)等。缓释剂是指药物按一级动力学缓慢释放,可较长时间维持有效血药浓度而产生持久疗效。有的缓释剂以缓慢释放为主,称为延迟释放剂,有的缓释剂将不同释放速率的药物组合在一起,达到迅速起效和较长时间维持药效的效果,称为持续释放剂。控释剂是指药物按零级动力学缓慢释放,使血药浓度稳定在有效浓度水平,产生持久药效。缓释剂和控释剂可使药物缓慢释放,吸收时间较长,不仅延长有效血药浓度时间,减少用药次数;而且可使治疗指数较低的药物血药浓度保持平衡,避免过高过低的峰谷现象,减少不良反应。但使用控释剂、缓释剂时不能咬碎,否则不但降低疗效,而且可造成刺激,出现恶心、呕吐等症状。靶向药物制剂是指借助载体(如脂质体、纳米粒)将药物选择性地浓集定位于靶点发挥作用,可提高疗效、减轻不良反应,适用于肿瘤的治疗。透皮贴剂是把药物贴敷于皮肤,经皮肤吸收进入体循环,发挥治疗作用。如硝酸甘油透皮贴剂。

### 三、给药途径与给药时间

给药途径不同,药物起效快慢、作用强弱、作用持续时间长短均有明显的差异,甚至出现作用性质不同。不同给药途径药物的吸收速度和程度不同,一般规律是静脉注射＞吸入＞肌内注射＞皮下注射＞口服＞经皮。

给药时间不同,不仅可影响药物的疗效,而且可影响药物的不良反应。如催眠药应在睡前服用;助消化药需在饭前或饭时服用;对胃刺激性强的药物宜饭后服用;胰岛素及磺酰脲类降血糖药宜饭前用药。有明显时间节律变化的药物应按其节律用药,如糖皮质激素长期应用宜在上午8时左右服用。

一般以药物的半衰期作为给药间隔的参考依据。肝肾功能不全者可使 $t_{1/2}$ 延长,应适当调整给药间隔时间。使用抗菌药物时,有抗菌后效应,尽管血药浓度低于最小抑菌浓度,但此时细菌尚未恢复活力,故给药间隔可适当延长。如青霉素的半衰期为 30min,因有抗菌后效应,一天 1 次给药也能维持有效的抗菌作用。

### 四、联合用药及药物相互作用

两种或两种以上药物同时或先后应用所出现的原有药物效应增强或减弱的现象,称为药物相互作用(drug interaction)。使原有药效增强称为协同作用(synergism);使原有药效减弱称为拮抗作用(antagonism)。联合用药的目的在于:① 提高疗效;② 减少不良反应;③ 延缓病原菌耐药性产生;④ 治疗患者并存的多种疾病。但不恰当的联合用药可由于药物间相互作用而降低疗效或增加不良反应。

药物相互作用的类型有:① 药剂学的相互作用;② 药动学的相互作用;③ 药效学的相互作用。

1. **药剂学的相互作用** 指药物在体外配伍时所发生的物理性或化学性相互作用,并有可能使疗效降低或毒性增大的现象,通常称为配伍禁忌(incompatibility)。如采用两种或两种以上药物混合静滴时发生变色、沉淀或肉眼觉察不到的变化,使药效减退甚至失效,或产生毒性物质。产生配伍禁忌的主要因素有:① 药液 pH 值改变,如 pH 值为 3.2~5.5 的 25% 葡萄糖液与 pH 值为 10.0~11.0 的硫喷妥钠配伍可产生混浊;② 溶媒改变,如氯化钾注射液以水为溶媒,而氢化可的松以乙醇为溶媒,两者混合时可析出氢化可的松沉淀;③ 发生化学变化,如氯化钙注射液与碳酸氢钠注射液混合,生成难溶性碳酸钙沉淀;④ 离子间相互作用,通常阳离子型药物与阴离子型药物配伍,可能产生沉淀或结晶;⑤ 盐析作用,如两性霉素 B 和红霉素用生理盐水溶解可发生盐析沉淀。因此,医护人员在用药前应参照静脉输液配伍表,以免发生配伍禁忌。

2. **药动学的相互作用** 是指药物在体内过程中被其他药物干扰而致药效的改变。其主要表现如下:

(1)吸收方面:改变胃肠蠕动功能可影响药物的吸收而影响药效,如抑制胃肠蠕动的抗胆碱药阿托品,可使不少药物吸收增加,作用增强,毒性增大;而促进胃肠蠕动的多潘立酮、甲氧氯普胺,可使多数药物吸收减少,疗效减弱;四环素可与二、三价阳离子络合而减少吸收。

(2)分布方面:多数药物能与血浆蛋白呈可逆性结合。由于血浆蛋白与药物的结合量有一定限度,因此当血浆蛋白结合率高的两个药物合用时可发生置换现象。如保泰松与华法林合用,使华法林游离型增多,抗凝血作用增强,甚至产生出血反应。

(3)代谢方面:药酶诱导剂(苯巴比妥)与另一些药物(口服降血糖药、可的松类、苯妥英钠等)合用,可使后者疗效降低;药酶抑制剂(氯霉素、异烟肼)可使另一些药物(苯妥英钠、甲苯磺丁脲、双香豆素类)疗效增强,甚至出现中毒。

(4)排泄方面:改变尿液 pH 值就可影响一些药的排泄速度,如弱酸性药物阿司匹林、巴比妥类等在酸性尿液中解离度小,脂溶性大,易被肾小管重吸收而排出减少;弱碱性药物氨茶碱、阿托品等,在酸性尿液中排出增加。

3. **药效学的相互作用** 指一种药物对另一种药物药理效应的影响。两药物合用时,一种药物可改变另一种药物的药理效应,但对该药的血浆浓度无明显影响。

(1)生理性拮抗或协同:如服用催眠药后再用具有中枢兴奋作用的咖啡因,抑制胃肠蠕动药阿托品与促胃肠动力药多潘立酮合用,均可出现生理性拮抗;镇静催眠药有中枢抑制作用,与氯丙嗪合用,中枢抑制加重。

（2）受体水平的拮抗：如普萘洛尔与沙丁胺醇合用，因竞争 $\beta_2$ 肾上腺素受体而使沙丁胺醇的松弛支气管平滑肌作用减弱。

（3）联合应用：作用于同一代谢过程的不同环节的药物，可使药物作用增强或减弱。如磺胺类可阻断二氢叶酸合成酶，甲氧苄啶阻断二氢叶酸还原酶，两者合用，可在同一叶酸代谢过程的不同环节起到双重阻断作用，抗菌作用增强数倍甚至数十倍。

（俞月萍　马　珂）

# 实验项目

## 项目一　药物剂量对药物作用的影响

【实验目的】

1. 观察不同剂量的药物对药物作用的影响。

2. 练习小鼠的捉拿法和腹腔注射法。

【实验动物】

小鼠,体重 22~26g,雌雄兼用。

【实验药品】

2%水合氯醛溶液。

【器材】

大烧杯,天平,鼠笼,1ml 注射器。

【实验方法和步骤】

取性别相同的小鼠 3 只,称重编号后,分别放入大烧杯中,观察 3 只小鼠的正常活动和翻正反射。分别腹腔注射 2%水合氯醛溶液 0.05ml/10g、0.15ml/10g、0.5ml/10g,观察其活动有何变化。记录用药后的反应和出现反应的时间,并比较 3 只小鼠有何不同。

【结果记录】

| 小鼠编号 | 体重(g) | 药物 | 药量 | 用药后反应 | 发生反应的时间 |
|---|---|---|---|---|---|
| 甲 | | 2%水合氯醛溶液 | | | |
| 乙 | | 2%水合氯醛溶液 | | | |
| 丙 | | 2%水合氯醛溶液 | | | |

【思考题】

1. 什么是药物的治疗量、极量、安全范围?在临床有何意义?

2. 以水合氯醛为例说明药物剂量对药物作用的影响,并简述其对临床用药的指导意义。

【注意事项】

1. 3 只小鼠体重相近,以减少实验误差。给药顺序应从少到多,即 0.05ml/10g、0.15ml/10g、0.5ml/10g,以免差错。

2. 翻正反射:用手轻轻将正常小鼠侧卧或仰卧,小鼠会立即恢复正常姿势即为翻正反射。如轻轻用手将小鼠侧卧或仰卧,超过 1min 以上小鼠不能恢复正常姿势即为翻正反射消失,是小鼠产生睡眠的客观指标。

# 项目二　普鲁卡因半数致死量(LD$_{50}$)的测定和计算

【实验目的】

通过实验了解测定药物 LD$_{50}$ 的方法、步骤和计算过程。

【实验动物】

小鼠,体重 22~26g,雌雄兼用,应注明性别。

【实验药品】

2％盐酸普鲁卡因溶液。

【器材】

鼠笼,天平,1ml 注射器,计算器(带函数)。

【实验方法和步骤】

1. 探索剂量范围　取小鼠 8~10 只,以 2 只为一组,分 4~5 组,选择剂量间距较大的一系列剂量,分别给各组腹腔注射盐酸普鲁卡因溶液,观察出现的症状并记录死亡数,找出引起 0％ 及 100％ 死亡率剂量的所在范围(致死量约在 105~150mg/kg 范围内)。本步骤可由实验室预先进行。

2. 正式实验　在预实验所获得的 0 和 100％ 致死量的范围内,选用几个剂量(一般用5个剂量,按等比级数增减,相邻剂量之间比例为 1∶0.7 或 1∶0.8),各剂量组动物数为 10 只,分别标记。动物的体重和性别要分层随机分配,完成动物分组和剂量计算后按组腹腔注射给药。最好先从中剂量组开始,以便能从最初的几组动物接受药物后的反应来判断剂量设置是否合适,可随时调整剩余几组的剂量,尽可能使动物的死亡率在 50％ 左右,死亡率为 0 或 100％ 时,均不能用于分析计算。

实验以全班为单位,可以一个组观察一个剂量组(10 只小鼠),或每组各做每一剂量组的 2 只小鼠。务求给药量准确,注射方法规范,以减少操作误差,避免非药物所致的死亡,得到较理想的结果。

3. 观察实验结果　给药后即观察小鼠活动改变情况和死亡数,存活者一般都在 15~20min 内恢复常态,故观察 30min 内的死亡率。

4. 计算 LD$_{50}$ 及其 95％ 可信限　LD$_{50}$ 计算方法有多种,这里介绍最常用的加权直线回归法(Bliss 法)。此法虽计算步骤稍繁琐,但结果较准确,实际应用时可借助于计算机。

首先,用较大的剂量间距确定致死剂量的范围,进而在此范围内设定若干剂量组,剂量按等比方式设计,相邻两个剂量间距比例在 0.65~0.85 之间,给药后观察规定时间内动物的死亡率,根据死亡率计算 LD$_{50}$。请注意:若死亡率为 100％ 和 0 的数据,其机率单位为 $+\infty$ 和 $-\infty$,数据可列于表格中,但不能用于计算。现举例说明计算方法如下。

【例】　将某批中药厚朴注射液腹腔注射于小鼠,3 天内的死亡率如下:

剂量(g/kg):　　　　　　　4.25　5.31　6.64　8.30

死亡率(死亡数/试验动物数):　1/10　3/10　5/10　9/10

求 LD$_{50}$ 及其 95％ 可信限,计算步骤如下:

(1)列计算用表

将各项数据填入表1,机率单位和权重系数分别查附表 A 和附表 B。

(2)计算 LD$_{50}$

$\lg D$ 与机率单位之间有线性关系,因此将 $\lg D$ 作为 $X$,机率单位作为 $Y$,用计算器作直线回归。LD$_{50}$ 的对数值与机率单位 5 相对应,故输入 5($Y$ 值),连续按"SHIFT"和"…)]"键后显

示的 $X$ 值,即为 $LD_{50}$ 的对数(称为 $m$),取其反对数,就是 $LD_{50}$。也可以通过 Excel 的数据分析工具或函数计算获得。在此例中,结果为:

$$m = \lg LD_{50} = 0.7891 \qquad\qquad LD_{50} = \lg^{-1} m = 6.1532 \text{g/kg}$$

**表 1 小鼠腹腔注射厚朴注射液 $LD_{50}$ 计算表**

| 剂量 $D$ | $\lg D$ $X$ | $X^2$ | $n$ | 死亡率 (%) | 机率单位 $Y$ | 权重系数 | 权重★ | $WX$ | $WX^2$ |
|---|---|---|---|---|---|---|---|---|---|
| 4.25 | 0.6284 | 0.3949 | 10 | 10 | 3.72 | 0.343 | 3.43 | 2.1554 | 1.3545 |
| 5.31 | 0.7251 | 0.5258 | 10 | 30 | 4.48 | 0.576 | 5.76 | 4.1766 | 3.0284 |
| 6.46 | 0.8222 | 0.6760 | 10 | 50 | 5.00 | 0.637 | 6.37 | 5.2374 | 4.3062 |
| 8.30 | 0.9191 | 0.8447 | 10 | 90 | 6.28 | 0.343 | 3.43 | 3.1525 | 2.8975 |
| | | | | | | | $\sum W$ 18.99 | $\sum WX$ 14.7219 | $\sum WX^2$ 11.5866 |

★权重=权重系数×各组动物数($n$)

(3) 计算 $LD_{50}$ 的 95% 可信限

由于实验求得的 $LD_{50}$ 存在抽样误差,因此须按统计学方法确定 $LD_{50}$ 值的 95% 可能出现的范围(即 95% 可信限)。在此例中,由于 $n$ 数相等,计算方法如下:

$m \pm 1.96 S_m$($S_m$ 为 $m$ 的标准误)

$m = \lg LD_{50} = 0.7891$(见上述计算步骤)

$$S_m^2 = 1/b^2 \left[ (m - \overline{X})^2 / \sum W(X - \overline{X})^2 + 1/\sum W \right]$$

其中 $\sum W(X - \overline{X})^2 = \sum WX^2 - (\sum WX)^2 / \sum W = 0.1735$,$b = 8.4605$(从直线回归计算中得出),$\overline{X} = \sum WX / \sum W = 0.7752$,因而

$$S_m^2 = 0.01397 \times \left[ (0.7891 - 0.7752)^2 / 0.1735 + 0.05266 \right] = 0.0007512$$

$$S_m = \sqrt{S_m^2} = \sqrt{0.0007512} = 0.02741$$

$m \pm 1.96 S_m = 0.7891 \pm 0.05372 = 0.73538 \sim 0.84282$

分别取反对数,得到 $LD_{50}$ 的 95% 可信限:$5.4373 \sim 6.9634 \text{g/kg}$

(4) $LD_{50}$ 及其 95% 可信限:$6.1532 \text{g/kg}(5.4373 \sim 6.9634 \text{g/kg})$

5. 结果计算 将剂量、死亡率等 $LD_{50}$ 的计算数据填入简明的表格(表 2),报告 $LD_{50}$ 及其 95% 可信限的主要计算过程和计算结果。

**表 2 小鼠腹腔注射盐酸普鲁卡因半数致死量($LD_{50}$)计算表**

| 剂量 $D$ | $\lg D$ $X$ | $X^2$ | $n$ | 死亡率 (%) | 机率单位 $Y$ | 权重系数 | 权重 | $WX$ | $WX^2$ |
|---|---|---|---|---|---|---|---|---|---|
| | | | | | | | $\sum W$ | $\sum WX$ | $\sum WX^2$ |

$LD_{50}$ 及其 95% 可信限(后附计算过程):

**【注意事项】**

1. 室温、季节、实验时间、动物饥饱、光照、饲养条件等均会影响本实验的结果,应尽可能保持一致,必要时加以说明。

2. 实验时,不要把各组剂量搞混,腹腔注射剂量要准确,注射部位要正确,不能将药物注入肠腔、膀胱或其他脏器内。

3. 实验观测指标是死亡,要以呼吸、心跳停止为指标。

4. $LD_{50}$的测定方法有很多,报告$LD_{50}$时应说明计算方法。

**【思考题】**

1. 何谓$LD_{50}$?测定$LD_{50}$的药理学意义和依据是什么?

2. 用$LD_{50}$评价药物的安全性有何缺点?评价药物安全性的指标还有哪些?

**附表 A  百分率与机率单位对照表**

| 百分率 | 0 | 1 | 2 | 3 | 4 | 5 | 6 | 7 | 8 | 9 |
|---|---|---|---|---|---|---|---|---|---|---|
| 0 | | 2.67 | 2.95 | 3.12 | 3.25 | 3.36 | 3.45 | 3.52 | 3.59 | 3.66 |
| 10 | 3.72 | 3.77 | 3.83 | 3.87 | 3.92 | 3.96 | 4.01 | 4.05 | 4.08 | 4.12 |
| 20 | 4.16 | 4.19 | 4.23 | 4.26 | 4.29 | 4.33 | 4.36 | 4.39 | 4.42 | 4.45 |
| 30 | 4.48 | 4.50 | 4.53 | 4.56 | 4.59 | 4.61 | 4.64 | 4.67 | 4.69 | 4.72 |
| 40 | 4.75 | 4.77 | 4.80 | 4.82 | 4.85 | 4.87 | 4.90 | 4.92 | 4.95 | 4.97 |
| 50 | 5.00 | 5.03 | 5.05 | 5.08 | 5.10 | 5.13 | 5.15 | 5.18 | 5.20 | 5.23 |
| 60 | 5.25 | 5.28 | 5.31 | 5.33 | 5.36 | 5.39 | 5.41 | 5.44 | 5.47 | 5.50 |
| 70 | 5.52 | 5.55 | 5.58 | 5.61 | 5.64 | 5.67 | 5.71 | 5.74 | 5.77 | 5.81 |
| 80 | 5.84 | 5.88 | 5.92 | 5.95 | 5.99 | 6.04 | 6.08 | 6.13 | 6.18 | 6.23 |
| 90 | 6.28 | 6.34 | 6.41 | 6.48 | 6.55 | 6.64 | 6.75 | 6.88 | 7.05 | 7.33 |

**附表 B  机率单位与权重系数对照表**

| 机率单位 | 权重系数 | 机率单位 | 权重系数 | 机率单位 | 权重系数 | 机率单位 | 权重系数 |
|---|---|---|---|---|---|---|---|
| 1.1 | 0.00082 | 3.1 | 0.15436 | 5.1 | 0.63431 | 7.1 | 0.11026 |
| 1.2 | 0.00118 | 3.2 | 0.17994 | 5.2 | 0.62742 | 7.2 | 0.09179 |
| 1.3 | 0.00167 | 3.3 | 0.20774 | 5.3 | 0.61609 | 7.3 | 0.07654 |
| 1.4 | 0.00235 | 3.4 | 0.23753 | 5.4 | 0.60052 | 7.4 | 0.06168 |
| 1.5 | 0.00327 | 3.5 | 0.26907 | 5.5 | 0.58089 | 7.5 | 0.04979 |
| 1.6 | 0.00451 | 3.6 | 0.30199 | 5.6 | 0.55787 | 7.6 | 0.03977 |
| 1.7 | 0.00614 | 3.7 | 0.33589 | 5.7 | 0.53159 | 7.7 | 0.03143 |
| 1.8 | 0.00828 | 3.8 | 0.37031 | 5.8 | 0.50260 | 7.8 | 0.02458 |
| 1.9 | 0.01105 | 3.9 | 0.40474 | 5.9 | 0.47144 | 7.9 | 0.01903 |
| 2.0 | 0.01457 | 4.0 | 0.43863 | 6.0 | 0.43863 | 8.0 | 0.01457 |
| 2.1 | 0.01903 | 4.1 | 0.47144 | 6.1 | 0.40474 | 8.1 | 0.01104 |
| 2.2 | 0.02458 | 4.2 | 0.50260 | 6.2 | 0.37031 | 8.2 | 0.00828 |
| 2.3 | 0.03143 | 4.3 | 0.53159 | 6.3 | 0.33589 | 8.3 | 0.00614 |
| 2.4 | 0.03977 | 4.4 | 0.55788 | 6.4 | 0.30199 | 8.4 | 0.00451 |
| 2.5 | 0.04979 | 4.5 | 0.58099 | 6.5 | 0.26907 | 8.5 | 0.00327 |
| 2.6 | 0.06168 | 4.6 | 0.60052 | 6.6 | 0.23753 | 8.6 | 0.00235 |
| 2.7 | 0.07564 | 4.7 | 0.61609 | 6.7 | 0.20774 | 8.7 | 0.00167 |

续 表

| 机率单位 | 权重系数 | 机率单位 | 权重系数 | 机率单位 | 权重系数 | 机率单位 | 权重系数 |
|---|---|---|---|---|---|---|---|
| 2.8 | 0.09179 | 4.8 | 0.62742 | 6.8 | 0.17994 | 8.8 | 0.00118 |
| 2.9 | 0.11026 | 4.9 | 0.63431 | 6.9 | 0.15436 | 8.9 | 0.00082 |
| 3.0 | 0.13112 | 5.0 | 0.63662 | 7.0 | 0.13112 | 9.0 | 0.00056 |

# 项目三 不同给药途径对药物作用的影响

【实验目的】

1. 观察不同给药途径对药物作用的影响。
2. 练习小鼠的捉拿法、灌胃法、肌内注射法、皮下注射法和腹腔注射法。

【实验动物】

小鼠，体重 22～26g，雌雄兼用。

【实验药品】

10％硫酸镁溶液、2％尼可刹米溶液。

【器材】

1ml 注射器，小鼠灌胃针头，鼠笼，大烧杯，天平。

## （一）硫酸镁实验

【实验方法和步骤】

取性别相同、体重相近的小鼠 2 只，称重编号。分别放于大烧杯内，观察小鼠的正常活动情况。分别给予 10％硫酸镁溶液 0.2ml/10g，甲鼠灌胃，乙鼠肌内注射。给药后观察两鼠的活动和呼吸变化，并与给药前比较。

【结果记录】

| 小鼠编号 | 体重(g) | 给药前情况 | 药物及剂量 | 给药途径 | 给药后反应 | |
|---|---|---|---|---|---|---|
| | | | | | 活动 | 呼吸 |
| 甲 | | | | 灌胃 | | |
| 乙 | | | | 肌注 | | |

## （二）尼可刹米实验

【实验方法和步骤】

取性别相同、体重相近的小鼠 3 只，称重编号，观察小鼠正常活动情况。然后，分别给予 2％尼可刹米溶液 0.2ml/10g，甲鼠灌胃，乙鼠皮下注射，丙鼠腹腔注射。给药后立即记录时间，并记录小鼠首次出现跳跃的时间，从给药到首次跳跃的这段时间为药物作用的潜伏期。观察 3 只小鼠是否出现兴奋、惊厥或死亡。

【结果记录】

| 小鼠编号 | 体重(g) | 给药前情况 | 药物及剂量 | 给药途径 | 药物作用潜伏期 | 给药后反应 | | |
|---|---|---|---|---|---|---|---|---|
| | | | | | | 兴奋 | 惊厥 | 死亡 |
| 甲 | | | | 灌胃 | | | | |
| 乙 | | | | 皮下注射 | | | | |
| 丙 | | | | 腹腔注射 | | | | |

【思考题】

1. 硫酸镁灌胃和肌内注射的效应有哪些不同？为什么？

2. 给药途径不同，药物作用为什么会出现差异？本实验结果对临床用药有何指导意义？

【注意事项】

1. 灌胃给药时，一定要掌握要领，注意不要刺破食管和胃壁，不要误入气管。

2. 注射尼可刹米后作用发生较快，应立即记录时间，密切观察小鼠反应。小鼠兴奋主要表现为鼠尾上翘、活动增强、跳跃等。小鼠惊厥主要表现为骨骼肌阵挛性或强直性抽搐，常为全身性、对称性。

# 项目四　磺胺类药的药动学实验

【实验目的】

观察小鼠口服磺胺嘧啶钠（SD-Na）后一定时间血液中药物的浓度，以了解药物在血液中的分布情况。

【实验动物】

小鼠，体重 22～26g，雌雄兼用。

【实验药品】

75g/L 磺胺嘧啶钠溶液、50g/L 三氯醋酸溶液、5g/L 麝香草酚溶液、5g/L 亚硝酸钠溶液。

【器材】

S22PC 可见分光光度计，滴管，含肝素的试管，离心管，灌胃针，眼科剪。

【实验方法和步骤】

1. 测定血中 SD 浓度

（1）取小鼠 1 只，用 SD-Na 溶液 1.5g/kg（75g/L SD-Na，0.2ml/10g），滴定至 pH 值为 9 左右，不溶也可）灌胃，记录给药时间，于给药后 45min 剪断股动脉或摘除眼球放血，将血滴入含有肝素的离心管中，离心 10min。

（2）取血清 0.2ml，置于另一试管内，加 50g/L 三氯醋酸溶液 9.8ml，充分振荡后放置 10min，过滤。

（3）取滤液 6ml，加入 5g/L 亚硝酸钠溶液 0.5ml，充分摇匀后再加入 5g/L 麝香草酚溶液（以 200g/L 氢氧化钠溶液配制）1.0ml，摇匀，放置 10min 后，用 S22PC 可见分光光度计测定（525nm 波长），记录所得光密度，根据标准曲线公式计算出血中 SD-Na 浓度。

2. 标准曲线的制备　于一系列试管中，分别加入 1g/L，0.8g/L，0.6g/L，0.4g/L，0.2g/L，0.1g/L，0.05g/L 的 SD-Na 溶液 0.2ml，再分别加入 50g/L 三氯醋酸溶液 9.8ml，摇匀，取 6ml，再依次加入 5g/L 亚硝酸钠溶液 0.5ml、5g/L 麝香草酚溶液 1ml，摇匀静置 10min，以 S22PC 可见分光光度计（525nm 波长），记录各管的光密度，以光密度为纵坐标，SD-Na 浓度（mg/100ml）为横坐标，在坐标纸上绘一标准曲线，并通过计算机分析获得标准曲线公式。

【结果记录】

| 组织 | 光密度值 | SD-Na 浓度（mg/100ml） |
| --- | --- | --- |
| 血 | | |

【注意事项】

1. 空白管配制：以 50g/L 三氯醋酸溶液代替滤液，将 50g/L 三氯醋酸溶液 6.0ml、5g/L

麝香草酚溶液 1.0ml、5g/L 亚硝酸钠溶液 0.5ml 混匀即可。

2. 血中 SD-Na 浓度以"mg/100ml"表示。

【思考题】

1. 药物消除动力学分为哪两种类型？各自的特点是什么？

2. 药代动力学参数 $t_{1/2}$ 有何临床意义？

（叶夷露）

# 实训项目

## 项目一　处方调配

**【实训目的】**

1. 熟悉处方相关基本知识,学会处方调配的方法。

2. 熟练掌握处方调配的基本程序。

**【实训内容】**

1. 判断合格处方和不合格处方。

2. 对合格处方,严格按处方调配程序进行调配。

**【实训步骤】**

1. **判断**　每组同学将 30 张处方中的合格处方和不合格处方区分开来,并说明不合格的原因。

2. **调配合格处方**　两位同学一组,一人扮演药师,另一人扮演患者。发药时应详细交代用法、用量、不良反应和用药注意事项等。

3. **讨论**　分组讨论,总结处方不合格的原因、处方调配的程序及注意事项、处方调配过程中遇到的问题及解决办法。每组推选一位同学作总结性发言。

**【相关知识】**

### 一、处方基本知识

处方是指由注册的执业医师或执业助理医师(以下简称医师)在诊疗活动中为患者开具的,由取得药学专业技术职务任职资格的药学专业技术人员(以下简称药师)审核、调配、核对,并作为患者用药凭证的医疗文书。处方是医生对患者用药的书面文件,是药剂人员调配药品的依据,具有法律、技术、经济责任。

**(一)处方的类型**

按性质可将处方分为三类:

1. **法定处方**　指《中华人民共和国药典》、国家食品药品监督管理局颁布标准中收录的处方,具有法律的约束力。

2. **医师处方**　是医师为患者诊断、治疗和预防用药所开具的处方。

3. **协定处方**　是根据某一地区或某一医院日常医疗用药需要,由医院药剂科与医师协商共同制定的处方。它适于大量配置和贮备药品,便于控制药物的品种和质量,减少患者等候取药的时间。

处方除按性质分类外,还可以分为普通处方、急诊处方、儿科处方、第二类精神药品处方、麻醉药品和第一类精神药品处方等。

**(二)处方的内容**

处方的内容包括前记、正文和后记三部分。

1. **前记**　包括医疗机构名称、费别、患者姓名、性别、年龄、门诊或住院病历号、科别或病区和床位号、临床诊断、开具日期等。可添列特殊要求的项目。麻醉药品和第一类精神药品处方还应当包括患者身份证编号、代办人姓名和身份证编号。

2. 正文 以 Rp 或 R(拉丁文 Recipe"请取"的缩写)标示,分列药品名称、剂型、规格、数量、用法用量。

3. 后记 医师签名或者加盖专用签章,药品金额以及审核、调配,核对、发药药师签名或者加盖专用签章。

**(三) 处方书写的一般规则**

1. 处方记载的患者一般情况、临床诊断应书写清晰、完整,并与病历记载相一致。每张处方只限于一名患者的用药。

2. 处方字迹应当清楚,不得涂改。如有修改,必须在修改处签名及注明修改日期。

3. 患者年龄应当填写实足年龄,新生儿、婴幼儿写日、月龄。必要时,婴幼儿要注明体重。

4. 医师开具处方应当使用经药品监管部门批准并公布的药品通用名称、新活性化合物的专利名称和复方制剂药品名称。没有中文名称的可以使用规范的英文名称书写。医疗机构或医师、药师不得自行编制药品缩写名或用代号。书写药品名称、剂量、规格、用法、用量要准确规范,不得使用"遵医嘱"、"自用"等含糊不清字句。

5. 药物剂量与数量用阿拉伯数字书写。剂量应当使用法定剂量单位:重量以克(g)、毫克(mg)、微克($\mu$g)、纳克(ng)为单位;容量以升(L)、毫升(ml)为单位;国际单位(IU)、单位(U);中药饮片以克(g)为单位。片剂、丸剂、胶囊剂、冲剂分别以片、丸、粒、袋为单位;溶液剂以支、瓶为单位;软膏及霜剂以支、盒为单位;注射剂以支、瓶为单位,应注明含量。中药饮片以剂(或付)为单位。

6. 西药、中成药和中药饮片应单独开具处方。开具西药、中成药处方,每一种药品应当另起一行,每张处方不得超过 5 种药品。中药饮片处方的书写,一般应当按照"君、臣、佐、使"的顺序排列;调剂、煎煮的特殊要求注明在药品右上方,并加括号,如布包、先煎、后下等;对饮片的产地、炮制有特殊要求的,应当在药品名称之前写明。

7. 一般应按照药品说明书中的常用剂量使用,特殊情况需超剂量使用时,应注明原因并再次签名。处方一般不得超过 7 日用量;急诊处方一般不得超过 3 日用量;对于某些慢性病、老年病或特殊情况,处方用量可适当延长,但必须注明理由。医疗用毒性药品、放射性药品的处方用量应当严格按照国家有关规定执行。

8. 为便于药学专业技术人员审核处方,医师开具处方时,除特殊情况外必须注明临床诊断。

9. 开具处方后的空白处应画一斜线,以示处方完毕。

10. 处方医师的签名式样和专用签章必须与在药学部门留样备查的式样相一致,不得任意改动,否则应重新登记留样备案。

11. 麻醉药品、精神药品、医疗用毒性药品、放射性药品的处方用量应当严格执行国家有关规定。医师应当按照卫生部制定的麻醉药品和精神药品临床应用指导原则,开具麻醉药品、第一类精神药品处方。

**(四) 处方书写示例**

**[示例处方 1]总量法**

Rp:

Mist. Pepsin　100ml×1

Sig.　10ml　p.o.　a.c　t.i.d

Rp：

胃蛋白酶合剂　100ml×1 瓶
用法：10ml　饭前口服　3 次/d

[示例处方 2]单量法

Rp：

Tab.　Vit. C　100mg×30
Sig.　100mg　p. o.　t. i. d

Rp：

维生素 C 片　100mg×30 片
用法：100mg　口服　3 次/d

[示例处方 3]

Rp：

5％ Inj. Glucosi　250ml

Inj. Etimicin　100mg

　　　　　　　　　　×2

Sig.　i. v. gtt　q. d.

Rp：

5％ 葡萄糖注射液　250ml

依替米星注射液　100mg

　　　　　　　　　　×2

用法：静脉滴注　1 次/d

[示例处方 4]

Rp：

Inj. Penicillin　40 万 U×12 支
Sig.　80 万 U　i. m.　b. i. d.　T!（一）

Rp：

青霉素钠注射液　　40 万 U×12 支
用法：80 万 U　肌注　2 次/d　皮试（一）

[示例处方 5]

Rp：

1％ Naristilla Ephedrine　8ml
Sig.　3 gtt　pr. nar.　t. i. d.

Rp：

1％ 麻黄素滴鼻液　8ml
用法：3 滴　滴鼻　3 次/d

### （五）处方常用拉丁文缩写词

| | 中文名称 | 拉丁文缩写词 | | 中文名称 | 拉丁文缩写词 |
|---|---|---|---|---|---|
| 给药途径 | 口服 | p. o. | 剂型 | 片剂 | Tab |
| | 皮下注射 | s. c. 或 i. h. | | 注射剂 | Inj |
| | 皮内注射 | i. d. | | 胶囊剂 | Caps |
| | 肌内注射 | i. m. | | 滴眼剂 | Ocus |
| | 静脉注射 | i. v. | | 喷雾剂 | Spec |
| | 静脉滴注 | i. v. drip 或 i. v. gtt | | 颗粒剂 | Gran |
| 给药次数 | 每天 1 次 | q. d. | 其他 | 复方 | Co |
| | 每天 2 次 | b. i. d. | | 用法的标记 | Sig |
| | 每天 3 次 | t. i. d. | | 取消 | DC |
| | 每天 4 次 | q. i. d. | | 适量 | q. s. |
| | 隔天 1 次 | q. o. d. | | 各 | aa |
| | 每两天 1 次 | q. 2d. | | 皮试 | T! |
| | 每 6 小时 1 次 | q. 6h. | | 请取 | Rp |
| 给药时间 | 饭前 | a. c. | | | |
| | 饭后 | p. c. | | | |
| | 上午 | a. m. | | | |
| | 下午 | p. m. | | | |
| | 睡前 | h. s. | | | |
| | 每天早晨 | q. m. | | | |
| | 每天晚上 | q. n. | | | |
| | 每周 | q. w. | | | |
| | 需要时 | s. o. s. | | | |
| | 必要时 | p. r. n. | | | |
| | 立即 | St! 或 Stat! | | | |

### （六）处方保存规定

处方由调剂处方药品的医疗机构妥善保存。普通处方、急诊处方、儿科处方保存期限为 1 年，医疗用毒性药品、第二类精神药品处方保存期限为 2 年，麻醉药品和第一类精神药品处方保存期限为 3 年。处方保存期满后，经医疗机构主要负责人批准、登记备案，方可销毁。

### （七）电子处方的管理

医师利用计算机开具、传递普通处方时，应当同时打印出纸质处方，其格式与手写处方一致；打印的纸质处方经签名或者加盖签章后有效。药师核发药品时，应当核对打印的纸质处方，无误后发给药品，并将打印的纸质处方与计算机传递处方同时收存备查。

### （八）处方点评制度

处方点评是根据相关法规、技术规范，对处方书写的规范性及药物临床使用的适宜性（用药适应证、药物选择、给药途径、用法用量、药物相互作用、配伍禁忌等）进行评价，发现存在或潜在的问题，制定并实施干预和改进措施，促进临床药物合理应用的过程。医疗机构应当建立处方点评制度，由医院药学部门成立处方点评工作小组，负责处方点评的具体工作。处方点评的评价指标应包括药品品种数、是否抗菌药、是否注射剂、基本药物品种数、药品通用名数、处方金额、诊断等。发现不合理处方应登记并通报医疗管理部门和药学部门,对不合理用药及时予以干预。

## 二、处方调配

药品调剂的工作流程为:收方→审方→计价→调配→包装标示→核对→发药。

处方调配注意事项:

1. 药师应当凭医师处方调剂处方药品。对于不规范处方或不能判定其合法性的处方,不得调剂。

2. 药师应当按照操作规程调剂处方药品,认真审核处方,准确调配药品,正确书写药袋或粘贴标签,注明患者姓名、药品名称、用法、用量等;向患者交付药品时,应按照药品说明书或者处方用法,进行用药交代与指导。

3. 药师应当认真检查处方前记、正文和后记书写是否清晰、完整,确认处方的合法性,并对处方用药适宜性进行审核。审核包括处方规范审核和用药安全审核。

4. 药师审方后如认为存在用药不适宜性问题,应拒绝调配,并及时告知处方医师,请其确认或重新开具处方,但不得擅自更改或配发代用药品。

5. 药师调配处方必须做到"四查十对":查处方,对科别、姓名、年龄;查药品,对药名、剂型、规格、数量;查配伍禁忌,对药品性状、用法用量;查用药合理性,对临床诊断。在核对剂量时,对老年人和婴幼儿患者尤应仔细。

6. 处方调配者和核对者均签名。

【思考题】

1. 常见处方不合格的原因有哪些?

2. 简述调配处方的工作流程及主要的注意事项。

(马　珂　俞月萍)

# 第二篇　传出神经系统药物

## 第一章　传出神经系统药理概论

**案例 2-1**

患者,女,31 岁。有支气管哮喘史,2h 前因吸入花粉而哮喘急性发作。

诊断:支气管哮喘急性发作。现有非选择性 β 受体激动药、$β_1$ 受体激动药、$β_2$ 受体激动药和 β 受体阻断药四类药物。

问题:选择哪类药物治疗比较恰当? 为什么?

### 第一节　传出神经的分类及递质

#### 一、传出神经的解剖学分类

1. **交感神经**　自中枢发出,经过神经节更换神经元后,再到达所支配的效应器。神经节靠近中枢,节前纤维较短。

2. **副交感神经**　与交感神经不同,神经节靠近效应器,节后纤维较短。
交感神经和副交感神经统称为植物神经。

3. **运动神经**　自中枢发出后,直达所支配的骨骼肌。

#### 二、传出神经按递质的分类

1. **胆碱能神经**　胆碱能神经所释放的递质为乙酰胆碱,包括运动神经、交感神经和副交感神经的节前纤维、副交感神经节后纤维及极少数的交感神经节后纤维(如支配汗腺和骨骼肌血管的神经),见图 2-1-1。

2. **去甲肾上腺素能神经**　去甲肾上腺素能神经所释放的递质为去甲肾上腺素,绝大多数交感神经节后纤维属于此类神经(图 2-1-1)。

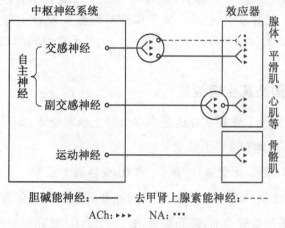

胆碱能神经:——　　去甲肾上腺素能神经:----

ACh:▶▶▶　　NA:•••

图 2-1-1　传出神经系统模式图

### 三、传出神经递质

当传出神经冲动到达神经末梢时,由突触前膜释放的传递信息的化学物质,称为递质。传出神经递质有乙酰胆碱(acetylcholine,ACh)和去甲肾上腺素(noradrenaline,NA)等。

1. **乙酰胆碱**　胆碱能神经末梢存在胆碱和乙酰辅酶 A,在胆碱乙酰化酶的催化作用下合成 ACh。ACh 合成后即进入囊泡并与 ATP 和囊泡蛋白结合贮存于囊泡中,当神经冲动到达神经末梢时,以胞裂外排方式释放到突触间隙,与突触后膜的胆碱受体结合并产生效应。释放后的 ACh,在数秒内即被突触前膜、突触后膜上的胆碱酯酶(AChE)水解成胆碱及乙酸,胆碱又可被胆碱能神经末梢摄取,再参与合成 ACh。

2. **去甲肾上腺素**　去甲肾上腺素的生物合成主要在去甲肾上腺素能神经末梢进行。酪氨酸是合成去甲肾上腺素的基本原料,在酪氨酸羟化酶催化作用下生成多巴(dopa),再经多巴脱羧酶作用生成多巴胺(dopamine,DA),然后进入囊泡,在多巴胺 β-羟化酶催化下,合成 NA 并与 ATP 和嗜铬颗粒蛋白结合,贮存于囊泡中。当神经冲动到达神经末梢时,囊泡中的 NA 释放到突触间隙,与突触后膜上的受体结合而产生效应。释放的 NA,一部分被儿茶酚氧位甲基转移酶(COMT)破坏而失效,其余约 75%～90% 被突触前膜重摄取入神经末梢,被摄入神经末梢胞浆内的去甲肾上腺素,小部分被单胺氧化酶(MAO)破坏而失效,大部分通过囊泡膜胺泵的作用被摄取进入囊泡内贮存备用。

## 第二节　传出神经受体

根据支配的传出神经不同,传出神经受体可分为胆碱受体和肾上腺素受体。

### 一、胆碱受体及其生理效应

能与 ACh 结合的受体称为胆碱受体(cholinoceptor),可分为两类:

1. **毒蕈碱型胆碱受体**(简称 M 受体)　能选择性地与毒蕈碱相结合的受体。其主要分布在节后胆碱能神经所支配的效应器官,如心肌、胃肠平滑肌、腺体及瞳孔括约肌等细胞膜上。

M 受体还可分为 $M_1$、$M_2$ 和 $M_3$ 等亚型。$M_1$ 受体主要分布于神经组织和腺体细胞；$M_2$ 受体主要分布于心脏组织；$M_3$ 受体主要分布于平滑肌和腺体细胞。M 受体激动时，表现为心脏抑制、血管扩张、胃肠平滑肌收缩、瞳孔缩小及腺体分泌增加，即 M 样作用。

2. 烟碱型胆碱受体（简称 N 受体）　能选择性地与烟碱相结合的受体。可分为 $N_1$ 受体和 $N_2$ 受体两个亚型。$N_1$ 受体主要分布于神经节细胞膜及肾上腺髓质，激动时可引起神经节兴奋及肾上腺髓质分泌增加。$N_2$ 受体主要分布于骨骼肌细胞膜，激动时引起骨骼肌收缩。

### 二、肾上腺素受体及其生理效应

能与去甲肾上腺素或肾上腺素结合的受体称为肾上腺素受体（adrenoceptor）。肾上腺素受体可分为 α 肾上腺素受体和 β 肾上腺素受体。

1. α 肾上腺素受体（简称 α 受体）　有 $\alpha_1$ 和 $\alpha_2$ 受体两个亚型。$\alpha_1$ 受体主要分布在交感神经节后纤维所支配的皮肤、黏膜及内脏的血管和瞳孔开大肌等细胞膜上。$\alpha_1$ 受体激动时，表现为皮肤、黏膜及内脏的血管收缩，瞳孔扩大，血压上升；$\alpha_2$ 受体主要分布在突触前膜上，其激动时，可抑制 NA 的释放，对神经递质的释放起着负反馈的调节作用。

2. β 肾上腺素受体（简称 β 受体）　有 $\beta_1$ 和 $\beta_2$ 受体两个亚型。$\beta_1$ 受体主要分布在心脏组织。激动时，表现为心脏兴奋；$\beta_2$ 受体主要分布在支气管、血管平滑肌细胞。激动时，表现为支气管平滑肌松弛，骨骼肌血管及冠状动脉扩张等。

突触前膜上也有 β 受体，其激动时，可促进 NA 的释放，对神经递质释放起着正反馈调节作用。

## 第三节　传出神经系统药物的作用方式与分类

### 一、作用方式

1. 直接作用于受体　传出神经系统药物的作用方式之一是直接与胆碱受体或肾上腺素受体结合。如药物与受体结合后所产生效应与神经末梢释放的递质效应相似，称为激动药（agonist）。如药物与受体结合后妨碍递质与受体的结合，产生与递质相反的作用，称为阻断药（blocker）。

2. 影响递质

（1）影响递质生物合成：某些药物本身对受体没有作用，但进入机体后可转化成活性物质起作用，如左旋多巴作为多巴胺前体物，用于治疗帕金森病。有些药物通过抑制合成酶起作用，如卡比多巴（carbidopa）可抑制外周多巴脱羧酶，从而减少左旋多巴在外周脱羧形成多巴胺，常与左旋多巴合用治疗帕金森病。

（2）影响递质的转运和贮存：如麻黄碱和间羟胺可促进 NA 的释放；氨甲酰胆碱可促进 ACh 释放；利血平能耗竭递质 NA 而产生降压作用。

（3）影响递质的转化：例如 ACh 主要被胆碱酯酶水解而失活，因此胆碱酯酶抑制药通过抑制胆碱酯酶而妨碍 ACh 水解，使 ACh 堆积产生激动胆碱受体的效应。

### 二、药物分类

传出神经系统药物，按其作用性质及对受体选择性不同，可分为四类（表 2-1-1）。

表 2-1-1 传出神经系统药物的分类及代表药物

| 激动药 | 阻断药 |
|---|---|
| **拟胆碱药** | **抗胆碱药** |
| 1. 胆碱受体激动药 | 1. 胆碱受体阻断药 |
| (1) M、N 受体激动药(氨甲酰胆碱) | (1) M 受体阻断药(阿托品) |
| (2) M 受体激动药(毛果芸香碱) | (2) $N_1$ 受体阻断药(美加明) |
| (3) N 受体激动药(烟碱) | (3) $N_2$ 受体阻断药(琥珀胆碱) |
| 2. 胆碱酯酶抑制药(新斯的明、有机磷酸酯类) | |
| **拟肾上腺素药** | **抗肾上腺素药** |
| 1. α、β 受体激动药(肾上腺素) | 1. α 受体阻断药 |
| 2. α 受体激动药(去甲肾上腺素) | (1) $α_1$、$α_2$ 受体阻断药(酚妥拉明) |
| 3. β 受体激动药 | (2) $α_1$ 受体阻断药(哌唑嗪) |
| (1) $β_1$、$β_2$ 受体激动药(异丙肾上腺素) | (3) $α_2$ 受体阻断药(育亨宾) |
| (2) $β_1$ 受体激动药(多巴酚丁胺) | 2. β 受体阻断药(普萘洛尔) |
| (3) $β_2$ 受体激动药(沙丁胺醇) | 3. α、β 受体阻断药(拉贝洛尔) |

(俞朝阳)

# 第二章  拟胆碱药

📖 学习目标

● 知识目标

1. 掌握毛果芸香碱和新斯的明的药理作用、临床应用及不良反应。
2. 熟悉有机磷中毒的解救措施和解救药物（阿托品和氯解磷定）。
3. 了解其他拟胆碱药的作用特点与临床应用。

● 技能目标

1. 能制作家兔有机磷中毒模型，并及时用药物进行解救。
2. 能解释和处理涉及本章药物的不合理处方。
3. 能初步指导患者合理使用常用的拟胆碱药。

案例 2-2

　　患者，男，55岁。因有机磷农药中毒，2h前用阿托品和氯解磷定抢救，后出现瞳孔扩大，脸面潮红，口干，皮肤干燥，呼吸浅快，躁动不安。

　　诊断：阿托品中毒。选用新斯的明进行治疗。

　　问题：选用此药物是否恰当？为什么？

　　拟胆碱药是一类与胆碱受体结合并激动该受体，产生与胆碱能神经递质（ACh）作用相似的药物。按作用机制不同，可分为直接激动胆碱受体药和间接激动胆碱受体药（胆碱酯酶抑制药）两大类。

## 第一节  直接激动胆碱受体药

　　直接激动胆碱受体药按激动的受体不同，可分为 M 受体激动药和 N 受体激动药两类。

　　（1）M 受体激动药：选择性激动 M 受体，产生与胆碱能神经节后纤维兴奋时相似的效应，如毛果芸香碱。

　　（2）N 受体激动药：选择性激动 N 受体，如烟碱可激动 $N_1$、$N_2$ 受体，无临床应用价值。

### 一、M 受体激动药

#### 毛果芸香碱（pilocarpine，匹鲁卡品）

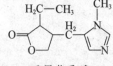

毛果芸香碱

【药理作用】　能直接激动 M 胆碱受体，呈现 M 样作用。其中对眼和腺体的作用最明显。

　　1. 对眼的作用（图 2-2-1）

　　（1）缩瞳：激动瞳孔括约肌上的 M 胆碱受体，使瞳孔括约肌收缩，表现为瞳孔缩小。

（2）降低眼内压：由于瞳孔括约肌收缩，使虹膜向中心方向拉紧而使虹膜括约肌根部变薄，前房角间隙因而扩大，使房水易于通过小梁网及巩膜静脉窦而进入血液循环，使眼内压下降。

（3）调节痉挛：兴奋睫状肌上的 M 受体，睫状肌向瞳孔中心方向收缩，使悬韧带松弛，晶状体由于其自身弹性作用而变凸，屈光度增加，故视近物清楚，视远物模糊，这种状态称为调节痉挛。

2. 对腺体的作用　本药吸收后，能激动腺体的 M 受体，使腺体分泌增加，以汗腺和唾液腺分泌增加最明显。

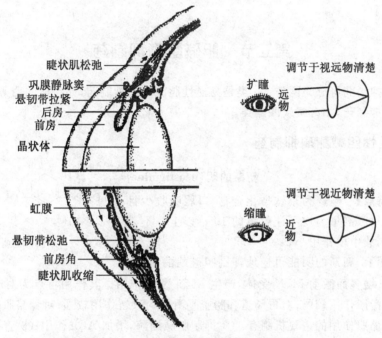

图 2-2-1　拟胆碱药和抗胆碱药对眼的作用

上图示抗胆碱药的作用；下图示拟胆碱药的作用

【临床应用】

1. 治疗青光眼　本药可降低眼压，使青光眼症状减轻或消除。青光眼可分为两型：闭角型青光眼（急性或慢性充血性青光眼）和开角型青光眼（慢性单纯性青光眼）。前者因前房角狭窄引起，后者因小梁网及巩膜静脉窦发生变性或变硬引起，两者均可导致房水流出困难，引起眼内压增高。毛果芸香碱可通过缩瞳作用，使前房角间隙扩大，房水流出增多，因而迅速降低闭角型青光眼患者眼内压；通过扩张巩膜静脉窦周围的小血管以及收缩睫状肌使小梁网结构发生改变，使房水流出增多，从而降低开角型青光眼患者的眼内压，缓解或消除青光眼症状。如治疗闭角型青光眼常用1%～2%硝酸毛果芸香碱滴眼液，用药后，降低眼内压作用迅速、温和，30～40min作用达高峰，可维持4～8h。

2. 虹膜炎　本药与扩瞳药交替使用，防止虹膜与晶状体由于炎症所引起的粘连。

3. 胆碱受体阻断药中毒　本药全身用药还可用于胆碱受体阻断药如阿托品中毒的解救。

【不良反应】　如滴眼液浓度过高（超过2%）可引起眼痛，吸收后能引起全身性不良反应，故药液浓度不宜过高。滴眼时应注意压迫内眦，避免药液流入鼻腔吸收过多而中毒。有视网膜剥离史、胃溃疡、支气管哮喘及近期心肌梗死的患者慎用。

## 二、N 受体激动药

### 烟碱(nicotine,尼古丁)

烟碱是由烟草中提取的生物碱,可兴奋自主神经节和神经肌肉接头的 N 胆碱受体。其 N 受体作用表现为先短暂兴奋,随后即持续抑制。由于烟碱作用广泛、复杂,故无临床实用价值,仅具有毒理学意义。

烟草中含有烟碱成分,长期吸烟与许多疾病如癌症、冠心病、溃疡病、呼吸系统疾病和中枢神经系统疾病的发生关系密切。烟雾中也含有烟碱和其他致病物质,对被动吸烟者也有害,故应大力提倡戒烟。

# 第二节　胆碱酯酶抑制药

胆碱酯酶抑制药可分为两类:一类是易逆性胆碱酯酶抑制药,如新斯的明等;另一类为难逆性胆碱酯酶抑制药,如有机磷酸酯类。

## 一、易逆性胆碱酯酶抑制药

### 新斯的明(neostigmine)

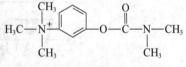

新斯的明

【药动学特点】　本药为季铵类化合物,口服吸收少且不规则。一般口服剂量为皮下注射量的 10 倍以上。不易透过血脑屏障,故中枢作用小。

【药理作用】　新斯的明能可逆地抑制胆碱酯酶,使突触间隙中 ACh 增多而激动 M、N 受体,产生 M 和 N 样作用。其作用特点为对心血管、腺体、眼和支气管平滑肌作用较弱;对胃肠道和膀胱平滑肌的兴奋作用较强;对骨骼肌的兴奋作用最强。其兴奋骨骼肌作用的主要机制有:① 抑制胆碱酯酶,增加 ACh 作用;② 直接激动骨骼肌运动终板上的 $N_2$ 受体;③ 促进运动神经末梢释放 ACh。

【临床应用】

1. 重症肌无力　为一种神经肌肉接头传递功能减退的自身免疫性疾病,表现为进行性肌无力症状。如眼睑下垂(眼肌型)、肢体无力(四肢型)、咀嚼和吞咽困难,严重者可致呼吸困难(全身型)。皮下或肌内注射新斯的明可迅速改善肌无力症状。

2. 手术后腹气胀和尿潴留　新斯的明能兴奋胃肠及膀胱平滑肌,促进胃肠蠕动及排尿,故常用于治疗术后腹气胀和尿潴留。

3. 阵发性室上性心动过速　因新斯的明的拟胆碱作用,使心跳减慢,可用于阵发性室上性心动过速。

4. 肌松药中毒解救　适用于非去极化型肌松药(如筒箭毒碱)中毒的解救。

【不良反应】　治疗量时毒性低,不良反应较小。但用量过大时可引起下列症状:

1. 副作用　常见的有恶心、呕吐、腹痛、心动过缓。

2. 胆碱能危象　中毒量时可致呼吸困难及肌无力等。由于本药严重抑制胆碱酯酶,使神经肌肉接头处有大量 ACh 堆积,导致骨骼肌持久去极化而阻断神经冲动的正常传递。此时应停用新斯的明,用 M 受体阻断药阿托品和胆碱酯酶复活药氯解磷定作对抗性治疗。使用新斯的明前应先测心率,如心动过缓宜先用阿托品使心率增至每分钟 80 次后再用。

【禁忌证】　支气管哮喘、机械性肠梗阻及尿路梗阻者禁用。

**【药物相互作用】**

1. 新斯的明能抑制真性或假性胆碱酯酶的活性，琥珀胆碱可被血浆假性胆碱酯酶所代谢，一旦新斯的明与琥珀胆碱合用，就会减少琥珀胆碱的代谢，使琥珀胆碱的血药浓度升高，出现中毒反应。

2. 本药能抑制胆碱酯酶的活性，使突触间隙 ACh 含量增多，导致 $N_2$ 受体兴奋而加强肌肉的收缩能力。酯类局麻药、氨基糖苷类抗生素及硫酸镁会引起肌力的下降，当与新斯的明合用时，就会削弱其肌肉的收缩作用，从而影响重症肌无力的治疗效果。

### 毒扁豆碱（physostigmine，依色林）

本药为叔胺类化合物，口服及注射都易吸收，易透过血脑屏障。

**【药理作用与临床应用】**　毒扁豆碱能可逆性地抑制胆碱酯酶活性，使 ACh 堆积，激动 M 和 N 受体，呈现 M 和 N 样作用。

1. 对眼的作用　可缩瞳，降低眼压，调节痉挛。其作用强而持久，可用于治疗青光眼。

2. 吸收作用　本药吸收后选择性低，毒性较大，现已很少全身用药。一旦进入中枢后，通过抑制中枢胆碱酯酶活性，使中枢 ACh 堆积，激动中枢 M 受体，呈现中枢兴奋效应，故可用于东莨菪碱、苯二氮䓬类、吩噻嗪类和三环化合物类药物中毒的催醒。

**【不良反应】**　吸收过量可引起恶心、呕吐、腹痛、腹泻及流涎；对中枢可产生先兴奋后抑制作用。毒性大，不良反应多，应注意掌握剂量，滴眼时必须压迫内眦。

### 吡斯的明（pyridostigmine）

本药作用较新斯的明稍弱。主要用于治疗重症肌无力，因肌力改善作用维持较久，故适于晚上用药。也可用于手术后腹气胀和尿潴留。过量中毒的危险较少。禁忌证同新斯的明。

### 安贝氯铵（ambenonium，酶抑宁）

安贝氯铵抗胆碱酯酶作用和兴奋骨骼肌作用都较新斯的明强，作用持续时间也较长，可口服给药。主要用于治疗重症肌无力，不良反应和应用时注意事项与新斯的明相似。

## 二、难逆性胆碱酯酶抑制药

### 有机磷酸酯类（organophates）

有机磷酸酯类化合物可与 AChE 呈难逆性结合而产生毒性作用。主要作为农业、环境卫生杀虫剂和军用毒剂，如敌百虫、敌敌畏、乐果、马拉硫磷、内吸磷（E1059）和对硫磷（1605）、沙林、梭曼等。

**【中毒机制】**　本类化合物与 AChE 形成难以水解的磷酰化胆碱酯酶而失去水解 ACh 的能力，导致神经末梢突触间隙中的 ACh 堆积，产生一系列中毒症状。如不及时抢救，即使采用胆碱酯酶复活药磷酰化胆碱酯酶也难以恢复活性，这一过程又称"老化"。

**【中毒表现】**　根据激动的受体类型和胆碱酯酶活力测定，可将有机磷酸酯类急性中毒分为轻、中、重度中毒和慢性中毒。轻度中毒表现为 M 样症状，如瞳孔缩小、视力模糊、多汗、流涎、恶心、呕吐、腹痛腹泻、胸闷气短、心动过缓、血压降低等。血 AChE 活力降至 70％～50％。中度中毒表现为 M 样和 N 样症状，上述症状更加明显，并出现肌束颤动，有时心率加快。血 AChE 活力可降至 50％～30％。重度中毒表现为 M、N 样症状并伴有中枢症状（先兴奋后抑制），如昏迷、惊厥、肌束颤动、大汗淋漓、呼吸困难、瞳孔极度缩小、血压下降、肺水肿等。血 AChE 活力可降至 30％以下。最后因呼吸衰竭及继发性心血管功能衰竭而死亡。慢性中毒多见于长期与农药接触的人员，血 AChE 活性持续明显下降，中毒的主要表现是神经衰弱综合征,偶见肌束颤动。

**【中毒防治】**

1. **预防**　按照预防为主的方针,在生产、使用有机磷酸酯类化合物时必须加强管理,注意防护。

2. **急性中毒的解救**

(1)一般抢救措施:抢救原则是减少毒物吸收,加快其排泄。具体措施是立即将中毒者移出现场。经皮肤吸收者,应用温水或肥皂水(敌百虫禁用)清洗皮肤。口服中毒者,应首先抽出胃液和毒物,并用 2% 碳酸氢钠溶液(敌百虫禁用,原因是碱性环境可促使其转变为毒性更强的敌敌畏)或 1:5000 高锰酸钾溶液(对硫磷禁用,原因是酸性环境易使对硫磷转变为毒性更强的对氧磷)反复洗胃,直至洗出液中不含农药味,然后用硫酸镁导泻。

(2)特殊解毒药:宜及早、足量、反复给药。

1)M 受体阻断药阿托品(atropine)等,为急性有机磷酸酯类中毒特效药,能迅速解除 M 样症状,大剂量还可阻断 $N_1$ 受体,对中枢症状也有一定的作用。中、重度中毒时,不受药典极量的限制,需达"阿托品化"才能达到治疗作用。但须严密观察防止出现"阿托品中毒",还须与 AChE 复活药合用,以提高疗效。

2)胆碱酯酶复活药氯解磷定(pralidoxime chloride,PAM-Cl)和碘解磷定(pyraloxime iodide,PAM)等,能与磷酰化胆碱酯酶及体内游离有机磷酸酯结合,生成无毒的磷酰化解磷定从尿中排出,使 AChE 复活而迅速解除 N 样症状,如肌束颤动等,但对 M 样症状效果差。此类药对内吸磷、马拉硫磷、对硫磷中毒疗效较好,对敌百虫、敌敌畏中毒疗效稍差,而对乐果中毒无效。不良反应少见,但剂量过大或静注速度过快可导致神经肌肉阻滞及抑制 AChE 作用而产生乏力、复视、视力模糊、眩晕、头痛、恶心呕吐、心率加快等一系列症状。

(3)对症治疗:中、重度中毒,应密切关注呼吸和循环功能,针对呼吸和循环系统的症状,积极进行对症治疗。

（俞朝阳）

# 第三章 抗胆碱药

## 学习目标

● 知识目标

1. 掌握阿托品的药理作用、临床应用、不良反应及禁忌证。
2. 熟悉山莨菪碱、东莨菪碱的药理作用特点及临床应用。
3. 了解其他抗胆碱药的药理作用和临床应用。

● 技能目标

1. 能使用医学机能实验虚拟教学软件进行学习,通过观察虚拟实验的结果,比较不同传出神经药物对离体豚鼠回肠的影响,并能初步分析其作用原理。
2. 能解释和处理涉及本章药物的不合理处方。
3. 能初步指导患者合理使用常用的抗胆碱药。

案例 2-3

患者,男,3 岁。烦躁多动 5h 入院。入院前曾采摘野果吃,之后即出现走路不稳,多言且含糊不清,躁动不安。

检查:全身皮肤潮红,干燥,尤面颊部最为明显,瞳孔散大,对光反射消失,心率 140 次/min,体温升高。

诊断:曼陀罗中毒。给予新斯的明治疗。

问题:选用此药物是否恰当? 为什么?

抗胆碱药是一类能与胆碱受体结合,妨碍 ACh 或胆碱受体激动药与胆碱受体的结合,从而拮抗拟胆碱作用的药物。按其对 M 和 N 受体选择性的不同,可分为 M 胆碱受体阻断药和 N 胆碱受体阻断药。

## 第一节 M 胆碱受体阻断药

M 胆碱受体阻断药主要有阿托品类生物碱和人工合成的阿托品代用品。临床常用的有阿托品、山莨菪碱、东莨菪碱及丙胺太林等,化学结构见图 2-3-1。

### 阿托品(atropine)

阿托品是从茄科植物颠茄、莨菪、曼陀罗中提取的生物碱,也可人工合成,临床用其硫酸盐。

【药动学特点】 口服吸收迅速,分布于全身组织,可透过血脑屏障,并能通过胎盘进入胎儿体内。口服 1h 后血药浓度即达峰值,作用可维持约 3~4h。部分可被水解,12h 内大部分随尿排出,仅少量随乳汁和粪便排出。眼科用药后,其作用可持续数天。

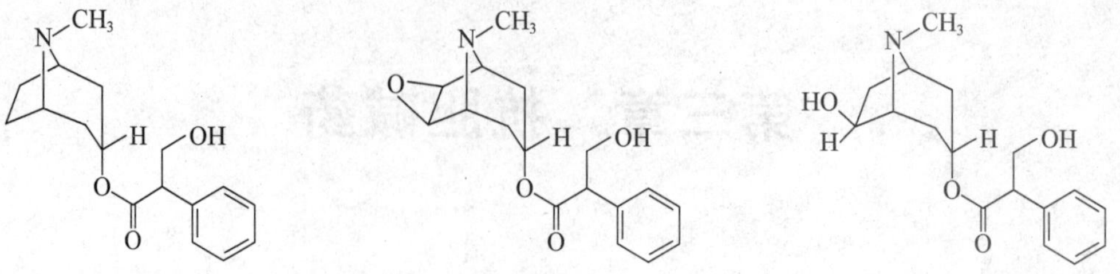

图 2-3-1　M 受体阻断药的化学结构

**【药理作用与临床应用】**　阿托品与 ACh 竞争 M 受体,对抗 ACh 的 M 样作用,能产生以下药理作用:

1. **抑制腺体分泌**　对唾液腺和汗腺抑制作用最强,在治疗量时就会引起口干和皮肤干燥,同时泪腺和呼吸道分泌也大为减少,对胃酸分泌影响较小。临床用于全身麻醉前给药,以减少呼吸道腺体分泌,防止分泌物阻塞呼吸道及吸入性肺炎的发生,也可用于严重的盗汗和流涎。

2. **松弛平滑肌**　可松弛内脏平滑肌,对处于痉挛状态的平滑肌松弛作用明显,对生理状态下的平滑肌影响小。其松弛作用还与平滑肌所在部位有关,对胃肠道平滑肌、膀胱逼尿肌作用较强,对胆管、输尿管和支气管平滑肌的解痉作用较弱,对括约肌作用较弱或不明显。阿托品对子宫平滑肌影响较小。临床适用于各种内脏绞痛,其对胃肠绞痛及膀胱刺激症状疗效较好,对胆绞痛及肾绞痛疗效较差,还需合用哌替啶。

3. **对眼作用**　可产生扩瞳、升高眼内压、调节麻痹的作用。通过阻断瞳孔括约肌上的 M 受体,使瞳孔开大肌的 α 受体的激动作用相对占优势,引起瞳孔扩大。阻断睫状肌上的 M 受体,使虹膜退向边缘,前房角间隙变窄,房水回流受阻,房水蓄积,眼内压升高。还能阻断睫状肌上的 M 受体,使睫状肌松弛,悬韧带拉紧,使晶状体变为扁平,其折光度降低,视近物模糊、远物清楚,称为调节麻痹(图 2-2-1)。

眼科常用于:① 虹膜睫状体炎:可使瞳孔括约肌和睫状肌松弛,活动减少,有利于炎症的消退,防止虹膜与晶状体的粘连;② 检查眼底:因其扩瞳作用可持续 1～2 周,调节麻痹作用也可维持 2～3d,视力恢复较慢,故临床常被作用较短的后马托品溶液取代;③ 验光配眼镜:只有儿童验光时用。因儿童的睫状肌调节机能较强,须用阿托品发挥充分的调节麻痹作用。

4. **对心血管系统作用**

(1) 兴奋心脏:较大剂量(1～2mg)能解除迷走神经对心脏的抑制作用,使心率加快,传导加速。临床上常用于治疗迷走神经过度兴奋所致心动过缓和房室传导阻滞,还可用于治疗继发于窦房结功能低下而出现的室性早搏。

(2) 扩张血管:大剂量能扩张血管,解除小血管痉挛,改善微循环。其扩张血管的作用与阻断 M 受体无关,可能是阿托品的直接扩血管作用或与阻断 α 受体有关。临床上在补足血容量的基础上用于感染性休克。由于本药副作用较多,目前常用山莨菪碱代替。

5. **解救有机磷酸酯类中毒**　可有效对抗有机磷中毒的 M 样症状及部分中枢症状,但对肌束颤动无效,故应与胆碱酯酶复活药合用。当阿托品过量出现呼吸抑制时,必须立即停用阿托品,并迅速吸氧、人工呼吸及采用呼吸兴奋药如尼可刹米来抢救。

**【不良反应】**

1. **副作用**　一般剂量可引起口干、皮肤干燥、视近物模糊、心悸、瞳孔扩大、面部潮红、眩晕等,停药后可逐渐消失。当外界温度较高时,体温将随之升高。

2. 急性中毒及解救　剂量过大时,除上述症状加重外,还有烦躁不安、语言不清、呼吸困难、谵妄、幻觉以至惊厥等中枢症状。若中毒严重时,则由兴奋转为抑制,出现昏迷和呼吸麻痹等。出现外周症状时,可用毛果芸香碱或毒扁豆碱对抗;出现中枢兴奋症状时,可用地西泮或短效巴比妥类解救;出现呼吸抑制时,可吸氧及人工呼吸。

3. 用阿托品滴眼时,应注意压住内眦,防止药液经鼻黏膜吸收。

【禁忌证】　青光眼及前列腺肥大患者禁用。

【药物相互作用】

1. 三环类抗抑郁症药、吩噻嗪类药、$H_1$ 受体阻断药等均有抗胆碱作用,如与阿托品合用则可加剧阿托品的毒副作用。

2. 有机磷酸酯类中毒使用阿托品解救,当阿托品过量出现呼吸抑制时,不能再用新斯的明或毒扁豆碱来解救。

### 东莨菪碱(scopolamine)

东莨菪碱是茄科植物洋金花中的主要成分,临床常用其氢溴酸盐。

【药理作用】

1. 外周作用　对眼的作用和抑制腺体分泌作用较阿托品强,对心血管作用较其弱,但能解除小血管痉挛、改善微循环而发挥抗休克作用。

2. 中枢作用　与阿托品相反,表现为中枢抑制作用,这是其显著的作用特点。小剂量主要表现为镇静,较大剂量有催眠作用,大剂量甚至可致意识暂时丧失,进入浅麻醉状态。但能兴奋呼吸中枢。

【临床应用】

1. 麻醉前给药　由于具有显著的镇静、兴奋呼吸中枢及强于阿托品的抑制腺体分泌作用,因此用于麻醉前给药优于阿托品。

2. 抗晕止吐　能抑制前庭神经和大脑皮层,因此与苯海拉明合用,对晕车、晕船等晕动病有明显的疗效。也可用于妊娠及放射性呕吐。

3. 抗震颤麻痹　能阻断黑质纹状体 M 受体,故可减轻肌强直及震颤症状。

【不良反应】　不良反应和禁忌证与阿托品相似。

【药物相互作用】

1. 东莨菪碱具有抗胆碱作用,而三环类抗抑郁药、吩噻嗪类药、$H_1$ 受体阻断药等也有抗胆碱作用,合用则可加剧东莨菪碱的不良反应。

2. 东莨菪碱具有镇静作用,与巴比妥类、地西泮等镇静催眠药合用,可引起嗜睡。

### 山莨菪碱(anisodamine)

山莨菪碱是从我国茄科植物唐古特莨菪中提取的生物碱,毒性低,副作用少,人工合成品称为 654-2。

本药对抗 ACh 所致的平滑肌痉挛和抑制心血管的作用,与阿托品相似而稍弱,同时也能解除血管痉挛,改善微循环。其扩瞳和抑制腺体分泌作用较阿托品弱,仅为阿托品的 1/20～1/10。因不易穿过血脑屏障,故中枢作用很弱。本药安全性大,常用于治疗感染性休克和微循环障碍所致的疾病,也可用于治疗胃肠平滑肌痉挛所致的胃肠绞痛。脑出血急性期及青光眼患者禁用。

### 后马托品(homatropine)

后马托品为人工合成的扩瞳药,扩瞳与调节麻痹作用比阿托品明显短暂,扩瞳作用持续1～2h,调节麻痹作用持续 24～36h,适用于一般眼科检查。其调节麻痹作用高峰出现较快,但不如阿托品完全,故儿童验光仍需用阿托品。

### 丙胺太林(propantheline,普鲁本辛)

丙胺太林为人工合成解痉药,对胃肠道 M 胆碱受体的选择性较高,能解除胃肠痉挛和抑制胃酸分泌,可用于胃十二指肠溃疡、胃肠痉挛和妊娠呕吐等。中毒量可致神经肌肉接头传递阻断而引起呼吸麻痹。

### 贝那替嗪(benactyzine,胃复康)

口服较易吸收,解痉作用较明显,也有抑制胃液分泌作用。此外尚有安定作用。适用于兼有焦虑症的溃疡病、胃酸过多、肠蠕动亢进或膀胱刺激症状的患者。

## 第二节　N₂ 胆碱受体阻断药

$N_2$ 胆碱受体阻断药又称骨骼肌松弛药,简称肌松药。根据作用机制,可分为除极化型和非除极化型两类。

### 一、除极化型肌松药

#### 琥珀胆碱(succinylcholine,司可林)

琥珀胆碱与运动终板膜上的 $N_2$ 胆碱受体结合,产生与 ACh 相似但较持久的除极化作用,使终板不能与 ACh 起反应(处于不应状态),骨骼肌因而松弛,肌松作用从颈部肌肉开始,逐渐波及肩胛、腹部和四肢。该药的特点是:① 用药后常先出现短时的肌束颤动,这与去极化作用有关;② 连续用药可产生快速耐受性;③ 抗胆碱酯酶药不仅不能拮抗本药的肌松作用,反而可使其肌松作用增强,因此,过量时不能用新斯的明解救。静脉注射适用于各种检查,如气管内插管、气管镜、食管镜、胃镜等;静滴适用于较长时间手术的肌松需要。

在使用琥珀胆碱时,因个体差异大,且安全范围小,使用时应密切观察患者血压、心率。本药过量易致呼吸麻痹,应及时停药,并立即用人工呼吸机抢救,禁用新斯的明。禁用于青光眼、血钾过高、假性胆碱酯酶缺乏及有机磷酸酯类中毒患者。因可引起强烈的窒息感,若清醒患者使用,可先用硫喷妥钠麻醉后再用琥珀胆碱。氨基糖苷类抗生素及多黏菌素 B 也有肌松作用,与琥珀胆碱合用,易致呼吸麻痹,应慎用。此外肝、肾功能不良及肌无力患者也应慎用。

### 二、非除极化型肌松药

#### 筒箭毒碱(tubocurarine)

筒箭毒碱,又称箭毒,是一种竞争型肌松药,与 $N_2$ 受体结合后,能竞争性阻断 ACh 的除极化作用而使骨骼肌松弛。其作用特点是:① 肌松前无肌束震颤;② 吸入性全麻药(如乙醚等)和氨基糖苷类抗生素(如链霉素)能加强和延长此类药物的肌松作用;③ 因箭毒不受血浆假性胆碱酯酶的影响,所以过量时可以用适量的新斯的明解救;④ 兼有不同程度的神经节阻断及促进组胺释放作用,可使血压下降。故重症肌无力、支气管哮喘和严重休克患者禁用。10 岁以下儿童对此药过敏反应较多,故不宜用于儿童。使用过量可致呼吸肌麻痹,应及时进行人工呼吸并静脉注射新斯的明和阿托品解救。

（俞朝阳）

# 第四章　拟肾上腺素药

● 知识目标

1. 掌握肾上腺素和多巴胺的药理作用、临床应用、不良反应及禁忌证。

2. 熟悉去甲肾上腺素和异丙肾上腺素的药理作用、临床应用、不良反应及禁忌证。

3. 熟悉麻黄碱、间羟胺的药理作用和临床应用。

● 技能目标

1. 能通过动物实验,观察不同传出神经药物对瞳孔的影响,并联系其临床应用。

2. 能解释和处理涉及本章药物的不合理处方。

3. 能初步指导患者合理使用常用的拟肾上腺素药。

案例 2-4

　　患者,男,25 岁。因高热寒战、全身不适、胸痛、咳嗽、痰呈铁锈色来院急诊。血常规检查:白细胞 $20 \times 10^9 / L$,中性粒细胞 $85 \%$。X 线检查:肺纹理增粗。因诊断为肺炎,给予青霉素治疗。用药前过敏试验(一),注射青霉素后,患者感觉胸部憋闷、呼吸困难、恐慌、面色青灰、出冷汗,血压 55/30mmHg。

　　诊断:青霉素过敏性休克。

　　问题:应首选什么药物治疗? 为什么?

　　拟肾上腺素药是一类能与肾上腺素受体结合并激动该受体,产生与肾上腺素能神经递质(NA)作用相似的药物。根据药物对肾上腺素受体的选择性不同,可分为 α、β 受体激动药,α 受体激动药及 β 受体激动药三大类。

## 第一节　α、β 受体激动药

### 肾上腺素(adrenaline,AD)

　　肾上腺素是肾上腺髓质嗜铬细胞分泌的主要激素,药用品是从家畜的肾上腺中提取或人工合成的,化学结构见图 2-4-1。

　　【药动学特点】　口服被碱性肠液破坏而失效,吸收很少,不能达到有效血药浓度。皮下注射因能收缩血管,故吸收缓慢,维持作用 1h 左右。肌内注射吸收快,维持作用时间约 $10 \sim 30min$。静脉注射立即生效,但仅维持数分钟。

　　【药理作用】　本药能直接激动 α 和 β 受体,产生较强的 α 型和 β 型作用。

　　1. 兴奋心脏　治疗量可激动心脏 $\beta_1$ 受体,使心肌收缩力增强,传导加速,心率加快,心输

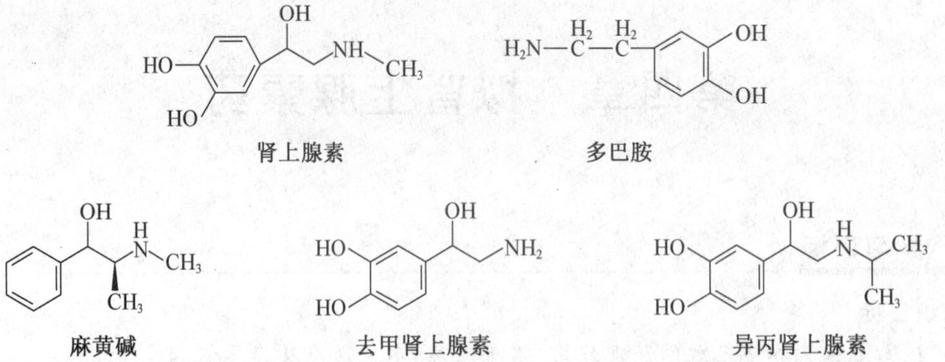

图 2-4-1    拟肾上腺素药的化学结构

出量增加。还能舒张冠状血管,改善心肌的血液供应,且作用迅速。但在兴奋心脏的同时,可增加心肌耗氧量,易引起心肌缺氧。剂量过大或快速静注时,因兴奋心脏异位起搏点而引起心律失常甚至室颤。

2. **舒缩血管**    体内各部位血管肾上腺素受体的种类和密度各不相同,所以肾上腺素对各部位血管的作用也不一致,主要作用于小动脉及毛细血管前括约肌,对静脉和大动脉作用较弱。通过激动 $\alpha_1$ 受体,使 $\alpha_1$ 受体分布占优势的皮肤、黏膜血管和部分内脏血管(如肾血管等)收缩;通过激动 $\beta_2$ 受体,可使 $\beta_2$ 受体占优势的骨骼肌血管和冠状血管扩张。对脑和肺血管虽有较弱的收缩作用,但因血压升高而被动地舒张,故影响不大。

3. **血压**    治疗量的肾上腺素(皮下注射 $0.5\sim1mg$)或低浓度静脉滴注(每分钟滴入 $10~\mu g$)时,由于兴奋心脏而输出量增多,故收缩压升高;由于骨骼肌血管舒张作用对血压的影响,抵消或超过了皮肤黏膜血管收缩作用的影响,故舒张压不变或下降,脉压增大,有利于血液对各组织脏器的灌注。静注较大剂量时,不仅使收缩压上升,且因 $\alpha_1$ 受体兴奋性增强,使皮肤、黏膜及内脏血管收缩作用超过了骨骼肌血管的扩张作用,使舒张压上升。此外,肾上腺素尚能激动肾小球旁器细胞的 $\beta_1$ 受体,促进肾素的分泌而影响血压。

4. **扩张支气管**    通过激动支气管平滑肌上的 $\beta_2$ 受体和抑制肥大细胞释放过敏性物质如组胺等,可使支气管平滑肌松弛而扩张。此外,由于激动 $\alpha_1$ 受体,使支气管黏膜血管收缩,有利于消除支气管黏膜充血水肿。

5. **代谢**    通过激动 $\beta_2$ 受体,可使糖原和脂肪分解,使血糖和游离脂肪酸增高,并增加耗氧量。

【临床应用】

1. **心脏骤停**    用于溺水、传染病、心脏传导阻滞、药物中毒、麻醉和手术意外等所致的心脏骤停的急救。对电击所致的心脏骤停也可用肾上腺素配合心脏除颤或利多卡因等治疗。

2. **过敏性休克**    过敏性休克是由于抗原抗体反应,促使肥大细胞脱颗粒而释放过敏介质如组胺、缓激肽、5-羟色胺及白三烯等慢反应物质,导致血管扩张、血压下降、呼吸困难、脉搏细弱、面色苍白、发绀等症状,如不及时抢救,患者可迅速死亡。利用肾上腺素的兴奋心脏、收缩血管、升高血压、扩张支气管、减轻支气管黏膜充血水肿及抑制过敏介质释放等作用,可以缓解休克症状,故肾上腺素是治疗过敏性休克的首选药物。

3. **支气管哮喘**    肾上腺素通过抑制过敏介质释放,松弛支气管平滑肌,收缩支气管黏膜血管,减轻支气管黏膜水肿,可有效控制支气管哮喘急性发作。但因对 $\beta$ 受体无选择性,可导致心悸,且作用时间短暂,故临床少用。

4. **与局麻药配伍**    肾上腺素加入局麻药注射液中,通过其收缩血管作用,延缓局麻药吸收,既可防止吸收中毒,又可延长局麻药在局部的麻醉时间。

5. **局部止血** 当鼻黏膜和齿龈出血时,可用浸有 0.1% 盐酸肾上腺素的纱布或棉花球填塞止血。

【不良反应】

1. 治疗量可出现心悸、头痛、血压升高、焦虑不安、皮肤苍白、出汗等,多自行消失。

2. 剂量过大或静注太快,可引起血压剧升和心律失常,严重可致脑出血和心室颤动。故使用时要严格掌握剂量,静脉注射时须稀释后缓慢注射。

3. 肾上腺素遇光及空气易迅速分解变色,变色后不可再用。

【禁忌证】 高血压、器质性心脏病、糖尿病、甲亢等患者禁用。此外,老年人须慎用。

【药物相互作用】 单胺氧化酶抑制剂和三环类抗抑郁症药均能增强肾上腺素的作用,如合用应减少其用量。

### 多巴胺(dopamine,DA)

【药动学特点】 多巴胺是 NA 的前体。外源性多巴胺不易透过血脑屏障,故无中枢作用。药用多巴胺为人工合成品,常用盐酸盐。口服易破坏,一般均采用静滴给药。在体内迅速经 MAO 和 COMT 迅速灭活,故作用短暂。其代谢产物迅速由尿排出。

【药理作用】 本药能激动 DA、$\beta_1$ 及 $\alpha_1$ 受体。

1. **兴奋心脏** 能激动心脏 $\beta_1$ 受体,也可促进去甲肾上腺素能神经末梢释放 NA,使心肌收缩力增强、心输出量增多。但对心率影响较少,很少引起心律失常。

2. **舒缩血管** 对各部位血管的作用,因受体不同而异。因激动 DA 受体,使肾血管、肠系膜血管及冠状血管扩张,从而改善重要脏器的血液供应。激动 $\alpha_1$ 受体,能使皮肤、黏膜及骨骼肌血管收缩,提高基础血压,以增加微循环灌流量。

3. **升高血压** 较小剂量激动 $\beta_1$ 受体,使心输出量增多,收缩压升高;激动 DA 受体,使肾血管扩张,对血管 $\beta_2$ 受体作用较弱,故对舒张压影响不大,其总外周阻力不变。大剂量激动 $\alpha_1$ 受体时,由于收缩血管作用超过了舒血管作用,外周阻力增加而舒张压上升。

4. **肾脏** 多巴胺能舒张肾血管,增加肾血流量,使肾小球的滤过量增加;还能抑制肾小管对 $Na^+$ 再吸收,故使尿量增加。但大剂量 DA 可通过激动肾血管 $\alpha_1$ 受体,而使肾血管收缩。

【临床应用】

1. **抗休克** 由于本药能升高血压、改善重要脏器的血液供应及增加尿量,故对休克有很好的疗效。适用于感染性、出血性及心源性休克,尤其对于伴有心肌收缩力减弱及尿量减少而血容量已补足的休克患者疗效较好。

2. **急性肾衰** 本药能改善肾功能及增加尿量,故与利尿药如呋塞米合用,可治疗急性肾功能衰竭。

【不良反应】 治疗量不良反应轻,偶可引起恶心、呕吐、头痛等。剂量过大或滴注太快可出现心动过速、高血压、肾功能减退、心律失常等。故静滴时应从小剂量开始,逐渐加大剂量,酌情调整滴速。静滴外漏可引起局部组织坏死,可用酚妥拉明治疗。高血压及器质性心脏病患者、肾脏病患者慎用。

### 麻黄碱(ephedrine)

麻黄碱是从麻黄科植物麻黄中提取的生物碱,也可人工合成,常用盐酸盐。可口服及注射给药。除能激动 $\alpha$、$\beta$ 受体外,还可促进去甲肾上腺素能神经末梢释放递质,因而作用与肾上腺素相似。与肾上腺素比较,有如下特点：① 起效慢、作用弱而持久；② 中枢作用较显著,并易产生快速耐受性。临床用于：① 预防和治疗轻症的支气管哮喘；② 滴鼻可消除鼻黏膜充血引起的鼻塞；③ 防治硬膜外和蛛网膜下腔麻醉所引起的低血压；④ 缓解荨麻疹和血管神经性水肿的皮肤黏膜症状。

本药兴奋中枢,可引起不安、失眠、震颤等症状,晚间服用宜加镇静催眠药。禁忌证同肾上腺素。

### 伪麻黄碱(pscudoephedrine)

伪麻黄碱为麻黄碱的立体异构物(右旋体),作用与麻黄碱相似,但升压作用和中枢作用较弱。用于鼻黏膜充血,是常用的抗感冒复方制剂的成分之一。

## 第二节　α受体激动药

### 去甲肾上腺素(noradrenaline,NA)

去甲肾上腺素是肾上腺素能神经末梢释放的主要神经递质,药用为人工合成品。易被碱性肠液所破坏,故口服无效。皮下或肌内注射,因局部血管强烈收缩,使组织缺血而坏死,一般采用静脉滴注给药,以维持恒定有效的血药浓度。

【药理作用】 主要激动 α 受体,对心脏 $\beta_1$ 受体作用较弱,对 $\beta_2$ 受体几无作用。

1. 收缩血管 激动血管的 $\alpha_1$ 受体,使全身各部位血管收缩,外周阻力增高。但冠状血管舒张,这主要由于心脏兴奋、心肌的代谢产物(如腺苷)增加所致。

2. 兴奋心脏 作用较肾上腺素为弱,激动心脏的 $\beta_1$ 受体,使心肌收缩力加强,心率加快,传导加速,心搏出量增加。在整体情况下,心率可由于血压升高而反射性减慢。大剂量可致心律失常,但较肾上腺素少见。

3. 升高血压 小剂量时由于心脏兴奋,收缩压升高,此时血管收缩作用尚不十分剧烈,故舒张压升高不多而脉压加大。较大剂量时,因血管强烈收缩使外周阻力明显增高,故收缩压升高的同时舒张压也明显升高,脉压变小,组织血流灌注量减少。

【临床应用】

1. 抗休克 目前 NA 在休克治疗中已不占主要地位,仅限于某些休克类型,如早期神经源性休克及药物中毒引起的低血压等。

2. 上消化道出血 取本药 1～3mg,适当稀释后口服,在食道或胃内因局部作用收缩黏膜血管,产生止血效果。

【不良反应】

1. 局部组织缺血性坏死 静脉滴注时间过长、浓度过高或药液漏出血管,可使局部组织血管收缩而引起缺血性坏死,必要时用普鲁卡因或酚妥拉明作局部浸润注射,对抗其收缩血管作用,防止组织坏死。

2. 急性肾功能衰竭 滴注时间过长或剂量过大,可使肾脏血管强烈收缩,产生少尿、无尿和肾实质损伤,故用药期间尿量至少应保持在每小时 25ml 以上。

【禁忌证】 高血压、动脉硬化、器质性心脏病、脑出血、孕妇、急性肺水肿及少尿的患者禁用。

【药物相互作用】

1. 可卡因与三环类抗抑郁症药因可抑制 NA 的再摄取,不宜合用；也不能与 MAO 抑制剂合用。

2. 不宜与含大量酪胺的食物,如干酪、酸牛奶、酒类、巧克力等合用,因食物中的酪胺不能被肝脏代谢,酪胺蓄积后取代 NA 贮存,促进 NA 释放,易引起高血压。

### 间羟胺(metaraminol,阿拉明,aramine)

间羟胺是 NA 的良好代用品。其作用与 NA 相似,主要作用于 α 受体,对 $\beta_1$ 受体作用较弱。可被肾上腺素能神经末梢摄取、进入囊泡,通过置换作用促使囊泡中的 NA 释放,间接地发挥作用。与 NA 相比,具有以下特点:① 不易被 MAO 所灭活,故维持时间较长;② 对肾脏血管的收缩作用较弱,较少引起急性肾衰;③ 兴奋心脏作用弱,很少引起心律失常;④ 给药方便,既可静注又可肌注;⑤ 连续应用可产生快速耐受性。

临床用于心源性、感染性及出血性休克的早期,也可防治低血压。甲亢及高血压患者禁用或慎用,以免引起心律失常或血压过高。

### 去氧肾上腺素(phenylephrine,苯肾上腺素)

去氧肾上腺素能直接兴奋 α 受体,使血管收缩,血压升高,反射性引起心率减慢,主要用于治疗各种原因引起的低血压状态及阵发性室上性心动过速,但因收缩血管,加重心脏负荷及减少肾血流量的作用,故一般不用于休克。能激动瞳孔开大肌上的 α 受体,使瞳孔扩大,作用短暂,无升高眼内压作用,也不引起调节麻痹。故临床作为快速短效扩瞳药用于检查眼底。

## 第三节　β受体激动药

### 异丙肾上腺素(isoprenaline,喘息定)

异丙肾上腺素为人工合成品。口服易破坏,喷雾给药吸收较快,也可静滴及舌下给药。

【药理作用】　对 β 受体有很强的激动作用,对 $\beta_1$ 和 $\beta_2$ 受体选择性很低。

1. **兴奋心脏**　激动心脏 $\beta_1$ 受体,兴奋心脏,作用比肾上腺素强,因对心脏正位起搏点的作用强于异位起搏点,故较少产生心律失常。

2. **扩张血管**　通过激动 $\beta_2$ 受体,主要使骨骼肌血管舒张,对肾血管、肠系膜及冠状血管也有舒张作用。

3. **影响血压**　小剂量静滴时由于心脏兴奋,外周血管舒张,可使收缩压升高,舒张压下降,脉压加大。大剂量静滴时由于静脉强烈扩张,有效血容量降低,回心血量减少,心输出量下降,收缩压及舒张压均下降。

4. **扩张支气管**　因激动 $\beta_2$ 受体,松弛支气管平滑肌,使支气管扩张。这种作用比肾上腺素略强,也具有抑制组胺等过敏性物质释放的作用。但是对支气管黏膜的血管无收缩作用,故消除黏膜水肿和减轻黏液分泌的作用不如肾上腺素,久用产生耐受性。

【临床应用】

1. **房室传导阻滞**　本药能选择性地兴奋窦房结和房室结,加速房室传导。临床主要治疗 Ⅱ、Ⅲ 度房室传导阻滞。

2. **心脏骤停**　适用于心室自身节律缓慢、高度房室传导阻滞或窦房结功能衰竭而引起的心脏骤停(如溺水、电击、麻醉意外及药物中毒等),必要时可与肾上腺素或阿托品合用。

3. **支气管哮喘**　以喷雾吸入或舌下给药,用于控制支气管哮喘急性发作,疗效快而强。但因作用短暂、不良反应多,现已少用。

【不良反应】 常见的是心悸、头痛。用药过程中应注意控制心率。对已缺氧状态支气管哮喘患者，剂量过大易引起心律失常，甚至室颤。反复应用，易产生耐受性。对支气管哮喘患者长期舌下给药可致牙齿损伤，长期反复喷雾吸入，偶可引起猝死。

【禁忌证】 冠心病、高血压、心肌炎和甲状腺功能亢进症等禁用。

### 多巴酚丁胺（dobutamine）

多巴酚丁胺为人工合成品。口服无效，一般作静脉滴注。本药可选择性地激动 $\beta_1$ 受体。治疗量时可使心肌收缩力增强，心排出量增加，而对心率影响不大。临床主用于治疗心脏手术后或心肌梗死并发心功能不全，使用前应注意补充血容量。连续用药可产生快速耐受性。偶见心律失常。房颤患者禁用。

### 沙丁胺醇（salbutamol）、克伦特罗（clenbuterol）

沙丁胺醇、克伦特罗两药选择性激动 $\beta_2$ 受体，舒张支气管平滑肌，而对心率的影响较小，主要用于支气管哮喘的治疗（详见第五篇第四章）。

（俞朝阳）

# 第五章 抗肾上腺素药

⭐ **学习目标**

● **知识目标**

1. 熟悉酚妥拉明、普萘洛尔的药理作用、临床应用、不良反应和禁忌证。

2. 了解其他抗肾上腺素药的药理作用与临床应用。

● **技能目标**

1. 能制作动物缺氧模型,并观察异丙肾上腺素和普萘洛尔对缺氧耐受性的影响。

2. 能使用医学机能虚拟教学软件进行学习,通过观察虚拟实验的结果,分析不同传出神经药物对血压的影响。

3. 能解释和处理涉及本章药物的不合理处方。

4. 能初步指导患者合理使用常用的抗肾上腺素药。

**案例 2－5**

　　患者,男,30 岁,发现持续性高血压阵发性加剧 3 个月,最高达 250/150mmHg,伴有头痛、心悸、多汗、面色苍白及胸腹部疼痛、紧张、焦虑、濒死感等症状。常用抗高血压药物疗效不佳。疑为肾上腺嗜铬细胞瘤,采用酚妥拉明进行诊断。

　　问题：1. 采用此药物是否合理? 为什么?

　　　　　2. 在用药过程中应该注意哪些事项?

　　抗肾上腺素药根据其对受体的选择性不同,可分为 α 受体阻断药、β 受体阻断药和 α、β 受体阻断药三大类。

## 第一节　α 受体阻断药

　　α 受体阻断药能选择性地阻断 α 受体,对抗去甲肾上腺素或拟肾上腺素药的 α 型作用。临床常用的药物有酚妥拉明、妥拉唑林及酚苄明。酚妥拉明和妥拉唑林属于竞争性短效类 α 受体阻断药,酚苄明属于非竞争性长效类 α 受体阻断药。

　　若先用 α 受体阻断药如酚妥拉明,取消肾上腺素激动 $\alpha_1$ 受体的收缩血管作用,再用升压剂量的肾上腺素,保留了其激动 $\beta_2$ 受体的扩张血管作用,使血压下降。这种现象称为"肾上腺素升压作用的翻转"(图 2-5-1)。因此,氯丙嗪(阻断 $\alpha_1$ 受体)中毒引起的低血压,不能用肾上腺素,只能用 NA 纠正,否则血压更加下降。

### 酚妥拉明(phentolamine,立其丁,regitine)

　　酚妥拉明为人工合成品,对 $\alpha_1$、$\alpha_2$ 受体亲和力相同,口服生物利用度低,常注射给药。与

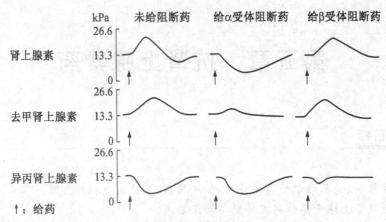

图 2-5-1　肾上腺素升压作用的翻转

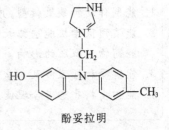

酚妥拉明

受体结合较弱,易于解离,因此作用温和,维持时间短。

**【药理作用】**

1. **扩张血管**　通过阻断血管 $\alpha_1$ 受体及直接松弛血管平滑肌的作用,而使血管明显扩张,血压下降。

2. **兴奋心脏**　因血压下降反射地兴奋交感神经和阻断突触前膜 $\alpha_2$ 受体,使 NA 释放增加,而导致间接兴奋心脏。

3. **其他**　有拟胆碱和拟组胺作用,可使胃肠道平滑肌兴奋、胃酸分泌增加,出现恶心、呕吐、腹泻、腹痛、胃酸过多等症状。

**【临床应用】**

1. **外周血管痉挛性疾病**　利用其扩张血管作用可治疗血栓闭塞性脉管炎、肢端动脉痉挛性疾病及冻伤后遗症等。还可用来对抗 NA 漏出血管外所引起的局部血管强烈收缩,防止组织坏死。

2. **抗休克**　能增加心输出量和扩张血管,改善微循环,增加组织灌流量,而纠正缺氧状态。可用于治疗感染性休克、心源性休克及神经源性休克,但须补足血容量。

3. **难治性充血性心力衰竭**　通过扩张小动脉及小静脉,使外周阻力下降,回心血量减少,从而使心脏前后负荷下降。在心力衰竭时,因心输出量不足,交感张力增加,外周阻力增高,肺充血和肺动脉压力升高,易产生肺水肿。应用酚妥拉明扩张血管,降低外周阻力,使心脏后负荷明显降低,左室舒张末压与肺动脉压下降,心搏出量增加,心力衰竭得以减轻。

4. **其他**　有降血压的作用,可用于诊断和治疗肾上腺髓质嗜铬细胞瘤及由此病诱发的高血压危象及手术前的准备。作诊断试验的主要依据是酚妥拉明可促使肾上腺素升压作用出现翻转现象,但有猝死的报道,故应慎用。

**【不良反应】**

1. **胃肠道反应**　有腹痛、腹泻、呕吐和诱发溃疡病,与其拟胆碱和拟组胺样作用有关。

2. **体位性低血压**　体位变更时易发生。

3. **其他**　静注过快可引起心动过速、心律失常和心绞痛,因此须缓慢注射或滴注。

**【禁忌证】**　严重的动脉硬化、低血压、器质性心脏病及肾功能减退者禁用。因可诱发或加剧消化性溃疡,故胃炎及胃、十二指肠溃疡病患者慎用。

**【药物相互作用】**

1. 本药能减少肝血流量,当与某些经肝代谢、受肝血流影响较大的药物如华法林、利多卡因、环孢素、地西泮、普萘洛尔等配伍时,可提高上述药物的血药浓度,延长其作用时间和强度,甚至可能增加某些药物的毒性。

2. 与普鲁卡因胺合用,可使普鲁卡因胺的清除率降低。

### 妥拉唑啉(tolazoline)

妥拉唑啉对 α 受体的阻断作用与酚妥拉明相似,但较弱,而组胺样作用和拟胆碱样作用较强。口服和注射都易吸收,大部分以原形从肾小管排泄。口服吸收较慢,排泄较快,效果远不及注射给药。主要用于外周血管痉挛性疾病的治疗,局部浸润注射用以处理 NA 静脉滴注时药液外漏。不良反应与酚妥拉明相同,但发生率较高。

### 酚苄明(phenoxybenzamine)

酚苄明口服吸收不完全。肌内或皮下注射刺激性强,仅作静脉注射。静脉注射 1h 后可达最大效应。一次用药可持续 2～4d,代谢产物随尿排出。

酚苄明阻断 α 受体,且与 α 受体的结合比较牢固,所以起效慢,作用持久,引起较强的血管扩张,外周阻力下降,也可改善微循环。临床用于治疗外周血管痉挛性疾病,也可用于休克和嗜铬细胞瘤的治疗。

常见的不良反应有体位性低血压、心悸和鼻塞;口服可致恶心、呕吐等胃肠道反应;尚有嗜睡、疲乏等中枢反应。静脉注射用于休克时,必须缓慢注射并充分补液。

### 哌唑嗪(prazosin)

哌唑嗪能选择性阻断 $\alpha_1$ 受体,主要通过舒张小动脉及小静脉而发挥降压作用。由于对突触前膜的 $\alpha_2$ 受体影响较小,而兴奋 $\alpha_2$ 受体可引起负反馈抑制作用,所以突触间隙中的 NA 的含量不会明显增多,临床可用于高血压的治疗(详见第四篇第一章)。

## 第二节 β 受体阻断药

本类药物对 β 受体具有高度选择性的阻断作用,从而产生对抗递质或拟肾上腺素药的 β 型作用。临床常用的药物有:普萘洛尔(propranolol,心得安)、吲哚洛尔(pindolol)、噻吗洛尔(timolol,噻吗心安)、美托洛尔(metoprolol)、阿替洛尔(atenolol,氨酰心安)等。

【分类】 根据对 $\beta_1$、$\beta_2$ 受体的选择性和有无内在拟交感活性(ISA)分为非选择性 β 受体阻断药和选择性 β 受体阻断药两类(表 2-5-1)。

表 2-5-1 β 型肾上腺素受体阻断药的分类及药理学特性

| 药物名称 | 内在拟交感活性 | 膜稳定作用 | 口服生物利用度(%) | 血浆半衰期(h) | 首关消除(%) |
|---|---|---|---|---|---|
| **非选择性 β 受体阻断药** | | | | | |
| 普萘洛尔(propranolol) | 0 | ++ | ～25 | 3～5 | 60～70 |
| 噻吗洛尔(timolol) | 0 | 0 | ～50 | 3～5 | 25～30 |
| 吲哚洛尔(pindolol) | ++ | ± | ～75 | 3～4 | 10～13 |
| **选择性 β 受体阻断药** | | | | | |
| 美托洛尔(metoprolol) | 0 | ± | ～40 | 3～4 | 50～60 |
| 阿替洛尔(atenolol) | 0 | 0 | ～50 | 5～8 | 0～10 |
| 醋丁洛尔(acebutolol) | + | + | ～40 | 2～4 | 30 |
| 艾司洛尔(esmolol) | 0 | 0 | — | 0.13 | — |

**【药理作用】**

1. β受体阻断作用

（1）心血管系统：① 阻断心脏 $\beta_1$ 受体，使心脏抑制，心率明显减慢，心肌收缩力减弱，心输出量减少，心肌耗氧量下降，血压稍降低；② 阻断肾小球旁细胞的 $\beta_1$ 受体，使肾素分泌减少，血管紧张素生成减少，血管扩张，加上心脏抑制，可导致血压降低（普萘洛尔作用最强）；③ 阻断 $\beta_2$ 受体，引起血管收缩，外周阻力增加，肝、肾、骨骼肌及冠脉血流量减少。

（2）支气管平滑肌收缩：阻断 $\beta_2$ 受体，收缩支气管平滑肌，导致呼吸道阻力增加。这种作用对正常人表现较弱，但对支气管哮喘患者，可诱发或加重哮喘的急性发作。

（3）代谢：β受体阻断药可抑制儿茶酚胺和拟肾上腺素药引起的脂肪分解，降低游离脂肪酸含量。可抑制糖原分解，亦可延缓应用胰岛素后血糖水平的恢复。故与胰岛素合用时，必须注意β受体阻断作用会掩盖低血糖的心悸症状。

2. 内在拟交感活性（ISA）　有些β受体阻断药如引哚洛尔，对β受体还有部分激动作用，这种作用被称为 ISA。由于这种作用较弱，一般被其β受体阻断作用所掩盖而不易表现出来。若对实验动物预先给予利血平以耗竭体内儿茶酚胺，使药物的β阻断作用无从发挥，这时再用β受体阻断药，如该药具有 ISA，其激动β受体的作用便可表现出来，可致心率加速、心输出量增加等。ISA 较强的药物在临床应用时，其抑制心肌收缩力、减慢心率和收缩支气管的作用，一般较不具 ISA 的药物为弱。

**【临床应用】**　β受体阻断药在临床主要用于治疗心律失常、心绞痛、心肌梗死、高血压及甲状腺机能亢进等。噻吗洛尔也常用于治疗青光眼，以降低眼内压。

**【不良反应】**

1. 常见的不良反应　恶心、呕吐、轻度腹泻等胃肠道反应，停药后迅速消失；头痛、失眠及抑郁等中枢症状；外周血管收缩、间歇性跛行及四肢发冷等；偶可发生过敏反应如皮疹、血小板减少等。

2. 抑制心脏　可引起急性心力衰竭、心动过缓及传导阻滞等严重的不良反应。

3. 诱发或加重支气管哮喘　由于阻断 $\beta_2$ 受体，可使支气管平滑肌痉挛，增加呼吸道阻力，从而诱发或加重支气管哮喘。

4. 反跳现象　普萘洛尔等无 ISA 的β受体阻断药长期用药后，突然停药，可引起病情明显恶化的反跳现象，因此在病情控制后必须逐渐减量至停药。

5. 普萘洛尔口服后血药浓度个体差异大，故应密切观察患者的反应，注意调整用量。

**【禁忌证】**　心肌梗死、窦性心动过缓、重度房室传导阻滞和支气管哮喘等患者禁用。选择性 $\beta_1$ 受体阻断药可用于支气管哮喘患者，但重症患者也须禁用。

**【药物相互作用】**　利福平、苯妥英钠和苯巴比妥可诱导肝药酶而加快普萘洛尔的代谢，降低疗效。因此，普萘洛尔不宜与利福平、苯妥英钠和苯巴比妥合用。

# 第三节　α、β受体阻断药

## 拉贝洛尔（labetolol）

拉贝洛尔对 α、β 受体均有竞争性阻断作用。其中阻断 $\beta_1$、$\beta_2$ 受体作用程度相似，对 $\alpha_1$ 受体作用弱，对 $\alpha_2$ 受体则无作用。临床主要用于治疗各型高血压（详见第四篇第一章）。同类药物还有卡维地洛、阿罗洛尔等。

（俞朝阳）

# 第六章　麻醉药

**案例 2-6**

患者,男,60岁。转移性右下腹痛伴发热入院。

检查:有右下腹压痛和反跳痛,体温 38.5℃。

诊断:急性阑尾炎。需要进行阑尾切除术。

问题:可选用哪些麻醉药进行麻醉? 为什么?

## 第一节　全身麻醉药

全身麻醉药(general anesthetics)简称全麻药,是一类作用于中枢神经系统,能可逆地引起意识、感觉(尤其是痛觉)和反射消失,骨骼肌松弛,辅助外科手术进行的药物。全身麻醉药分为吸入性麻醉药和静脉麻醉药。

### 一、吸入性麻醉药

吸入性麻醉药(inhalational anesthetics)是一类挥发性液体或气体类药物,前者有乙醚(ether)、氟烷(halothane)、异氟烷(isoflurane)、恩氟烷(enflurane)等,后者有氧化亚氮(nitrous oxide)。药物由呼吸道吸收进入体内,麻醉深度可通过对吸入气体中的药物浓度或药物分压的调节加以控制,并可连续维持,以满足手术的需要。

【作用机制】

1. **脂溶性学说**　化学结构各异的全麻药均有较高的脂溶性。该学说认为,脂溶性较高的全麻药进入神经细胞胞膜的脂质层,引起细胞膜理化性质改变,使膜蛋白(受体)及钠、钾通道等构象和功能发生改变,抑制神经细胞除极或影响神经递质的释放,进而抑制神经冲动的传递,起到全身麻醉的作用。

2. **最新学说**　绝大多数全麻药在中枢神经系统内有特异性的作用靶点,主要是配体门控离子通道。全麻药可以与 GABA$_A$ 受体上的特异性位点结合,提高 GABA$_A$ 受体对 GABA 的敏感性,增加氯离子通道开放,使神经细胞膜超极化,产生中枢抑制作用,从而发挥全麻作用。

**【药动学特点】** 吸入性麻醉药均是挥发性液体或气体,脂溶性高,很容易透过生物膜,经肺泡进入血液,然后分布转运至中枢神经系统。其从肺吸收进入血液循环的速率除了受药物的理化性质(脂溶性)影响外,还受吸入气中药物浓度的影响。吸入气中全麻药浓度愈高,其吸收速率愈快。药物吸收入血,首先分布在血液中,而后分布转运至各个器官,其中进入脑组织中的速率最快。给药停止后,血液将组织中的药物带到肺并主要以原型从肺泡排出。

**【常用药物】**

### 麻醉乙醚(anesthetic ether)

麻醉乙醚为无色澄明易挥发的液体,有特异臭味,易氧化生成过氧化物及乙醛,使毒性增加。麻醉浓度的乙醚对呼吸、血压几无影响,心、肝、肾毒性小,骨骼肌松弛作用强,但因其诱导期和苏醒期较长,容易引起麻醉意外;其臭味刺激器官黏液分泌,易引起术后肺炎;易燃易爆,现手术室少用,在野战、救灾等情况下仍有应用价值。

### 氟烷(halothane,fluothane)

氟烷对呼吸道黏膜无刺激性,麻醉浓度时不燃不爆。因化学性质不稳定,故应存放于褐色瓶中。诱导、苏醒较迅速,镇痛、肌松作用差。对循环系统有明显抑制作用,能增强对儿茶酚胺的敏感性,导致心律失常,故禁止与肾上腺素合用。对呼吸系统有抑制,反复使用易引起肝损害。临床一般只用于浅麻醉或复合麻醉。恶性高热是罕见的最严重并发症。

### 恩氟烷(enflurane,安氟醚)、异氟烷(isoflurane,异氟醚)

恩氟烷和异氟烷是同分异构体,和氟烷相比麻醉诱导平稳、迅速和舒适,苏醒也快。肌肉松弛良好,不增加心肌对儿茶酚胺的敏感性。反复使用对肝脏无损害,偶有恶心、呕吐反应。临床应用广,可用于各种年龄、各个部位以及各种疾病的手术,是目前较为常用的吸入性麻醉药。恩氟烷吸入浓度过高或过度通气时,可引起癫痫和抽搐,故癫痫患者不宜使用。异氟烷毒性低,不良反应小。使用时均应控制吸入浓度,过量可引起呼吸、循环衰竭。

### 氧化亚氮(nitrous oxide,N$_2$O,笑气)

氧化亚氮为无色、味甜、无刺激性的液态气体。化学性质稳定,不燃不爆,在体内不代谢,绝大多数以原形经肺呼出。全麻效能低,诱导和苏醒迅速,镇痛作用强,肌松作用差。可扩张脑血管而升高颅内压,对心肌略有抑制作用,对肝、肾、胃肠、子宫无明显作用。临床主要用于诱导麻醉或与其他全麻药配伍使用。不良反应主要有缺氧、闭合性空腔增大和骨髓抑制。禁用于肠梗阻、气胸、空气栓塞、气脑造影等体内有闭合性空腔的患者。

常见吸入性麻醉药特点比较见表 2-6-1。

**表 2-6-1 常见吸入性麻醉药特点比较**

| 特点 \ 药物 | 麻醉乙醚 | 氟烷 | 恩氟烷 | 异氟烷 | 氧化亚氮 |
|---|---|---|---|---|---|
| 气味 | 有特异臭味 | 无刺激性 | 无明显刺激味 | 有轻度刺激味 | 无刺激味 |
| 化学性质 | 易燃易爆 | 不稳定 | 稳定 | 稳定 | 稳定 |
| 诱导期 | 很慢 | 快 | 快 | 快 | 快 |

续 表

| 特 点 \\ 药 物 | 麻醉乙醚 | 氟烷 | 恩氟烷 | 异氟烷 | 氧化亚氮 |
|---|---|---|---|---|---|
| 镇痛作用 | 强 | 差 | 中等 | 中等 | 强 |
| 肌松作用 | 强 | 差 | 好 | 好 | 差 |
| 血压 | 影响复杂 | 下降明显 | 下降 | 下降明显 | 升高 |
| 呼吸抑制 | 轻微 | 明显 | 明显 | 比恩氟烷轻 | 轻微 |
| 临床应用 | 在较大医院被淘汰 | 浅麻醉或复合麻醉 | 各年龄、各部位、各种疾病的大、小手术 | 各年龄、各部位、各种疾病的大、小手术 | 是复合麻醉的常用药物 |
| 不良反应 | 恶心、呕吐，血糖升高 | 反复应用出现肝损害，恶性高热 | 癫痫、抽搐，过量引起对呼吸、循环抑制 | 过量引起对呼吸、循环抑制 | 缺氧、闭合性空腔增大、骨髓抑制 |

## 二、静脉麻醉药

静脉麻醉药(intravenous anesthetics)与吸入性麻醉药相比,具有以下优点:① 使用方便,不需要特殊设备;② 不刺激呼吸道,患者乐于接受;③ 无燃烧爆炸危险;④ 不污染手术室空气;⑤ 起效快。主要缺点是:① 麻醉作用不完善,无肌松作用,除氯胺酮外其他药物均无镇痛作用;② 药物消除依赖于肺外器官,剂量过大难以迅速消除,有蓄积作用,全麻深度不易控制;③ 全麻分期不明显。常用的静脉麻醉药有硫喷妥钠(pentothal sodium)、氯胺酮(ketamine)、丙泊酚(propofol)和依托咪酯(etomidate)等。

### 硫喷妥钠(pentothal sodium)

【药动学特点】 硫喷妥钠属于超短效的巴比妥类药物。脂溶性高,静脉注射后迅速进入脑组织中,给药后30min脑内药物浓度达峰值,迅速产生中枢抑制作用。但该药在体内迅速重新分布,由脑组织转运到肌肉和脂肪等组织,故作用维持时间短,脑中$t_{1/2}$仅5min。

【药理作用】 硫喷妥钠主要通过降低大脑皮质兴奋性,抑制网状结构上行激动系统产生中枢抑制作用。小剂量引起镇静、嗜睡,稍大剂量(3～5mg/kg)迅速使意识丧失,无镇痛作用,无肌松作用。此外,可使脑血管收缩,脑血流量减少,颅内压降低;抑制延髓血管活动中枢和中枢性交感神经活性,使血管扩张,血压下降;抑制延髓呼吸中枢,产生明显的呼吸抑制;降低眼内压。

【临床应用】 主要用于诱导麻醉、基础麻醉。在脓肿切开引流、骨折、脱臼的闭合复位等短时手术中使用较多。

【不良反应】 硫喷妥钠可产生以下不良反应:

1. **抑制呼吸、循环** 对呼吸、循环功能抑制明显,剂量稍大或静脉注射过快时,可使呼吸变快变深、血压下降,乃至呼吸、循环衰竭。

2. **诱发喉痉挛** 浅麻醉时明显抑制交感神经,使迷走神经功能相对增强,导致喉及支气管痉挛。注射阿托品可预防。

3. **刺激性** 硫喷妥钠pH值在10.5～11.0之间,刺激性强,可引起注射部位疼痛和静脉炎,漏出血管可导致局部组织坏死。

【禁忌证】 新生儿、婴幼儿禁用;支气管哮喘患者禁用。

【药物相互作用】

1. 本药与氯胺酮、泮库溴铵、哌替啶、麻黄碱、普鲁卡因、苯海拉明、吗啡及噻嗪类药物混合会出现沉淀;与琥珀胆碱混合会水解、沉淀。

2. 本药与其他静脉麻醉药、吸入性麻醉药、镇痛药合用可产生协同作用,应减少药量。

3. 与氯胺酮合同,常出现低血压、呼吸抑制等。

### 氯胺酮(ketamine)

【药动学特点】　氯胺酮的脂溶性为硫喷妥钠的 $5\sim10$ 倍,易于透过血-脑屏障,脑内血药浓度迅速增加,而后重新分布到其他组织中。

【药理作用】　氯胺酮是唯一具有显著镇痛作用的静脉麻醉药。为中枢兴奋性氨基酸递质 NMDA 受体的特异性阻断剂,能阻断痛觉冲动向丘脑和新皮层的传导,同时兴奋脑干和边缘系统。可引起意识模糊,短暂性记忆缺失及镇痛效应,但意识消失不完全,常有梦幻,肌张力增加,血压上升。这种抑制与兴奋并存的麻醉状态被称为分离麻醉。

【临床应用】　主要用于麻醉诱导和维持;术前用药和小儿镇静用药;以及短时的体表小手术,如烧伤的清创、切痂、植皮等。

【不良反应】　常引起血压、眼压和颅内压升高,兴奋性精神症状,依赖性等不良反应。

### 丙泊酚(propofol,异丙酚)

丙泊酚呈油状,难溶于水,使用前震荡摇匀,避免与其他药物混合静脉注射。本药是新型的快效静脉麻醉药,起效快,作用时间短,苏醒迅速,无宿醉现象。能抑制咽喉反射,有利于插管;能降低颅内压和眼压,减少脑耗氧量和脑血流量;镇痛、肌松作用弱;对呼吸、循环的抑制作用强。主要作为门诊短时小手术的辅助用药,也可作为全麻诱导、维持及镇静催眠的辅助用药。

### 依托咪酯(etomidate,乙咪酯)

依托咪酯是速效、短效、强效的非巴比妥类静脉麻醉药。静脉注射后 $30s$ 内意识丧失,作用强度是硫喷妥钠的 12 倍。对心血管影响小,无明显镇痛、肌松作用,对呼吸有抑制。可用于麻醉诱导、短时小手术和麻醉维持,尤其适用于心血管手术的麻醉。常见的不良反应有诱导期可出现震颤、肌阵挛和肌强直等,复苏期发生恶心、呕吐,抑制肾上腺皮质激素的合成等。

## 三、复合麻醉

复合麻醉是指同时或先后应用两种以上麻醉药物或其他辅助药物,以达到满意的术中和术后镇痛及完善的手术条件。目前各种全麻药单独应用都不够理想,为克服其不足,常采用联合用药或辅以其他药物,用药目的及常用药物见表 2-6-2。

表 2-6-2　复合麻醉常用药物

| 用药目的 | 常用药物 |
| --- | --- |
| 镇静、解除精神紧张 | 巴比妥类、地西泮 |
| 短暂性记忆缺失 | 苯二氮䓬类、氯胺酮、东莨菪碱 |
| 基础麻醉 | 巴比妥类、水合氯醛 |
| 诱导麻醉 | 硫喷妥钠、氧化亚氮、依托咪酯、丙泊酚 |
| 镇痛 | 阿片类 |
| 骨骼肌松弛 | 琥珀胆碱、筒箭毒碱 |
| 抑制迷走神经反射 | 阿托品、东莨菪碱 |
| 降温 | 氯丙嗪 |
| 安定、止吐 | 氟哌利多 |
| 控制性降压 | 硝普钠、硝酸甘油、钙拮抗剂 |

# 第二节　局部麻醉药

## 一、概述

局部麻醉药(local anesthetics)简称局麻药,是一类以适当的浓度应用于局部神经末梢或神经干周围,能暂时、完全和可逆地阻断神经冲动的产生和传导,在意识清醒的状态下,使局部的痛觉等感觉暂时消失,而不影响其他脏器功能的药物。常用局麻醉和作用特点比较见表2-6-3。

**表 2-6-3　常用局麻药结构和作用特点比较表**

| 分类 | 化学结构 | | | 相对强度 | 相对毒性 | 作用持续时间(h) | 黏膜穿透力 | 临床应用 |
|---|---|---|---|---|---|---|---|---|
| | 芳香族环 | 中间链 | 氨基 | | | | | |
| **酯类** | | | | | | | | |
| 普鲁卡因 | | | | 1 | 1 | 1 | 弱 | 除表面麻醉外的各种局麻 |
| 丁卡因 | | | | 10 | 10 | 2~3 | 强 | 除浸润麻醉外的各种局麻 |
| **酰胺类** | | | | | | | | |
| 利多卡因 | | | | 2 | 2 | 1~1.5 | 强 | 各种局麻 |
| 布比卡因 | | | | 6.5 | >4 | 5~10 | 弱 | 浸润、传导、硬膜外麻醉 |

【**构效关系**】　常用局麻药在化学结构上有芳香族环、中间链和氨基三部分组成(表2-6-3)。根据中间链的结构可将局麻药分为:① 酯类,结构中具有—COO—基团,如普鲁卡因、丁卡因等;② 酰胺类,结构中具有—CONH—基团,如利多卡因、布比卡因、罗哌卡因等。根据作用持续时间,可将局麻药分为三类:短效局麻药,如普鲁卡因、氯普鲁卡因;中效局麻药,如利多卡因、甲哌卡因;长效局麻药,如丁卡因、布比卡因、依替卡因和罗哌卡因。

【**药理作用**】

**1. 局麻作用**　局麻药主要作用于神经细胞膜上 $Na^+$ 通道,与电压依赖性 $Na^+$ 通道内侧靶位结合后,引起 $Na^+$ 通道蛋白构象变化,$Na^+$ 通道的失活态闸门关闭而阻滞 $Na^+$ 内流,阻止神经冲动动作电位的产生和传导,从而产生局麻作用。

局麻药在低浓度时能阻断感觉神经冲动的发生及传导,较高浓度时对神经系统的任何部分及各类神经纤维,如中枢神经、自主神经和运动神经都有阻断作用。局麻药的作用与神经纤维或神经细胞的粗细及神经组织的解剖特点有关。一般细神经纤维比粗神经纤维更易被阻滞,无髓鞘的神经较有髓鞘的神经更易被阻滞。在局麻药的作用下,痛觉首先消失,其次是冷觉、温觉、触觉和压觉消失,最后发生运动麻痹。神经冲动传导的恢复则按相反的顺序进行。

影响局麻药局麻作用的因素有:① 剂量:剂量越大,局麻作用的潜伏期越短,强度越大,持续时间越长。② 血管收缩药:局麻药液中加入 1:200000U 的肾上腺素,可减少局麻药的吸收,增强局麻作用,延长作用时间,减少吸收中毒。但手指、足趾及阴茎等末梢部位麻醉时,不宜加入肾上腺素,否则可引起局部组织缺血坏死。③ pH 值:局麻药多为叔胺或仲胺,呈弱碱性。用药部位 pH 增高时,非解离型局麻药增多,易透过神经膜与膜内 $Na^+$ 通道内口的靶位结合,局麻作用增强;反之,用药部位 pH 降低时(如炎症区),局麻作用减弱。

2. **吸收作用**　局麻药从给药部位吸收入血或意外注入血管内引起的全身作用,实际上是局麻药的不良反应,其作用程度与血中药物浓度密切相关。

(1)中枢神经系统:局麻药对中枢神经系统的作用是先兴奋后抑制。局麻药被吸收后,先抑制中枢抑制性神经元而使中枢兴奋,表现为烦躁不安、肌肉震颤,甚至惊厥;随后再抑制中枢兴奋性神经元,导致中枢神经系统普遍抑制,引起呼吸抑制、昏迷;最后可因呼吸衰竭而死亡。

(2)心血管系统:局麻药对心血管系统具有直接抑制作用,可降低心肌兴奋性,使心肌收缩力减弱,传导减慢和不应期延长;也可使血管扩张,血压下降。高浓度局麻药可致血压下降、传导阻滞甚至心脏停搏。心肌对局麻药耐受性较高,中毒时呼吸首先停止,常采用人工呼吸抢救。

**【给药方法】**

1. **表面麻醉**　将穿透力较强的局麻药滴、喷或涂于黏膜表面,使黏膜下神经末梢麻醉。适用于眼、鼻、口腔、咽喉、气管、食管、尿道等部位的手术。

2. **浸润麻醉**　将局麻药注射到皮下、皮内或手术切口部位的深层组织,使局部神经末梢麻醉。适用于静脉切开、皮下囊肿切除等浅表小手术。

3. **传导麻醉**　将局麻药注射到神经干或神经丛附近,阻滞神经冲动传导,使该神经所分布的区域麻醉。适用于四肢和口腔等部位手术。

4. **蛛网膜下腔麻醉**　又称脊髓麻醉或腰麻,是将局麻药从第 4～5 腰椎间隙穿刺注入蛛网膜下腔,麻醉该部位的脊神经根。适用于下腹部及下肢的手术。蛛网膜下腔麻醉由于交感神经被阻滞,失去神经支配的静脉显著扩张,常伴有血压下降,可应用麻黄碱防治。

5. **硬膜外麻醉**　是将局麻药注入硬膜外腔,药物沿神经鞘扩散,阻滞脊神经根。适用于胸腹部手术。硬膜外麻醉时,可引起外周血管扩张、血压下降及心脏抑制,可应用麻黄碱防治。硬膜外麻醉所需的剂量较腰麻大 5～10 倍,如误入蛛网膜下腔,可引起严重的毒性反应。

## 二、临床常用药物

### 普鲁卡因(procaine,奴佛卡因)

普鲁卡因属短效酯类局麻药,注射后 1～3min 起效,维持 0.5～1h,加用少量肾上腺素后作用时间可延长约 20%。

**【药理作用与临床应用】**

1. **局麻作用**　亲脂性低,对黏膜的穿透力弱,一般不用于表面麻醉,广泛用于浸润麻醉、传导麻醉、腰麻和硬膜外麻醉。

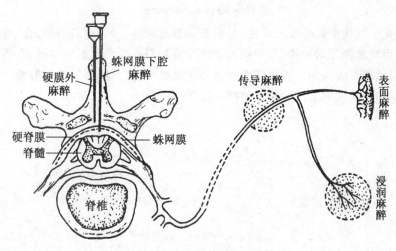

图 2-6-1 局部麻醉方法的示意图

2. 局部封闭作用　用 0.25％～0.5％普鲁卡因溶液注射于局部做封闭疗法，可使炎症或损伤部位的症状缓解。

【不良反应】

1. 毒性反应　用量过大或误注入血管时，可引起中枢神经系统的先兴奋后抑制和心血管系统的抑制，应注意维持呼吸与循环功能。若出现惊厥可静脉注射地西泮；出现呼吸抑制时，应立即进行人工呼吸、加压给氧。腰麻及硬膜外麻醉时，可引起血压下降，术前肌内注射麻黄碱可预防，术后应保持头低脚高卧位 12h，以防直立性低血压。

局麻药的毒性反应与血中药物浓度密切相关，其预防措施有：① 严格控制剂量；② 避免注入血管；③ 加入少许肾上腺素，减少局麻药吸收。

2. 过敏反应　极少数人用药后可出现荨麻疹、支气管痉挛、喉头水肿及休克等过敏反应。故用药前应询问患者有无过敏史；首次应用前应做皮试，阳性者禁用。

### 利多卡因(lidocaine)

利多卡因属中效酰胺类局麻药，水溶液稳定，作用持续时间为 1～2h。具有起效快、作用强而持久，穿透力强及安全范围较大等特点。无扩张血管作用，对组织几乎没有刺激性。可用于各种局部麻醉，是目前应用最多的局麻药。由于其扩散力快而强，麻醉范围不易控制，故一般不用于腰麻。此外，利多卡因还有抗心律失常作用(见第四篇第二章)。对普鲁卡因过敏者可选用此药。

### 丁卡因(tetracaine,地卡因)

丁卡因为长效酯类局麻药，对皮肤、黏膜穿透力强，起效缓慢，作用可维持 2～3h。其作用强度、毒性均比普鲁卡因大 10 倍左右。由于其脂溶性高，穿透力强，最常用于表面麻醉，也可用于传导麻醉、腰麻和硬膜外麻醉，但必须严格控制剂量。因其毒性大，不能用于浸润麻醉，以免吸收中毒。

### 布比卡因(bupivacaine,丁哌卡因)

布比卡因为长效、强效酰胺类局麻药，其麻醉强度和毒性比利多卡因强，作用持续时间长，可达 5～10h。因穿透力弱，常用于除表面麻醉外的其他局部麻醉。心脏毒性较强，且复苏困难，应予警惕。

## 罗哌卡因（ropivacaine）

　　罗哌卡因化学结构类似于布比卡因，是新型长效局麻药。局麻作用比布比卡因强，对感觉神经的阻滞作用明显强于运动神经，对中枢神经系统和心血管系统的毒性低，有明显的收缩血管作用，作浸润麻醉时无需加入肾上腺素。适用于硬膜外、臂丛阻滞和浸润麻醉。本药对子宫和胎盘血流无影响，故适用于产科手术麻醉。

（叶夷露）

# 实验项目

## 项目一　传出神经药物对瞳孔的影响

【实验目的】

1. 观察拟胆碱药、抗胆碱药及拟肾上腺素药对瞳孔的作用并分析作用机制。
2. 练习家兔的捉拿、滴眼及量瞳方法。

【实验动物】

家兔,体重 2～3kg,雌雄兼用。

【实验药品】

10g/L 托吡卡胺溶液、10g/L 硝酸毛果芸香碱溶液、10g/L 盐酸苯肾上腺素溶液、5g/L 水杨酸毒扁豆碱溶液。

【器材】

兔固定箱,手电筒,剪刀,测瞳尺,滴管,1ml 注射器。

【实验方法和步骤】

1. 取健康无眼疾家兔 2 只,标记后放入兔固定箱内,剪去眼睫毛,在自然光线下测量并记录两侧正常瞳孔直径(mm)。再用手电筒灯光观察对光反射,即突然从侧面照射兔眼,如瞳孔随光照而缩小,为对光反射阳性,否则为阴性。

2. 按下列顺序给药(每只眼 2 滴):

| 兔号 | 左　　眼 | 右　　眼 |
|---|---|---|
| 甲 | 10g/L 托吡卡胺溶液 | 10g/L 硝酸毛果芸香碱溶液 |
| 乙 | 10g/L 盐酸苯肾上腺素溶液 | 5g/L 水杨酸毒扁豆碱溶液 |

滴药时将下眼睑拉成杯状,并用手指按住鼻泪管,使其在眼睑内保留 1min,然后将手轻轻放开,任其自然溢出。

3. 滴药 15min 后,在同样强度的光线下,再分别测量并记录各眼瞳孔大小和对光反射。如滴硝酸毛果芸香碱和水杨酸毒扁豆碱的瞳孔已明显缩小,则在滴硝酸毛果芸香碱的眼内再滴托吡卡胺,在滴水杨酸毒扁豆碱的眼内再滴盐酸苯肾上腺素,15min 后再观测瞳孔大小和对光反射。

【结果记录】

| 兔号 | 眼睛 | 药物 | 瞳孔直径(mm) | | 对光反射 | |
|---|---|---|---|---|---|---|
| | | | 用药前 | 用药后 | 用药前 | 用药后 |
| 甲 | 左 | 托吡卡胺 | | | | |
| | 右 | 硝酸毛果芸香碱<br>15min 后再滴托吡卡胺 | | | | |

续 表

| 兔号 | 眼睛 | 药物 | 瞳孔直径(mm) | | 对光反射 | |
|---|---|---|---|---|---|---|
| | | | 用药前 | 用药后 | 用药前 | 用药后 |
| 乙 | 左 | 盐酸苯肾上腺素 | | | | |
| | 右 | 水杨酸毒扁豆碱 | | | | |
| | | 15min 后再滴盐酸苯肾上腺素 | | | | |

【思考题】

1. 根据实验结果,分析托吡卡胺和苯肾上腺素扩瞳作用的不同点。

2. 本次实验结果能否证明毛果芸香碱和毒扁豆碱缩瞳机制的不同? 为什么?

【注意事项】

1. 测量瞳孔时不能接触或刺激角膜,光照强度及光源角度要前后一致,否则将影响测瞳结果。

2. 滴药时应按压内眦部的鼻泪管,以防药液进入鼻腔,经鼻黏膜吸收。

3. 各眼滴药量要准确,在眼内停留时间要一致,并使药液与角膜充分接触,以确保药液充分作用。

4. 观察对光反射只能用散射灯光。

5. 实验动物应为一周内未用过眼药者。

# 项目二 药物对家兔动脉血压的作用(虚拟实验)

【实验目的】

1. 观察肾上腺素、去甲肾上腺素、异丙肾上腺素、乙酰胆碱等药物对家兔血压的作用。

2. 以酚妥拉明、阿托品等受体阻断药为工具,分析肾上腺素、去甲肾上腺素、异丙肾上腺素、乙酰胆碱等药物对受体的作用。

【实验对象】

家兔,体重 2.5～3kg,雌雄兼用。

【实验药品】

250g/L 氨基甲酸乙酯溶液、1000U/ml 肝素钠、生理盐水、20mg/L 盐酸肾上腺素溶液、20mg/L 重酒石酸去甲肾上腺素溶液、20mg/L 硫酸异丙肾上腺素溶液、0.01g/L 氯乙酰胆碱溶液、10g/L 甲磺酸酚妥拉明溶液、1g/L 硫酸阿托品溶液。

【实验器材】

医学机能实验虚拟教学软件(浙江大学"生理科学实验"教学团队开发),哺乳类动物手术器械一套(包括手术刀、粗剪、手术剪、眼科剪、止血钳),兔手术台,1ml、10ml 注射器,气管套管,动脉套管,动脉夹,压力换能器,橡皮管,9 号针头,头皮针(连接硅胶管),Medlab 生物信号采集处理系统。

【实验方法和步骤】

1. 系统启动

(1) 在 Windows 桌面上双击快捷键 [模拟实验] 进入系统启动窗口。

(2) 鼠标左键点击启动窗口内"中文"或"ENGLISH",进入系统窗口。鼠标点击系统窗口的 12 个部分中任意一个,即进入相应的目标内容窗口或浏览器显示界面。点击"Exit",系统退出。

### 2. 进入虚拟实验

鼠标点击虚拟实验即进入实验目录窗口(图1),再点击实验项目名称"药物对家兔动脉血压的作用"即进入相应的实验场景(图2)。

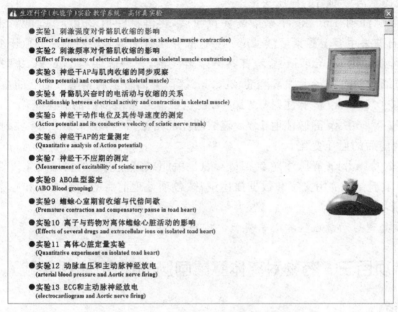

图1 虚拟实验目录窗口

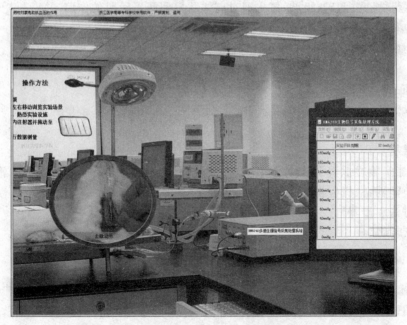

图2 "药物对家兔动脉血压的作用"实验场景界面

(1)实验场景:在场景中按住鼠标左键左右移动可浏览整个实验场景。压力换能器和导管充满抗凝生理盐水,置于家兔心脏水平位置。压力换能器接微机生物信号采集处理系统第1通道,参数见仪器界面。家兔麻醉仰卧固定于手术台上,颈部手术分离颈总动脉,进行动脉插管。在播放颈总动脉插管录像后,仪器记录动脉血压。

（2）实验观察：观察正常血压波动曲线。鼠标移动至器械盘，在相应的注射器上按住左键拖动至家兔耳部上方释放完成注射。具体注射顺序如下：

① 观察静脉注射 $2\mu g/kg$ 盐酸肾上腺素溶液、$2\mu g/kg$ 重酒石酸去甲肾上腺素溶液、$2\mu g/kg$ 硫酸异丙肾上腺素溶液前后的血压变化。

② 观察静脉注射 $1mg/kg$ 甲磺酸酚妥拉明后，再静脉注射 $2\mu g/kg$ 盐酸肾上腺素溶液、$2\mu g/kg$ 重酒石酸去甲肾上腺素溶液、$2\mu g/kg$ 硫酸异丙肾上腺素溶液前后的血压变化。

③ 观察静脉注射 $0.5mg/kg$ 盐酸普萘洛尔溶液后，再静脉注射 $2\mu g/kg$ 盐酸肾上腺素溶液、$2\mu g/kg$ 重酒石酸去甲肾上腺素溶液、$2\mu g/kg$ 硫酸异丙肾上腺素溶液前后的血压变化。

④ 观察按 $0.1ml/kg$ 静脉注射 $0.01g/L$ 氯乙酰胆碱溶液前后的血压变化。

⑤ 观察按 $0.1ml/kg$ 静脉注射 $1g/L$ 硫酸阿托品溶液后，再按 $0.1ml/kg$ 注射 $0.01g/L$ 氯乙酰胆碱溶液前后的血压变化。

⑥ 观察按 $0.1ml/kg$ 静脉注射 $0.01g/L$ 氯乙酰胆碱溶液前后的血压变化。

（3）记录实验结果：用文字和数据描述正常、各项处理前后的动脉血压和心率。

**【思考题】**

论述各项处理后动脉血压和心率变化的机制。

# 项目三　药物对离体豚鼠回肠的作用（虚拟实验）

**【实验目的】**

1. 观察小肠平滑肌的自律性收缩，理解其原理。

2. 观察药物乙酰胆碱、组胺、氯化钡对离体豚鼠回肠平滑肌的作用，并以阿托品和扑尔敏为工具药，分析上述药物作用的原理。

**【实验对象】**

豚鼠。

**【实验药品】**

台氏液、$0.01g/L$ 氯乙酰胆碱溶液、$1g/L$ 硫酸阿托品溶液、$0.01g/L$ 组胺溶液、$0.001g/L$ 扑尔敏溶液、$10g/L$ $BaCl_2$ 溶液。

**【实验器材】**

医学机能实验虚拟教学软件（浙江大学"生理科学实验"教学团队开发），麦氏浴槽，超级恒温器，张力换能器，微机生物信号采集处理系统。

**【实验方法和步骤】**

**1. 系统启动**

（1）在 Windows 桌面上双击快捷键 ![模拟实验] 进入系统启动窗口。

（2）鼠标左键点击启动窗口内"中文"或"ENGLISH"，进入系统窗口。鼠标点击系统窗口的 12 个部分中任意一个，即进入相应的目标内容窗口或浏览器显示界面。点击"Exit"，系统退出。

**2. 进入虚拟实验**

鼠标点击实验项目名称"药物对豚鼠离体回肠的作用"即进入相应的实验场景（图3）。

（1）实验场景：在场景中按住鼠标左键左右移动可浏览整个实验场景。肠管一端连线系于浴槽固定钩上，放于麦氏浴槽中；肠管的另一端系结在张力换能器的悬臂梁上，换能器输出接微机生物信号采集处理系统，记录肠管的收缩张力和收缩频率。参数见仪器界面，处理药品置于器械盘中。

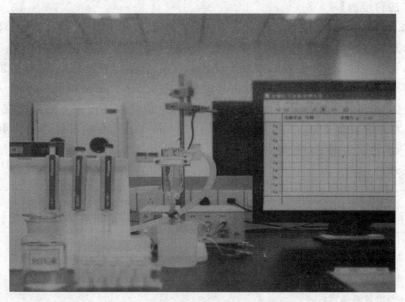

图 3 "药物对豚鼠离体回肠的作用"实验场景界面

（2）实验观察与处理：

① 记录一段正常收缩曲线，记录其基础张力、收缩张力、收缩频率。

② 加入 0.01g/L 氯乙酰胆碱 0.2ml，观察并记录其收缩曲线，2～3min 后换液。

③ 重复以上氯乙酰胆碱剂量，待收缩达最高点时，加入 1g/L 硫酸阿托品溶液 0.2ml，观察并记录其收缩曲线。不换液，待曲线降至基线或基本稳定后，再加入相同剂量的氯乙酰胆碱，观察并记录其收缩曲线。

④ 加入 0.01g/L 组胺溶液 0.3ml，待作用明显时(1～2min)，迅速换液。使肠肌张力恢复正常。

⑤ 加入 0.001g/L 扑尔敏溶液 0.2ml，5min 后(不换液)加入同量组胺溶液，观察并记录其收缩曲线。

⑥ 加入 10g/L $BaCl_2$ 溶液 1ml，观察其反应，当作用达最高点，肠段持续于痉挛收缩状态时，加入 1g/L 阿托品溶液 0.2ml(或更大剂量)，观察并记录其收缩曲线。

⑦ 用文字和数据描述每段曲线的基础张力、收缩张力、收缩频率。

【思考题】

分析乙酰胆碱、阿托品、组胺、扑尔敏、$BaCl_2$ 对离体豚鼠回肠平滑肌的作用机制。

# 项目四  有机磷农药的中毒及解救

【实验目的】

1. 了解有机磷酸酯类中毒时的症状及其产生机制。

2. 观察阿托品和氯解磷定对有机磷酸酯类中毒的解救作用。

【实验动物】

家兔，体重 2～3kg，雌雄兼用。

【实验药品】

10％敌敌畏溶液、1g/L 硫酸阿托品溶液、250g/L 氯解磷定溶液。

【器材】

1ml、5ml 注射器，6 号针头，直尺，棉球。

**【实验方法和步骤】**

取家兔 2 只,称重编号,观察并记录下列指标:呼吸频率与幅度、瞳孔大小、唾液分泌、大小便、肌张力及肌震颤等。将 2 只家兔分别肌内注射 10％敌敌畏溶液 0.1ml/kg(20min 后如无中毒症状,可再注射 0.05ml/kg),观察上述指标变化情况。待瞳孔缩小、呼吸困难、唾液外流、骨骼肌震颤等中毒症状明显时,甲兔由耳缘静脉注射 1g/L 硫酸阿托品溶液1ml/kg,乙兔由耳缘静脉注射 250g/L 氯解磷定溶液 0.08ml/kg,分别观察并记录上述指标变化情况。然后,甲兔由耳缘静脉注射 250g/L 氯解磷定溶液 0.08ml/kg,乙兔由耳缘静脉注射 1g/L 硫酸阿托品 1ml/kg,再观察两兔的变化情况。

**【结果记录】**

| 兔号 | 体重 | 观察阶段 | 活动情况 | 呼吸情况 | 瞳孔直径(mm) | 唾液分泌 | 肌张力及震颤 | 大小便 |
|---|---|---|---|---|---|---|---|---|
| 甲 | | 用药前 | | | | | | |
| | | 给敌敌畏后 | | | | | | |
| | | 给阿托品后 | | | | | | |
| | | 给氯解磷定后 | | | | | | |
| 乙 | | 用药前 | | | | | | |
| | | 给敌敌畏后 | | | | | | |
| | | 给氯解磷定后 | | | | | | |
| | | 给阿托品后 | | | | | | |

**【思考题】**

1. 有机磷酸酯类中毒的作用机制和临床表现是什么?

2. 阿托品和氯解磷定解救有机磷酸酯类中毒的作用机制和特点有何不同?

**【注意事项】**

1. 解救药物须事先准备好,待中毒症状明显后立即解救。阿托品要快速注入,以缓解危急的中毒症状;但氯解磷定注射速度要慢。

2. 敌敌畏如不慎污染皮肤,可用大量自来水冲洗。

# 项目五  药物对动物缺氧耐受性的影响

**【实验目的】**

观察药物对动物缺氧耐受性的影响。

**【实验对象】**

小鼠,体重 22～26g,雌雄兼用。

**【实验药品】**

5g/L 异丙肾上腺素溶液、1g/L 普萘洛尔溶液、生理盐水、钠石灰

**【实验器材】**

100ml 广口瓶,缺氧瓶装置(图 4),1ml 注射器,天平,纱布,棉绳。

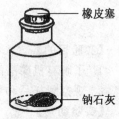

橡皮塞

钠石灰

图 4  缺氧瓶装置图

**【实验方法和步骤】**

取体重相近的小鼠 3 只,称重编号,观察正常表现后,随机分配为甲、乙、丙三组,给药途径、剂量、时间和结果记录于下表:

| 小鼠编号 | 第一次给药(0.2ml/10g) | 15min 后第二次给药<br>(0.2ml/10g) | 3min 后分别放入 100ml 缺氧瓶<br>中观察存活时间 $T$(min) |
|---|---|---|---|
| 甲 | 生理盐水<br>sc | 生理盐水<br>ip | |
| 乙 | 5g/L 异丙肾上腺素溶液<br>sc | 生理盐水<br>ip | |
| 丙 | 5g/L 异丙肾上腺素溶液<br>sc | 1g/L 普萘洛尔溶液<br>ip | |

在教师指导下,收集全班各组的原始数据,列表进行统计处理,求出甲、乙、丙三组存活时间 $T$ 的均数($\bar{X}$)及标准差($S$),并对三组的存活时间均数差异作显著性检测($t$ 检验)。

【思考题】

异丙肾上腺素和普萘洛尔对小鼠存活时间的影响有何不同? 为什么?

【注意事项】

1. 缺氧瓶必须完全密闭不漏气,可用凡士林涂在瓶口。

2. 小鼠腹腔注射部位应稍靠左下腹,勿损及肝脏,还应避免将药液注入肠腔或膀胱。

3. 小鼠在缺氧瓶中时不能随意晃动,以免加重缺氧;必须等 3 只小鼠全部缺氧死亡后才能打开瓶塞。

# 项目六　普鲁卡因的传导麻醉作用

【实验目的】

观察普鲁卡因的传导麻醉作用,并联系其临床应用。

【实验动物】

蟾蜍或青蛙。

【实验药品】

1% 盐酸普鲁卡因溶液、0.5% 盐酸溶液。

【器材】

脊髓破坏针、蛙板、手术剪、小镊子、铁支架、铁夹、小烧杯、秒表、丝线、玻璃分针、脱脂棉、试管夹、牙签、大头针。

【实验方法和步骤】

取蟾蜍 1 只,用脊髓破坏针破坏大脑,腹部朝下用大头针固定四肢于蛙板上。剪开左侧股部皮肤,在股二头肌与半膜肌之间小心剥离坐骨神经干,在神经干下垫一牙签。然后用试管夹夹住下颌,将其悬吊在铁支架上。当腿不动时,将两后趾蹼分别浸入 0.5% 盐酸溶液中,观察缩腿反射并记录反应时间,测量 3 次取平均值,每次测量后均用清水清洗后趾蹼,测量间隔 2min 左右,然后用一个在 1% 盐酸普鲁卡因溶液中浸

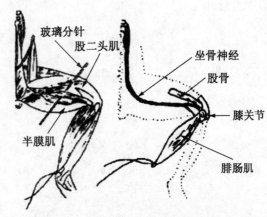

图 5　蟾蜍坐骨神经-腓肠肌解剖结构

过的棉球包绕左侧坐骨神经干。2～5min 后,再用与前相同的方法测定并记录两后肢缩腿反射时间各 3 次。比较用药前后左右两肢缩腿反射时间。见图 5。

**【结果记录】**

| 后肢 | 用药前缩腿反射时间(s) | | | | 药物 | 用药后缩腿反射时间(s) | | | |
|------|------|------|------|------|------|------|------|------|------|
| | 1 | 2 | 3 | 平均 | | 1 | 2 | 3 | 平均 |
| 左 | | | | | 盐酸普鲁卡因 | | | | |
| 右 | | | | | 未用药 | | | | |

**【思考题】**

普鲁卡因注入坐骨神经周围产生的结果说明了什么?

**【注意事项】**

1. 缩腿反射时间是指从趾蹼开始浸入盐酸溶液到开始缩腿所需的时间。

2. 包绕坐骨神经干的棉球不宜过多,以免过度牵拉损伤神经。

(叶夷露)

# 实训项目

## 项目一　处方分析

**处方 2 - 1**

王××,男,76 岁。因"双上肢震颤 1 个月"就诊。既往有"青光眼"的病史 3 年。诊断:
① 帕金森病;② 闭角型青光眼。

Rp:2‰硝酸毛果芸香碱滴眼液　1 瓶
　　用法:1 滴/次　3 次/d　滴眼
　　左旋多巴片　0.25g×84 片
　　用法:1g/次　3 次/d　口服

**处方 2 - 2**

陈××,女,63 岁。因"自服氧化乐果,应用阿托品后烦躁不安 30 分钟"入院。诊断:
① 急性口服有机磷农药(氧化乐果)中毒;② 阿托品中毒。

Rp:新斯的明注射液　1mg　肌内注射

**处方 2 - 3**

孙××,女,42 岁。因"呃逆 3 天"就诊。既往有"支气管哮喘"的病史 13 年,诊断:① 顽
固性呃逆;② 支气管哮喘。

Rp:氯丙嗪片　25mg×42 片
　　用法:50mg/次　3 次/d　口服
　　盐酸肾上腺素注射剂　0.25mg×6 支
　　用法:0.25mg/次　2 次/d　肌内注射

**处方 2 - 4**

赵××,女,42 岁。因"头晕、头痛 1 个月"就诊。既往有"支气管哮喘"的病史 33 年,血
压:160/96mmHg。诊断:① 原发性高血压;② 支气管哮喘。

Rp:普萘洛尔片　10mg×21 片
　　用法:10mg/次　3 次/d　口服

**处方 2 - 5**

吕××,女,34 岁。左脚趾外伤,需清创缝合。医生开出如下处方:

Rp:1‰普鲁卡因注射液　10ml×1 支
　　用法:1‰普鲁卡因注射液 10ml 加入少量肾上腺素　局部浸润注射

(俞朝阳　叶夷露)

# 第三篇 中枢神经系统药物

# 第一章 镇静催眠药

**案例 3-1**

患者，女，51 岁。因入睡和维持睡眠困难就诊。

诊断：失眠。给予艾司唑仑片 2mg，睡前口服。

问题：选用此药物是否恰当？为什么？

镇静催眠药（sedative-hypnotics）是一类对中枢神经系统功能有抑制作用的药物。小剂量时可引起安静或嗜睡状态，称为镇静作用；较大剂量时引起类似生理性睡眠的催眠作用。常用的镇静催眠药可分为三类：苯二氮䓬类、巴比妥类和其他类。由于苯二氮䓬类药物安全范围大，不良反应少，且具有明显的抗焦虑作用，临床上几乎取代了巴比妥类和水合氯醛等传统的镇静催眠药，成为目前最常用的抗焦虑及镇静催眠药。

## 第一节 苯二氮䓬类

苯二氮䓬类（benzodiazepines，BZ）药物的基本化学结构为 1,4-苯并二氮䓬。对其基本结构的不同侧链或基团进行改造或取代，获得了不同的衍生物。这些衍生物在抗焦虑、镇静催眠、抗惊厥和肌肉松弛作用方面各有侧重。根据各药（及其活性代谢物）消除半衰期的长短可分为三类：长效类、中效类和短效类（表 3-1-1）。

表 3-1-1 常用苯二氮䓬类药物作用时间及分类

| 作用时间 | 药物 | 达峰浓度时间(h) | $t_{1/2}$(h) | 代谢物 $t_{1/2}$(h) |
|---|---|---|---|---|
| 短效类<br>(3~8h) | 三唑仑 | 1 | 2~3 | 有活性(7) |
| | 奥沙西泮 | 2~4 | 10~20 | 无活性 |
| 中效类<br>(10~20h) | 阿普唑仑 | 1~2 | 12~15 | 无活性 |
| | 艾司唑仑 | 2 | 10~24 | 无活性 |
| | 劳拉西泮 | 2 | 10~20 | 无活性 |
| | 替马西泮 | 2~3 | 10~40 | 无活性 |
| | 氯硝西泮 | 1 | 24~48 | 弱活性 |
| 长效类<br>(24~72h) | 地西泮 | 1~2 | 20~80 | 有活性(80) |
| | 氟西泮 | 1~2 | 40~100 | 有活性(80) |
| | 氯氮䓬 | 2~4 | 15~40 | 有活性(80) |
| | 夸西泮 | 2 | 30~100 | 有活性(73) |

## 地西泮(diazepam,安定)

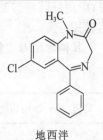

地西泮

【药动学特点】 口服吸收迅速而完全,经 1~2h 达血药峰浓度;肌内注射吸收缓慢而不规则,峰值比口服略低。临床上急需发挥疗效时应静脉注射给药。脂溶性高,易透过血脑屏障和胎盘屏障。血浆蛋白结合率高达 95% 以上,可分布到全身大多数组织。在肝脏代谢,最后与葡萄糖醛酸结合而失活,经肾排泄,反复使用易蓄积。

【药理作用与临床应用】

1. **抗焦虑** 小于镇静剂量具有良好的抗焦虑作用,可显著改善患者的恐惧、焦虑、紧张、失眠等症状。对各种原因引起的焦虑均有显著疗效,是治疗焦虑症的首选药。

2. **镇静催眠** 较大剂量可产生镇静催眠作用。显著缩短睡眠诱导时间,延长睡眠持续时间,减少觉醒次数。主要延长非快动眼睡眠(NREMS)的第 2 期,对快动眼睡眠(REMS)影响较小,停药后出现反跳性 REMS 延长较巴比妥类轻,其依赖性和戒断症状也较轻微;缩短3 期和 4 期的 NREMS 睡眠,减少发生于此期的夜惊或梦游症;不引起全身麻醉,安全范围大;几乎无肝药酶诱导作用,药物相互影响小,故已取代巴比妥类。临床上广泛用于各种原因引起的失眠症,尤其对焦虑性失眠疗效更好;还可用于梦游、遗尿及夜惊症等疾病的治疗。

3. **抗惊厥、抗癫痫** 地西泮具有强大的抗惊厥作用,临床上可用于辅助治疗小儿高热、破伤风、子痫及药物中毒所致惊厥。也是治疗癫痫持续状态的首选药,采用静脉注射给药。

4. **中枢性肌肉松弛** 可使骨骼肌张力降低,但不影响其正常活动。临床上用于缓解脑血管意外、脊髓损伤等引起的中枢性肌肉痉挛。

5. **其他** 较大剂量可致短暂记忆缺失,临床上常用作心脏电击复律和内窥镜检查前用药,以减轻患者的不适和痛苦;与麻醉药有协同作用,可减少麻醉药的用量,降低不良反应的发生率,临床用于麻醉前给药和复合麻醉。较大剂量可轻度抑制肺泡换气功能,有时可致呼吸性酸中毒。较大剂量还可降低血压、减慢心率。

【作用机制】 目前认为,苯二氮䓬类药物的中枢作用主要与其加强中枢抑制性神经递质 γ-氨基丁酸(GABA)功能有关,还可能与药物作用于不同部位的 $GABA_A$ 受体密切相关。BZ 受体、$GABA_A$ 受体、$GABA_A$ 受体调控蛋白、氯离子通道在 GABA 能神经末梢的突触后膜上形成大复合体,广泛存在于中枢神经系统各部位。作用过程为:① 苯二氮䓬类药物与 BZ 受体结合,该复合体的构型发生变化,暴露 $GABA_A$ 受体;② GABA 与 $GABA_A$ 受体结合;

③ Cl⁻通道开放，Cl⁻带着一个负电荷内流，从而使神经细胞膜超极化，阻断神经细胞膜兴奋性的传递，而发挥中枢神经抑制作用。

**【不良反应】**

1. 治疗量连续应用可致嗜睡、头昏、乏力、记忆力下降和精细运动不协调等反应。

2. 大剂量可致共济失调及思维紊乱。用药期间不宜从事高空作业、驾驶汽车、精细工作等。

3. 静脉注射过快可引起呼吸和循环功能抑制，严重者可致呼吸、心跳停止，饮酒或同时应用其他中枢抑制药尤易发生。必要时可用苯二氮䓬受体阻断药氟马西尼抢救。

4. 长期应用可产生耐受性和依赖性，突然停药可产生戒断症状。

**【禁忌证】**　孕妇、哺乳期妇女禁用。有过敏史、青光眼、重症肌无力患者慎用。

**【药物相互作用】**　与其他中枢抑制药、乙醇合用，可增强中枢抑制作用，加重嗜睡、呼吸抑制、昏迷，严重者可致死。如临床需合用时宜降低剂量，并密切监护患者。应用肝药酶诱导剂利福平、卡马西平、苯妥英钠或苯巴比妥等药物可显著缩短地西泮的消除半衰期，增加清除率；应用肝药酶抑制剂如西咪替丁等药物可抑制地西泮在肝脏的代谢，导致清除率降低，半衰期延长。

其他常用苯二氮䓬类药物见表 3-1-2。

**表 3-1-2　其他常用苯二氮䓬类药物比较表**

| 类别 | 常用药物 | 作用特点和临床应用 | 不良反应及禁忌证 |
| --- | --- | --- | --- |
| 短效类 | 三唑仑 | 镇静、催眠、肌松作用强、快、短、依赖性较强。用于焦虑、失眠及精神紧张 | 嗜睡、乏力。孕妇和哺乳期妇女慎用，急性闭角型青光眼、重症肌无力患者禁用 |
| 中效类 | 硝西泮 | 催眠、抗癫痫作用显著。用于各型失眠症、癫痫持续状态、婴儿痉挛及阵发性肌痉挛 | 眩晕、嗜睡，共济失调等。服药期间禁酒，重症肌无力患者禁用 |
| | 氯硝西泮 | 催眠、抗惊厥、抗癫痫作用显著。用于各型失眠症、癫痫 | 嗜睡、共济失调及行为紊乱，偶见焦虑、抑郁等。肝、肾功能不良者慎用，青光眼患者禁用 |
| | 艾司唑仑 | 镇静催眠、抗惊厥、抗焦虑作用显著。用于失眠、焦虑、癫痫和麻醉前给药 | 偶见嗜睡、乏力，1～2h 后可消失 |
| 长效类 | 氯氮䓬 | 抗焦虑、镇静催眠、抗惊厥、抗癫痫、中枢肌松等。用于焦虑症、失眠、乙醇戒断症状等 | 嗜睡、便秘等，长期服用可产生耐受性和依赖性。老年人慎用，孕妇和哺乳期妇女禁用 |
| | 氟西泮 | 催眠作用强而持久。用于各型失眠症，尤其适用于其他催眠药不能耐受者 | 嗜睡、眩晕、共济失调等。肝、肾功能不全者及孕妇慎用，15 岁以下小儿禁用 |

# 第二节　巴比妥类

巴比妥类（barbiturates）是巴比妥酸的衍生物。巴比妥酸本身并无中枢抑制作用，$C_5$ 上的两个氢原子被不同基团取代后获得一系列中枢抑制药，显示出强弱不等的镇静催眠作用。取代基长而有分支（如异戊巴比妥）或双键（如司可巴比妥），则作用强而短；若其中一个氢原子被苯基取代（如苯巴比妥），则具有较强的抗惊厥、抗癫痫作用；如 $C_2$ 的 O 被 S 取代（如硫喷妥钠），则脂溶性增高,起效迅速,但维持时间缩短。根据巴比妥类脂溶性大小、起效快慢和持续时间长短可分为长效、中效、短效和超短效四类。巴比妥类药物作用与临床应用比较见表 3-1-3。

**表 3-1-3 巴比妥类药物作用与临床应用比较表**

| 类别 | 药物 | 显效时间(h) | 维持时间(h) | 主要临床应用 |
|---|---|---|---|---|
| 长效类 | 苯巴比妥 | 0.5～1 | 6～8 | 抗惊厥、抗癫痫 |
| | 巴比妥 | 0.5～1 | 6～8 | 镇静催眠 |
| 中效类 | 戊巴比妥 | 0.25～0.5 | 3～6 | 抗惊厥 |
| | 异戊巴比妥 | 0.25～0.5 | 3～6 | 镇静催眠 |
| 短效类 | 司可巴比妥 | 0.25 | 2～3 | 镇静催眠、抗惊厥 |
| 超短效类 | 硫喷妥钠 | 立即(静注) | 0.25 | 静脉麻醉 |

【药理作用与临床应用】 巴比妥类对中枢神经系统有普遍性抑制作用,随着剂量增大,依次出现镇静、催眠、抗惊厥、抗癫痫和麻醉作用。10 倍催眠量可引起呼吸中枢麻痹而死亡。由于安全性差,易发生依赖性,目前临床上已很少用于镇静催眠,主要用于抗惊厥、抗癫痫和麻醉。

1. **镇静催眠** 小剂量巴比妥类药物可起到镇静作用,缓解焦虑、烦躁不安状态;中等剂量可催眠,改变正常睡眠模式,缩短 REMS 睡眠,引起非生理性睡眠。久用停药后,可"反跳性"地显著延长 REMS 睡眠时相,伴有多梦,引起睡眠障碍。因此,巴比妥类已不作为常规镇静催眠药使用。

2. **抗惊厥** 苯巴比妥有较强的抗惊厥及抗癫痫作用。临床用于癫痫大发作和癫痫持续状态的治疗。也应用于小儿高热、破伤风、子痫、脑膜炎及中枢兴奋药引起的惊厥。

3. **麻醉** 硫喷妥钠静脉注射可产生短暂的麻醉作用,可用于静脉麻醉。苯巴比妥可作为麻醉前给药,以消除患者手术前的紧张状态,但效果不及苯二氮䓬类。

【作用机制】 巴比妥类药物的中枢作用与激活 GABA$_A$ 受体有关。巴比妥类可模拟 GABA 的作用,直接开放 $Cl^-$ 通道,延长 $Cl^-$ 通道的开放时间,使 $Cl^-$ 内流增加,引起神经细胞膜超极化,抑制神经细胞兴奋性的传递,从而发挥抑制中枢神经系统作用。

【不良反应】 服用催眠剂量的巴比妥类次日可产生眩晕、困倦、精细运动不协调等"宿醉"现象,故服药期间不能从事高空作业、驾驶车船等。长期连续服用本类药物可使患者产生精神依赖性和躯体依赖性。一旦停药可出现戒断症状。故对本类药物必须严格管理,避免滥用。大剂量应用或静注速度过快可发生急性中毒,主要表现为昏迷、呼吸抑制、血压下降、反射消失等,呼吸衰竭是其中毒死亡的主要原因。急性中毒抢救措施主要是排除毒物、支持和对症治疗。静注碳酸氢钠碱化血液和尿液可加速药物排出。

【禁忌证】 严重肺功能不全、颅脑损伤者禁用。本类药物可透过胎盘屏障,还可经乳汁排泄,影响胎儿和婴幼儿的呼吸。临产妇服用后可使新生儿发生低凝血酶原血症及出血。因此,孕妇、哺乳妇女、临产妇女禁用。

【药物相互作用】 苯巴比妥是肝药酶诱导剂,可加速其自身及其他药物的代谢,如与双香豆素类、糖皮质激素类、口服避孕药、强心苷、苯妥英钠、氯霉素及四环素等合用,使上述药物作用减弱、时间缩短,需加大剂量才能达到原有的药理作用。在停用苯巴比妥前,应减少合用药物的剂量,以防中毒。

# 第三节　其他镇静催眠药

## 水合氯醛（chloral hydrate）

水合氯醛是三氯乙醛的水合物，性质稳定，口服吸收迅速，在肝中代谢为作用更强的三氯乙醇。口服 15min 起效，催眠作用维持 6～8h。其作用特点有：① 催眠作用强，无宿醉现象，可用于顽固性失眠或其他催眠药效果不佳的患者。② 胃肠刺激性强，不宜用于胃炎及溃疡病患者。常以 10％稀释溶液口服或灌肠用于子痫、破伤风、小儿高热惊厥。③ 大剂量可损害心、肝、肾等重要脏器，有致死报道，应严格掌握用药剂量。严重心、肝、肾疾病患者禁用。④ 久用可产生耐受性和依赖性，戒断症状明显，应防止滥用。

此外，甲丙氨酯（meprobamate，眠尔通）、甲喹酮（methaqualone）和格鲁米特（glutethimide）都有镇静催眠作用，久用均可成瘾。

## 丁螺环酮（buspirone）

丁螺环酮为 5-羟色胺受体部分激动剂，口服吸收快而完全。其作用特点有：① 抗焦虑作用与地西泮相似，主治焦虑症和焦虑引起的失眠；② 与苯二氮䓬类不同，无镇静、肌松和抗惊厥作用；③ 无明显依赖性。主要不良反应有头晕、头痛及胃肠功能紊乱等。

## 唑吡坦（zolpidem，思诺思）

唑吡坦为新型非苯二氮䓬类镇静催眠药。其作用特点有：① 药理作用类似苯二氮䓬类，但抗焦虑、中枢性肌松和抗惊厥作用很弱，仅用于镇静和催眠；② 后遗效应、耐受性、药物依赖性和停药戒断症状轻微；③ 安全范围大，但与其他中枢抑制药（如乙醇）合用可引起严重的呼吸抑制，中毒时可用氟马西尼解救；④ 15 岁以下儿童、孕妇和哺乳期妇女禁用，老年人从常用量的半量开始服用。

## 佐匹克隆（zopiclone，唑吡酮）

佐匹克隆是一种新型快速催眠药，属于环吡咯酮类。可缩短睡眠潜伏期，减少觉醒次数，提高睡眠质量。适用于各种类型失眠症。

（郑鸣之）

# 第二章　抗癫痫药和抗惊厥药

## 学习目标

● 知识目标

1. 熟悉苯妥英钠的药理作用、临床应用、不良反应及禁忌证。

2. 了解苯巴比妥、乙琥胺、卡马西平、丙戊酸钠的药理作用与临床应用。

3. 了解抗癫痫药的应用注意事项。

● 技能目标

1. 能解释和处理涉及本章药物的不合理处方。

2. 能初步指导患者合理使用常用的抗癫痫药。

案例 3-2

　　患者，男，58 岁。因全身强直-阵挛性发作入院，无明显诱因。一日前曾与家人吵架后，突然倒地，全身抽搐，1min 后自行缓解。

　　诊断：癫痫大发作。给予苯妥英钠和丙戊酸钠治疗。

　　问题：选用这些药物治疗是否恰当？为什么？

## 第一节　抗癫痫药

　　癫痫是由多种原因引起的一类慢性、反复发作的大脑功能失调，其特征为脑神经元突发性异常高频放电并向周围扩散，表现为意识、感觉、运动或精神活动障碍，伴有脑电图异常。根据癫痫发作的表现，可分为如表 3-2-1 所示类型。

表 3-2-1　癫痫的分型及临床特征

| 发作类型 | 临床特征 |
| --- | --- |
| **局限性发作** | |
| 单纯局限性发作 | 多种临床表现，主要由发作放电波及皮质区域而定。表现为局部肢体运动或感觉异常，持续 20～60s，无意识丧失 |
| 复合性局限性发作（精神运动性发作） | 发作时意识丧失，伴有无意识运动，如唇抽动、摇头等，持续 30s 至 2min |
| 局限性发作继发全身强直-阵挛性发作 | 单纯或复合性局限性发作，可发展为伴有意识丧失的强直-阵挛性发作，全身肌肉处于强直收缩状态，而后进入收缩-松弛状态，可持续 1～2min |
| **全身性发作(惊厥或无惊厥)** | |
| 失神性发作（小发作） | 多见于儿童，突然发作，意识丧失，两眼凝视，活动停止，持续不超过 30s |

| 发作类型 | 临床特征 |
| --- | --- |
| 肌阵挛性发作 | 出现短暂(约 1s)的电刺激样肌肉节律性阵挛性收缩。可以是全身性的,也可以是身体某一部位,伴有意识丧失和明显的自主神经症状 |
| 强直-阵挛性发作(大发作) | 全身性惊厥,意识丧失,继而出现同步的阵挛性抽搐,一般持续 1~5min |
| 癫痫持续状态 | 大发作持续状态,反复抽搐,持续昏迷,不及时解救可危及生命 |

抗癫痫药(antiepileptic drugs)可作用于病灶神经元,降低其兴奋性而抑制异常放电;或作用于病灶周围正常脑细胞,提高兴奋阈,阻止病灶异常放电的扩散而控制癫痫的发作。临床常用的抗癫痫药有苯妥英钠、苯巴比妥、乙琥胺、丙戊酸钠、卡马西平和苯二氮䓬类等。

## 一、常用药物

### 苯妥英钠(phenytoin sodium,大仑丁)

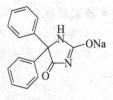

苯妥英钠

【药动学特点】 口服吸收慢且不规则,连续应用 6~10d 才能达到稳态血药浓度。由于本品呈强碱性,刺激性大,不宜肌内注射,癫痫持续状态时可静脉注射给药。主要经肝脏代谢失效,少部分以原形经肾排出。苯妥英钠常用剂量时血药浓度个体差异较大,需根据血药浓度随时调整剂量。

【药理作用与临床应用】

1. 抗癫痫 苯妥英钠对癫痫大发作及局限性发作疗效最好,对精神运动性发作疗效次之,且无催眠作用,为治疗大发作和局限性发作的首选药。静脉注射给药也可用于治疗癫痫持续状态。但口服起效慢,故开始时可与显效快的苯巴比妥合用,待苯妥英钠发挥作用后再减少后者的剂量,直至停药。本药对癫痫小发作无效,甚至可加重发作。

2. 抗外周神经痛 苯妥英钠可治疗三叉神经痛、舌咽神经痛、坐骨神经痛。能使疼痛减轻,发作次数减少。

3. 抗室性心律失常 对洋地黄所致室性心律失常的疗效显著。

苯妥英钠具有膜稳定作用,主要通过降低细胞膜对 $Na^+$、$Ca^{2+}$ 的通透性,抑制 $Na^+$、$Ca^{2+}$ 的内流,导致动作电位不易产生。此作用是其产生上述药理作用的基础。

【不良反应】

1. 局部刺激 本品碱性强,局部刺激性大,口服可刺激胃黏膜,引起恶心、呕吐、胃痛等胃肠道反应,宜饭后服用。静脉注射可致静脉炎。

2. 牙龈增生 为最常见的不良反应,多见于儿童和青少年,发生率约 20%。为胶原代谢改变引起结缔组织增生所致。用药时应注意口腔卫生,经常按摩牙龈可减轻之。

3. 神经系统反应 剂量过大或用药时间过久可引起小脑-前庭系统功能失调。当血药浓度超过 $20\mu g/ml$ 时,可引起头晕、共济失调、眼球震颤以及复视等,当血药浓度超过 $40\mu g/ml$ 时,可出现语言障碍、精神异常以及昏睡、昏迷等,停药后可恢复正常。患者不宜从事危险性的工作,如驾驶、高空作业等。

4. 造血系统反应 长期用药,可由于抑制二氢叶酸还原酶活性,阻止二氢叶酸还原为四氢叶酸,导致四氢叶酸缺乏而引起巨幼红细胞性贫血,可用甲酰四氢叶酸钙治疗。

5. 变态反应 可引起皮疹、药热等,也可引起白细胞减少、血小板减少、再生障碍性贫血,偶可引起肝坏死,故用药期间应定期检查血象和肝功能,如有异常反应及时停药。

6. 其他反应 长期用药者不可突然停药,也不可突然换用其他抗癫痫药,以免发生停药反应,造成癫痫发作加剧,甚至诱发癫痫持续状态。

【禁忌证】  妊娠早期用药可致畸胎,如小头症、弱智、斜视等,称为"胎儿苯妥英钠综合征",故禁用于生育期和妊娠期妇女。

【药物相互作用】

1. 苯妥英钠为肝药酶诱导剂,能加快维生素 D 的代谢,导致低血钙症,可服用维生素 D和钙剂预防;也能加速糖皮质激素、避孕药等药物的代谢而降低疗效;氯霉素、异烟肼通过抑制肝药酶活性也可使苯妥英钠血药浓度升高,故与以上药物合用时应适当减量。

2. 磺胺类、水杨酸类、保泰松、苯二氮䓬类、口服抗凝血药等能与苯妥英钠竞争血浆蛋白结合部位,可提高游离型苯妥英钠血药浓度。

## 苯巴比妥(phenobarbital,鲁米那)

【药理作用与临床应用】  具有显效快、毒性低、价格低廉等优点,对大多数癫痫类型有效。用于治疗强直-阵挛性发作及癫痫持续状态疗效好,对单纯性局限性发作及精神运动性发作也有效,对复合性局限性发作及失神性发作效果不如卡马西平。静注可治疗癫痫持续状态,但临床上更倾向于用戊巴比妥静脉注射控制。由于本药有明显的中枢抑制作用,目前均不作为首选药。

【不良反应】  本药系巴比妥类药物(不良反应参见本篇第一章第二节),常见副作用为嗜睡,治疗开始时明显,继续用药数周后产生耐受性而消失。

【药物相互作用】  苯巴比妥为肝药酶诱导剂,与双香豆素、氢化可的松、苯妥英钠等合用时,可加速后者的代谢,降低疗效。丙戊酸钠和卡马西平则可抑制苯巴比妥的代谢,延长其作用时间。

## 乙琥胺(ethosuximide)

【药理作用与临床应用】  对癫痫小发作有效,疗效虽不如氯硝西泮,但副作用小,不易产生耐受性,是防治小发作的首选药。但能加重大发作,故伴有大发作的患者宜合用苯妥英钠或苯巴比妥。本药属于琥珀酰亚胺类,可对抗戊四氮引起的阵挛性惊厥。

【不良反应】  常见消化道反应和中枢抑制作用,偶见嗜酸性粒细胞增多症、粒细胞减少症、再生障碍性贫血等,故长期用药时应定期检查血象。

## 丙戊酸钠(sodium valproate)

【药理作用与临床应用】  广谱抗癫痫药,对各型癫痫均有效。对大发作的疗效虽不及苯妥英钠和苯巴比妥,但对上述药物不能控制的顽固性癫痫可能奏效。对小发作的疗效优于乙琥胺,但因肝毒性较大而不作为首选药。对精神运动性发作的疗效与卡马西平相似。

【不良反应】  常见的胃肠道反应表现为厌食、恶心、呕吐等,宜饭后服用。本药可引起转氨酶升高,严重者可因肝功能衰竭而致死,故用药期间应定期作肝功能检查。偶见血小板减少和血小板功能异常。有致畸作用,多见脊柱裂。妊娠早期禁用。

【药物相互作用】  先用丙戊酸钠能显著提高苯妥英钠、苯巴比妥、氯硝西泮和乙琥胺的血药浓度;而先用苯妥英钠、苯巴比妥、扑米酮和卡马西平则能降低丙戊酸钠的浓度,故丙戊酸钠与其他抗癫痫药合用,应根据血药浓度调整剂量。

## 卡马西平(carbamazepine,酰胺咪嗪)

【药理作用与临床应用】  卡马西平的药理作用与苯妥英钠相似,治疗精神运动性发作疗效显著,对大发作也有效,但对小发作疗效差。治疗三叉神经痛疗效优于苯妥英钠,对舌咽神经痛也有效。本药还有抗躁狂作用,且副作用较锂盐少,可用于锂盐无效的躁狂症。

**【不良反应】**  本药可致头晕、嗜睡、视物模糊等,停药后可消失。老年人易出现精神症状,需注意观察临床表现。偶见粒细胞减少、血小板减少和再生障碍性贫血,大剂量可致骨髓抑制。长期使用应定期检查血象。消化系统症状多见于开始用药的几周内,表现为恶心、呕吐、食欲不振等。偶见阻塞性黄疸,长期使用应定期检查肝功能。

## 二、抗癫痫药的应用注意事项

癫痫是一种慢性病,需要长期治疗,有些甚至要终身服药,因此应用时除要求药物疗效高、毒性低、价格便宜以外,还应注意以下几方面:

1. **药物的选择**  不同的药物对不同类型的癫痫有不同的疗效,应根据癫痫发作的类型选用药物。大发作首选苯妥英钠;小发作首选乙琥胺;精神运动性发作可选用卡马西平或苯妥英钠;癫痫持续状态首选地西泮静注,也可选用苯妥英钠静注或苯巴比妥肌注。

2. **剂量**  从小剂量开始,逐渐增大剂量,直至控制癫痫的发作而又不出现严重不良反应。要做到剂量个体化,必要时应做血药浓度监测。

3. **用法**  治疗初期一般用一种药,如疗效不佳时可考虑合用其他药物。治疗过程中不宜随意调换药物或突然停药。调换药物应采用过渡方法,即在原药基础上加用其他药物,待后者生效后再逐渐减少原有药物用量直至停药,否则可诱发癫痫发作或癫痫持续状态。

4. **疗程**  一般需长期用药。症状完全控制3~4年后,可在严密观察下逐渐减量直至停药。

5. **其他**  用药期间需定期做体格检查,定期检查血象和肝肾功能,以便及时发现毒性反应,并采取相应措施。

# 第二节  抗惊厥药

惊厥是由各种原因引起的中枢神经过度兴奋的一种症状,表现为全身骨骼肌不自主地强烈收缩,常见于小儿高热、破伤风、强直-阵挛性发作、癫痫持续状态、子痫和中枢兴奋药中毒等。临床常用的抗惊厥药有巴比妥类、水合氯醛、地西泮和硫酸镁等。

### 硫酸镁(magnesium sulfate)

本药可因给药途径不同而产生不同的药理作用。口服给药产生导泻和利胆作用(见第五篇第三章);注射给药产生全身作用。

**【药理作用与临床应用】**  $Mg^{2+}$参与多种酶活性的调节,影响神经冲动传递和维持肌肉的应激性。当血液中$Mg^{2+}$浓度低于$2\sim3.5mg/100ml$时,神经及肌肉的兴奋性升高。注射硫酸镁能抑制中枢及外周神经系统,使骨骼肌、心肌、血管平滑肌松弛,从而发挥肌松作用和降压作用。作用原理可能是由于$Mg^{2+}$和$Ca^{2+}$化学性质相似,可特异性竞争$Ca^{2+}$受点,拮抗$Ca^{2+}$的作用。同时$Mg^{2+}$也作用于中枢神经系统,引起感觉及意识消失。

临床上主要用于缓解子痫、破伤风等引起的惊厥,也可用于高血压危象。

**【不良反应】**  $Mg^{2+}$有中枢抑制作用,安全范围小,过量可引起呼吸抑制、腱反射消失、心脏抑制、血压骤降甚至死亡。硫酸镁过量中毒,应立即进行人工呼吸,静脉缓慢注射氯化钙或葡萄糖酸钙可拮抗$Mg^{2+}$的作用。用药过程需注意尿量,如果4h尿量少于100ml时,应减缓或停止给药。

**【禁忌证】**  肾功能不全者禁用。

(郑鸣之)

# 第三章　抗精神失常药

📖 **学习目标**

● **知识目标**

1. 掌握氯丙嗪的药理作用、临床应用、不良反应及禁忌证。
2. 熟悉氯氮平、碳酸锂、丙米嗪的药理作用、临床应用及不良反应。
3. 了解其他抗精神病药、抗躁狂症药、抗抑郁症药的作用特点和临床应用。

● **技能目标**

1. 能通过动物实验,观察氯丙嗪的镇静和降温作用,并联系其临床应用。
2. 能解释和处理涉及本章药物的不合理处方。

**案例 3 - 3**

患者,女,49 岁。因感觉迟钝,双手震颤就诊。一个月后,因诊断为精神分裂症,医生给予口服氯哌啶醇治疗。

体检:发现双上肢齿轮样肌强直,右侧症状稍重。

问题:分析出现以上症状的可能原因? 如何处理?

精神失常是由多种原因引起的以思维、情感和行为等精神活动障碍为主要特征的一类疾病,包括精神病、躁狂症、抑郁症和焦虑症等。治疗这类疾病的药物统称为抗精神失常药。根据临床用途可分为抗精神病药、抗躁狂症药、抗抑郁症药和抗焦虑症药。

## 第一节　抗精神病药

精神分裂症(schizophrenia)是一组以思维、情感、行为之间不协调,精神活动与现实脱离为主要特征的最常见的一类精神病。根据临床症状,将精神分裂症分为Ⅰ型和Ⅱ型,前者以阳性症状(幻觉和妄想)为主,后者以阴性症状(情感淡漠、主动性缺乏等)为主。本节涉及的药物大多对Ⅰ型治疗效果好,对Ⅱ型效果较差甚至无效。

### 一、经典抗精神病药物

根据化学结构,将经典抗精神分裂症药物分为四类:吩噻嗪类(phenothiazines)、硫杂蒽类(thioxanthenes)、丁酰苯类(butyrophenones)及苯甲酰胺类(benzamides)。

#### (一)吩噻嗪类

**氯丙嗪(chlorpromazine,冬眠灵)**

【药动学特点】　为吩噻嗪类代表药。口服吸收慢且不规则,肌注

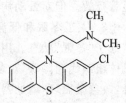

氯丙嗪

吸收迅速。易透过血脑屏障,脑组织内药物浓度约为血浆浓度的10倍。主要在肝内代谢,代谢产物及部分原形药经肾缓慢排泄。

**【药理作用】**

**1. 对中枢神经系统的作用**

(1)镇静安定作用和抗精神病作用　正常人服用治疗量的氯丙嗪后,可出现镇静安定作用,表现为活动减少和感情淡漠,在安静环境中易诱导入睡,但易唤醒。大剂量不产生麻醉作用。精神分裂症患者服用氯丙嗪后,能迅速控制兴奋躁动,使患者安静下来。镇静安定作用在连续应用后可产生耐受性。长期大剂量用药,可消除精神分裂症患者的幻觉和妄想症状,恢复正常理智,情绪安定,使生活能够自理。抗精神病作用在长期应用时无耐受性。氯丙嗪的镇静安定作用与其阻断脑干网状结构上行激动系统侧支的 α 受体有关。抗精神病作用是通过阻断中脑-边缘系统通路和中脑-皮质通路的多巴胺受体($D_2$ 受体)所致。

(2)镇吐作用　氯丙嗪有较强的镇吐作用。小剂量时与阻断延髓催吐化学感受区的多巴胺受体有关,大剂量时还可直接抑制呕吐中枢。但对前庭受刺激所致的呕吐(如晕车、晕船等)无效。此外,本药对顽固性呃逆也有治疗作用。

(3)降温作用　在物理降温的配合下,氯丙嗪能使发热患者及正常人的体温降低到正常水平以下。氯丙嗪对丘脑下部体温调节中枢有很强的抑制作用,使其调节体温功能减退,因而体温随环境温度变化而变化。在炎热环境中可使体温升高,在寒冷环境中可使体温下降。故氯丙嗪用于降温时一般应配合物理降温。

(4)增强中枢抑制药的作用　氯丙嗪能增强全身麻醉药、镇静催眠药、镇痛药等药物的中枢抑制作用。因此上述药物与氯丙嗪合用时应适当减少剂量。

**2. 对自主神经系统的作用**

(1)降压作用　氯丙嗪可阻断 α 受体,并抑制血管运动中枢,引起血管扩张,血压降低,心率反射性加快。降压作用快而强,但反复用药后降压作用可因耐受性而减弱,且不良反应较多,故不宜用于治疗高血压。

(2)抗胆碱作用　有较弱的 M 胆碱受体阻断作用。大剂量应用可出现口干、视力模糊、便秘、尿潴留等不良反应。

**3. 对内分泌系统的作用**

氯丙嗪有阻断结节-漏斗通路多巴胺受体的作用,可抑制下丘脑释放催乳素抑制因子,因而垂体前叶分泌催乳素增加,导致乳房肿大、溢乳,男性乳房发育;抑制促性腺激素的释放而影响卵泡成熟及排卵,引起闭经;还可抑制促肾上腺皮质激素和生长激素的分泌。

**【临床应用】**

**1. 精神分裂症**　氯丙嗪临床上可用于治疗精神分裂症,对Ⅰ型精神分裂症(精神运动性兴奋和幻觉妄想为主)疗效较好,尤其对急性患者效果显著。但无病因治疗作用,须长期用药。对Ⅱ型精神分裂症无效,甚至还可能加重病情。此外也可用于控制其他精神病的躁狂症状。

**2. 呕吐**　氯丙嗪可用于控制多种疾病和药物引起的呕吐,对妊娠呕吐、顽固性呃逆也有显著疗效。但对晕动病所致的呕吐无效。

**3. 人工冬眠和低温麻醉**　氯丙嗪在物理降温配合下,可将患者体温降到正常以下,使机体处于"冬眠"状态。用于严重感染、中枢性高热、甲亢危象和妊娠毒血症等的辅助治疗。此时机体组织代谢降低,对各种病理性刺激的反应减弱,提高机体对缺氧的耐受能力,并能扩张血管,改善微循环,增加器官血液供应,有利于机体渡过危险的缺氧缺能阶段,为进行其他有效的对因治疗争取时间。此外,也可用于人工低温麻醉。

**【不良反应】**

1. **一般不良反应**　常见中枢神经系统症状(嗜睡、淡漠、乏力等)、$\alpha$ 受体阻断症状(鼻塞、血压下降、直立性低血压、反射性心动过速等)、M 受体阻断症状(口干、无汗、视力模糊、便秘、眼内压升高等)。局部刺激性强,静注可致血栓性静脉炎。

2. **锥体外系反应**　长期大剂量服用时出现,临床表现有：① 帕金森综合征：最常见,多见于中、老年患者。表现为肌张力增高、流涎、面部表情呆板、动作迟缓、静止性震颤等。② 静坐不能：多见于中年人,坐立不安,来回走动不能控制,伴有明显的烦躁和焦虑。③ 急性肌张力障碍：多见于青少年,起病急,出现在用药初期。主要表现为头颈部肌肉受累,舌、口、眼、面等肌群痉挛,引起各种奇怪的动作姿势,如强迫性张口、伸舌、斜颈、口眼歪斜、眼球上翻凝视、呼吸运动障碍、吞咽困难等。以上三种情况与阻断黑质-纹状体通路的多巴胺 $D_2$ 受体有关,使纹状体中的 DA 功能减弱、ACh 的功能相对增强所致。处理方法：减少药量或停药,可给予中枢性抗胆碱药(如东莨菪碱、苯海索)、抗组胺药、抗焦虑药等来缓解。④ 迟发性运动障碍：仅见于部分长期用药患者,又以老年人、原有脑血管疾病患者多见,表现为口-舌-颊三联征：吸吮、舐唇、弄舌、伸舌、咀嚼、鼓腮、歪颌、转颈等,还可有四肢舞蹈样运动。以上症状停药后仍长期不消失。使用抗胆碱药反而加重症状,可能是由于 DA 受体长期被阻断,受体敏感性增加或反馈抑制减弱,使突触前 DA 释放增多所致。此症目前尚无有效治疗方法,一旦出现先兆症状应及时停药。

3. **过敏反应**　常见有皮疹、光敏性皮炎。少数患者可出现肝脏损害、微胆管阻塞性黄疸;也有少数患者出现急性粒细胞缺乏症。故用药期间应定期检查血象和肝功能。

4. **药源性精神失常**　氯丙嗪本身可引起精神异常,如兴奋、躁动、幻觉、妄想,或萎靡、淡漠、消极、抑郁及意识障碍等,应与原有疾病加以鉴别,一旦发生应立即减量或停药。

5. **惊厥与癫痫**　少数患者用药过程中出现局部或全身抽搐,脑电图有癫痫样放电,有惊厥或癫痫史者更易发生,应慎用,必要时加用抗癫痫药物。

6. **心血管和内分泌系统反应**　表现为直立性低血压、心动过速、心电图异常(如 Q-T 间期延长、S-T 段下移、T 波低平或倒置等),多见于老年伴动脉硬化、高血压患者。心血管反应一般与剂量有关,多为可逆性,经减量或停药后大多可恢复正常。长期用药可引起内分泌系统紊乱,表现为乳腺增大、泌乳、月经紊乱、性欲减退、儿童生长受抑制等。

7. **急性中毒**　过量服用可造成急性中毒,表现为昏睡、瞳孔缩小、体温下降、血压降低以至严重休克、心动过速、心电图异常(P-R 间期或 Q-T 间期延长,T 波低平或倒置)、脑水肿等。应及时进行抢救,主要采取对症治疗,升压宜选用 NA。

8. **其他**　少数患者可出现肝损害、粒细胞减少症、再生障碍性贫血等,应立即停药或换药。

**【禁忌证】**　严重的中枢抑制或昏迷(特别是中枢抑制药中毒所致者)、有癫痫及惊厥病史、青光眼、乳腺增生症和乳腺癌患者禁用。老年人、儿童和孕妇慎用。

**【药物相互作用】**　氯丙嗪可增强中枢抑制药(如镇静催眠药、麻醉药、镇痛药、乙醇等)的作用,当与中枢抑制药合用时,应适当减量,以免加重对中枢神经系统的抑制,尤其是与吗啡、哌替啶等合用时要特别注意呼吸抑制和血压下降。某些肝药酶诱导剂(如苯妥英钠)可加速氯丙嗪的代谢,应适当调整剂量。氯丙嗪可翻转肾上腺素的升压作用,故两药不宜合用。

## 其他吩噻嗪类药物

其他常见吩噻嗪类作用特点见表 3-3-1。

表 3-3-1　常用吩噻嗪类药物作用比较表

| 药　物 | 抗精神病剂量 (mg/d) | 副　作　用 | | |
| --- | --- | --- | --- | --- |
| | | 镇静作用 | 锥体外系反应 | 降压作用 |
| 氯丙嗪 | 300～800 | ＋＋＋ | ＋＋ | ＋＋＋(肌注)，＋＋(口服) |
| 氟奋乃静 | 1～20 | ＋ | ＋＋＋ | ＋ |
| 三氟拉嗪 | 6～20 | ＋ | ＋＋＋ | ＋ |
| 奋乃静 | 8～32 | ＋＋ | ＋＋＋ | ＋ |
| 硫利达嗪 | 150～300 | ＋＋＋ | ＋ | ＋＋ |

注：＋＋＋ 强；＋＋ 次强；＋ 弱

### (二) 硫杂蒽类

硫杂蒽类主要有氯普噻吨、氟哌噻吨。

#### 氯普噻吨 (chlorprothixene)

氯普噻吨抗精神分裂症和消除幻觉、妄想的作用比氯丙嗪弱。镇静作用强，兼有抗抑郁、抗焦虑作用。临床主要用于伴焦虑、抑郁症状的精神分裂症、焦虑性神经官能症、更年期抑郁症患者。锥体外系反应较少。

### (三) 丁酰苯类

#### 氟哌啶醇 (haloperidol)

氟哌啶醇为丁酰苯类药物的代表药。能选择性阻断 $D_2$ 受体，抗精神病作用强而持久，控制躁狂、幻觉、妄想为主的精神分裂症及躁狂症疗效显著，对吩噻嗪类无效者也有治疗作用。另外，也可用于焦虑性神经官能症、呕吐及顽固性呃逆。锥体外系反应多见，发生率达 80％。长期大剂量应用可引起心肌损害。少数患者可出现精神抑郁，故应注意情绪变化，防止发生自杀等意外事故。有致畸报道，孕妇禁用。

#### 氟哌利多 (droperidol)

氟哌利多作用维持时间短。除抗精神病外，还可加强镇痛药、麻醉药的作用。临床上常与麻醉性镇痛药芬太尼合用，使患者产生一种痛觉消失、精神恍惚、对环境淡漠的特殊麻醉状态，称"神经安定镇痛术"，可用于烧伤大面积换药、各种内镜检查、外科清创、造影等。

### (四) 苯甲酰胺类

苯甲酰胺类常用药物有舒必利、舒托必利、氨磺必利等。

#### 舒必利 (sulpiride)

舒必利对急慢性精神分裂症有较好疗效，对长期用其他药物治疗无效的难治性病例也有一定的疗效。对紧张型精神分裂症疗效好，起效快，有"药物电休克之称"。可活跃情绪、减轻幻觉和妄想的作用，对情绪低落、抑郁等症状也有治疗作用。本药不良反应少，无明显镇静作用，对植物神经系统几无影响。对中脑-边缘系统的 $D_2$ 受体亲和力高，对黑质-纹状体系统的 $D_2$ 受体亲和力低，故锥体外系反应轻微。舒必利还有抗抑郁作用，也可用于治疗抑郁症。禁用于高血压、嗜铬细胞瘤和躁狂症患者。

## 二、非经典抗精神病药物

### (一) 苯二氮䓬类

#### 氯氮平 (clozapine)

氯氮平为苯二氮䓬类药物，是一种新型的抗精神病药，抗精神病作用和镇静作用强。

氯氮平对精神分裂症的疗效与氯丙嗪相似,但起效迅速,多在一周内起效;有较强的抗精神病作用,对其他药物无效者的阳性症状和阴性症状仍有治疗作用,对慢性患者也适用。氯氮平可明显改善由于长期应用氯丙嗪等抗精神病药物而引起的迟发性运动障碍,但对改善情感淡漠和逻辑思维障碍疗效差。

氯氮平能特异性阻断中脑边缘系统和中脑皮质系统 $D_4$ 亚型受体,对黑质-纹状体系统的 $D_2$ 和 $D_3$ 亲和力小,故几乎无锥体外系反应。该药也可阻断5-$HT_{2A}$ 和 DA 受体、协调5-HT 和 DA 系统的相互作用,故对精神分裂症阴性症状有较好疗效。

氯氮平具有抗胆碱作用和抗组胺作用。但该药可引起严重的粒细胞缺乏,故用药期间须做白细胞计数检查。

同类药还有奥氮平(olanzapine)、喹硫平(quetiapine)等。

### (二)苯并异噁唑类

#### 利培酮(risperiolone)

利培酮为第二代抗精神失常药。适用于急慢性精神分裂症,对阳性症状和阴性症状均有效,锥体外系反应及抗胆碱作用较轻,常见不良反应有失眠、头晕、头痛、焦虑、注意力不集中、食欲减退、腹痛等。过量或增量过快可见体位性低血压。目前已成为治疗精神分裂症的一线药物。

### (三)二苯丁酰哌啶类

#### 五氟利多(penfluridol)

五氟利多为口服的长效抗精神病药。口服一次疗效可维持 1 周,这与其吸收后迅速贮存于脂肪组织,然后缓慢释放入血并进入脑组织有关。作用与氟哌啶醇相似,抗精神病作用较强、持久,而镇静作用较弱,引起精神迟钝较其他药物少见。适用于急、慢性精神分裂症,尤其适用于慢性患者以维持和巩固疗效。易产生锥体外系症状,且较严重。

## 第二节 抗躁狂症药

躁狂症属于情感障碍性疾病,表现为情绪病态高涨,思维活动加快,言语动作增多。其发病机理可能与脑内 5-HT 减少,同时伴有 NA 功能亢进有关。常用药物有碳酸锂。抗精神病药氯丙嗪、氟哌啶醇及抗癫痫药卡马西平等对躁狂症也有效。

#### 碳酸锂(lithium carbonate)

【药动学特点】 口服易吸收,但吸收后透过血脑屏障进入脑组织及神经细胞较慢,故显效较慢。主要经肾排泄,在近曲小管与 $Na^+$ 竞争重吸收,故增加钠盐摄入可加快其排泄。排泄速度个体差异大,老年人排泄缓慢,易蓄积中毒。

【药理作用与临床应用】 有明显抗躁狂作用,特别是对急性躁狂和轻度躁狂疗效显著,使患者情绪安定,思维过快、动作过多等症状得到改善。但对正常人精神活动几乎无影响。由于显效缓慢,如需迅速控制急性患者症状,开始时宜用大剂量。与氯丙嗪合用可增强疗效,且可减轻副作用。

锂盐作用机理不明,可能与抑制中枢神经末梢释放 NA 和 DA,并促进突触前膜的再摄取,降低突触间隙中 NA 和 DA 浓度有关;也可能与抑制肌醇单磷酸酶,抑制脑组织中肌醇的生成,从而减少第二信使(磷脂酰肌醇二磷酸,$PIP_2$)的释放量有关。

主要用于治疗躁狂症,也可用于控制精神分裂症的兴奋症状。

【不良反应】 不良反应较多,安全范围较窄,血锂浓度与疗效及不良反应关系密切。治疗躁狂症时,用量一般为每次 0.5～0.75g,3 次/d,最佳血锂浓度为 0.8～1.2mmol/L。为确保用药安全,对服用锂盐患者,应每日测定血锂浓度。当血锂浓度高至 1.5～2.0mmol/L 时,应立即减量或停药。注意剂量个体化。常见不良反应有:

1. **副作用** 恶心、呕吐、腹痛、腹泻、肢体震颤、头晕、乏力、心悸、皮疹等。可减慢增加药量的速度,并减少白天的药量,增加晚间的药量。

2. **抗甲状腺作用** 锂盐可引起甲状腺功能低下或甲状腺肿大,应定期测定 $T_3$、$T_4$ 浓度,密切观察甲状腺功能。一旦发生,应及时停药。

3. **急性中毒** 剂量过大或长期合用利尿药使 $Na^+$ 减少时可出现急性中毒。早期表现为乏力、反应迟钝、嗜睡、食欲不振、恶心、呕吐、眩晕、震颤及抽搐等。严重者出现意识障碍、肌张力增高、腱反射亢进、共济失调、发音困难、震颤及癫痫样发作、昏迷甚至死亡。为保证用药安全,应密切监测血锂浓度。一旦出现中毒症状,应立即停药,并补充钠盐,进行腹膜透析等,以促进锂盐排泄。

**【禁忌证】** 严重肾脏疾病、急性心肌梗死、重症肌无力、帕金森病等患者禁用,孕妇特别是妊娠 3 个月内禁用。哺乳期妇女、老年人、体弱者及 10 岁以下儿童慎用。

# 第三节 抗抑郁症药

抑郁症属于情感障碍性疾病,表现为情绪低落、语言减少、动作迟缓、思维迟钝,患者常自责自罪,消极悲观,甚至企图自杀。可能是脑内突触间隙中 5-羟色胺(5-HT)、儿茶酚胺类物质尤其是 NA 绝对或相对减少所致。

目前常用的抗抑郁药根据其作用机制可分为以下几类:

1. **NA 重摄取抑制剂** 丙米嗪、氯米帕明、阿米替林、多塞平、阿莫沙平、马普替林、安非他酮、米氮平等。

2. **选择性 5-HT 重摄取抑制剂(SSRI)** 氟西汀、氟伏沙明、舍曲林、西酞普兰、艾司西酞普兰、帕罗西汀等。

3. **5-HT 和 NA 重摄取抑制剂** 文拉法辛、米那普仑、度洛西汀等。

4. **5-HT₂ 受体拮抗药** 曲唑酮等。

## 一、NA 重摄取抑制剂

此类药物从化学结构角度而言,属于三环类和四环类抗抑郁药。

### 丙米嗪(imipramine,米帕明)

**【药动学特点】** 本药口服易吸收,主要在肝代谢。其去甲基代谢产物如地昔帕明,能抑制 NA 摄取,有较强的抗抑郁作用;羟基代谢产物能抑制 NA 和 5-HT 摄取。血浆蛋白结合率约 90%。$t_{1/2}$ 约为 30～48h。

**【药理作用与临床应用】**

1. **对中枢神经系统的作用** 本药有明显抗抑郁作用,可出现情绪高涨、活动增加、思维活跃、食欲和睡眠改善。但作用缓慢,一般连续应用 1～2 周后才显效,故不能作为应急药物应用。临床上可用于治疗各种类型的抑郁症,尤其对内源性、反应性及更年期抑郁症疗效较好。

2. **对自主神经系统的作用** 可阻断 M 受体而产生阿托品样作用。可用于治疗小儿遗尿症。

3. **对心血管系统的作用** 抑制多种心血管反射,可导致低血压和心律失常。有奎尼丁样作用,故心血管疾病患者慎用。

**【不良反应】**

1. 阿托品样作用　可引起口干、瞳孔散大、视力模糊、心率增快、便秘、尿潴留等。

2. 心血管反应　可引起心肌收缩力减弱、窦性心动过速、体位性低血压,严重者可致心律失常。有心血管疾病患者、肝肾功能不全患者及老年人禁用。

3. 神经及精神症状　如震颤、头晕、易疲劳、失眠等,严重者可出现中毒性谵语、恐惧症等,可诱发躁狂发作。该类药物可降低痉挛阈值而诱发癫痫,故癫痫患者禁用。

**【药物相互作用】**　丙米嗪与单胺氧化酶抑制药(monoaminoxidase inhibitor,MAOI)合用,可引起血压明显升高。这是由于三环类抗抑郁药抑制 NA 再摄取,以及 MAOI 对 NA 灭活减少,导致 NA 浓度增高所致。与抗精神病药或苯海索合用可增强其抗胆碱作用。与苯妥英钠、保太松、阿司匹林合用可提高其游离型药物浓度。

### 阿米替林(amitriptyline,依拉维)

化学结构上属于三环类。药理作用及临床应用与丙米嗪相似,镇静作用和抗胆碱作用较强。在肝脏生成活性代谢物去甲替林,以肾排泄为主。$t_{1/2}$ 为 9～36h。不良反应亦与丙米嗪相似,但更严重。

### 氯米帕明(clomipramine,氯丙米嗪)

化学结构上属于三环类。药理作用及临床应用与丙米嗪相似,体内活性代谢物去甲氯丙米嗪对 NA 再摄取也有较强的抑制作用。临床上用于抑郁症、强迫症、恐惧症和发作性睡眠引起的肌肉松弛。不良反应亦与丙米嗪相似。

### 多塞平(doxepin,多虑平)

化学结构上属于三环类。药理作用与丙米嗪相似,但抗抑郁作用较弱,镇静作用和抗焦虑作用较强,对血压影响较明显,但对心脏影响较小。临床上尤适用于伴有焦虑症状的抑郁症患者。也可用于治疗消化性溃疡。不良反应与丙米嗪相似。

### 马普替林(maprotiline)

化学结构上属于四环类。镇静作用较强,抗胆碱作用和心血管作用较弱。具有广谱、起效快和副作用少等特点。临床用于各型抑郁症,尤其适用于老年性抑郁症患者。$t_{1/2}$ 约 40～50h,过量可导致惊厥。

同类药物还有阿莫沙平(amoxapine)、安非他酮(bupropion)、米氮平(mirtazapine)等。

## 二、选择性 5-HT 重摄取抑制剂

### 氟西汀(fluoxetine,百忧解)

**【药动学特点】**　口服吸收良好,达峰时间为 6～8h,血浆蛋白结合率为 80%～95%,$t_{1/2}$ 为48～72h。经肝脏代谢为去甲氟西汀,活性与母体相似,但半衰期较长。

**【药理作用与临床应用】**　为强效选择性 5-HT 重摄取抑制剂,比抑制 NA 摄取作用强200 倍。抗抑郁症疗效与三环类药物(TACs)相似,但选择性更高,镇静作用较弱,不良反应较少,故耐受性与安全性优于 TACs。但起效慢,需 2～3 周才显效。临床上适用于老年人和儿童抑郁症的治疗。还可用于强迫症、神经性贪食症的治疗。

**【不良反应】**　偶有恶心呕吐、头痛头晕、乏力失眠等。肝病患者服用后可使半衰期延长,须慎用。肾功能不全者,长期用药须减量,延长服药间隔时间。心血管疾病、糖尿病患者应慎用。

### 舍曲林(sertraline)

本药口服易吸收,但吸收慢。无抗胆碱作用,副作用比 TACs 少。临床上可用于各类抑郁症的治疗和预防发作,对强迫症亦有效。主要不良反应为口干、恶心、腹泻、男性射精延迟、震颤、出汗等。对本药高度敏感者、肾功能不良、孕妇、哺乳期妇女禁用。

### 帕罗西汀(paroxetine)

帕罗西汀为强效选择性 5-HT 重摄取抑制剂,效价是氟西汀的 23 倍。口服吸收良好,用药 5h 后达血药浓度峰值,$t_{1/2}$ 为 21h,个体差异极大。主要经肝代谢。抗抑郁疗效与 TCAs 相当,对抑郁症患者伴有的焦虑、躯体化症状、社交回避等症状有较明显的改善。抗胆碱作用、镇静作用、对心脏影响等副作用均较 TCAs 弱。主要不良反应为口干、便秘、视力模糊、震颤、头痛、恶心等。禁与 MAOI 合用。

同类药物还有氟伏沙明(fluvoxoxamine)、西酞普兰(citalopram)、艾司西酞普兰(escitalopram)等。

## 三、5-HT 和 NA 重摄取抑制剂

### 文拉法辛(venlafaxine)

该药对 5-HT 再摄取的抑制作用比 SSRI 弱,对 NA 再摄取的抑制作用比一些 TCAs 和选择性 NA 再摄取抑制剂弱。该药起效快,作用与其减少 cAMP 的释放,引起 β 受体快速下调有关。临床上对各种抑郁症均有效。常见的不良反应为胃肠道不适、眩晕、嗜睡、失眠、视觉异常和性功能异常等,偶见无力、震颤等,多发生在治疗的初级阶段。

同类药物还有米那普仑(milnacipran)、度洛西汀(duloxetine)等。

## 四、5-HT₂ 受体拮抗药

### 曲唑酮(trazodone)

该药为广谱抗抑郁药,疗效稍逊于 TCAs。口服吸收迅速、完全,给药后 2h 达血药浓度峰值,血浆蛋白结合率为 89%～95%。在肝脏代谢,其代谢产物氯苯哌嗪仍具有抗抑郁活性,以肾排泄为主。临床上用于治疗抑郁症,对伴有焦虑和失眠性抑郁疗效较好。无抗胆碱作用,对心血管系统影响小,是一个较安全的抗抑郁药。偶有呕吐、恶心、体重下降、心悸、直立性低血压等不良反应,过量中毒会致惊厥、呼吸停止等。

(郑鸣之)

# 第四章 治疗中枢神经系统退行性疾病药

**案例 3 - 4**

　　患者,男,52 岁。因右手握笔不稳、起立困难、四肢发紧、进行性健忘等就诊。

　　诊断:帕金森病,给予卡比多巴和左旋多巴治疗。

　　问题:选用这些药物治疗是否恰当?为什么?

## 第一节 抗帕金森病药

　　帕金森病(Parkinsons disease,PD)又称震颤麻痹症,是一种锥体外系慢性退行性疾病。多见于老年人,主要表现为静止性震颤、肌肉僵直、运动迟缓和姿势反射受损,严重者伴记忆障碍和痴呆。发病机理不明,目前大多数学者认为 PD 是由于黑质-纹状体系统多巴胺能神经元变性、数目减少,多巴胺(DA)合成及释放不足,造成胆碱能神经递质 ACh 作用相对占优势,减弱对脊髓前角运动神经原的抑制作用,从而使骨骼肌张力增高所致。脑血管硬化、脑炎、中毒和长期服用抗精神病药所致的类似 PD 的症状,统称为帕金森综合征。治疗帕金森病药可分为拟多巴胺药和中枢性抗胆碱药。

### 一、拟多巴胺药

#### (一)多巴胺前体药

##### 左旋多巴(levodopa,L-DOPA)

本药是由酪氨酸形成儿茶酚胺的中间产物,即多巴胺的前体,现已人工合成。

　　【药动学特点】　口服易吸收,约 0.5～2h 血药浓度达峰值。进入体内后,绝大部分经外周多巴脱羧酶催化转变为多巴胺。多巴胺不能透过血脑屏障,故仅有 1% 左右的左旋多巴透过血脑屏障进入脑组织,在中枢多巴胺能神经元内经多巴脱羧酶催化转变为

左旋多巴

多巴胺而发挥作用。

**【药理作用与临床应用】**

1. **抗帕金森病** 左旋多巴通过增加纹状体内多巴胺含量,增强多巴胺的抑制作用从而改善PD症状,但对吩噻嗪类抗精神病药引起的锥体外系症状无效。其作用特点为:① 起效慢,服用2~3周后显效,连续应用1~6个月后才获得最大疗效。② 对轻症及年轻患者疗效较好,对重症及老年患者效果较差。③ 对肌肉僵直和运动困难的疗效好,对肌肉震颤的疗效差。

2. **治疗肝昏迷** 左旋多巴在脑内可转化为多巴胺和NA,补充脑内正常神经递质,从而使肝昏迷患者神志清醒,但不能根治肝昏迷。

**【不良反应】** 多由左旋多巴在体内转变为多巴胺引起。

1. **胃肠道反应** 治疗早期可出现恶心、呕吐、厌食或上腹部不适等,与DA对消化道的直接刺激作用及刺激延髓催吐化学感受区有关。连续用药产生耐受性。与外周多巴脱羧酶抑制药同服,胃肠道反应可明显减轻。

2. **心血管反应** 用药初期常见轻度体位性低血压。此外,由于多巴胺对β受体的激动作用,可引起心动过速或心律失常,冠心病患者禁用。

3. **不随意运动** 长期用药约有50%的患者可出现异常的不随意运动,多见于面部肌群,如张口、咬牙、伸舌、皱眉、摇头,也可累及躯干和四肢,作各种摇摆运动或过度呼吸。此外还可出现"开-关"现象,即患者突然多动不安(开),而后又出现肌强直性运动不能(关),两种现象交替出现,严重妨碍患者正常活动。此时宜适当减少左旋多巴剂量。

4. **精神障碍** 可引起幻觉、妄想、躁狂、失眠、焦虑、噩梦和精神抑郁等,可能与多巴胺作用于大脑边缘叶有关,需减量或停药。

**【药物相互作用】**

1. 维生素 $B_6$ 是多巴脱羧酶的辅酶,可增强外周组织多巴脱羧酶的活性,促进左旋多巴在外周组织转变为多巴胺,从而加重外周的不良反应,并使进入中枢的左旋多巴减少而降低疗效。

2. 非选择性单胺氧化酶抑制剂如苯乙肼、异羧肼,由于抑制单胺氧化酶活性使多巴胺降解减慢,加重多巴胺的外周作用,引起血压明显增高、心率加快,甚至引起高血压危象。拟肾上腺素药也可加重左旋多巴对心血管系统的不良反应。

3. 吩噻嗪类等抗精神病药可阻断中枢多巴胺受体,利血平能耗竭中枢多巴胺能神经递质,两者均可降低左旋多巴的疗效,因此不宜与本品合用。

### (二)左旋多巴降解抑制药

#### 卡比多巴(carbidopa)

卡比多巴为左旋的 α-甲基多巴肼,是左旋多巴的增效剂,不易透过血脑屏障。本药抑制外周组织多巴脱羧酶(AADC)活性,减少左旋多巴转变为多巴胺而减轻外周的不良反应;同时可使较多的左旋多巴进入中枢神经系统,提高脑内多巴胺浓度,从而增强左旋多巴的疗效,所以卡比多巴是左旋多巴治疗帕金森病的重要辅助药。临床上将卡比多巴和左旋多巴按1∶4或1∶10剂量混合,称为卡左双多巴,可使左旋多巴的最适剂量降低75%。

#### 苄丝肼(benserazide,羟苄丝肼)

本药亦属于 AADC 抑制药,其药理作用和临床应用与卡比多巴相似。其与左旋多巴按1∶4剂量混合,称为多巴丝肼。

### (三)多巴胺受体激动药

#### 溴隐亭(bromocriptine)

本药为麦角碱衍生物,对中枢性 $D_2$ 类受体(含 $D_2$、$D_3$、$D_4$ 受体)有很强的激动作用,对 $D_1$

类受体(含 $D_1$、$D_5$ 受体)具有部分拮抗作用,对外周多巴胺受体、α 受体也有较弱的激动作用。较大剂量可激动黑质-纹状体通路上的 $D_2$ 受体,用于 PD 治疗。单独应用于 PD 轻症患者,对改善运动不能和肌肉强直疗效好,对肌肉震颤疗效差。现多与左旋多巴合用,可减轻症状波动及"开-关"现象。本药小剂量可激动结节-漏斗通路上的 $D_2$ 受体,抑制催乳素和生长激素的释放,可用于治疗泌乳闭经综合征和肢端肥大症等。

本药不良反应较多,包括恶心、呕吐、食欲下降、便秘、直立性低血压、诱发消化性溃疡出血等。引起的运动功能障碍与左旋多巴相似。精神系统症状比左旋多巴更常见且严重,如错觉、幻觉和思维混乱等,停药后可消失。

### 普拉克索(pramipexole)和罗匹尼罗(ropinirole)

两药均为非麦角生物碱类新型选择性 $D_2$ 类受体激动药,对 $D_1$ 类受体几乎没有作用。本类药物单独应用对 PD 早期症状有改善,并可减轻 PD 患者的抑郁症状。与左旋多巴联合应用可治疗重症 PD,减轻症状波动等不良反应。相对于溴隐亭,本类药物患者耐受性好,胃肠道不良反应轻,不易引起"开-关"反应和运动障碍。但用药时仍可出现恶心、直立性低血压、运动功能障碍、幻觉和精神错乱等,甚至可出现突发性睡眠,故用药期间禁止从事高空作业及驾驶等工作。

### 培高利特(pergolide)

本药对 $D_1$ 类受体和 $D_2$ 类受体均有激动作用。作用时间长,适用于长期应用左旋多巴出现疗效减退的患者,可延长"开"的时间。不良反应与溴隐亭类似。

### (四)单胺氧化酶 B 抑制药

### 司来吉兰(selegiline)

本药为选择性中枢神经系统 MAO-B 抑制药,低剂量(<10mg/d)即可抑制黑质-纹状体中的 MAO-B,减少 DA 降解而增加脑内 DA 的浓度,对外周 MAO-A 无影响。本药在 PD 早期应用,可延缓症状进展。与左旋多巴合用,可减轻症状波动,防止"开-关"现象发生,更有利于缓解症状,延长生命。近年研究认为,本药还可抑制黑质-纹状体的超氧阴离子和羟自由基生成,延缓 PD 患者的神经元变性。提示本药治疗 PD 的作用也可能与其神经保护有关。

本药不良反应少且轻,主要表现为兴奋、失眠、幻觉及胃肠道不适。因其代谢产物为苯丙胺及甲基苯丙胺,可导致失眠、焦虑等精神症状,应避免夜间用药。

### (五)其他类

### 金刚烷胺(amantadine)

【药理作用与临床应用】　为抗病毒药,可预防 $A_2$ 型流感。后发现有抗 PD 作用,疗效不及左旋多巴,但较胆碱受体阻断药强,与左旋多巴合用可产生协同作用。且显效快,服用数天即可达最大疗效,但连续应用 6~8 周后疗效逐渐减弱。其抗 PD 的机理是:促进黑质-纹状体通路内残存的完整的多巴胺能神经末梢释放多巴胺,并阻止突触前膜对多巴胺的重摄取,从而产生抗 PD 作用。

【不良反应】　长期应用常见下肢皮肤出现网状青斑,有时伴踝部水肿,可能与局部释放儿茶酚胺引起血管收缩和通透性改变有关。停药后症状可消失。偶见失眠、眩晕、昏睡等。因可致惊厥,故癫痫患者禁用。

### 美金刚(memantine)

本药为非竞争性 N-甲基-D-天冬氨酸(NMDA)受体抑制药。其可阻断谷氨酸浓度异常升高导致的神经元钙超载,从而减轻神经元损伤。常用于治疗 PD 引起的痴呆,可确切改善 PD

患者的认知功能，但患者智能障碍的好转多在 8 周之后，起效慢，需连续用药。也可用于中重度阿尔茨海默病的治疗。

## 二、中枢性抗胆碱药

### 苯海索（trihexyphenidyl，安坦）

【药理作用与临床应用】　苯海索是一种中枢性胆碱受体阻断药，通过阻断黑质-纹状体通路胆碱受体，使 ACh 的兴奋作用减弱而发挥抗 PD 作用。本药抗震颤效果好，但改善僵直和运动迟缓较差，与左旋多巴合用可增强疗效。主要用于轻症的 PD 患者、不能耐受或禁用左旋多巴的患者和抗精神病药引起的帕金森综合征。

【不良反应】　不良反应与阿托品相似，但对心脏影响较阿托品弱，其他副作用也较轻。前列腺肥大、闭角型青光眼患者慎用。

同类药物还有苯扎托品（benzatropine）等。

# 第二节　治疗阿尔茨海默病药

老年性痴呆主要有阿尔茨海默病（Alzheimer's disease，AD）、血管性痴呆（vascular dementia，VD）及两者并存混合性痴呆等类型。AD 占老年性痴呆患者总数的 70% 左右，是继心血管疾病、癌症和脑卒中之后引起老年人死亡的第四大病因。

AD 是一种以进行性认知功能障碍和记忆损害为特征的神经退行性疾病。表现为记忆力、判断力、抽象思维、计算力和语言功能的减退，情感和行为异常，工作能力和独立生活能力逐步丧失，但视力、运动能力等不受影响。

目前为止，有关 AD 的病因研究进展很快，但尚无十分有效的治疗方法。现有的药物治疗基于以下理论：AD 主要表现为认知和记忆障碍，其主要解剖基础为海马组织结构的萎缩，功能基础为胆碱能神经兴奋传递障碍和中枢神经系统内 ACh 受体变性，神经元数目减少等。一些药物可延缓疾病的进展，改善 AD 患者的记忆和认知功能障碍。现常用的治疗药物主要为 ACh 酯酶（AChE）抑制药和 N-甲基-D-天冬氨酸受体（NMDA）抑制药。

## 一、胆碱酯酶抑制药

### 他克林（tacrine）

【药理作用与临床应用】　本药属于第一代可逆性 AChE 抑制药，对血浆中和组织中的 AChE 均有抑制作用，从而增加 ACh 的含量。还可促进 ACh 的释放、间接增加 NMDA、5-HT 等递质的浓度和促进脑组织对葡萄糖的利用。故本药对 AD 的治疗作用是多方面共同作用的结果。临床上常与卵磷脂合用治疗 AD，可延缓病程进展、提高认知能力和自理能力。

【不良反应】　最常见的不良反应为肝损害，是限制其临床应用的主要原因。用药期间，患者还可出现胃肠道反应，如厌食、恶心、呕吐、腹泻、消化不良、胃肠痉挛等，大剂量还可出现胆碱综合征，女性多见。

### 多奈哌齐（donepezil）

【药理作用与临床应用】　本药属于第二代可逆的选择性中枢 AChE 抑制药，对丁酰胆碱酯酶无作用。与他克林相比，本药对中枢 AChE 有更高的选择性和专属性，能提高中枢神经系统，尤其是大脑皮质神经突触中 ACh 的含量，从而改善认知功能。临床上主要用于治疗轻、中度 AD 患者，对轻度 AD 患者疗效更佳，能显著改善认知功能障碍。本药也可用于治疗重度

AD、VD、帕金森病、精神分裂症、脑震荡等疾病所导致的认知功能障碍。

【不良反应】　不良反应有：① 全身反应，如流感样胸痛、牙痛等；② 心血管系统反应，如高血压、房颤等；③ 消化系统反应，如大便失禁、胃肠道出血、腹部胀痛等；④ 神经系统反应，如谵妄、震颤、眩晕、感觉异常等。

### 利凡斯的明（rivastigmine，卡巴拉汀）

本药属于第二代选择性中枢 AChE 抑制药，可选择性抑制大脑皮质和海马中的 AChE 活性，但对纹状体和心脏的 AChE 活性抑制轻。本药具有安全、耐受性好、不良反应轻等特点，且无外周活性。口服吸收良好，给药后 1h 即达血药浓度峰值，易透过血脑屏障，蛋白结合率约为 40%。临床用于治疗轻、中度 AD 患者，可改善认知功能障碍，提高记忆力、注意力和方位感，尤其适用于伴有心脏、肝脏及肾脏等疾病的 AD 患者。本药还可用于 VD 的治疗。主要不良反应包括恶心、呕吐、乏力、腹痛、腹泻、眩晕、嗜睡、精神错乱等，继续用药或减量可缓解。禁用于严重肝、肾功能不全及哺乳期妇女。

### 加兰他敏（galanthamine）

本药属于第二代选择性中枢 AChE 抑制药，对中枢神经系统 AChE 的抑制作用比对血中丁酰胆碱酯酶的抑制作用强 50 倍，是 AChE 竞争性抑制药。临床上用于治疗轻、中度 AD 患者，给药 6~8 周后显效，有效率为 50%~70%。本药还可用于治疗重症肌无力、脊髓前角灰质炎的恢复期或后遗症、儿童脑瘫、面神经麻痹、脑神经麻痹、多发性神经炎等。不良反应在用药早期（2~3 周）多见，如恶心、呕吐、腹泻等。心绞痛、心动过缓、严重哮喘、严重肺功能障碍、重度肝肾功能不全及机械性肠梗阻的患者禁用。

### 石杉碱甲（huperzine A，哈伯因）

本药是我国学者于 1982 年从石杉科植物千层塔中分离而得的一种新生物碱，为我国首创的可逆性高选择性 AChE 抑制药，兼有抗氧化应激和抗神经细胞凋亡作用，保护神经细胞，同时有很强的拟胆碱活性。临床用于治疗各型 AD 患者及老年性记忆功能减退，对 VD 也有一定疗效，可显著改善记忆功能和认知功能。常见不良反应有恶心、头晕、多汗、腹痛、视力模糊和瞳孔缩小等。癫痫、肾功能不全、心绞痛、机械性肠梗阻等患者禁用。哮喘、重症心动过缓和重症低血压等患者慎用。

## 二、NMDA 受体非竞争性拮抗药

### 美金刚（memantine）

本药为第一个对 AD 有显著疗效的 NMDA 受体抑制药。可阻断谷氨酸浓度异常升高导致的神经元钙超载，且可能通过增加大脑皮质脑源性神经营养因子（BDNF）含量，提高血清超氧化物歧化酶（SOD）含量，减少神经元特异性烯醇化酶生成，减轻氧化应激损伤，从而减轻神经元损伤，改善学习记忆障碍。临床常用于治疗中、重度 AD 及帕金森病所致的痴呆。该药可改善患者的认知能力及日常生活能力。与 AChE 抑制药合用，可提高疗效。

常见的不良反应有口干、眩晕、不安等，饮酒可加重。严重肝功能不全、意识紊乱患者及孕妇、哺乳期妇女禁用，肾功能不良时应减量。

（郑鸣之）

# 第五章　镇痛药

🌟 **学习目标**

● **知识目标**

1. 掌握吗啡的药理作用、临床应用、不良反应及禁忌证。
2. 熟悉哌替啶的作用特点、临床应用、不良反应及禁忌证。
3. 了解其他常用镇痛药的作用特点。

● **技能目标**

1. 能通过小鼠疼痛模型筛选镇痛药，比较药物的镇痛效价，并联系其临床应用。
2. 能解释和处理涉及本章药物的不合理处方。
3. 能初步指导患者合理使用常用的镇痛药。

**案例 3 - 5**

患者，女，26 岁。已妊娠 40 周，因阵发性腹部剧痛入院。

诊断：腹痛。给予肌内注射吗啡 10mg 用于镇痛。

问题：此处理方法是否恰当？为什么？

疼痛是临床许多患者的常见症状。国际疼痛研究协会将疼痛定义为"由真正存在或潜在的身体组织损伤所引起的不舒服知觉和心理感觉"。疼痛是一种自我保护反应，使人类及时避开危险，并及早处理伤害。疼痛也提醒身体的某些部位正处于不健康状态，需要进行治疗和调理。但剧烈的疼痛除了给患者带来痛苦和不愉快感觉外，还能引起生理功能紊乱，严重者可诱发休克，故需使用镇痛药以减轻疼痛。

镇痛药的概念有广义和狭义之分。广义的镇痛药是指能减轻疼痛的药物，包括麻醉性镇痛药和非麻醉性镇痛药。狭义的镇痛药是指能通过激动中枢阿片受体，产生抗痛作用，并减轻不愉快情绪的药物，即麻醉性镇痛药，本章将重点介绍此类麻醉性镇痛药。麻醉性镇痛药又可分为阿片生物碱类镇痛药和人工合成镇痛药，前者主要是从植物中提取得到的，后者是通过人工化学合成得到的。本章还将介绍其他镇痛药，以及用于解救麻醉性镇痛药中毒的阿片受体拮抗药。

## 第一节　阿片生物碱类镇痛药

阿片(opium)是罂粟未成熟蒴果浆汁的干燥物。早在公元前 3 世纪就有阿片功效的记载，从 16 世纪开始被广泛应用于镇痛、镇咳、止泻、镇静和催眠。阿片是一种混合物，其中含有20 多种生物碱，如吗啡、可待因、罂粟碱等。阿片生物碱类药是指从阿片中提取到的生物碱及其半合成衍生物。机体中可与阿片生物碱类药物特异性结合的受体，被称为阿片受体(opioid receptor)。本类药物的镇痛作用绝大多数都是通过激动阿片受体起作用的,因此也可称为阿片类镇痛药(opioid analgesics)。

目前,阿片受体已发现至少 4 种亚型:μ 受体、δ 受体、κ 受体和 σ 受体。其中 μ 受体主要介导镇痛、镇静、欣快感、依赖性、缩瞳及呼吸抑制等作用。同时,在机体当中也发现存在 20 多种内源性的阿片样物质,如内啡肽、脑啡肽、强啡肽等,被称为内源性阿片肽。内源性阿片肽可激动阿片受体产生吗啡样作用,其效应可被阿片受体拮抗药纳洛酮所阻断。

内源性阿片肽和阿片受体共同组成机体的天然抗痛系统。内源性阿片肽可激动脊髓痛觉传入神经末梢突触前、后膜上的阿片受体,使突触前膜疼痛递质(如谷氨酸、P 物质等)释放减少,使突触后膜超极化,从而阻断或减弱了痛觉信号的传入,产生镇痛作用。同时内源性阿片肽还能增强中枢下行抑制系统对脊髓背角感觉神经元的抑制作用,使镇痛效果更强。阿片生物碱类药的镇痛机制与内源性阿片肽基本相同,通过激动神经末梢上的阿片受体产生镇痛作用。

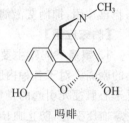

### 吗啡(morphine)

吗啡属于菲类生物碱,基本骨架是以 A、B、C、D 环构成的氢化菲核,其中 A 环上的酚羟基和 C 环上的醇羟基具有重要药理作用。吗啡是阿片生物碱类药物的代表药物。

**【药动学特点】**　吗啡口服易吸收,但首关消除明显,生物利用度约为 25%,故常注射给药。脂溶性低,仅有少量透过血脑屏障,但足以发挥中枢性药理作用。在肝脏与葡萄糖醛酸结合,形成吗啡-6-葡萄糖醛酸,其活性比吗啡更强。最终,主要以吗啡-6-葡萄糖醛酸的形式经肾排泄。还可透过胎盘屏障进入胎儿体内,少量也可经乳汁和胆汁排泄。

**【药理作用】**

**1. 中枢神经系统**

(1)镇痛　吗啡具有强大的镇痛作用,对各种疼痛均有效,其中对持续性慢性钝痛的作用强于间断性锐痛。皮下注射 5～10mg 即可明显减轻或消除疼痛,镇痛作用可维持 4～5h。

(2)镇静　吗啡能消除或减轻疼痛引起的焦虑、紧张和恐惧的情绪,产生镇静作用,提高患者对疼痛的耐受力。在安静环境下,吗啡还可产生诱导入睡的作用,但易被唤醒。

(3)镇咳　吗啡可直接抑制延髓咳嗽中枢,使咳嗽反射减弱或消失,产生强大的镇咳作用,对各种原因引起的咳嗽均有效。但由于其成瘾性而限制了临床应用,常用可待因替代。

(4)致欣快　吗啡可引起欣快感,可以产生辅助镇痛的效果,同时也是容易形成精神依赖性的重要原因之一。

(5)抑制呼吸　吗啡可抑制脑桥呼吸调节中枢,降低呼吸中枢对 $CO_2$ 的敏感性,从而抑制呼吸。在治疗剂量时即可抑制呼吸,明显减慢呼吸频率,降低潮气量,减少通气量。呼吸抑制作用呈剂量依赖关系,急性中毒时呼吸频率可减至 3～4 次/min,成为吗啡急性中毒致死的主要原因。与麻醉药、镇静催眠药以及乙醇合用时,可增强其呼吸抑制作用。

(6)其他　吗啡可兴奋支配瞳孔括约肌的副交感神经,使瞳孔缩小,中毒剂量时瞳孔极度缩小,呈针尖样。针尖样瞳孔是吗啡中毒的重要特征之一。吗啡还可作用于体温调节中枢,小剂量引起体温略降,长期大剂量引起体温升高;可兴奋延髓化学催吐中枢,引起恶心呕吐;通过下丘脑影响人体内分泌功能。

**2. 心血管系统**　吗啡可扩张血管,降低外周阻力,引起直立性低血压。其中脑血管的扩张还可引起脑血流增加,颅内压增高。吗啡扩张血管的机制可能有以下几方面:① 直接抑制血管运动中枢,扩张外周血管;② 促进组胺释放,组胺引起血管扩张;③ 呼吸抑制导致 $CO_2$ 蓄积,$CO_2$引起血管扩张,尤其是脑血管扩张。

### 3. 内脏平滑肌

（1）胃肠道平滑肌　吗啡可兴奋胃肠道平滑肌,抑制蠕动,延缓食糜通过;使胃肠道括约肌张力增高,影响肠内容物通过。

（2）胆道平滑肌　吗啡可引起胆道平滑肌收缩,胆道括约肌痉挛,胆汁排泄受阻,胆内压增高,甚至引起胆绞痛。

（3）膀胱平滑肌　吗啡可提高膀胱括约肌张力,严重者引起尿潴留。

（4）子宫平滑肌　吗啡可对抗缩宫素兴奋子宫平滑肌的作用,导致产程延长。

（5）呼吸道平滑肌　大剂量吗啡可兴奋支气管平滑肌,使气道变窄,加重哮喘。

### 4. 免疫系统　吗啡对免疫系统有抑制作用,可抑制淋巴细胞增殖,减弱自然杀伤细胞的细胞毒作用,抑制艾滋病病毒蛋白诱导的免疫反应。

【临床应用】

1. 镇痛　吗啡主要用于其他镇痛药无效的剧痛,如严重外伤、烧伤、手术、晚期癌症等引起的剧痛。对于各种内脏绞痛,如胆绞痛和肾绞痛,应与解痉药阿托品合用以有效缓解疼痛。对于心肌梗死引起的剧痛,除能缓解疼痛外,还可通过扩张外周血管减轻患者心脏负担,但应注意血压变化,防止血压过低。

2. 心源性哮喘　吗啡可用于治疗心源性哮喘,作用机制主要有:扩张外周血管,减轻心脏负荷,有利于消除肺水肿;消除患者的烦躁、恐惧情绪,间接减轻心脏负荷,并减少耗氧;降低呼吸中枢对 $CO_2$ 的敏感性,减弱过度反射性呼吸兴奋,改善急促浅表呼吸。

3. 止泻　临床常用含有少量吗啡的阿片酊或复方樟脑酊,用于消耗性腹泻的止泻。伴有细菌感染者,应合用抗生素治疗。

【不良反应】

1. 一般不良反应　治疗剂量可引起眩晕、恶心、呕吐、嗜睡、便秘、排尿困难、胆绞痛、直立性低血压、免疫抑制、呼吸抑制等。

2. 耐受性和依赖性　长期反复应用吗啡,易产生耐受性和依赖性。治疗剂量连续使用2～3周即可产生耐受性,中枢神经系统对其敏感性下降。同时,与其他阿片生物碱类药物存在交叉耐受。依赖性则主要表现为长期应用后一旦停药即出现戒断症状。戒断症状主要有烦躁不安、失眠、流泪、流涕、出汗、呕吐、腹泻、震颤,甚至虚脱、意识丧失等。再次使用吗啡后,戒断症状消失,这属于躯体依赖。除此之外,吗啡依赖者为获得欣快感而出现强迫性觅药行为,这属于精神依赖。吗啡用于急性剧痛的短期治疗时,很少产生成瘾性。癌症晚期患者可在严密观察下长时间使用。

3. 急性中毒　吗啡使用过量可引起急性中毒,表现为昏迷、深度呼吸抑制、针尖样瞳孔,并伴有严重缺氧、紫绀、体温下降及血压下降。呼吸麻痹是最常见死因。抢救措施为吸氧、人工呼吸,静注阿片受体阻断药纳洛酮。

【禁忌证】　支气管哮喘、肺源性心脏病、颅内压增高、严重肝功能减退者、临产妇和哺乳期妇女禁用。

【药物相互作用】　镇静催眠药、抗精神病药和抗抑郁症药可加重吗啡的中枢抑制作用;噻嗪类利尿药可加重吗啡引起的直立性低血压。

### 可待因（codeine,甲基吗啡）

可待因口服易吸收,生物利用度高,与阿片受体亲和力低,作用弱于吗啡。其镇痛作用为吗啡的 $1/12～1/10$,镇咳作用为吗啡的 $1/4$,呼吸抑制作用轻,无明显镇静作用。临床上主要用于治疗剧烈的无痰干咳,也可用于中度疼痛。成瘾性虽弱于吗啡,但仍属于麻醉药品。其具体作用特点和临床应用详见第五篇第四章作用于呼吸系统的药物。

# 第二节 人工合成镇痛药

吗啡的镇痛效果很强,但药物依赖性也很高,且容易引起呼吸抑制,因而影响其广泛使用。而人工合成镇痛药也能激动阿片受体,产生镇痛作用,但药物依赖性较轻,故可作为吗啡的替代品。

### 哌替啶(pethidine,杜冷丁)

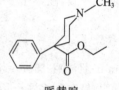

哌替啶

哌替啶发现于 1937 年,是目前临床上常用的人工合成镇痛药。

**【药动学特点】** 口服易吸收,可通过血脑屏障和胎盘屏障。主要在肝脏代谢,其代谢产物中的去甲哌替啶具有中枢兴奋作用,可引起中毒惊厥。主要经肾脏排泄,也有少量经乳汁排泄。血浆 $t_{1/2}$ 为 3h 左右。

**【药理作用】**

1. **中枢神经系统** 镇痛机制与吗啡基本相同,镇痛作用是吗啡的 1/10～1/7。皮下或肌内注射后 10min 起效,作用维持 2～4h。镇静作用也较吗啡弱。呼吸抑制作用与等效镇痛剂量的吗啡相等。本品还可兴奋延髓催吐中枢,并增强前庭器官的敏感性,从而产生催吐作用。

2. **心血管系统** 治疗剂量可引起直立性低血压和颅内压增高,作用机制与吗啡相同。

3. **内脏平滑肌** 对内脏平滑肌具有兴奋作用,但不易导致痉挛。可提高胃肠平滑肌及括约肌张力,减少推进性蠕动,但作用时间短,很少引起便秘或尿潴留。可引起胆道括约肌痉挛,胆道内压升高,但较吗啡作用弱。

**【临床应用】**

1. **镇痛** 主要用于各种原因引起的剧痛,如创伤、手术后疼痛、癌症晚期疼痛及内脏疼痛等。在治疗内脏疼痛时,由于哌替啶可提高平滑肌兴奋性,需合用解痉药如阿托品。由于成瘾性较轻,且产生较慢,故哌替啶已取代吗啡成为临床常用镇痛药。哌替啶可透过胎盘屏障作用于胎儿,引起胎儿呼吸抑制,因此分娩前 2～4h 不宜使用本药。

2. **心源性哮喘** 作用机制与吗啡相同,可替代吗啡用于心源性哮喘的辅助治疗。

3. **麻醉前给药** 哌替啶的镇静作用可使患者消除紧张恐惧情绪,从而减少麻醉药的用量,缩短麻醉诱导时间。

4. **人工冬眠** 与氯丙嗪和异丙嗪共同组成冬眠合剂,用于人工冬眠疗法。但由于呼吸抑制作用,老人、婴幼儿和呼吸功能障碍者慎用。

**【不良反应】**

1. **一般不良反应** 治疗剂量可引起眩晕、恶心、呕吐、出汗、口干、心悸和直立性低血压等。大剂量可引起呼吸抑制。

2. **耐受性和依赖性** 久用可产生耐受性和依赖性,虽然较吗啡弱,但仍需控制使用。

3. **急性中毒** 中毒时可发生昏迷、呼吸抑制、反射亢进、肌肉痉挛、肌肉震颤甚至惊厥等症状。呼吸抑制作用可用纳洛酮对抗,中枢兴奋作用和惊厥可用抗惊厥药解救。

**【禁忌证】** 支气管哮喘、肺源性心脏病、排尿困难、室上性心动过速、严重肝功能减退者禁用。

### 美沙酮(methadone)

美沙酮是 $\mu$ 受体激动药,其左旋体的镇痛作用是右旋体的 50 倍。

**【药动学特点】** 口服吸收好,生物利用度高,口服与注射效果相当。在肝脏代谢,随尿液、胆汁和粪便排泄。酸化尿液可加速其排泄。

**【药理作用与临床应用】**　美沙酮的镇痛作用与吗啡相似,且持续时间长,呼吸抑制和消化道症状较吗啡轻。耐受性和依赖性发生较慢,戒断症状轻。口服后再注射吗啡或海洛因之类的毒品,不能产生原有的欣快感,也不出现戒断症状,从而减轻吗啡和海洛因的依赖性。临床主要用于创伤、手术、癌症晚期疼痛等剧痛,以及吗啡和海洛因的替代递减戒毒。美沙酮梯度戒毒法是目前较为成熟的戒毒方法之一。

**【不良反应】**　有恶心、呕吐、便秘、头晕、口干、抑郁和直立性低血压等。可影响产程和抑制胎儿呼吸,故禁用于分娩止痛。过量还可导致肺水肿,甚至死亡。

### 芬太尼(fentanyl)及其同类物

芬太尼为 μ 受体激动药,镇痛作用是吗啡的 100 倍。静注后 1min 起效,作用可维持 10min;肌注后 15min 起效,作用可维持 1～2h。临床主要用于麻醉辅助用药和静脉复合麻醉,也可与氟哌利多联合用于神经阻滞镇痛。治疗剂量时不良反应有眩晕、恶心、呕吐等;大剂量可引起明显的肌肉僵直,可用纳洛酮或肌松药对抗;静脉注射过快可引起呼吸抑制;反复用药则可产生依赖性。

舒芬太尼(sufentanil)和阿芬太尼(alfentanil)均为芬太尼的同类物。舒芬太尼的镇痛作用是芬太尼的 10 倍,阿芬太尼的镇痛作用则弱于芬太尼。两药起效快,作用时间短,被称为超短效镇痛药。前者常作为麻醉辅助药与氧化亚氮合用,而后者可用于心血管外科手术。

### 喷他佐辛(pentazocine,镇痛新)

喷他佐辛为阿片受体部分激动药,可激动 κ 受体,阻断 μ 受体。

**【药理作用与临床应用】**　喷他佐辛的镇痛作用为吗啡的 1/3,呼吸抑制作用为吗啡的 1/2,且达到一定剂量后呼吸抑制作用不再随剂量而增强。临床主要用于治疗各种慢性疼痛。由于本品可阻断 μ 受体,故其成瘾性较小,已经作为非麻醉药品进行管理。

**【不良反应】**　偶见嗜睡、眩晕、恶心、出汗等症状。大剂量(60～90mg)可升高血压、加快心率,还可产生烦躁、幻觉、噩梦等精神症状。精神症状可用纳洛酮对抗。心率与血压的改变可能与其能升高血中儿茶酚胺浓度有关。局部反复注射还可造成无菌性脓肿、溃疡和瘢痕形成,应注意更换注射部位。

### 丁丙诺啡(buprenorphine,叔丁啡)

丁丙诺啡是一种阿片受体部分激动药,主要激动 μ 受体和 κ 受体,对 δ 受体产生拮抗作用。镇痛作用是吗啡的 25 倍,起效慢,但作用时间长。精神症状比喷他佐辛轻,成瘾性比吗啡和海洛因小,可用于吗啡或海洛因成瘾者的脱毒治疗。

### 曲马多(tramadol)

曲马多的化学结构与可待因相似,但对 μ 受体的激动作用较弱。镇痛作用是吗啡的1/3,镇咳作用是吗啡的 1/8,呼吸抑制作用弱,胃肠道和心血管影响不明显。口服吸收好,生物利用度高,口服 1h 起效,作用可维持 6h。临床主要用于治疗中重度的急慢性疼痛、外科手术及癌症晚期疼痛。不良反应主要有头晕、恶心、呕吐、口干、疲劳等。静脉注射过快可出现一过性心动过速和颜面潮红。长期应用具有成瘾性,但成瘾性较小。

### 布桂嗪(bucinnazine,强痛定)

布桂嗪的镇痛作用为吗啡的 1/3,呼吸抑制作用也较轻。临床主要用于治疗神经性疼痛、关节疼痛、炎症疼痛、外伤性疼痛、痛经及癌症晚期疼痛。也可产生药物依赖性,故应慎用。

## 第三节 其他镇痛药

本类镇痛药的镇痛原理与阿片受体无关,不易引起呼吸抑制,也不产生药物依赖,不属于麻醉药品管理范畴。

### 罗通定(rotundine,颅痛定)

罗通定是延胡索乙素的左旋体,而延胡索乙素是从中药延胡索中提取到的生物碱。其基本药理作用是通过促进脑啡肽和内啡肽的合成与释放,产生镇痛作用。镇痛作用较哌替啶弱,但较解热镇痛抗炎药强。临床主要用于治疗消化道慢性持续性钝痛、一般性头痛、痛经及分娩止痛等。由于其同时还阻断多巴胺受体,故过量可致帕金森病。不良反应少,偶见眩晕、乏力、恶心等。

## 第四节 阿片受体拮抗药

### 纳洛酮(naloxone)

【药动学特点】 纳洛酮口服易吸收,但首关消除明显,故常静脉给药。静注后 $1\sim2min$ 起效,作用维持 $30\sim60min$。最后在肝脏与葡萄糖醛酸结合而失活,血浆 $t_{1/2}$ 为 $40\sim55min$。

【药理作用与临床应用】 纳洛酮化学结构与吗啡相似,与各型阿片受体均有较强亲和力,且无内在活性,可完全阻断吗啡及其他阿片受体激动剂与阿片受体的结合,体现为竞争性拮抗作用。小剂量($0.4\sim0.8mg$)肌注或静注,可迅速消除吗啡中毒引起的呼吸抑制,同时升高血压,促进苏醒。临床主要用于解救麻醉性镇痛药的急性中毒,诊断阿片类药物依赖性,解救急性乙醇中毒等。

【不良反应】 不良反应少,大剂量偶见嗜睡、恶心、呕吐、心动过速、高血压和烦躁不安。

### 纳曲酮(naltrexone)

纳曲酮的作用与纳洛酮相似,但口服生物利用度高,适于口服给药。其作用维持时间也较纳洛酮更长,可能由于其代谢产物也有弱的拮抗作用有关。主要用于阿片类药物毒瘾者脱毒后的康复期辅助治疗,使戒除毒瘾者能维持正常生活,防止或减少复吸。其治疗必须在纳洛酮诱导实验阴性的情况下进行。

(朱一亮)

# 第六章 解热镇痛抗炎药和抗痛风药

📖 **学习目标**

● **知识目标**
1. 掌握解热镇痛抗炎药的基本作用及作用机理。
2. 掌握阿司匹林的药理作用、临床应用、不良反应及药物相互作用。
3. 熟悉对乙酰氨基酚、布洛芬的作用特点与临床应用。
4. 了解其他解热镇痛抗炎药和抗痛风药的作用特点与临床应用。

● **技能目标**
1. 能解释和处理涉及本章药物的不合理处方。
2. 能向患者推荐解热镇痛的 OTC 药物,并指导患者合理用药。

**案例 3-6**

患者,女,38 岁。因发热伴头痛就诊。既往有癫痫大发作病史,目前在用苯妥英钠治疗癫痫。

诊断:感冒。给予阿司匹林治疗感冒。

问题:选用此药物治疗是否合理?为什么?

解热镇痛抗炎药是一类具有解热、镇痛作用,且大多数还具有抗炎、抗风湿作用的药物。由于其基本化学结构不同于甾体激素抗炎药,故又称为非甾体抗炎药(non-steroidal anti-inflammatory drugs,NSAIDs)。解热镇痛抗炎药虽然化学结构有所不同,但具有共同的主要作用机制,即通过抑制环氧酶(cycloxygenase,COX)的活性而减少前列腺素(prostaglandin,PG)的生物合成。

## 第一节 解热镇痛抗炎药的基本作用

### 一、解热作用

解热镇痛抗炎药可使发热者的体温降至正常水平,而对体温正常者几无影响。这与氯丙嗪的降温特点不同,氯丙嗪可将体温降至正常水平以下,对体温正常者也有影响。这主要是由于两类药物的作用机制不同。

发热是由于致热原使体温调定点上调而引起的。常见的致热原有:组织损伤、炎症反应、免疫反应、恶性肿瘤、病原体及其毒素等。致热原刺激巨噬细胞或中性粒细胞等释放IL-1β、IL-6、IFN-α、IFN-β、TNF-α 等细胞因子。这些细胞因子促使下丘脑视前区附近合成和释放PG。PG作用于体温调节中枢,使体温调定点上调,机体产热增加,散热减少,体温升高。本类药物通过抑制 PG 的合成,使体温调定点恢复正常,继而增强机体散热,如皮肤毛细血管扩张、血流量增大,汗液分泌增多,体内热量散发加快,从而降低体温。但解热镇痛抗炎药对产热过程并无明显影响。以上只是从 PG 的角度来解释解热镇痛抗炎药的解热机制,实际上 PG 并非发热的唯一介质,解热镇痛抗炎药可能还存在其他解热机制。

发热也是机体的一种防御反应,不同热型是诊断疾病的重要依据。因此,在明确诊断之前,应慎用解热镇痛抗炎药,以免掩盖症状而误诊。但如果出现高热或持久性发热,则可造成神经系统功能紊乱,引起头痛、谵妄、昏迷、惊厥,甚至死亡。因此适当应用解热镇痛抗炎药降低体温,缓解高热引起的并发症,对患者还是利大于弊的。幼儿和年老体弱的患者用量过大可引起出汗过多、体温骤降,导致虚脱,应严格掌握剂量。

### 二、镇痛作用

解热镇痛抗炎药具有中度镇痛作用,对各种严重剧烈锐痛和内脏绞痛无效,但对头痛、牙痛、神经痛、肌肉痛、关节痛、痛经等慢性钝痛具有良好镇痛效果。与麻醉性镇痛药不同,解热镇痛抗炎药并不抑制呼吸,也不产生欣快感和依赖性。

组织损伤、炎症或过敏反应时,局部生成和释放某些致痛物质如组胺、缓激肽、5-HT、PG 等。这些致痛物质刺激外周痛觉感受器,信号传递至中枢神经系统而产生疼痛感觉。PG 除了本身有致痛作用外,还能提高外周痛觉感受器对 5-HT、组胺、缓激肽的敏感性,产生放大疼痛的作用。解热镇痛抗炎药镇痛作用部位主要在外周,通过抑制 PG 的合成,减少 PG 直接和间接引起的致痛作用,因而产生镇痛效果。

### 三、抗炎和抗风湿作用

解热镇痛抗炎药除苯胺类外,大多数都具有抗炎、抗风湿作用,可使炎症的红、肿、热、痛症状减轻,对风湿性和类风湿性关节炎均有一定疗效。但以上作用只是对症治疗,并不能完全阻止炎症的发展和并发症的发生,需要配合对因治疗的药物才能达到更好的疗效。

炎症是机体对外界伤害性刺激产生的保护性反应,是一种复杂的病理过程。PG 是参与炎症反应的一种重要活性物质。PG 可引起血管扩张、毛细血管通透性增高,导致局部组织充血、水肿和疼痛,还能增强其他炎症物质(如组胺、缓激肽、5-HT 等)的致炎作用。解热镇痛抗炎药能抑制炎症反应时 PG 的合成和释放,从而减轻炎症反应。

类风湿性关节炎的发病机制并不十分清楚,但可能是一种与激活的 T 淋巴细胞有关的自身免疫性疾病。解热镇痛抗炎药具有抑制免疫反应的作用,如抑制辅助 T 细胞、B 细胞和中性粒细胞的功能,并不依赖于其对 PG 合成的抑制作用。

## 第二节　常用解热镇痛抗炎药

解热镇痛抗炎药根据其对 COX 的选择性可分为非选择性 COX 抑制药和选择性 COX-2 抑制药。非选择性 COX 抑制药按化学结构又可分为水杨酸类(如阿司匹林)、苯胺类(如对乙酰氨基酚)、吲哚类(如吲哚美辛)、芳基丙酸类(如布洛芬)、烯醇酸类(如吡罗昔康)、吡唑酮类(如保泰松)等。

## 一、非选择性 COX 抑制药

### (一)水杨酸类

#### 阿司匹林(aspirin,乙酰水杨酸)

**【药动学特点】** 阿司匹林口服易吸收,血浆 $t_{1/2}$ 仅为 15min 左右,在体内迅速水解为水杨酸。水杨酸以水杨酸盐形式存在,仍具有药理活性,其血浆蛋白结合率为 80%~90%。游离型水杨酸迅速分布至全身组织,可透过血脑屏障和胎盘屏障,也可进入关节腔和乳汁中。水杨酸主要经肝脏代谢,经肾脏排泄,部分以原形排泄。尿液酸碱度也可影响其排泄速度,当尿液呈碱性时水杨酸解离增多,重吸收减少,排泄增多;当尿液呈酸性时则相反。故在解救阿司匹林中毒时,可用碳酸氢钠碱化尿液加速其排泄。

**【药理作用与临床应用】**

1. **解热镇痛** 具有较强的解热、镇痛作用。临床常用于感冒发热及头痛、牙痛、肌肉痛、神经痛和痛经等慢性钝痛,对炎性疼痛尤为有效。

2. **抗炎抗风湿** 大剂量(3~5g/d)具有强大抗炎抗风湿作用。急性风湿热患者用药后 24~48h 关节红、肿、热、痛明显减轻,迅速缓解风湿性关节炎的症状。由于其疗效迅速而确实,故也可用于风湿性关节炎的鉴别诊断。对类风湿性关节炎可迅速消炎止痛,并减轻关节损伤。抗风湿治疗时使用剂量较大,应注意防止中毒。

3. **影响血栓形成** 小剂量(50~100mg/d)时,可选择性抑制血小板环氧酶,减少血栓素 $A_2$($TXA_2$)的生成,抑制血小板聚集,从而防止血栓形成。但较大剂量(300mg/d)时,可抑制前列环素 $I_2$(prostacyclin,$PGI_2$)合成酶,减少 $PGI_2$ 的合成,而 $PGI_2$ 是 $TXA_2$ 的生理拮抗剂,它的合成减少可促进血栓形成。因此,临床常使用小剂量阿司匹林预防心肌梗死和脑血栓形成,治疗缺血性心脏病、缺血性脑病以及防止心血管手术后的血栓形成。

**【不良反应】**

1. **胃肠道反应** 最为常见。口服可直接刺激胃黏膜或进入血液后刺激延髓催吐化学感受区,引起恶心、呕吐、上腹部不适等。较大剂量口服可诱发胃溃疡、无痛性胃出血和胃穿孔,原有溃疡病患者可出现症状加重。这除了与直接刺激胃黏膜的作用有关外,可能还与阿司匹林抑制血小板聚集,引起出血有关。采取饭后服用、与食物或抗酸药同服、服用肠溶剂型等方法,可减轻或避免上述反应的发生。胃溃疡患者禁用。

2. **水杨酸反应** 大剂量(>5g/d)连续使用时,可出现头痛、眩晕、恶心、呕吐、耳鸣、听力下降和视力下降,称为水杨酸反应。水杨酸反应是水杨酸类中毒的重要表现。严重者可出现过度呼吸、高热、脱水、酸碱平衡失调、精神错乱、昏迷,甚至死亡,应立即停药,同时静脉滴注碳酸氢钠以碱化尿液,加速药物的排泄。

3. **凝血障碍** 一般剂量长期服用时,因血小板聚集受抑制,导致凝血困难,出血时间延长。大剂量(>5g/d)还可抑制肝脏合成凝血酶原,引起凝血障碍,导致出血倾向,可用维生素 K 防治。长期或大量服用阿司匹林者,应注意观察有无皮下紫癜、小便带血或柏油样便等出血症状。手术前一周应停用阿司匹林。严重肝功能障碍、低凝血酶原血症、维生素 K 缺乏症、产妇和孕妇禁用。

4. **过敏反应** 少数患者可出现荨麻疹、剥脱性皮炎、血管神经性水肿和过敏性休克等。部分哮喘患者服用阿司匹林后可诱发哮喘,称为"阿司匹林哮喘"。"阿司匹林哮喘"可能与 PG

合成被抑制后,导致白三烯以及其他脂氧酶代谢产物合成增多有关。可用抗组胺药、糖皮质激素类药物及白三烯拮抗药治疗,肾上腺素无效。本药与其他非水杨酸类药存在交叉过敏反应。哮喘、鼻息肉和慢性荨麻疹患者禁用

5. **瑞夷综合征(Reye's syndrome)**　病毒感染伴有发热的儿童和青少年服用阿司匹林退热时,可引起急性肝脂肪变性-脑病综合征,称为瑞夷综合征。主要临床表现为发病前期常有上呼吸道和消化道病毒感染的前驱症状,症状好转后可突然出现频繁呕吐和剧烈的头痛,开始时兴奋烦躁、精神错乱、嗜睡,随后转为惊厥、昏迷,可因呼吸衰竭而死亡。肝脏肿大,伴有肝功能障碍。多数伴有低血糖。此症虽然较为少见,但由于其后果严重,死亡率高,故病毒感染患儿不宜选用阿司匹林退热,可用对乙酰氨基酚代替。

**【药物相互作用】**　阿司匹林与双香豆素类、甲磺丁脲、苯妥英钠、甲氨蝶呤、糖皮质激素等合用,可竞争血浆蛋白结合部位,置换出这些药物,使其游离型药物浓度升高,引起药物不良反应,如出血时间延长、低血糖等。与糖皮质激素合用,还可加剧胃肠出血、诱发溃疡病。与碱性药物合用,可使阿司匹林在胃肠道的吸收减少,并可通过碱化尿液,使水杨酸盐解离度增大,重吸收减少而排出增多,故水杨酸盐的血浆浓度降低,疗效减弱。

### (二)苯胺类

#### 对乙酰氨基酚(acetaminophen,扑热息痛)

对乙酰氨基酚口服吸收快而完全,在肝脏与葡萄糖醛酸结合,经肾排泄,极少部分进一步代谢为具有肝毒性的羟化物,血浆 $t_{1/2}$ 为 1~4h。其解热镇痛作用机制和强度都与阿司匹林相似,但无抗炎抗风湿作用。临床主要用于退热、慢性钝痛(如头痛、牙痛、肌肉痛、神经痛等)及对阿司匹林不能耐受或过敏的患者。治疗剂量时不良反应少,偶见恶心、呕吐、皮疹、药热等。长期或大剂量使用可致肝肾损害和高铁血红蛋白血症,应注意掌握药物剂量和疗程,并密切观察肝肾功能的变化及血象。乙醇中毒和肝肾功能不全者慎用。

对乙酰氨基酚

### (三)吲哚类

#### 吲哚美辛(indomethacin,消炎痛)

吲哚美辛具有强大的非选择性 COX 抑制作用,其抗炎抗风湿作用比阿司匹林强 10~40 倍,解热镇痛作用则与阿司匹林相当。但由于不良反应较多,一般不用于解热镇痛。临床仅用于其他药物不能耐受或疗效不显著的急性风湿性和类风湿性关节炎、强直性脊柱炎、骨关节炎等,对癌性高热及其他药物不易控制的发热也有效。

大剂量时,不良反应发生率可高达 50%。常见不良反应主要有:① 胃肠道反应,如恶心、呕吐、食欲减退、腹痛、上消化道溃疡,甚至出血、穿孔;② 中枢神经系统反应,如头痛、眩晕、嗜睡、幻觉,偶有精神失常;③ 血液系统反应,如粒细胞减少、血小板减少、溶血性贫血、再生障碍性贫血等;④ 过敏反应,如皮疹、哮喘,本药与阿司匹林有交叉过敏反应;⑤ 其他反应,如肝损害和肾损害。哮喘、精神失常、溃疡病、癫痫、帕金森病及肝肾疾病患者禁用。孕妇、儿童、年老体弱者禁用。

### (四)芳基丙酸类

#### 布洛芬(ibuprofen)

布洛芬是第一个应用于临床的丙酸类解热镇痛抗炎药,其他同类药物还有萘普生(naproxen)、非诺洛芬(fenoprofen)、酮洛芬(ketoprofen)、氟比洛芬(flurbiprofen)等。布洛芬具有显著的解热镇痛及抗炎抗风湿作用,属于非选择性 COX 抑制药,但其抑制 COX-2 的作用较强,抑制 COX-1 的作用较弱,故药理作用强而不良反应少。临床主要用于风湿性及类风湿

性关节炎、骨关节炎、强直性脊柱炎、急性肌腱炎等，也可用于解热镇痛。胃肠道反应很轻，长期使用患者耐受性好。偶见头痛、眩晕、耳鸣和视物模糊等。

### （五）芳基乙酸类

#### 双氯芬酸（diclofenac）

双氯芬酸属于环氧酶抑制药，口服吸收迅速，解热镇痛抗炎作用强于吲哚美辛。由于在关节滑液中浓度高，特别适用于类风湿性关节炎、粘连性脊椎炎、非炎症性关节痛等疾病引起的疼痛。不良反应轻，偶见肝功能异常和白细胞减少。

### （六）烯醇酸类

#### 吡罗昔康（piroxicam）

吡罗昔康口服吸收完全，达峰时间为 $2\sim4h$，血浆 $t_{1/2}$ 为 $36\sim45h$。大部分经肝脏代谢，代谢产物和少量以原形药物随尿和粪便中排泄。临床主要用于治疗风湿性和类风湿性关节炎，对腰肌劳损、肩周炎、急性痛风、原发性痛经也有一定疗效，作用强度与吲哚美辛相似，而不良反应较少。其同类药还有美洛昔康（meloxicam）、氯诺昔康（lornoxicam）。

### （七）吡唑酮类

#### 保泰松（phenylbutazone）

保泰松口服吸收快而完全，血浆蛋白结合率达 $90.\%$，血浆 $t_{1/2}$ 约为 $50\sim65h$。经肝脏代谢，经肾排泄，其代谢产物羟基保泰松也具有药理活性。保泰松及羟基保泰松的抗炎抗风湿作用较强，解热镇痛作用较弱，作用机制与抑制 PG 合成有关。临床主要用于风湿性及类风湿性关节炎、强直性脊柱炎。不良反应多而严重，现已少用。

## 二、选择性 COX-2 抑制药

COX 是 PG 生物合成的关键酶，包括 COX-1 和 COX-2 两种同工酶。COX-1 具有保护胃肠道、调节血小板聚集和外周血管阻力等功能；而 COX-2 与炎症、疼痛等有关，只存在于受损组织。因此，解热镇痛抗炎药的解热、镇痛、抗炎作用机制曾被认为与 COX-2 的抑制有关，而对 COX-1 的抑制则是其不良反应的原因。传统的解热镇痛抗炎药多为非选择性 COX 抑制药，故不良反应较多，如胃肠道反应、消化道出血、肾功能损害等。因此，近年来选择性 COX-2 抑制药相继出现，主要有塞来昔布、罗非昔布、尼美舒利等，使胃肠道等不良反应明显减少。但在实际临床应用中，也有报道选择性 COX-2 抑制药可使心脏病发作、中风及其他严重后果的可能性成倍增加，因此选择性 COX-2 抑制药的临床应用利弊目前还存在争议。

#### 塞来昔布（celecoxib）

塞来昔布口服吸收快而完全，与高脂食物同服可延缓其吸收。血浆蛋白结合率高，血浆 $t_{1/2}$ 约为 $10\sim12h$。治疗剂量时可选择性抑制 COX-2，对 COX-1 无明显影响，也不影响 $TXA_2$ 的合成。临床主要用于类风湿性关节炎和急慢性骨关节炎的治疗。不良反应较少，偶见水肿、多尿、肾损害、头痛、眩晕等。

#### 罗非昔布（rofecoxib）

罗非昔布口服吸收快而完全，生物利用度达 $93\%$。罗非昔布为果糖的衍生物，可选择性抑制 COX-2，具有解热、镇痛、抗炎作用，但不抑制血小板聚集。临床主要用于治疗增生性骨关节病和类风湿性关节炎，还用于治疗原发性痛经和缓解疼痛（包括牙科和整形手术等各种手术后的疼痛）。胃肠道不良反应较轻，其他不良反应与非甾体抗炎药类似。

### 尼美舒利（nimesulide）

尼美舒利口服吸收快而完全，生物利用度高，血浆蛋白结合率高达 99%，血浆 $t_{1/2}$ 为 2～3h。通过选择性抑制 COX-2，减少 PG 的合成，因此具有显著的抗炎、镇痛和解热作用，且胃肠道不良反应较少。由于在治疗儿童发热时，发现其对中枢神经系统和肝脏有损害，故 12 岁以下儿童禁用尼美舒利口服液。对阿司匹林或其他非甾体抗炎药过敏者慎用。

## 第三节　抗痛风药

痛风是体内代谢酶缺陷引起嘌呤代谢紊乱，尿酸生成过多所致的一种代谢性疾病。急性发作期临床表现为：血浆中尿酸盐浓度持续升高，在关节、肾及结缔组织等处析出结晶，引起局部粒细胞浸润及炎症反应，导致慢性痛风性关节炎或肾结石等病变。抗痛风药是一类通过抑制尿酸生成或促进尿酸排泄，从而减轻痛风症状的药物。常用的抗痛风药有别嘌醇、丙磺舒、秋水仙碱等。

### 别嘌醇（allopurinol，别嘌呤醇）

别嘌醇为次黄嘌呤的异构体，与其代谢产物别黄嘌呤均可抑制黄嘌呤氧化酶，减少尿酸生成，降低血中尿酸浓度，减少结晶的沉积，防止慢性痛风性关节炎或肾病变的发生。别嘌醇不良反应少，偶见胃肠反应、皮疹、血清转氨酶升高及粒细胞减少等，应定期检查肝功能和血象。

### 丙磺舒（probenecid）

丙磺舒口服易吸收，大部分经肾小球近曲小管主动分泌排出，但因脂溶性大，易被肾小管重吸收，可竞争性抑制肾小管对尿酸的重吸收，从而加速尿酸排泄，降低血中尿酸浓度。还可抑制近曲小管对青霉素或头孢菌素类药物的分泌，延缓排泄，提高其血药浓度。主要用于治疗慢性痛风，在使用过程中宜合用碳酸氢钠并大量饮水，以避免尿酸大量排泄而在泌尿道形成结石。

### 秋水仙碱（colchicine）

秋水仙碱可抑制急性发作时的粒细胞浸润，迅速缓解急性痛风性关节炎的红、肿、热、痛症状，但不影响尿酸的排泄及血中尿酸浓度。不良反应较多，治疗剂量时常见消化道反应如恶心、呕吐、腹痛、腹泻；中毒时出现水样腹泻、血便、脱水和休克；长期应用可致肾损害及骨髓抑制。因此，当痛风症状明显减轻或出现胃肠症状时，应立即停药。慢性痛风患者禁用。

（朱一亮）

# 第七章 中枢兴奋药

📖 **学习目标**

● **知识目标**

1. 熟悉中枢兴奋药咖啡因、尼可刹米、洛贝林的作用特点及临床应用。

2. 了解其他中枢兴奋药的作用特点与临床应用。

● **技能目标**

1. 能使用计算机虚拟实验软件进行学习,观察吗啡对家兔呼吸的抑制作用及尼可刹米的解救作用,并联系临床应用。

2. 能解释和处理涉及本章药物的不合理处方。

**案例 3 - 7**

患者,男,3岁。被诊断为感染性肺炎合并呼吸衰竭,给予二甲弗林静脉滴注后,即出现全身抽搐症状。

诊断:惊厥。

问题:1. 分析导致惊厥的可能原因。

2. 此治疗方法是否恰当? 为什么?

中枢兴奋药(central stimulants)是一类能选择性兴奋中枢神经系统,增强中枢神经功能活动的药物。当中枢神经系统处于抑制状态时,其兴奋作用更加明显。根据主要作用部位不同,可分为三类:① 大脑皮质兴奋药,如咖啡因;② 呼吸中枢兴奋药,如尼可刹米;③ 脊髓兴奋药,如士的宁。但因脊髓兴奋药毒性较大,无临床应用价值,故本章不予介绍。中枢兴奋药随着剂量增大,作用部位的选择性下降,作用范围随之扩大,过量引起中枢神经系统广泛兴奋而发生惊厥,严重者可导致死亡。因此,使用时必须严格掌握剂量和适应证,并严密监测患者呼吸、血压、脉搏等指标,避免惊厥发生。一旦出现惊厥,可注射适量地西泮或巴比妥类药物解救。

## 第一节 大脑皮质兴奋药

### 咖啡因(caffeine)

咖啡因是咖啡豆、可可豆和茶叶中的一种重要生物碱。目前,临床上使用的咖啡因多为其人工合成品。

**【药动学特点】** 咖啡因口服易吸收,吸收后分布范围广。血浆 $t_{1/2}$ 约为 $3\sim4h$,肝功能不全、口服避孕药和妊娠等因素均可延长血浆半衰期。经肝脏氧化代谢,经肾排泄。

咖啡因

**【药理作用与临床应用】**

1. **中枢神经系统作用**　小剂量（50～200mg）即可选择性兴奋大脑皮层，表现为精神振奋、思维活跃、疲劳消除、工作和学习效率提高；较大剂量（200～500mg）可直接兴奋延髓呼吸中枢、血管运动中枢和迷走神经中枢，使呼吸中枢对 $CO_2$ 的敏感性增加、呼吸加深加快、血压升高，中枢处于抑制状态时作用更为明显；过量（>500mg）中毒时引起中枢神经系统广泛兴奋，甚至导致惊厥。临床可用于对抗镇静催眠药、抗组胺药等所致的中枢抑制状态；也常用于治疗严重感染及中枢抑制药过量引起的昏睡、呼吸循环抑制等。

2. **心血管系统作用**　大剂量的咖啡因可直接兴奋心脏和扩张血管，但常被兴奋迷走中枢及血管运动中枢的作用所掩盖，故无治疗意义。咖啡因能收缩脑血管，减少脑血流量，缓解头痛症状。临床常与解热镇痛抗炎药配伍治疗头痛，与麦角胺配伍治疗脑血管扩张所致的偏头痛。

3. **其他作用**　咖啡因能增加肾小球滤过率，减少 $Na^+$ 的重吸收而产生利尿作用。咖啡因还能刺激胃酸和胃蛋白酶的分泌，舒张支气管平滑肌和胆管平滑肌。

**【不良反应】**　较大剂量可引起激动、失眠、心悸、头痛等，中毒剂量可致惊厥，久用可产生耐受性和依赖性。由于婴儿高热易致惊厥，故不宜选用含咖啡因的复方制剂。由于可促进胃酸分泌，故消化性溃疡患者不宜久用。

### 哌甲酯（methylphenidate，利他林）

哌甲酯中枢兴奋作用较温和，较小剂量可解除轻度中枢抑制，改善精神活动，消除疲劳及睡意；较大剂量可兴奋呼吸中枢；中毒剂量可引起惊厥。临床用于治疗中枢抑制药中毒、小儿遗尿症、儿童多动综合征、发作性睡病等。治疗剂量不良反应较少，大剂量可升高血压，高血压患者禁用。长期应用还可产生耐受性和依赖性，故应在医生指导下使用，且避免久用。

## 第二节　呼吸中枢兴奋药

### 尼可刹米（nikethamide，可拉明）

尼可刹米既可直接兴奋呼吸中枢，又可通过刺激颈动脉体和主动脉体的化学感受器，反射性兴奋呼吸中枢，提高呼吸中枢对 $CO_2$ 的敏感性，使呼吸加深加快。当呼吸中枢处于抑制状态时作用尤为明显。本药作用温和，维持时间短，一次静脉注射仅维持 5～10min，必要时需间歇重复给药以维持疗效。临床上主要用于治疗各种原因引起的中枢性呼吸抑制，对肺心病引起的呼吸衰竭及吗啡中毒引起的呼吸抑制效果较好，对巴比妥类药物中毒引起的呼吸抑制效果较差。

本药不良反应较少，安全范围较大。过量或反复应用可致咳嗽、呕吐、血压升高、心动过速、肌肉震颤。严重中毒时，可发生惊厥，地西泮可用于对抗尼可刹米所致的惊厥。不宜与碱性药物（如碳酸氢钠）合用，以防沉淀析出。

### 洛贝林（lobeline，山梗菜碱）

洛贝林治疗剂量时对呼吸中枢无直接兴奋作用，而通过刺激颈动脉体和主动脉体的化学感受器，反射性兴奋呼吸中枢。兴奋作用起效快，维持时间短，作用较弱，但安全范围大，不易引起惊厥。临床上主要用于治疗新生儿窒息、一氧化碳中毒及各种疾病引起的呼吸衰竭。本药较大剂量时可兴奋迷走神经中枢，出现心动过缓、传导阻滞和血压下降，应严密检测心血管功能指标。

### 二甲弗林（dimefine，回苏灵）

二甲弗林可直接兴奋延髓呼吸中枢，其作用是尼可刹米的 100 倍左右，能显著改善呼吸，增加肺换气量，提高血氧饱和度，降低 $CO_2$ 分压。作用起效快，维持时间短。临床主要用于治疗各种严重疾病和中枢抑制药中毒引起的中枢性呼吸抑制，也可用于治疗肺性脑病。本药安全范围较小，易过量而导致惊厥，小儿尤易发生，故小儿慎用。有惊厥史的患者及孕妇禁用。吗啡中毒者慎用。

### 贝美格（bemegride，美解眠）

贝美格可直接兴奋延髓呼吸中枢，使呼吸加深加快。作用强、起效快、维持时间短，故多采用静滴。临床主要用于巴比妥类、水合氯醛等中枢抑制药中毒的解救，还可用于减少硫喷妥钠麻醉的深度。安全范围较小，静滴剂量过大或速度过快可引起恶心、呕吐、反射增强、肌肉震颤甚至惊厥。

### 多沙普仑（doxapram，多普兰）

多沙普仑小剂量可通过刺激颈动脉体和主动脉体的化学感受器，反射性兴奋呼吸中枢；较大剂量可直接兴奋呼吸中枢。起效快、作用强，安全范围大。临床主要用于解救麻醉药或中枢抑制药引起的中枢抑制，也可用于慢性阻塞性肺病引起急性呼吸衰竭的治疗。本药不良反应少，偶见头痛、无力、恶心、呕吐、呼吸困难、腹泻及尿潴留等。高血压、冠心病、脑水肿、甲亢、嗜铬细胞瘤及癫痫患者禁用。孕妇及 12 岁以下儿童慎用。

（朱一亮）

# 实验项目

## 项目一 地西泮的抗焦虑作用

【实验目的】

1. 学习高架十字迷宫实验的方法和原理。

2. 观察地西泮的抗焦虑作用,分析其在临床用药中的意义。

【实验对象】

小鼠,体重 22～26g,雌雄兼用。

【实验药品】

0.2g/L 地西泮溶液、生理盐水。

【实验器材】

高架十字迷宫,1ml 注射器,天平,鼠笼。

【实验方法和步骤】

1. 实验前,先将小鼠放到高架十字迷宫实验室适应环境 1h。

2. 取小鼠 2 只,称重编号。按 0.1ml/10g 体重剂量分别腹腔注射生理盐水和 0.2g/L 地西泮溶液。30min 后,分别将小鼠置于迷宫中央,头朝向开臂区,通过摄像监视器垂直监视记录小鼠 5min 内的活动情况。分别以小鼠进入开臂的次数、开臂内滞留时间和运动距离,及其占进入开臂次数百分比、开臂内滞留时间百分比和开臂内运动距离百分比作为评价焦虑的指标。

【结果记录】

| 小鼠编号 | 药物 | 进开臂次数 | 开臂内滞留时间 | 开臂内运动距离 | 进开臂次数/总次数 | 开臂内滞留时间/总时间 | 开臂内运动距离/总距离 |
|---|---|---|---|---|---|---|---|
| 甲 | 生理盐水 | | | | | | |
| 乙 | 地西泮 | | | | | | |

在老师指导下,收集全班各组的原始数据,列表进行统计处理,求出甲、乙两组各项指标的均数($\overline{X}$)及标准差($S$),并对各项指标的差异作显著性检测($t$ 检验)。

【思考题】

1. 试述地西泮的药理作用和临床应用。

2. 抗焦虑药物的动物行为学评价方法有哪些?

【注意事项】

1. 实验前 3d,实验人员每天将小鼠放到手上抓玩 5min,消除小鼠的紧张恐惧感。

2. 实验中必须保持实验室安静,光线不宜过强,减少人员走动,尽量减少其他无关应激刺激。

3. 每只小鼠测试结束后,应及时清除高架十字迷宫内的粪便和尿液,消除异味,减少这些因素对其他实验小鼠的影响。

# 项目二  氯丙嗪的镇静和降温作用

**【实验目的】**

1. 观察氯丙嗪的镇静和降温作用。

2. 掌握氯丙嗪降温作用的特点,联系临床应用。

**【实验对象】**

小鼠,体重 22～26g,雌雄兼用。

**【实验药品】**

0.08％盐酸氯丙嗪溶液、生理盐水。

**【实验器材】**

托盘天平,肛表(或半导体温度计),大烧杯,1ml 注射器,冰箱。

**【实验方法和步骤】**

取小鼠 4 只,称重编号,观察正常活动及精神状态。左手固定小鼠,右手将涂有液状石蜡的肛表插入小鼠肛门内约 1.5～2cm,3min 后取出读数,每隔 2min 测一次,共测 3 次,取其 3 次的平均数为正常体温。然后甲、乙两鼠腹腔注射生理盐水 0.1ml/10g,丙、丁两鼠腹腔注射 0.08％盐酸氯丙嗪溶液 0.1ml/10g。用药后将乙、丁两鼠放入鼠笼,再将鼠笼放入冰箱 4℃冷藏室。甲、丙两鼠放于室温。30min 后,将冰箱内两鼠取出,4 只小鼠各测一次体温,并观察其的活动情况。

**【结果记录】**

| 鼠号 | 药物 | 环境 | 活动情况 | | 体温 | |
|------|------|------|------|------|------|------|
| | | | 用药前 | 用药后 | 用药前 | 用药后 |
| 甲 | 生理盐水 | 室温 | | | | |
| 乙 | 生理盐水 | 冰箱 | | | | |
| 丙 | 氯丙嗪 | 室温 | | | | |
| 丁 | 氯丙嗪 | 冰箱 | | | | |

**【思考题】**

氯丙嗪的降温作用与阿司匹林的解热作用有何不同?

**【注意事项】**

1. 室温影响实验结果,必须在 15℃以上、30℃以下进行实验。

2. 将小鼠放入冰箱 4℃冷藏室中,目的是造成环境低温以观察其对小鼠体温的影响。

3. 测体温时,勿使小鼠过度躁动,要固定好。每只小鼠最好固定用同一支肛表(或半导体温度计),且每次插入深度和时间要一致。

4. 实验前 24h,最好将小鼠放在准备实验的环境中适应,并采取小笼喂养。

# 项目三  镇痛药的镇痛作用

**【实验目的】**

1. 学习用热板法筛选镇痛药,并比较药物的镇痛效价。

2. 学习用腹腔注射刺激性物质引起扭体反应来筛选镇痛药的方法。

3. 观察并比较镇痛药和解热镇痛药的镇痛作用。

【实验对象】

小鼠,体重 22~26g,雌性。

【实验药品】

1g/L 盐酸吗啡溶液、10g/L 安乃近溶液、生理盐水、0.6%醋酸溶液。

【实验器材】

1ml 注射器,天平,热板仪,鼠笼。

【实验方法和步骤】

(一)热板仪法

【动物选择】

将热板仪温度调节至 55±0.5℃,置小鼠于热板仪上,测定小鼠正常的痛反应时间。共测 3 次,每次间隔 5min,以平均值不超过 30s 为合格,共筛选出 3 只小鼠。

【给药方法】

将小鼠 3 只称重编号,按 0.1ml/10g 体重剂量分别腹腔注射生理盐水溶液、1g/L 盐酸吗啡溶液和 10g/L 安乃近溶液。给药后 10、20、30min 分别测定痛反应时间 1 次,如小鼠在热板仪上 60s 无痛反应,按 60s 计算。最后计算出痛阈提高的百分率:

$$痛阈提高百分率 = \frac{用药后平均热痛反应时间 - 用药前平均热痛反应时间}{用药前平均热痛反应时间} \times 100\%$$

【结果记录】

| 鼠号 | 体重 | 药物及用量 | 用药前反应时间(s) | 用药后反应时间及痛阈提高百分率 | | | | | |
|------|------|------------|-------------------|--------|---|--------|---|--------|---|
| | | | | 10min | % | 20min | % | 30min | % |
| 甲 | | | | | | | | | |
| 乙 | | | | | | | | | |
| 丙 | | | | | | | | | |

根据小鼠用药后反应时间及痛阈提高百分率,比较镇痛药和解热镇痛药的镇痛效果。

(二)化学刺激法

取体重相近的小鼠 3 只,称重编号。按 0.1ml/10g 体重剂量分别腹腔注射生理盐水溶液、1g/L 盐酸吗啡溶液和 10g/L 安乃近溶液。30min 后,每只小鼠分别腹腔注射 0.6%醋酸溶液 0.2ml,观察 15min 内各鼠发生扭体反应的次数。

【结果记录】

| 鼠号 | 体重 | 药物及用量 | 15min 内扭体反应的次数 |
|------|------|------------|------------------------|
| 甲 | | | |
| 乙 | | | |
| 丙 | | | |

在老师指导下,收集全班各组的原始数据,列表进行统计处理,求出甲、乙、丙三组扭体反应次数的均数($\overline{X}$)及标准差($S$),并对扭体反应次数的均数差异作显著性检测($t$ 检验)。

【思考题】

1. 阐述吗啡的镇痛作用机制及其临床应用。

2. 镇痛药和解热镇痛药在镇痛作用上有何区别?为什么?

**【注意事项】**

1. 热板法个体差异大,实验动物应预先筛选,一般以疼痛反应在 30s 内者为敏感鼠,可供实验用。一旦小鼠出现典型的痛反应立即从热板仪上拿走,用药后如 60s 没有反应的也应立即拿走,以免造成烫伤。

2. 热板法应选用雌性小鼠,因雄性小鼠遇热时阴囊松弛,易与热板接触而影响实验结果。

3. 正常小鼠一般在放到受热平板上 10~15s 内出现情绪不安、举前肢、舔前足、踢后肢、跳跃等现象,但这些动作均不作为测痛指标,只有舔后足或抬后足并回头才作为测痛指标。

4. 醋酸溶液需临时配制,如放置过久,作用明显减弱。

5. 化学刺激法应在室温 20℃ 左右进行,温度过低时小鼠扭体次数减少。小鼠体重应在 22~26g 左右,体重过轻,扭体反应出现率亦低。

# 项目四  吗啡对家兔呼吸的抑制作用(虚拟实验)

**【实验目的】**

观察吗啡对家兔呼吸的抑制作用及尼可刹米的解救作用,熟悉其基本原理。

**【实验对象】**

家兔。

**【实验药品】**

10g/L 盐酸吗啡溶液、250g/L 尼可刹米溶液。

**【实验器材】**

医学机能实验虚拟教学软件(浙江大学"生理科学实验"教学团队开发),兔鼻插管,橡皮管,呼吸换能器,微机生物信号采集处理系统。

**【实验方法和步骤】**

1. **系统启动**

(1) 在 Windows 桌面上双击快捷键 进入系统启动窗口。

(2) 鼠标左键点击启动窗口内"中文"或"ENGLISH",进入系统窗口。鼠标点击系统窗口的 12 个部分中任意一个,即进入相应的目标内容窗口或浏览器显示界面。点击"Exit",系统退出。

2. **进入虚拟实验**

鼠标点击实验项目名称"吗啡对家兔呼吸的抑制作用"即进入相应的实验场景(图 1)。

(1) **实验场景**  在场景中按住鼠标左键左右移动可浏览整个实验场景。家兔麻醉仰卧固定于手术台上,颈部手术分离气管、颈总动脉,行气管插管术,插管用胶管与流量头相接,流量头连接呼吸流量换能器,换能器输出接微机生物信号采集处理系统第 2 通道记录通气量。压力换能器和导管充满抗凝生理盐水,置于家兔心脏水平位置。压力换能器接第 1 通道,进行颈总动脉插管,记录动脉血压。参数见仪器界面,处理药品置于器械盘中。

(2) **实验观察与处理**

① 记录一段正常呼吸曲线。

② 观察吗啡对呼吸的抑制:鼠标移至器械盘上含 10g/L 盐酸吗啡溶液的注射器上方,按住左键拖动至兔耳部释放,缓慢注射盐酸吗啡(5~10mg/kg),观察呼吸和血压的变化。

③ 尼可刹米对抗吗啡抑制呼吸作用:出现注射尼可刹米提示后,立即将鼠标移至器械盘

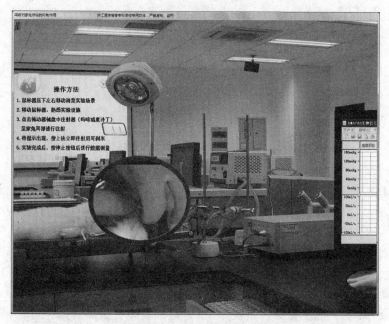

图1 "吗啡对家兔呼吸的抑制作用"实验场景界面

上含 250g/L 尼可刹米溶液的注射器上,按住鼠标左键拖动至家兔耳部释放,注射尼可刹米(100mg/kg),观察呼吸和血压的变化。

④ 数据测量:待呼吸恢复稳定后,分别测定各项处理前、后的通气量。

⑤ 结果:用文字数据描述各项处理前、后的通气量。

【思考题】

论述实验中各项处理前、后家兔通气量变化及产生变化的原因。

（叶夷露）

# 实训项目

## 项目一　处方分析

**处方 3-1**

盛×,男,75 岁。主诉:失眠。医生开出药物治疗处方,请评价此处方是否合理? 并说明理由。

Rp:地西泮　5mg×30 片

　　用法:5～10mg/次　睡前口服

**处方 3-2**

何××,女,38 岁。既往有癫痫大发作史,近期感冒伴有头痛。医生开出药物治疗处方,请评价此处方是否合理? 并说明理由。

Rp:① 苯妥英钠片　100mg×30 片

　　用法:100mg/次　3 次/d　口服

　　② 阿司匹林肠溶片　0.3g×10 片

　　用法:0.3g/次　3 次/d　饭后服

**处方 3-3**

钱××,女,25 岁。精神分裂症急性期治疗,医生开出药物治疗处方,请评价此处方是否合理? 并说明理由。

Rp:① 盐酸氯丙嗪注射液　10mg×5 支

　　用法:50mg/次　静脉推注

　　② 盐酸异丙嗪注射液　25mg×2 支

　　用法:50mg/次　静脉推注

**处方 3-4**

何××,男,67 岁。诊断:帕金森病,同时患有脂溢性皮炎。医生开出药物治疗处方,请评价此处方是否合理? 并说明理由。

Rp:① 左旋多巴　0.25g×100 片

　　用法:0.25g/次　3 次/d　口服

　　② 卡比多巴　25mg×25 片

　　用法:10mg/次　3 次/d　口服

　　③ 维生素 $B_6$　10mg×100 片

　　用法:20mg/次　3 次/d　口服

　　④ 维生素 $B_2$　5mg×100 片

　　用法:10mg/次　3 次/d　口服

**处方 3-5**

李××,女,40 岁。主诉:餐后上腹部疼痛,伴有恶心呕吐。诊断为胆绞痛。请评价下列处方是否合理? 并说明理由。

Rp：盐酸哌替啶注射液　50mg×1 支

　　用法：50mg　肌内注射

**处方 3 - 6**

周××，男，50 岁。发热 38.5℃，头痛，酗酒多年。诊断：上呼吸道感染。医生开出药物治疗处方，请评价此处方是否合理？并说明理由。

Rp：对乙酰氨基酚片　0.3g×30 片

　　用法：0.3g/次　3 次/d　口服

**处方 3 - 7**

孙××，男，65 岁。诊断为：慢性喘息性支气管炎急性发作合并阻塞性肺气肿，请评价下列处方是否合理？并说明理由。

Rp：5％葡萄糖注射液　250ml

　　洛贝林注射液　　　6mg

　　尼可刹米注射液　0.75g　　　　　×2

　　地塞米松注射液　　5mg

　　用法：1 次/d　静脉滴注

（郑　英）

# 项目二　问病卖药

## 感　　冒

**【实训目的】**

通过对话式"问病卖药"的角色扮演，对治疗感冒的常用药物进行介绍，提高指导合理用药的能力。

**【实训内容】**

一位年轻男性顾客，因感冒不适两天，进入一家药店买药。

1. 通过对顾客全面、系统地询问而获得病情的相关资料。

2. 有针对性地对顾客推荐常用抗感冒药。

3. 指导顾客合理使用抗感冒药。

**【实训步骤】**

1. 问病卖药练习：两位同学一组，一人扮演患有典型感冒的顾客，另一人扮演药店的药师，进行问病卖药的角色扮演练习，其他同学认真观看。

2. 讨论：分组讨论，指出角色扮演中的优点与不足，每组推选 1 位同学作总结性发言。

**【相关知识】　感冒**

感冒是一种常见疾病。感冒分为普通感冒和流行性感冒。普通感冒是由血清型鼻病毒等多种病毒引起的一种上呼吸道感染。普通感冒在初冬发病较多，其他季节也可发生，不同季节致病病毒并不完全一样。流行性感冒，是由流感病毒引起的急性呼吸道传染病。病毒存在于患者的呼吸道中，在患者咳嗽、打喷嚏时经飞沫传播。

　　根据中医理论,感冒又可分为风寒感冒和风热感冒。风寒感冒是风寒之邪外袭、肺气失宣所致;风热感冒是风热之邪犯表、肺气失和所致。风寒感冒的主要表现是恶寒重,轻热或不发热,无汗,鼻痒喷嚏,鼻塞声重,咳痰液清稀,肢体酸楚,苔薄白,脉浮紧;风热感冒的主要表现是微恶风寒,发热重,有汗,鼻塞浊涕,咳痰稠或黄,咽喉肿痛,口渴,苔薄黄,脉浮数有力。

**【思考题】**

1. 感冒的一般治疗原则是什么?
2. 简述对乙酰氨基酚、伪麻黄碱和苯海拉明的药理作用。
3. 从药学服务的角度出发,药师需要告知顾客哪些注意事项?

（章　琴）

# 第四篇 心血管系统药物

# 第一章 抗高血压药

📖 学习目标

● 知识目标
1. 掌握常用抗高血压药的药理作用、临床应用和不良反应。
2. 熟悉抗高血压药物的分类及抗高血压药的合理应用原则。
3. 了解其他抗高血压药的降压特点、临床应用和不良反应。
● 技能目标
1. 能解释和处理涉及本章药物的不合理处方。
2. 能向高血压患者推荐常用抗高血压药物,并指导患者合理用药。

案例 4-1

患者,男,67 岁。因头晕、头痛,心慌就诊。

检查:血压 180/110mmHg,心率 100 次/min。无靶器官严重受累或功能衰竭征象。

诊断:高血压。给予美托洛尔 12.5mg 口服,一日 2 次,同时贝那普利 10mg 口服,一日 1 次。

问题:此治疗方法是否恰当? 为什么?

高血压是严重危害人类健康的常见病,其发病率、致死率及致残率均很高。我国人群高血压患病率呈明显增长趋势,但其知晓率、治疗率和控制率较低。世界卫生组织和国际高血压联盟(WHO/ISH)规定,成人的血压≥140/90mmHg 即可诊断为高血压。按其发病原因可分为原发性高血压和继发性高血压。其中,原发性高血压约占 90%～95%,病因尚未阐明;继发性高血压是某些疾病如肾动脉狭窄、肾实质病变、嗜铬细胞瘤等的临床表现,本身有明确而独立的病因。高血压在持续进展的过程中可累及心、脑、肾等靶器官,其损害程度常与血压水平、血压波动呈正相关。临床上根据血压的高低及心、脑、肾等靶器官的损害程度,将高血压分为Ⅰ、Ⅱ、Ⅲ级或轻、中、重型高血压。

## 第一节 抗高血压药物的分类

抗高血压药是一类能降低血压,减轻靶器官损害的药物。多项大规模临床调查表明,合理应用抗高血压药物,控制危险因素,使血压持续维持在正常血压状态,可以延缓血压持续升高引起的心、脑、肾等重要脏器的病理变化过程,防止和降低脑卒中、心力衰竭和肾功能衰竭等并发症的发生率,降低死亡率,延长患者寿命,提高生存与生活质量。多数高血压患者需长期服药以控制症状。若能配合低盐饮食、减少烟酒、控制体重、改变生活方式等非药物治疗,可取得更好的效果。

动脉血压形成的主要因素是心输出量和外周血管阻力,而心输出量受到心脏功能、回心血量和全身血容量的影响,外周血管阻力受动脉紧张度的影响。抗高血压药分别作用于上述不同的环节产生降压作用。但高血压的最大危害是导致心、脑、肾等靶器官损害,包括脑卒中、冠心病、心力衰竭和肾功能衰竭等并发症。因此,现代抗高血压药的最终目标已经从传统的降压为主转变为稳定降压、保护靶器官和减少并发症。

根据抗高血压药的作用部位及作用机制,可将其分为如表 4-1-1 所示。

表 4-1-1　抗高血压药的分类

| 药　物　分　类 | 常　用　药　物 |
| --- | --- |
| 1　利尿药 | 氢氯噻嗪、吲达帕胺 |
| 2　钙通道阻滞药 | 硝苯地平、尼群地平、氨氯地平、非洛地平 |
| 3　血管紧张素 I 转化酶抑制药 | 卡托普利、依那普利、雷米普利 |
| 4　血管紧张素 II 受体阻断药 | 氯沙坦、缬沙坦、厄贝沙坦 |
| 5　交感神经抑制药 | |
| 5.1　中枢性交感神经抑制药 | 可乐定、莫索尼定 |
| 5.2　去甲肾上腺素能神经末梢抑制药 | 利血平、胍乙啶 |
| 5.3　$\alpha_1$ 受体阻断药 | 哌唑嗪 |
| 5.4　β 受体阻断药 | 普萘洛尔、美托洛尔、阿替洛尔 |
| 5.5　α 和 β 受体阻断药 | 卡维地洛、拉贝洛尔 |
| 6　血管扩张药 | |
| 6.1　直接扩张血管药 | 肼屈嗪、硝普钠 |
| 6.2　钾通道开放药 | 米诺地尔 |
| 6.3　5-HT 受体阻断药 | 酮色林 |

目前我国临床常用的一线抗高血压药包括利尿药、血管紧张素 I 转化酶抑制药、血管紧张素 II 受体阻断药、β 受体阻断药、钙通道阻滞药、$\alpha_1$ 受体阻断药等。中枢性降压药、血管扩张药等很少单独使用,但在复方制剂中仍经常使用。

# 第二节　常用抗高血压药

## 一、利尿药

利尿药是治疗高血压的常用药物,不仅单用能降压,还能增强其他类降压药的降压作用,消除某些降压药引起的水钠潴留,故有"基础降压药"之称。常单独治疗轻度高血压,也常与其他降压药合用治疗中、重度高血压。

### 氢氯噻嗪(hydrochlorothiazide)

【药理作用与临床应用】　降压作用温和而持久,长期用药无明显耐受性,大多数患者一般用药 2～4 周就可以达到最大疗效。用药初期主要通过排钠利尿,减少细胞外液和血容量而降压。长期用药的降压机制是:① 因排钠而降低小动脉壁细胞内 $Na^+$ 的含量,并通过 $Na^+$-$Ca^{2+}$ 交换机制,使血管平滑肌细胞内 $Ca^{2+}$ 减少,血管平滑肌松弛;② 降低血管平滑肌细胞对缩血管物质的反应性,增强对舒张血管物质的敏感性;③ 降低动脉血管壁 $Na^+$、$H_2O$ 含量,从而减轻因细胞内液过度积聚所致的管腔狭窄。

氢氯噻嗪单用可治疗轻、中度高血压,尤其是老年高血压,或与其他抗高血压药联合应用治疗各类高血压。长期大剂量应用可致电解质、糖、脂质代谢改变,增高血浆肾素活性,患者应适度限钠或与留钾利尿药、血管紧张素Ⅰ转化酶抑制药、血管紧张素Ⅱ受体阻断药、β受体阻断药合用,可避免或减少不良反应。

【不良反应】 见第五篇第一章。

### 吲达帕胺(indapamide,寿比山)

吲达帕胺为非噻嗪类吲哚衍生物。口服吸收迅速而完全,生物利用度达93%,不受食物影响。$t_{1/2}$ 为 $14\sim18h$,主要经肝代谢,大多经肾排泄。

【药理作用与临床应用】 本药为新型强效、长效抗高血压药,具有较弱的利尿作用和钙拮抗作用,对血管平滑肌有较高选择性,使外周血管扩张,降低血管对升压物质的反应性,降低外周血管阻力而产生降压作用,具有明显逆转心肌肥厚作用。降压机制主要为调节血管平滑肌 $Ca^{2+}$ 内流;刺激 $PGI_2$、$PGE_2$ 的合成。

临床适用于轻、中度高血压。对血糖、血脂无明显影响,尤其适用于伴有肾功能不全、糖尿病及高脂血症的高血压患者。可与β受体阻断药合用。

【不良反应】 可有上腹不适、恶心、食欲减退、头痛、嗜睡、腹泻、皮疹等,长期应用可使血钾降低。

【禁忌证】 对磺胺类药物过敏者、严重肝肾功能不全、低钾血症患者禁用。

【药物相互作用】 与肾上腺皮质激素、非甾体抗炎镇痛药合用,本药利尿作用减弱;与多巴胺合用,本药利尿作用增强;与胺碘酮合用,由于低血钾而易致心律失常;与口服抗凝药合用时,抗凝效应减弱。

## 二、钙通道阻滞药

钙通道阻滞药是一类选择性地阻滞钙通道,抑制细胞外 $Ca^{2+}$ 内流,降低细胞内 $Ca^{2+}$ 的药物。按化学结构可分为二氢吡啶类和非二氢吡啶类。前者对血管具有选择性,较少影响心脏,有硝苯地平(nifedipine)、尼群地平(nitrendipine)、尼莫地平(nimodipine)、氨氯地平(amlodipine)、非洛地平(felodipine)等;后者对心脏和血管都有作用,有维拉帕米(verapamil)、地尔硫䓬(diltiazem)等。用于治疗高血压的钙通道阻滞药主要是硝苯地平、尼群地平、氨氯地平和非洛地平等。

### 硝苯地平(nifedipine)

硝苯地平是第一代二氢吡啶类钙通道阻滞药。

【药动学特点】 口服易吸收,$1\sim2h$ 作用达高峰,持续 $6\sim8h$。舌下含化 $5min$ 后显效。静注 $10min$ 可使血压下降 $21\%\sim26\%$。主要在肝内代谢,其代谢物可随尿液排出体外,仅少量以原形药物由肾排泄。

【药理作用与临床应用】 降压作用迅速而明显。其降压作用主要是抑制血管平滑肌细胞 $Ca^{2+}$ 的内流,使血管平滑肌松弛,扩张小动脉,降低外周血管阻力所致,降压的同时不减少冠脉、肾、脑血流量;但可反射性引起心率加快,心输出量增加,血浆肾素活性增高,加用β受体阻断药可减轻这些作用并增加降压效果。对糖、脂质代谢无不良影响。

可用于治疗轻、中、重度高血压,尤其是低肾素型高血压,可单独使用,也可与利尿药、血管紧张素Ⅰ转化酶抑制药、β受体阻断药合用。还可用于治疗心绞痛、心力衰竭等。

硝苯地平作为短效制剂,可致血压波动较大,不利于靶器官的保护。目前多推荐使用其控释或缓释剂,其使用方便,不良反应较少,可减少硝苯地平迅速降压造成的反射性交感神经兴奋,适用于高血压患者的长期治疗。

**【不良反应】** 常见有头痛、面部潮红、眩晕、心悸、踝部水肿、咳嗽等。其引起的踝部水肿为毛细血管前括约肌扩张,而不是水钠潴留所致,停药后可自行消退。

**【药物相互作用】** 与苯妥英钠、洋地黄毒苷、奎尼丁及双香豆素等合用时,可竞争与血浆蛋白结合,应适当减少用量;与西咪替丁合用,可使硝苯地平血药浓度升高,合用时应减少用量。

### 尼群地平(nitrendipine)

尼群地平是第二代钙通道阻滞药。可选择性抑制血管平滑肌细胞 $Ca^{2+}$ 内流,也能舒张冠状血管。降压作用较硝苯地平强而持久。临床适用于各型高血压,对高血压伴心绞痛者尤佳。与利尿药或β受体阻断药合用可增强疗效。

不良反应与硝苯地平相似,肝功能不良者应慎用或减量。与地高辛合用可使地高辛血药浓度升高。

### 氨氯地平(amlodipine)

氨氯地平是第三代钙通道阻滞药。

**【药理作用与临床应用】** 作用与硝苯地平相似,但血管选择性更高,降压作用起效缓慢,$t_{1/2}$ 长达 35～50h,降压作用平稳,持续用药后 7～8d 达到稳态血药浓度。血压下降持续时间长,每日服药一次,能在 24h 内较好地控制血压。长期应用不降低肾血流量,无直立性低血压、水钠潴留、耐受性等不良反应。为目前临床常用抗高血压药,用于高血压和缺血性心脏病的治疗。

**【不良反应】** 副作用较轻,主要为水肿、头晕、潮红、疲倦、心悸、恶心、腹痛和嗜睡。

**【禁忌证】** 心力衰竭、肝功能不良者、儿童慎用。孕妇及哺乳期妇女禁用。

### 非洛地平(felodipine)

非洛地平缓释剂同其他降压药物相比,具有一日 1 次给药、服药方便、副作用少、能逆转左室肥厚和改善肾功能的特点。因稳定的血药浓度及持续的降压疗效,是目前常用的抗高血压药。

## 三、血管紧张素Ⅰ转化酶抑制药

肾素-血管紧张素-醛固酮系统(RAAS)是由肾素、血管紧张素原、血管紧张素及其相应的受体构成的重要体液系统,在血管活动和水电解质平衡调节中起十分重要的作用。循环和局部 RAAS 活性变化与高血压、充血性心力衰竭等心血管疾病的发病密切相关。肾素可将血管紧张素原水解为血管紧张素Ⅰ,后者又在血管紧张素Ⅰ转化酶(ACE)的作用下转化为血管紧张素Ⅱ(AngⅡ),血管紧张素Ⅱ可使血管收缩和醛固酮分泌增多,血压升高。ACE 尚有促进缓激肽降解失活的作用。此外,现代分子生物学研究证明,AngⅡ除能增加血管的收缩性、促进 NA 释放外,还能作为一种细胞生长因子,促进心肌细胞、血管平滑肌细胞和成纤维母细胞生长增殖,引起心室重构(心肌肥厚)和血管重构(血管壁增厚),参与血压、缺血性心脏病及慢性心功能不全等心血管疾病的病理生理过程,加重病情发展(图4-1-1)。

血管紧张素Ⅰ转化酶抑制药(ACEI)通过抑制 ACE,降低循环与血管组织 ACE 活性,减少 AngⅡ生成和升高缓激肽,使阻力血管及容量血管舒张而降低血压,并减轻或逆转血管和心室重构,对靶器官具有保护作用。与其他降压药比较具有以下特点:① 降压时不伴有反射性心率加快,对心排出量无明显影响;② 防止和逆转高血压患者血管壁的增厚和心肌细胞增生肥大,发挥直接和间接的心脏保护作用;③ 增加肾血流量,改善肾功能;④ 改善胰岛素抵

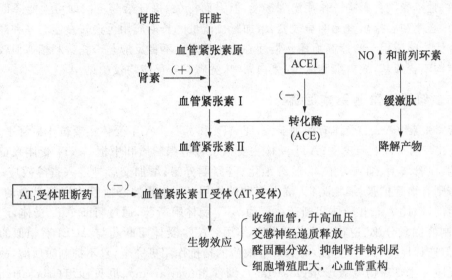

图 4-1-1 RAAS 及其拮抗药的作用环节示意图

抗；⑤ 不影响脂质代谢，不引起体位性低血压以及不产生耐受性。

ACEI 适用于各型高血压，目前作为治疗高血压的一线药物。轻、中度高血压患者单用 ACEI 常可以控制血压。与利尿剂及 β 受体阻断药合用可增强疗效，用于治疗重度或顽固性高血压。ACEI 对缺血心肌与肾脏具有保护作用，可增加胰岛素抵抗患者的胰岛素敏感性，尤其适用于伴有缺血性心脏病、慢性心功能不全、糖尿病肾病的高血压患者。可延缓病情的发展，显著改善生活质量。常用 ACEI 有卡托普利（captopril）、依那普利（enalapril）、雷米普利（ramipril）、赖诺普利（lisinopril）、培哚普利（perindopril）、福辛普利（fosinopril）等。

### 卡托普利（captopril，开博通）

【药动学特点】 卡托普利作用强，起效快，食物能影响其吸收，因此宜在进餐前 1h 服用。口服 15min 即可生效，1~2h 达高峰，持续 4~5h。降压作用为进行性，约数周达最大治疗作用。在肝内代谢为二硫化物等，约 40%~50% 药物以原形经肾脏排泄。

【药理作用与临床应用】 卡托普利的降压作用强而迅速，通过抑制血管紧张素 I 转化酶，降低外周血管阻力，增加肾血流量。降压时不伴有反射性心率加快。因含有—SH 基团，有自由基清除作用，对与自由基有关的心血管损伤如心肌缺血再灌注损伤有防治作用。

适用于各型高血压，对肾素活性高的高血压患者疗效好，尤其是合并有糖尿病及胰岛素抵抗、左心室肥厚、心力衰竭、急性心肌梗死的高血压患者。与利尿药及 β 受体阻断药合用于重型或顽固性高血压疗效较好。用于慢性心功能不全患者，可通过扩张动脉和静脉，减轻心脏前后负荷，改善心功能，从而降低病死率。

【不良反应】 主要为无痰干咳。部分患者可发生高血钾，偶有血管神经性水肿、中性粒细胞减少、蛋白尿等，肾功能不全者慎用，用药期间注意检查尿常规。因含有—SH 基团，可有青霉胺样反应，如血管神经性水肿、皮疹、味觉或嗅觉障碍、嗜酸性细胞增高，补充锌可以减轻。

【禁忌证】 双侧肾动脉狭窄、无尿性肾衰、妊娠期妇女禁用。

【药物相互作用】 与利尿药合用可增强降压效果，并减少锌的排泄，减少不良反应；与地高辛合用可使地高辛的血药浓度升高。

### 依那普利（enalapril）

依那普利为不含巯基的长效和高效的 ACEI。ACE 抑制作用较卡托普利强 10 倍。口服吸收迅速，且不受饮食影响。作用出现缓慢，但强而持久，每日给药一次即可。能降低总外周血管阻力，心率和心排出量无明显改变，增加肾血流量。长期应用可逆转左室肥厚和改善大动脉的顺应性。临床用于治疗高血压及慢性心功能不全。不良反应与卡托普利相似但较少。因其化学结构不含巯基，故白细胞减少、蛋白尿、味觉障碍等反应均较少见。

## 四、血管紧张素Ⅱ受体阻断药

血管紧张素Ⅱ(AngⅡ)受体有两种亚型，即 $AT_1$ 和 $AT_2$。$AT_1$ 受体主要位于血管平滑肌、心肌、肾、肝、肺、脑及肾上腺皮质；$AT_2$ 受体主要位于肾上腺髓质和中枢。$AT_1$ 受体兴奋可引起血管收缩、血管增生、细胞增殖、心肌纤维化、醛固酮分泌、增加交感神经兴奋等效应；而 $AT_2$ 受体兴奋则有血管扩张、细胞凋亡、抗血管增殖作用。AngⅡ的心血管作用都是激动 $AT_1$ 受体而产生的，因此 AngⅡ受体阻断药主要为 $AT_1$ 受体阻断药，通过阻断 $AT_1$ 受体，产生扩张血管、抑制醛固酮分泌、逆转心血管重构等作用。$AT_1$ 受体阻断药与 ACEI 有相似的抗高血压作用，但选择性较 ACEI 更强，对 AngⅡ效应的拮抗作用更完全，且不抑制激肽酶，故无咳嗽等不良反应。主要药物有氯沙坦(losartan)、缬沙坦(valsartan)、厄贝沙坦(irbesartan)、坎替沙坦(candesartan)和替米沙坦(telmisartan)等。

### 氯沙坦(losartan)

【药理作用与临床应用】 氯沙坦为第一个用于临床的 $AT_1$ 受体阻断药。对 $AT_1$ 受体有选择性拮抗作用。降压作用平稳、持久，但起效缓慢，用药 3～6 周可达最佳效果。其阻断 $AT_1$ 受体后，使 AngⅡ缩血管作用和增强交感神经活性受到抑制，导致血压下降，基础血压越高降压幅度越大。停药后不易产生反跳现象，长期用药能抑制左室心肌肥厚和心血管重构，有利于高血压和心力衰竭的治疗。能拮抗 AngⅡ对肾脏入球小动脉与出球小动脉的收缩作用，增加肾血流量，并有促进尿酸排泄作用。

临床广泛用于不能耐受 ACEI 所致干咳的高血压患者，对原发性和高肾素型高血压疗效尤佳。对伴有糖尿病、肾病和慢性心功能不全患者有良好疗效。与利尿药、钙拮抗药合用，可增强降压疗效。

【不良反应】 少数患者可出现眩晕，也可引起低血压、肾功能障碍、高血钾等，并影响胎儿发育，但不引起咳嗽及血管神经性水肿。

【禁忌证】 肾动脉狭窄者、孕妇、哺乳期妇女禁用。低血压及严重肾功能不全、肝病患者慎用。

【药物相互作用】 与保钾利尿药(螺内酯、氨苯蝶啶和阿米洛利等)、补钾剂或含钾的盐代用品合用时，可导致血钾升高。

### 厄贝沙坦(irbesartan)

厄贝沙坦为强效、长效的 $AT_1$ 受体阻断药，对 $AT_1$ 受体的选择性比氯沙坦强 10 倍。口服易吸收，生物利用度 60%～80%，其吸收不受食物影响，用药后 3～4h 降压作用达峰值，降压时间可持续 24h 以上。临床上可单用或与其他抗高血压药合用治疗高血压。用于高血压合并糖尿病性肾病患者，能减轻肾损害，减少蛋白尿，增加肌酐清除率。

## 五、肾上腺素受体阻断药

肾上腺素受体广泛分布于中枢神经和心血管组织，在血压调节过程中起重要的作用。主要用于治疗高血压的肾上腺素受体阻断药有 α 受体阻断药、β 受体阻断药及 α 和 β 受体阻断药。

## (一) α₁ 受体阻断药

大多数高血压患者存在血管外周阻力增高。α₁ 受体阻断药选择性阻断血管平滑肌突触后膜 α₁ 受体,舒张小静脉和小动脉血管平滑肌,使外周血管阻力降低,回心血量下降,血压下降。因对 α₂ 受体阻断作用较弱,可避免负反馈减弱而促神经递质释放作用,使得降压时不易引起反射性心率加快与肾素活性增高。因此,α₁ 受体阻断药是一类疗效较好且不良反应较少的抗高血压药。代表药包括哌唑嗪(prazosin)、特拉唑嗪(terazosin)、多沙唑嗪(doxazosin)等。

### 哌唑嗪(prazosin)

哌唑嗪是人工合成的喹唑啉类衍生物。

**【药动学特点】** 哌唑嗪口服易吸收,2h 血药浓度达峰值,生物利用度为 60%,$t_{1/2}$ 为 2.5～4h,作用可持续 10h,与血浆蛋白结合率达 97%。主要在肝脏代谢并由胆汁排出,小部分以原形经肾排出。

**【药理作用与临床应用】** 本药选择性地阻断突触后膜 α₁ 受体,扩张小动脉及静脉血管,降低外周阻力,从而发挥降压作用。降压时对心率、心排出量和血浆肾素活性无明显影响。长期应用能改善脂质代谢,降低总胆固醇、甘油三酯、低密度脂蛋白,升高高密度脂蛋白,有利于减少心血管疾病的危险因素,减轻冠脉病变。由于哌唑嗪阻断突触后膜受体,使膀胱及尿道括约肌松弛,可减轻前列腺增生患者的排尿困难症状。

适用于各型高血压。单用治疗轻、中度高血压,合用 β 受体阻断药及利尿药可治疗重度高血压。也可用于难治性心力衰竭的治疗。对前列腺肥大患者可改善尿潴留症状。

**【不良反应】** 哌唑嗪首次给药 30～90min 可出现严重的直立性低血压、晕厥、心悸等,称"首剂现象",在立位、饥饿、低盐时尤易发生。发生原因与阻断交感神经的缩血管效应,扩张容量血管,回心血量明显减少,致心排出量锐减有关,故首次用量不宜超过 0.5mg,并于睡前服,以预防或减轻首剂现象的发生。与利尿药、β 受体阻断药合用,更易发生首剂现象,联合用药时应予注意。此外,尚有鼻塞、口干、眩晕、嗜睡等副作用,停药后可消失。

**【禁忌证】** 严重心脏病、精神病慎用,机械性梗阻如主动脉瓣狭窄、二尖瓣狭窄、肺栓塞及缩窄性心包疾病所致充血性心衰患者不宜用。孕妇、乳母和 12 岁以下儿童禁用。

**【药物相互作用】** 与钙通道阻滞药同用,降压作用加强,剂量须适当调整;与噻嗪类利尿药或 β 受体阻断药合用,使降压作用加强而水钠潴留可能减轻,合用时应调节剂量以求每一种药物的最小有效剂量。

## (二) β 受体阻断药

β 受体阻断药能有效地降低血压,广泛用于治疗各种程度的高血压。目前用于治疗高血压的 β 受体阻断药主要有普萘洛尔(propranolol)、美托洛尔(metoprolol)、阿替洛尔(atenolol)、比索洛尔(bisoprolol)等。

**【药理作用】** 各种 β 受体阻断药均有降低血压作用,但不同的 β 受体阻断药在脂溶性、β 受体的选择性、内在拟交感活性及膜稳定性等方面差异很大,长期用药一般不引起水钠潴留,也无明显耐受性。无内在拟交感活性的 β 受体阻断药初用可使心输出量减少,引起外周血管阻力反射性增高,但持续用药使心输出量保持低水平,并降低外周血管阻力,从而产生降压效应,同时可升高血浆甘油三酯浓度,降低高密度脂蛋白。有内在拟交感活性的 β 受体阻断药对心率、心输出量影响较小,可使外周血管阻力下降,血压即时降低,且对血脂影响较少或无影响。长期应用 β 受体阻断药可降低心、脑血管并发症的发生率和病死率。

β 受体阻断药的降血压作用是其阻断 β 受体所继发,与下述机制有关:① 阻断心脏 β₁ 受体,抑制心肌收缩力,减慢心率,减少心输出量而降低血压;② 阻断肾入球小动脉近球细胞的 β 受体,抑制肾素释放,阻碍 RAAS 对血压的调节而发挥其抗高血压作用;③ 在不同水平阻断 β 受体(中枢部位和外周神经水平),抑制交感神经系统活性,减少 NA 的释放;④ 改善压力感 受器的敏感性;⑤ 增加前列环素的合成。

【临床应用】　适用于各型高血压。对伴有心排出量增多、肾素活性偏高者疗效较好;尤其 适用于伴有心绞痛、心动过速及脑血管疾病的高血压患者。临床可单独用作抗高血压的首选 药,也可与利尿药、ACEI、钙通道阻滞药及 $\alpha_1$ 受体阻断药合用。与 β 受体阻断药、利尿药与扩 张血管药联合应用能有效治疗重度和顽固性高血压,可提高疗效,相互抵消不良反应。

【不良反应】　个体差异大,宜从小剂量开始逐渐增量;长期应用后突然停药,可使心率加 快,并可使血压反跳超过治疗前水平,故长期应用 β 受体阻断药停药时,必须逐渐减量(减药过 程约 10～14d)。具体不良反应见第二篇第五章。

【禁忌证】　重度房室传导阻滞。心源性休克、严重心动过缓、低血压患者禁用。肺功能不 全、支气管哮喘、严重肝肾功能不全、心力衰竭、孕妇等慎用。

【药物相互作用】

1. 与维拉帕米、地尔硫䓬联用可致低血压、心动过缓。

2. 与胰岛素或口服降糖药合用,可增强后者作用,掩盖低血糖症状,应检查血糖。

3. 与吲哚美辛或其他前列腺素合成酶抑制剂合用会降低 β 受体阻断药的抗高血压作用。

## 美托洛尔(metoprolol,倍他洛克)

美托洛尔为选择性 $\beta_1$ 受体阻断药。口服吸收完全,生物利用度 40%～50%,服药后 1～2h作用达到高峰,$t_{1/2}$ 为 3～4h,控释制剂一次给药后降压作用可维持 24h。主要在肝脏代 谢,10%以原形从肾脏排泄。临床上用于治疗高血压、心绞痛、心肌梗死、肥厚型心肌病、心律 失常、甲状腺机能亢进、心脏神经官能症等。

不良反应有心率减慢、传导阻滞、血压降低、心衰加重等;外周血管痉挛导致的四肢冰冷或 脉搏不能触及、雷诺现象;因脂溶性大较易透入中枢神经系统,故有疲乏、眩晕、抑郁、头痛、多 梦、失眠等。

## 比索洛尔(bisoprolol)

比索洛尔为选择性 $\beta_1$ 受体阻断药,无内在拟交感活性和膜稳定作用。口服肠道吸收 ＞90%。首过消除＜10%,$t_{max}$ 为 2～3h,$t_{1/2}$ 为 10～12h。50%在肝代谢,50%经肾排泄。作用 时间长,可维持 24h。适用于原发性高血压、心绞痛。不良反应有倦怠、头晕、头痛、出汗、睡眠 欠佳。偶见胃肠道反应、心动过缓、血压明显下降、传导阻滞、皮疹、红斑、肌痛、下肢肿等。

该类药物用于治疗高血压的还有选择性 $\beta_1$ 受体阻断药阿替洛尔(atenolol),其作用优于 普萘洛尔,口服用于治疗各种程度高血压,降压作用持续时间较长,每日服用一次。

### (三)α 和 β 受体阻断药

## 拉贝洛尔(labetalol)

拉贝洛尔对 α、β 受体均有阻断作用,其阻断 β 受体的作用比 $\alpha_1$ 受体的作用强,对 $\alpha_2$ 受 体无效。通过阻断 $\alpha_1$、β 受体,降低外周血管阻力而产生降压作用。降压作用温和,用药后不 引起心率加快,无严重不良反应。临床适用于治疗各型高血压。对心肌梗死早期,可降低心肌 壁张力而产生有益的作用。静脉注射可用于高血压危象的治疗。

## 卡维地洛(carvedilol)

选择性阻断 $\alpha_1$ 受体和非选择性阻断 β 受体,降低外周血管阻力,口服首过消除明显,生物利用度仅为 22%,但药物作用可维持 24h。大部分经肝脏代谢,肝功能损害患者血药浓度明显升高,故严重肝功能损害的患者不宜使用。用于治疗轻、中度高血压及充血性心力衰竭。

## 六、其他抗高血压药

### (一)中枢性降压药

#### 可乐定(clonidine)

【药理作用与临床应用】　其降压作用通过激动延髓孤束核突触后膜 $\alpha_2$ 受体和延髓腹外侧区的咪唑啉受体($I_1$ 受体),从而降低外周交感神经张力;也可激动外周交感神经突触前膜的 $\alpha_2$ 受体,反馈性减少 NA 的释放。具有中枢镇静作用,还能抑制胃肠道的分泌和运动。对血脂代谢无明显影响。

适用于中度高血压,常在其他降压药无效时应用;本药不影响肾血流量和肾小球滤过率,尚能抑制胃肠道蠕动和胃酸分泌,故适用于肾性高血压或伴有消化道溃疡的高血压患者。一般口服给药,急进型高血压宜静注或肌注。现在试用于吗啡类镇痛药成瘾者的戒毒。

【不良反应】　常见口干、便秘、镇静、嗜睡,尚有头痛、腮腺痛、阳痿等,停药后多自行消失。久用可致水钠潴留,与利尿药合用能避免。长期用药后宜逐渐减量停药,以防短时的交感神经亢进症状,如心悸、出汗、血压突然升高等。可乐定不宜用于高空作业或驾驶机动车辆的人员,以免因精神不集中、嗜睡而导致事故发生。

#### 莫索尼定(moxonidine)

莫索尼定为第二代中枢性降压药,可激动延髓腹外侧区的咪唑啉受体。口服易吸收,不受食物的干扰。$t_{1/2}$ 为 2~3h,但降压作用可维持 24h,可每日给药 1 次。临床适用于治疗轻、中度高血压。口干、嗜睡等不良反应少见,无直立性低血压和停药反跳现象。

### (二)去甲肾上腺素能神经末梢抑制药

#### 利血平(reserpine)

利血平是印度萝芙木中所含的一种生物碱。降压灵是从国产萝芙木中分离出的总生物碱,其主要成分为利血平。降压机制为耗竭外周去甲肾上腺素能神经递质,降压作用缓慢、温和、持久。但不良反应多见,长期应用可致抑郁、消化性溃疡,故很少单独应用。常与其他药物组成复方制剂如复方降压片等,治疗轻、中度高血压。

不良反应主要是鼻塞、乏力、胃酸分泌增多、腹泻、心率减慢等副交感神经功能亢进反应。也可出现如镇静、嗜睡、情绪低落等中枢抑制反应,严重者可致精神抑郁。有溃疡病或精神抑郁病史者禁用。

### (三)血管扩张药

#### 1. 直接扩张血管药

#### 硝普钠(sodium nitroprusside)

硝普钠的降压作用强、起效快,维持时间短。口服不吸收,需静脉滴注给药,30s 内起效,2min 达最大降压效应,停药 5min 后血压回升,调整静滴速度可使血压维持于所需水平。

【药理作用与临床应用】　对小动脉、小静脉及微血管均有扩张作用,主要在血管平滑肌内代谢产生一氧化氮(NO),后者激活鸟苷酸环化酶,促进 cGMP 的生成,从而产生血管扩张作用。主要用于高血压危象、高血压脑病、恶性高血压及难治性慢性心功能不全,也用于外科手术麻醉时的控制性降压。

【不良反应】　常见呕吐、出汗、头痛、心悸等反应,均为血压过度降低所致。故静滴时应严格控制滴速,一般按 $3\mu g/kg/min$ 滴注,通过调整滴注速度,维持血压于所需水平。长期或大量应用可致血中氰化物蓄积中毒,应予注意,必要时用硫代硫酸钠防治。该药遇光易被破坏,故滴注的药液应新鲜配制并注意避光。

### 肼屈嗪(hydralazine,肼苯哒嗪)

肼屈嗪可直接扩张小动脉平滑肌,使外周阻力降低,血压下降。降压的同时能反射性兴奋交感神经,出现心率加快、心排出量增加、血浆肾素活性增高和水钠潴溜加重等不良反应,因此一般不宜单用,多在复方制剂中使用。常见头痛、体位性低血压、心悸、眩晕等,甚至诱发心绞痛和心力衰竭。大剂量(每日 400mg 以上)可引起全身红斑狼疮样综合征及类风湿性关节炎,故每日剂量不得超过 200mg,并定期检查抗核抗体。

**2. 钾通道开放药**

### 二氮嗪(diazoxide)

二氮嗪能直接舒张血管平滑肌而降压,其降压机制部分是通过激活平滑肌细胞对 ATP 敏感的 $K^+$ 通道,促进 $K^+$ 外流,使胞膜超极化,钙通道失活,$Ca^{2+}$ 内流减少所致。临床上静脉注射用于高血压危象及高血压脑病。由于不良反应多,常被硝普钠替代。

# 第三节　抗高血压药的合理应用

高血压病是一种慢性疾病。一般认为,发病 3~6 个月内的轻度高血压患者(收缩压高于正常,舒张压不高;或舒张压升高,但在 90~100mmHg 以内),可以首先采用饮食和心理治疗,并定期检查血压变化。如果经非药物治疗效果不佳或发病后舒张压持续高于 105mmHg 以上者,则需要在饮食和心理治疗的基础上采用降压药物治疗。高血压药物治疗的目标不仅是有效降低血压,更重要的是改善靶器官功能或保护靶器官,降低心脑血管等并发症的发生率和死亡率,提高生活质量,延长患者生命。由于抗高血压药物种类繁多、各有特点,疗效存在很大的个体差异,故用药前要了解患者血压程度,肝肾功能及有无并发症等。使用抗高血压药一般应遵循:

**1. 根据高血压程度选用药物**　轻、中度高血压初始采用单药治疗,一般推荐六大类第一线降压药物是 ACEI、$AT_1$ 受体阻断药、利尿药、钙通道阻滞药、$\beta$ 受体阻断药和 $\alpha_1$ 受体阻断药。长效抗高血压药物优于短效制剂,其患者依从性好,降压持续、平稳,可减少血压波动,对心、脑有保护作用。单药治疗效果不理想时,可采用二联用药,如以利尿药为基础,加用其他一线药物,如 ACEI、$AT_1$ 受体阻断药、钙通道阻滞药、$\beta$ 受体阻断药。若仍无效,则三联用药,即在二联用药的基础上加用中枢降压药或直接扩血管药。目前研究表明,对靶器官保护作用比较好的药物是 ACEI、$AT_1$ 受体阻断药和长效钙通道阻滞药。

**2. 根据病情特点选用药物**　① 高血压合并窦性心动过速者,年龄在 50 岁以下者,宜用 $\beta$ 受体阻断药;② 高血压合并心功能不全或支气管哮喘者,宜用利尿药、ACEI、哌唑嗪等,不宜 $\beta$ 受体阻断药;③ 高血压合并心绞痛者,宜用钙通道阻滞药、$\beta$ 受体阻断药;④ 高血压合并肾功能不全者,宜用 ACEI、钙通道阻滞药;⑤ 高血压合并消化性溃疡者,宜用可乐定,不宜用利血平;⑥ 高血压合并糖尿病或痛风者,宜用 ACEI、钙通道阻滞药和 $\alpha_1$ 受体阻断药,不宜用噻嗪类利尿药;⑦ 高血压危象时,宜静脉给药以迅速降低血压,可选用硝普钠,也可用高效利尿药如呋塞米;⑧ 老年高血压,第一线抗高血压药物均可应用,避免使用能引起直立性低血压的药物($\alpha_1$ 受体阻断药、大剂量的利尿药等)和影响认知能力的药物(如可乐定等)。

3. **抗高血压药物的联合用药**　抗高血压药物联合用药的目的是提高降压疗效,减少不良反应,增加对靶器官的保护。原则是将不同作用机制的药物联合应用。不同作用机制的药物联合用药多数起协同作用,故两药用量应减少,使副作用得以减少。如氢氯噻嗪与β受体阻断药或者与 ACEI 合用,后两者可消除氢氯噻嗪激活 RAAS 作用。又如β受体阻断药与肼屈嗪合用,β受体阻断药可减慢心率、抑制肾素分泌,可取消肼屈嗪加快心率与促肾素分泌作用。

4. **平稳降压**　临床与基础研究表明,高血压患者的血压波动性也是靶器官损伤的重要因素。因此,在降压的同时要保持血压平稳,根据患者的基础血压水平、年龄大小和有无合并症等情况调整血压至合适水平,坚持长期用药。药物宜从小剂量开始,逐渐增加剂量,达到满意效果后改维持量以巩固疗效,避免降压过快,以免造成重要器官灌流不足。一般来说,无心、脑、肾合并症的高血压患者,血压降至 140/90mmHg 为宜;年轻人可以将血压降至120/80mmHg;老年高血压患者血压降至 150/90mmHg;有心、脑、肾合并症者应将血压降至(150～170)/(100～110)mmHg,或将血压降至原来血压值的 70%～80%。在此基础上根据患者症状改善情况调整药物剂量。保持血压相对稳定,不可突然停服降压药物或使血压骤降。

5. **个体化治疗**　高血压药物治疗应个体化,主要根据患者的年龄、性别、种族、病情程度、并发症等情况制定治疗方案。在选药个体化的同时,要注意剂量个体化,不同患者病情相似,因药物代谢酶受遗传因素的影响,所需的药物剂量不同,即使同一患者处在不同病程时期,所需的药物剂量也不同。所以,应根据"最好疗效最少不良反应"的原则,对每一患者选择最适宜剂量。

(徐秋琴)

# 第二章 抗心律失常药

📖 学习目标

● 知识目标
1. 掌握常用抗心律失常药的药理作用、临床应用和不良反应。
2. 熟悉抗心律失常药的基本作用、分类、代表药及选药原则。
3. 了解心肌电生理特性和心律失常的形成机制。

● 技能目标
1. 能解释和处理涉及本章药物的不合理处方。
2. 能初步指导患者合理使用常用的抗心律失常药。

案例 4-2

患者，女，62 岁。因反复发作心悸、气短、胸闷 1 个月入院。有高血压病史。

检查：心脏听诊心律不规则；心电图检查提示心房颤动；心脏 X 光片显示心脏未明显扩大。

诊断：心房颤动。

问题：1. 应选用哪些药物进行治疗？
2. 除药物治疗外心房颤动还有其他治疗方法吗？

心律失常是指心脏冲动的频率、节律、起源部位、传导速度的异常，与心肌细胞膜对 $Na^+$、$K^+$、$Ca^{2+}$ 转运紊乱有关。按其发生原理，可分为冲动形成异常和冲动传导异常两类；按其频率快慢，可分为缓慢型心律失常和快速型心律失常。前者包括窦性心动过缓和房室传导阻滞，临床常用异丙肾上腺素或阿托品等药物治疗。后者包括窦性心动过速、房性期前收缩、房性心动过速、心房颤动、心房扑动、阵发性室上性心动过速、室性期前收缩、室性心动过速及心室颤动等。本章讨论的抗心律失常药是指主要通过影响 $Na^+$、$K^+$、$Ca^{2+}$ 的转运，纠正电生理紊乱而治疗快速型心律失常的药物。

目前心律失常的治疗方式有药物治疗和非药物治疗（人工心脏起搏器、埋藏式自动心脏复律除颤器、射频导管消融治疗等）两种。非药物治疗的优点是可减少心律失常甚至获得治愈，但由于适应证、并发症或医疗条件及昂贵的医疗费用等原因而只能使部分患者受益。因此，药物治疗在抗心律失常中依然发挥了重要作用。目前应用的抗心律失常药物中，有些能迅速终止心律失常的发作；有些能显著减少心动过速的复发，从而减轻患者的症状，改善患者的预后。但抗心律失常药物治疗可导致新的心律失常或使原有心律失常加重即促心律失常作用，发生率约为 5%～10%。要做到正确合理应用抗心律失常药，必须掌握心肌电生理特性、心律失常发生机制和药物作用机制等。

# 第一节　心律失常的电生理学基础

## 一、心肌细胞膜电位

心肌细胞的静息膜电位，膜内负于膜外 $-90mV$，处于极化状态。当心肌细胞兴奋时，随着细胞膜对离子通透性改变，引起膜两侧离子浓度分布的变化，发生去极化和复极化，形成动作电位（图 4-2-1）。动作电位可分为 5 个时相：0 相为快速除极，是 $Na^+$ 内流所致；1 相为快速复极初期，由 $K^+$ 短暂外流所致；2 相为缓慢复极早期，又称平台期，由 $Ca^{2+}$ 及少量 $Na^+$ 内流与 $K^+$ 外流所致；3 相为快速复极末期，由 $K^+$ 外流所致。0 相至 3 相完全复极所需要的时间合称动作电位时程（APD）；4 相为静息期，通过离子泵（$Na^+$-$K^+$-ATP 酶）主动转运，使细胞内外离子浓度恢复到除极前状态。在自律细胞 4 相则有舒张期自动除极化。

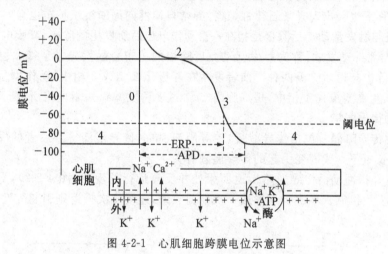

图 4-2-1　心肌细胞跨膜电位示意图

## 二、快反应和慢反应电活动

心房肌细胞、心室肌细胞和希普细胞的静息膜电位负值较大，除极速率快，呈快反应电活动（快反应细胞），其除极主要由 $Na^+$ 内流所致。窦房结和房室结细胞，膜电位负值较小，0 相除极幅度和速度低，传导缓慢，呈慢反应电活动（慢反应细胞），除极主要由缓慢 $Ca^{2+}$ 内流所致。另外，在某些病理情况下（如心肌缺血、缺氧、药物中毒等），膜电位减小（负值减小），可使快反应细胞表现出慢反应电活动。

## 三、心肌电生理特性

**1. 自律性**　自律细胞在无外来刺激的前提下，具有自动发生兴奋的特性，称自律性。自律性高低主要取决于自律细胞 4 相自动除极的速度、舒张期最大电位水平、阈电位水平。若自律细胞 4 相自动除极速度加快，从舒张期电位达到阈电位的时间缩短，自律性升高。快反应细胞自律性形成的主要离子是 $Na^+$ 内流加快，$K^+$ 外流减慢；慢反应细胞自律性形成的主要离子是 $Ca^{2+}$ 内流加快，$K^+$ 外流减慢。

**2. 传导性**　指心肌细胞具有传导兴奋的特性。影响心肌传导速度的因素有：① 心肌细胞组织结构，细胞直径大传导速度慢，反之则快；② 动作电位 0 相上升速率与幅度，速率越快、幅度越大则传导速度越快，反之则慢；③ 邻近未兴奋部位膜的兴奋性。

3. 有效不应期　心肌细胞兴奋后不能立即产生第二次兴奋的特性称为不应期。复极过程中膜电位恢复到$-60\sim-50$mV 时,细胞对刺激才可发生可扩布的动作电位。从除极开始到这以前的一段时间即为有效不应期(ERP),其反映了快钠通道恢复有效开放所需的最短时间。ERP 长,说明心肌不起反应的时间延长,不易发生快速型心律失常。

## 四、心律失常形成机制

心律失常可由冲动形成异常和冲动传导异常或二者兼有所引起。

### (一)冲动形成异常

1. 异位节律点自律性增高　窦房结、房室结和希普细胞都具有自律性。窦房结自律性最高,正常心脏兴奋起源来自于窦房结,而房室结和希普细胞自律性较低,为潜在起搏点。当交感神经活性增高、低血钾、心肌细胞受到机械牵张时,动作电位 4 期斜率增加,自律性升高,潜在起搏点可以取代窦房结成为异位起搏点,产生异位心律。非自律性心肌细胞如心室肌细胞,在缺血缺氧条件下也会出现异常自律性,这种异常自律性向周围组织扩布也会发生心律失常。

2. 后除极与触发活动　后除极是指在一个动作电位后所发生的除极,其膜电位不稳定,容易引起一连串异常冲动发放,称为触发活动。后除极的扩布会触发异常节律,发生心律失常。后除极分早后除极与迟后除极两种。前者发生在复极化 2 相或 3 相中,动作电位时程延长时易发生;后者发生在复极化 4 相中,是细胞内 $Ca^{2+}$ 过多诱发 $Na^+$ 短暂内流所致。

### (二)冲动传导异常

1. 单纯性传导障碍　包括传导减慢、传导阻滞、单向传导阻滞等。后者的发生可能与邻近细胞不应期长短不一或病变引起的传导递减有关。

2. 折返　是指冲动沿传导通路折返回原处并反复运行的现象(图 4-2-2),是快速型心律失常最常见的发生机制。单次折返形成一次期前收缩,连续多次折返则引起阵发性心动过速,甚至扑动或纤颤。

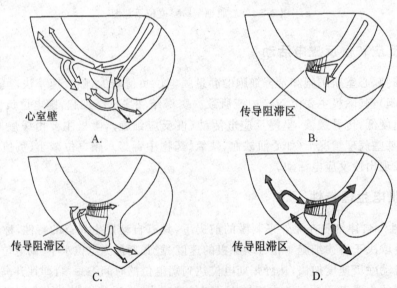

图 4-2-2　折返形成机制

(A. 正常传导过程;B. 单向传导阻滞;C. 逆向传导;D. 折返形成)

## 第二节 抗心律失常药物的基本作用及药物分类

### 一、抗心律失常药物的基本作用

抗心律失常药能选择性作用于心肌细胞膜的离子通道，干扰 $Na^+$、$K^+$、$Ca^{2+}$ 转运，改变心肌细胞电生理特性，从而抑制异常冲动形成或异常冲动传导。其基本作用有：

**1. 抑制异常冲动形成**　① 降低自律性：对快反应细胞主要是抑制 4 相 $Na^+$ 内流或促进 4 相 $K^+$ 外流；对慢反应细胞主要是抑制 4 相 $Ca^{2+}$ 内流，从而使自律性降低。② 减少后除极与触发活动：迟后除极的发生与细胞内钙超载和诱发 $Na^+$ 短暂内流有关，钙通道阻滞药和钠通道阻滞药可减少迟后除极的发生；早后除极的发生与 ERP 过度延长有关，缩短动作电位时程（APD)的药物可减少早后除极的发生。

**2. 改变冲动传导异常**　通过减慢传导速度，使单向传导阻滞变为双向传导阻滞，或加快传导速度消除单向传导阻滞而中断折返。也可通过绝对或相对延长 ERP，增加逆向冲动落入 ERP 的机会或提高邻近心肌细胞 ERP 的均一性，使冲动同步下传而消除折返。

### 二、抗心律失常药物分类

根据药物对离子通道及电生理的作用特点，抗心律失常药可分为四类（表 4-2-1）。

**表 4-2-1　抗心律失常药物的分类**

| 分　类 | 主 要 药 物 |
|---|---|
| Ⅰ类　钠通道阻滞药 | |
| 　Ⅰ\_A 类　适度阻滞钠通道，抑制 $Na^+$ 内流及 $K^+$ 外流药物 | 奎尼丁、普鲁卡因胺 |
| 　Ⅰ\_B 类　轻度阻滞钠通道，抑制 $Na^+$ 内流，促进 $K^+$ 外流药物 | 利多卡因、苯妥英钠 |
| 　Ⅰ\_C 类　明显阻滞钠通道，抑制 $Na^+$ 内流 | 普罗帕酮 |
| Ⅱ类　β受体阻断药 | 普萘洛尔、美托洛尔 |
| Ⅲ类　延长动作电位时程药 | 胺碘酮、索他洛尔 |
| Ⅳ类　钙通道阻滞药 | 维拉帕米、地尔硫䓬 |

## 第三节　常用抗心律失常药

### 一、Ⅰ类——钠通道阻滞药

#### （一）Ⅰ\_A 类药物

#### 奎尼丁（quinidine）

奎尼丁是由金鸡纳树皮中提取的一种生物碱，是奎宁的右旋体，但其抗疟作用较弱，而对心脏的作用较强。

**【药动学特点】**　口服吸收快而完全，生物利用度约为 $70\% \sim 80\%$，心肌中的分布浓度较高。主要经肝代谢，约 $10\% \sim 20\%$ 原形经肾排泄。

**【药理作用与临床应用】**　奎尼丁与心肌细胞膜上的钠通道蛋白结合，适度阻滞 $Na^+$ 通道，同时还具有 M 受体、α 受体阻断作用。

**1. 降低自律性**　治疗量的奎尼丁抑制 $Na^+$ 内流,降低心房、心室、普肯耶纤维的自律性,抑制异位冲动的发放。对病态窦房结综合征者明显降低其自律性,对正常窦房结则影响甚微。

**2. 减慢传导速度**　抑制 $Na^+$ 内流,降低心房、心室、普肯耶纤维的 0 相上升速率和振幅,减慢传导速度,变单向传导阻滞为双向阻滞,取消折返。

**3. 延长有效不应期**　抑制 $K^+$ 外流,延长心房、心室、希普纤维的 ERP 和 APD,以 ERP 的延长更为明显,从而有利于消除折返。

**4. 负性肌力作用**　与减少 $Ca^{2+}$ 内流有关。

该类药为广谱抗心律失常药,可治疗各种快速型心律失常,但临床主要用于心房颤动和心房扑动的转复或电转律后防止复发。

**【不良反应】**　较多见,约 1/3 患者出现各种不良反应。

**1. 胃肠道反应**　较常见,包括恶心、呕吐、腹泻、腹痛等。

**2. 金鸡纳反应**　表现为耳鸣、眩晕、头痛、视力模糊等。

**3. 心脏毒性**　治疗浓度时减慢心室内传导,高浓度可致窦房传导阻滞、房室传导阻滞及室内传导阻滞等,也可引起室性心动过速。偶见"奎尼丁晕厥",发作时患者意识丧失、四肢抽搐、呼吸停止,出现尖端扭转型室性心动过速甚至心室颤动。应立即进行人工呼吸、胸外按摩、电除颤等,同时用异丙肾上腺素及乳酸钠等药物治疗。

**4. 过敏反应**　部分患者可出现皮疹、药热、血小板减少和血管神经性水肿等。

**【禁忌证】**　肝肾功能不全、严重房室传导阻滞、心动过缓、低血压、强心苷中毒患者禁用。

**【药物相互作用】**

1. 与药酶诱导剂苯巴比妥、苯妥英钠等合用,可加速其代谢,使血药浓度降低。

2. 与药酶抑制剂西咪替丁、钙通道阻滞药等合用,可抑制其在肝的代谢。

3. 与地高辛合用,可使后者肾清除率降低而使血药浓度升高。

4. 与双香豆素、华法林合用,可竞争与血浆蛋白结合,使后者抗凝作用增强。

### 普鲁卡因胺(procainamide)

普鲁卡因胺为局麻药普鲁卡因的衍生物。口服易吸收,生物利用度为 80%,也可注射给药。主要在肝中被代谢成 N-乙酰普鲁卡因胺,后者仍有抗心律失常作用。

作用与奎尼丁相似而较弱,几无 M 受体和 α 受体阻断作用。能降低普肯耶纤维自律性,减慢传导速度,延长 ERP。以抑制房室结以下传导为主。主要用于室性期前收缩、室性心动过速;对室上性心动过速也有效。

长期应用可出现胃肠道反应、皮疹、药热、粒细胞减少等;应用半年以上,约 20%～40% 患者可出现系统性红斑狼疮样综合征,停药后可逐渐恢复,必要时可用肾上腺皮质激素治疗。高浓度静脉注射可引起低血压、房室传导阻滞、窦性停搏、室性心动过速、心室颤动等。故注射给药时应连续监测血压和心电图的变化。

### (二) $I_B$ 类药物

### 利多卡因(lidocaine)

利多卡因为常用的局麻药,也有抗心律失常作用。

**【药动学特点】**　因首关消除明显,须静脉给药,静脉注射 1～2min 后起效,作用维持 20min 左右,$t_{1/2}$ 约为 2h。血浆蛋白结合率约 70%,主要在肝代谢,约 10% 原形经肾排出。

**【药理作用与临床应用】**

**1. 降低自律性,提高心室致颤阈**　治疗浓度能选择性地作用于普肯耶纤维和心室肌,轻度抑制 4 相 $Na^+$ 内流,促进 $K^+$ 外流,降低希普纤维的自律性,提高心室致颤阈。

2. **改变传导速度**　治疗浓度时对正常心肌的传导无明显影响。在心肌缺血时,缺血部位细胞外 $K^+$ 浓度升高,利多卡因可阻滞 $Na^+$ 内流,明显减慢传导速度,使单向阻滞变为双向阻滞而消除折返。当血中 $K^+$ 浓度较低时,利多卡因则促 $K^+$ 外流而加速传导。大剂量时则明显抑制 0 相上升速率而减慢传导。

3. **相对延长有效不应期**　通过促进 3 相 $K^+$ 外流,并抑制 2 相 $Na^+$ 内流而缩短希普纤维及心室肌的 APD 和 ERP,且以缩短 APD 更为显著,相对延长 ERP,有利于消除折返。

临床主要用于各种原因引起的室性心律失常,尤其适用于急性心肌梗死引起的室性期前收缩、室性心动过速及心室颤动,可作为首选药。

【**不良反应**】　主要表现为嗜睡、眩晕、头痛,静注过快或过量还可出现低血压、房室传导阻滞、语言障碍甚至惊厥、呼吸抑制、心脏停搏等,静滴过程中应密切监测患者的血压和心电图,防止过量中毒。低钾时心肌细胞对 $K^+$ 的通透性降低影响利多卡因疗效,应先补钾。

【**禁忌证**】　对局部麻醉药过敏者禁用,阿-斯氏综合征(急性心源性脑缺血综合征)、预激综合征、严重心传导阻滞(包括窦房、房室及心室内传导阻滞)患者禁用。

【**药物相互作用**】　与 β 受体阻断药合用,利多卡因肝脏代谢受抑制,血药浓度增加,可发生心脏和神经系统不良反应。应调整利多卡因剂量,并用心电图监护及监测其血药浓度。

### 苯妥英钠(phenytoin sodium)

苯妥英钠为抗癫痫药,也具有抗心律失常作用。

【**药理作用与临床应用**】　苯妥英钠抗心律失常作用与利多卡因相似,也是抑制 $Na^+$ 内流,促进 $K^+$ 外流,降低普肯耶纤维自律性;能与强心苷竞争 $Na^+$-$K^+$-ATP 酶,抑制强心苷中毒时迟后除极所引起的触发活动;缩短 APD,相对延长 ERP,有利于消除折返。对传导的影响与药物浓度、细胞外 $K^+$ 浓度等有关,低血钾时小剂量苯妥英钠能加快传导速度,强心苷中毒时多伴有低血 $K^+$,此作用更为明显。

用于治疗室性心律失常,尤其适用于低血钾或强心苷中毒所致的室性心律失常。对心肌梗死、麻醉、心胸手术等引起的室性心律失常,疗效不如利多卡因。

【**不良反应**】　见第三篇第二章。

### 美西律(mexiletine)

美西律的化学结构及作用与利多卡因相似。特点是:① 可口服,生物利用度高,作用维持时间长达 6～8h 以上。② 主要用于治疗各种室性心律失常,对急性心肌梗死诱发的快速型室性心律失常疗效好,常用于维持利多卡因的疗效。③ 不良反应有胃肠反应,久用后可见神经症状,如震颤、眩晕、共济失调等。禁用于重度心功能不全、传导阻滞、缓慢型心律失常等。

### (三) $I_C$ 类药物

#### 普罗帕酮(propafenone,心律平)

【**药动学特点**】　口服吸收良好,但首关消除明显,生物利用度低,30min 起效,2～3h 作用达高峰,持续6～8h。主要在肝代谢,经肾排出。

【**药理作用与临床应用**】　主要作用普肯耶纤维和心室肌,明显抑制 $Na^+$ 内流,降低自律性,减慢传导速度,延长 APD 和 ERP,ERP 延长更明显,有利于消除折返。此外,具有较弱的 β 受体阻断作用和钙通道阻滞作用。

为广谱抗心律失常药,适用于室上性和室性早搏,心动过速以及预激综合征伴有心动过速或心房颤动。

【**不良反应**】　常见恶心、呕吐、味觉改变等消化系统症状。偶见粒细胞缺乏、红斑性狼疮样综合征。严重时可致心律失常如心动过缓、房室传导阻滞,也可加重充血性心力衰竭。故用药时须严密监测心电图,若心电图 QRS 波加宽超过 20% 以上或 Q-T 间期明显延长者宜减量或停药。

**【禁忌证】** 严重房室传导阻滞、严重充血性心力衰竭、心源性休克、严重低血压及对该药过敏者禁用。

## 二、Ⅱ类——β 受体阻断药

β 受体阻断药主要通过 β 受体阻断作用发挥作用,同时还有阻滞 $Na^+$ 内流,促进 $K^+$ 外流等作用,常用于抗心律失常的 β 受体阻断药有美托洛尔(metoprolol)、阿替洛尔(atenolol)、噻吗洛尔(timolol)、比索洛尔(bisoprolol)、艾司洛尔(esmolol)等。

### 美托洛尔(metoprolol)

**【药动学特点】** 口服吸收迅速完全,吸收率大于 90%,但肝脏代谢率达 95%,首过效应为 25%～60%,故生物利用度仅为 40%～75%,血浆浓度达峰时间一般为 1.5h,最大作用时间为 1～2h。

**【药理作用与临床应用】** 为选择性 $β_1$ 受体阻断药,作用与普萘洛尔相似而较弱,可降低窦房结、房室结的自律性,明显减慢传导,主要用于室上性心律失常。对快速型心律失常的患者,本药可阻断交感神经活性,使心率减慢。

**【不良反应】** 见本篇第一章。

**【禁忌证】** 显著心动过缓(心率<45 次/min)、心源性休克、重度或急性心力衰竭、Ⅱ度或Ⅲ度房室传导阻滞、病态窦房结综合征患者禁用。

### 阿替洛尔(atenolol)

阿替洛尔为非选择性 β 受体阻断剂,对心脏 $β_1$ 受体选择性较高,无内源性拟交感作用,无心肌抑制作用。口服吸收完全,服后 2～4h 达血药峰浓度,$t_{1/2}$ 为 6～7h。主要抑制窦房结及房室结自律性,可减慢窦性心律,减慢房室结传导,可用于室上性心律失常的治疗,减慢心房颤动和心房扑动的心室率,对室性心律失常亦有效。少数人有口干、胸闷、恶心、呕吐、腹胀、乏力、头晕、失眠、嗜睡、精神抑郁、手足冷、血压下降等,个别患者出现窦性心动过缓。

### 艾司洛尔(esmolol)

艾司洛尔为短效 $β_1$ 受体阻断药,抑制窦房结及房室结的自律性、传导性。主要用于室上性心律失常,减慢心房颤动和心房扑动时的心室率。静脉注射后数秒钟起效,$t_{max}$ 为 9min。不良反应有低血压、轻度抑制心肌收缩等。

## 三、Ⅲ类——延长 APD 的药物

本类药物能选择性地延长 APD 与 ERP,有利于消除折返,产生抗心律失常作用。

### 胺碘酮(anmiodarone)

胺碘酮又名乙胺碘呋酮。

**【药动学特点】** 胺碘酮口服吸收缓慢而不完全,生物利用度约为 50%,血浆蛋白结合率约为 95%。约 4～7h 起效,主要在肝代谢,停药后作用可维持 1～3 个月。

**【药理作用与临床应用】** 胺碘酮能明显阻滞 $K^+$ 通道,适度阻滞 $Na^+$ 通道和 $Ca^{2+}$ 通道,可延长 APD 和 ERP,从而降低窦房结和普肯耶纤维的自律性,减慢房室结和普肯耶纤

胺碘酮

维的传导速度。还可非竞争性阻断 α、β 受体,扩张冠脉和周围血管,增加冠脉血流量,降低外周血管阻力,有一定的保护缺血心肌作用。

用于各种快速型室上性和室性心律失常,可使阵发性心房颤动、扑动及室上性心动过速转复并维持其窦性节律;对预激综合征合并心房颤动或室性心动过速者疗效好;静脉给药可抢救危及生命的室性心动过速及心室颤动。

【不良反应】 口服有胃肠道反应,表现为食欲减退、恶心、呕吐、便秘;因含碘,久用约 9% 的患者可引起甲状腺功能亢进或低下;药物少量自泪腺排出,可在角膜发生黄色微粒沉着,一般不影响视力,停药后可自行恢复;少数患者可出现间质性肺炎、肺纤维化,一旦发现立即停药,并用肾上腺皮质激素治疗。静注过快可致心动过缓、房室传导阻滞、低血压和心功能不全等。因本药不良反应与剂量大小及用药时间长短成正比,故不宜长期连续应用。

【禁忌证】 心功能不全、窦房结功能低下者慎用。房室传导阻滞、甲状腺功能异常及对碘过敏者禁用。

【药物相互作用】

1. 不宜与 β 受体阻断药、钙通道阻滞药合用,以免加重心动过缓或房室传导阻滞,如需合用,则应将药物减量并密切观察。

2. 胺碘酮能增加血清地高辛浓度,加强洋地黄类药对窦房结及房室结的抑制作用,使其易达中毒水平。必须合用时,洋地黄类药应减少 50%,并监测其血药浓度。

3. 与排钾利尿药合用,可增加低血钾所致心律失常的发生率。低血钾状态应用胺碘酮可加重 Q-T 间期延长,引起尖端扭转型室速,应同时补钾治疗并密切监测血钾浓度。

### 索他洛尔(sotalol)

索他洛尔是具有延长复极过程作用的 β 受体阻断药,能降低自律性,减慢房室结传导,明显延长心房肌、心室肌尤其是普肯耶纤维的 APD 和 ERP,消除折返。临床用于各种心律失常,如心房扑动、心房颤动、室上性心动过速、室性期前收缩、室性心动过速及室颤等。不良反应较胺碘酮少。少数 Q-T 间期延长者偶可出现尖端扭转型室速。

## 四、Ⅳ类——钙通道阻滞药

钙通道阻滞药主要阻滞 $Ca^{2+}$ 通道,作用于慢反应细胞,如窦房结和房室结,减慢心率,降低房室结传导速率,延长 ERP。钙通道阻滞药中只有维拉帕米、地尔硫䓬在治疗浓度时可以阻断心肌细胞的 $Ca^{2+}$ 通道,用于治疗心律失常。

### 维拉帕米(verapamil)

维拉帕米又名异博定。

【药动学特点】 口服吸收迅速而完全,首过消除明显,生物利用度仅为 10%～20%。口服 2h 起效,作用维持 6～8h。主要在肝代谢,肝功能不全患者应减量,约 70% 经肾排泄。

【药理作用与临床应用】 选择性阻滞心肌细胞膜 $Ca^{2+}$ 通道,抑制 $Ca^{2+}$ 内流,降低窦房结和房室结的自律性,抑制动作电位 0 相最大上升速率和振幅,减慢传导速度,并能使 $Ca^{2+}$ 通道恢复开放的时间,延长窦房结、房室结的 ERP,消除折返。

维拉帕米是临床上治疗阵发性室上性心动过速的首选药之一,能使 80% 以上患者转为窦性节律,静注效果尤佳。对房性心动过速也有良效。

【不良反应】 静脉注射的主要不良反应是低血压,如果注射速度过快还可引起心动过缓、房室传导阻滞和诱发心力衰竭,多见于与 β 受体阻断药合用或近期内用过此药的患者。

【禁忌证】 预激综合征、病态窦房结综合征、房室传导阻滞及严重心功能不全患者禁用。

**【药物相互作用】**

1. β受体阻断药、奎尼丁等可增强维拉帕米抑制窦房结、房室结及减弱心肌收缩力的作用，有产生心脏停搏的危险。故不宜合用。

2. 与地高辛合用可致房室传导阻滞，并使地高辛的血药浓度升高，合用需减少地高辛剂量。

### 地尔硫䓬(diltiazem)

地尔硫䓬作用与维拉帕米相似，对房室传导有明显抑制作用。口服起效较快，治疗阵发性室上性心动过速有效，治疗心房颤动，可快速、有效、安全地降低心室率。

## 五、其他类

### 腺苷(adenosine)

腺苷为内源性嘌呤核苷酸，作用于 G 蛋白耦联的腺苷受体，激活心房、窦房结、房室结的 ACh 敏感 $K^+$ 通道，导致动作电位时程缩短，超极化和自律性降低。也抑制 L-型钙电流，延长有效不应期，抑制交感神经兴奋的迟后除极。

临床上主要用于暂时减慢窦性心率以及房室结的传导，迅速终止折返性室上性心动过速，以及少数迟后除极引起的室性心动过速。使用时需快速静脉注射给药，以免药物到达心脏前即被灭活。

静脉注射速度过快可致短暂性心脏停搏。治疗剂量时多数患者会出现胸闷、呼吸困难等。

# 第四节　心律失常的用药原则与药物选择

## 一、用药原则

抗心律失常药的一般用药原则是：① 先单用，后联合用药；② 以最小剂量取得满意疗效；③ 先降低危险性，再考虑缓解症状；④ 注意药物的不良反应及致心律失常作用；⑤ β受体阻断可作为治疗快速型心律失常的基础药物。

## 二、心律失常的药物选择

1. **窦性心动过速**　应针对病因治疗，必要时可用β受体阻断药维拉帕米。

2. **房性早搏**　一般不需要药物治疗，若频繁发生，可用β受体阻断药、维拉帕米、地尔硫䓬或胺碘酮。

3. **心房扑动、心房颤动**　转律用胺碘酮注射剂、普罗帕酮注射剂；减慢心室率用β受体阻断药、强心苷类。

4. **阵发性室上性心动过速**　急性发作时首选维拉帕米，也可选用强心苷类、β受体阻断药、普罗帕酮、胺碘酮等。

5. **室性早搏**　可选β受体阻断药、美西律、胺碘酮和普鲁卡因胺。心肌梗死急性期用利多卡因、β受体阻断药、胺碘酮。强心苷中毒引起的室早用苯妥英钠。

6. **阵发性室性心动过速**　可选用普罗帕酮注射剂、胺碘酮、美西律、利多卡因等。

7. **心室纤颤**　可选用胺碘酮、β受体阻断药、利多卡因。

（徐秋琴）

# 第三章 抗心绞痛药

**案例 4-3**

患者，男，65 岁。近 3 个月来，常在劳累、情绪激动时出现胸骨后闷痛，有时放射至左上肢，持续 3～5min，休息后消失。

诊断：稳定型心绞痛。给予阿替洛尔(每次 25mg，每日 2 次)进行治疗。

问题：1. 以上治疗是否合理？为什么？

2. 使用时应注意哪些事项？

心绞痛是冠状动脉狭窄或痉挛导致冠状动脉供血不足，心肌急剧、短暂的缺血、缺氧所引起的临床综合征。根据世界卫生组织"缺血性心脏病的命名及诊断标准"，临床上将心绞痛分为三种类型：① 劳累性心绞痛，其特点是常由劳累、情绪激动或其他增加心肌耗氧量的情况所诱发，通过休息或舌下含服硝酸甘油而缓解。此类包括稳定型心绞痛、初发型心绞痛及恶化型心绞痛。② 自发性心绞痛，常无明显诱因，多发生于安静状态，发作时疼痛较重、持续时间长，且不易被硝酸甘油所缓解，包括卧位型、变异型、梗死后心绞痛及中间综合征。③ 混合型心绞痛，其特点是患者既可在心肌需氧量增加时发生心绞痛，也可在心肌需氧量无明显增加时发生心绞痛。临床常将初发型、恶化型和自发性心绞痛统称为不稳定型心绞痛。不稳定型心绞痛发作时症状严重，可发展为急性心肌梗死，甚至发生猝死。

心绞痛最常见的病因是冠状动脉粥样硬化，其主要病理生理机制是心肌供氧与心肌耗氧失衡和血栓形成。心肌供氧决定于冠脉的血流量，其影响因素包括冠状动脉阻力、动脉灌注压、侧支循环和心室舒张时间，其中冠状动脉阻力的影响最为重要。影响心肌耗氧的主要因素包括心室壁张力、心率和心肌收缩力。心肌供氧不足或心肌耗氧过多均可导致心肌暂时性缺血缺氧，乳酸、丙酮酸、组胺、类似激肽样多肽等代谢产物聚积于心肌组织，刺激心肌自主神经传入纤维末梢而导致疼痛。

抗心绞痛药是一类能恢复心肌氧的供需平衡的药物，其药理作用基础是增加心肌供血供氧、降低心肌耗氧量。一般通过：① 舒张小静脉和小动脉，减轻心脏前、后负荷，降低心室壁张力,降低心脏耗氧量;② 舒张冠状动脉,解除冠状动脉痉挛或促进侧支循环形成而增加心肌供氧;③ 减慢心率,减弱心肌收缩力,降低心肌耗氧量;④ 抑制血小板聚集和抗血栓形成等途径发挥抗心绞痛作用。目前常用的抗心绞痛药物包括:硝酸酯类、β受体阻断药和钙通道阻滞药。

# 第一节 硝酸酯类

硝酸酯类药物具有硝酸多元酯结构,分子中的—O—$NO_2$ 是发挥药理作用的基本结构。包括硝酸甘油(nitroglycerin)、硝酸异山梨酯(isosorbide dinitrate)、戊四硝酯(pentaerythrityl tetranitrate)、单硝酸异山梨酯(isosorbide mononitrate)等,其中硝酸甘油最常用。

硝酸甘油　　　　　　戊四硝酯　　　　　　硝酸异山梨酯

## 硝酸甘油(nitroglycerin)

硝酸甘油是硝酸酯类代表药,临床用于抗心绞痛已有一百多年的历史,具有起效快、作用迅速、疗效可靠和价格低廉等优点,至今仍是防治心绞痛最常用的药物。

【药动学特点】 口服给药首关消除达90%以上,生物利用度仅为8%,故临床多采用舌下含服,1~3min显效,5min作用达高峰,作用维持10~30min。也可经皮肤给药或静脉滴注。主要经肝代谢,从肾排出。

【药理作用】 硝酸甘油的基本作用是选择性松弛血管平滑肌,对静脉血管的选择性强于动脉血管,可能与静脉血管富含催化硝酸甘油释放 NO 的酶有关。

1. **降低心肌耗氧量** 小剂量硝酸甘油能扩张容量血管,减少静脉回心血量而降低心脏前负荷;较大剂量时扩张阻力血管降低心脏后负荷,从而心脏前后负荷降低,室壁肌张力降低,减少心肌耗氧量。

2. **增加缺血区心肌供血** 硝酸甘油能解除冠状动脉痉挛,增加供血,并能舒张较大的心外膜血管及动脉狭窄部位的侧支血管,此作用在冠状动脉痉挛时更为明显。用药后可使血液由输送血管经侧支血管流向缺血区,从而改善缺血区的供血(图4-3-1)。

3. **重新分配冠脉血流** 心内膜下血管由心外膜血管垂直穿过心肌延伸而来,血流易受心室壁肌张力及室内压的影响。心绞痛急性发作时,左心室舒张末压力增高,心内膜下区域缺血最为严重。硝酸甘油能降低左心室舒张末压,舒张心外膜血管及侧支血管,使血液易从心外膜区域向心内膜下缺血区灌流,从而增加心肌缺血区的血流量,缓解心绞痛。

【临床应用】

1. **心绞痛** 舌下含服能迅速缓解各型心绞痛发作,常作为首选药;皮肤外用可预防发作,与β受体阻断药合用可提高疗效。

2. **急性心肌梗死** 对急性心肌梗死不仅能减少心肌耗氧量,尚有抗血小板聚集和黏附作用,使坏死的心肌得以存活或使梗死面积缩小,但应限制用量,以免过度降压造成舒张期冠脉灌注压降低,加重心肌缺血。

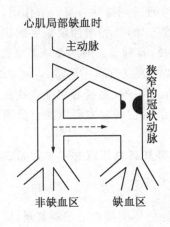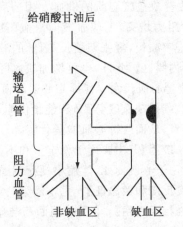

图 4-3-1 硝酸酯类对冠状动脉的作用

3. **充血性心功能衰竭** 扩张动脉、静脉,降低心脏前后负荷,用于治疗重度和难治性心功能衰竭。

【不良反应】

1. **血管舒张反应** 主要为血管扩张所致的搏动性头痛及颜面潮红,过量可致直立性低血压,继而反射性引起心率加快,收缩力增强,而使心肌耗氧量增加。

2. **高铁血红蛋白症** 常见于用量过大或频繁用药时。

3. **快速耐受性** 连续用药 2~3 周即可产生耐受性,硝酸酯类之间有交叉耐受性,停药 1~2 周后可恢复敏感性。如调整给药次数和剂量;采用间歇给药法,从最小有效剂量开始;补充含巯基的药物,都可阻止耐受性的发生。

【禁忌证】 心肌梗死早期有严重低血压及心动过速患者、严重贫血、青光眼、颅内压增高和已知对硝酸甘油过敏的患者禁用。

【药物相互作用】

1. 因乙醇可抑制硝酸甘油代谢,用药期间宜禁酒,以免增加硝酸甘油的药理作用和不良反应。

2. 与肝素合用可降低肝素的抗凝血作用,合用时应增加肝素的用量,故停用硝酸甘油时,应减少肝素用量。

3. 与阿司匹林合用,可减少硝酸甘油在肝脏的消除,使硝酸甘油血药浓度升高。

**硝酸异山梨酯(isosorbide dinitrate,消心痛)、戊四硝酯(pentaerythrityl tetranitrate)**

硝酸异山梨酯、戊四硝酯为长效硝酸酯类,作用较硝酸甘油弱,但较持久。一般用于预防心绞痛发作。舌下含服起效慢,对制止心绞痛发作的疗效不如硝酸甘油可靠。

# 第二节 β受体阻断药

β受体阻断药可使心绞痛发作次数减少,改善缺血性心电图,增加患者运动耐量,降低心肌耗氧量,缩小心肌梗死范围,是治疗心绞痛的常用药物。包括普萘洛尔(propranolol)、吲哚洛尔(pindolol)、噻吗洛尔(timolol)、阿替洛尔(atenolol)、美托洛尔(metoprolol)等。其中阿替洛尔、美托洛尔是临床最为常用的抗心绞痛药。

【药理作用】

1. **降低心肌耗氧量** 阻断 $\beta_1$ 受体,使心率减慢,收缩力减弱,从而降低心肌耗氧量。

2. 改善缺血区心肌的供血 用药后心肌耗氧量减少,通过冠脉的自身调节作用,非缺血区的血管阻力增高,促使血液向缺血区已舒张的阻力血管流动,从而增加缺血区的供血。其次,由于心率减慢,舒张期延长,冠脉的灌流时间也相对延长,有利于血液从心外膜血管流向易缺血的心内膜区。此外,也可增加缺血区侧支循环,增加缺血区血液灌注量。

3. 改善心肌代谢 能提高心肌缺血区对葡萄糖的摄取,保护缺血区心肌细胞线粒体的结构和功能,维持缺血区 ATP 和能量供应;还能促进氧合血红蛋白的解离而增加全身组织包括心肌的供氧,从而改善心肌能量代谢。

【临床应用】 主要用于稳定型和不稳定型心绞痛,对合并高血压或心律失常患者更为适用。也可用于心肌梗死,能缩小梗死范围。不宜用于变异型心绞痛。

【不良反应和禁忌证】 见本篇第一章。

【药物相互作用】 β受体阻断药与硝酸酯类合用,两药能协同降低心肌耗氧量,同时β受体阻断药能对抗硝酸酯类引起的反射性心率加快和心肌收缩力增强,硝酸酯类可对抗β受体阻断药所致的心室容积增大,两药合用可相互取长补短,减少不良反应和用药剂量。但应注意两类药均可降压,如血压下降过多,冠脉流量减少,对心绞痛不利。

#### 阿替洛尔(atenolol)

阿替洛尔为无内在活性的长效 $β_1$ 受体阻断药,对心脏的选择性作用较强,对血管及支气管影响较小,但支气管哮喘和阻塞性肺病的患者慎用或禁用。适用伴有高血压或心率增快的心绞痛患者。

#### 美托洛尔(metoprolol)

美托洛尔为无内在活性的 $β_1$ 受体阻断药,由于血药浓度个体差异极大,用药需个体化。可有效缓解劳累性心绞痛,与钙拮抗药或硝酸酯类抗心绞痛药合用产生协同作用,也可用于不稳定型心绞痛的治疗。

## 第三节 钙通道阻滞药

钙通道阻滞药是阻止 $Ca^{2+}$ 经细胞膜钙通道进入细胞内,从而降低细胞内 $Ca^{2+}$ 的药物。常用于抗心绞痛的钙通道阻滞药有硝苯地平、维拉帕米、地尔硫䓬、普尼拉明及哌克昔林等。

【药理作用】

1. 降低心肌耗氧量 阻滞 $Ca^{2+}$ 通道,抑制 $Ca^{2+}$ 内流,使血管,尤其是小动脉平滑肌松弛,外周阻力下降,心脏后负荷减轻,从而降低心肌耗氧量。

2. 增加缺血心肌的供血 对冠脉中较大的输送血管和小的阻力血管均有扩张作用,使冠脉阻力降低,并有明显的解除冠脉痉挛作用,改善心肌供血供氧;还可增加侧支循环,增加缺血远端的灌注。

3. 保护缺血心肌 心肌缺血时细胞内 $Ca^{2+}$ 超负荷,可引起线粒体肿胀而失去氧化磷酸化的功能。钙通道阻滞药可抑制 $Ca^{2+}$ 内流,减轻心肌细胞内 $Ca^{2+}$ 超负荷,保护心肌细胞线粒体结构与功能,降低缺血对心肌细胞的损害。

4. 抑制血栓的形成 心肌缺血时,血流减慢,血栓易于形成,可加重心肌缺血。本类药物有抑制血小板聚集作用,可降低血液黏滞度,改善组织血流,阻止冠脉损伤的发展。

【临床应用】 主要用于冠状动脉痉挛所致的变异型心绞痛,也可用于稳定型及不稳定型心绞痛。对急性心肌梗死尚能促进侧支循环,缩小梗死面积。但各种钙通道阻滞药有不同的特点及不良反应,因此,在临床选药时要注意区别。

### 硝苯地平(nifedipine,心痛定)

扩张冠状动脉和外周小动脉作用强,抑制血管痉挛效果显著,对变异型心绞痛最有效,伴高血压患者尤为适用。对稳定型心绞痛也有效。

### 维拉帕米(verapamil,异搏定)

扩张冠状动脉作用较弱,对变异型心绞痛多不单独应用,对稳定型及不稳定型心绞痛有效,尤适用于伴心律失常者。与β受体阻断药有协同作用,但两药合用可显著抑制心肌收缩力和传导系统,故应慎重。因其抑制心肌收缩力、窦房结和房室结的作用较强,故禁用于心力衰竭、窦房结功能低下或明显房室传导阻滞的心绞痛患者。

### 地尔硫䓬(diltiazem)

对变异型心绞痛、稳定型和不稳定型心绞痛都可应用,作用强度介于硝苯地平和维拉帕米之间。该药扩张冠状动脉作用较强,对外周血管扩张作用较弱。主要用于冠状动脉痉挛引起的变异型心绞痛的治疗,效果好,不良反应小。伴有房室传导阻滞、窦性心动过缓、心力衰竭患者慎用。

目前已将治疗变异型心绞痛的短效药物制作成长效的缓释或控释制剂,或使用长效药物氨氯地平(amlodipine)以减少因血药浓度变化过大所致的不良反应。

**【不良反应】**　常见颜面潮红,头痛,恶心等。硝苯地平的常见不良反应是低血压。

**【药物相互作用】**

1. 硝苯地平和维拉帕米可降低地高辛的清除率,使地高辛血药浓度提高,半衰期延长,中毒发生率增高。两者合用时,地高辛应减半剂量或依血药浓度调整剂量。地尔硫䓬也可使地高辛血药浓度增加,与其合用时要慎重。

2. 维拉帕米和地尔硫䓬可降低卡马西平、环孢素的代谢。

3. 西咪替丁可降低钙通道阻滞药的代谢,使地尔硫䓬生物利用度提高 70％,清除率降低 40％,降压作用增强。合用时钙通道阻滞药应减量 50％。

（徐秋琴）

# 第四章　抗慢性心功能不全药

📖 **学习目标**

● **知识目标**
1. 掌握强心苷类药物的药理作用、临床应用、不良反应及其防治。
2. 熟悉血管紧张素转换酶抑制药和利尿药治疗慢性心功能不全的作用机制。
3. 了解其他抗慢性心功能不全药的作用特点与临床应用。

● **技能目标**
1. 能通过动物实验,观察强心苷对心肌收缩力的影响,并联系其临床应用。
2. 能解释和处理涉及本章药物的不合理处方。
3. 能初步指导患者合理使用常用的抗慢性心功能不全药物。

**案例 4-4**

患者,男,51岁。有高血压病史,近日来走楼梯感到胸闷、气喘,夜间不能平卧,并有心慌、脚踝水肿、咳白色泡沫样痰。

诊断:急性左心功能不全。给予地高辛和呋塞米治疗。

问题:此治疗方法是否恰当?为什么?

慢性心功能不全又称充血性心力衰竭(chronic or congestive heart failure, CHF),是指由于各种原因造成的心肌收缩力降低,心脏负荷加重,心室舒张期顺应性降低,使心排出量绝对或相对减少,不能满足全身组织器官代谢需要的一种临床综合征。临床上以组织器官血液灌注不足及肺循环和(或)体循环淤血为主要特征。传统的观点认为 CHF 是心室泵功能的异常,因此,往常用强心苷类和利尿剂治疗,但这两类药物仅改善患者的临床症状和生活质量,并不降低患者的总病死率。近年来有人提出影响 CHF 发生和发展的因素有多种,包括机体神经激素的激活、心室重构、氧化应激和自由基的产生、细胞因子的激活和细胞凋亡、心脏各种受体的下调和(或)上调以及细胞内信号传导通路的异常等,其中机体神经激素的激活和心室重构在 CHF 的发生、发展中具有重要的影响。ACEI 及 $\beta_1$ 受体阻断药的应用能防止并逆转心肌及血管重构,提高 CHF 患者的生存率,是 CHF 治疗史上的新进展。随着分子生物学及基因工程学理论和实验技术在心血管疾病中的应用,CHF 的发生与心肌基因表达异常的关系将得到阐明,基因治疗和干细胞移植将有望用于治疗 CHF。

## 第一节　CHF 的病理生理学及治疗药物的分类

### 一、CHF 的病理生理学

#### （一）CHF 时心肌功能及结构变化

1. CHF 时心肌功能变化　CHF 时由于心肌受损，导致心肌收缩力减弱，心脏前后负荷及心肌耗氧量增加，出现心肌收缩和（或）舒张功能障碍，心脏泵血功能降低。收缩功能障碍，心排出量减少，组织器官灌流不足；舒张功能障碍，心室舒张受限和不协调，心室顺应性降低。收缩和（或）舒张功能障碍均可导致动脉系统供血不足，静脉系统淤血。

2. 心脏重构　CHF 时，心肌处于长期的超负荷状态，在神经内分泌因素的影响下，出现心肌细胞肥大、细胞外基质增多及心肌组织纤维化等形态学改变称为心脏重构。心脏重构既有积极的代偿作用，又有负面影响，重构的心肌可发生不同程度的缺氧、能量代谢障碍和心肌收缩力减弱等。

#### （二）CHF 时神经内分泌变化

1. 交感神经系统激活　是 CHF 最常见的早期代偿表现。CHF 时心肌收缩力减弱，心排出量减少，交感神经系统活性反射性增高，血中 NA 含量增加，外周血管收缩，血压升高。

2. 肾素-血管紧张素-醛固酮系统（RAAS）激活　CHF 时肾血流量减少，可激活 RAAS，使血管紧张素Ⅱ和醛固酮生成增多，导致全身小动脉强烈收缩，并加重水钠潴留，使心脏负荷增加而加重心功能不全。此外，RAAS 的激活还有促进生长因子的产生、促原癌基因表达及增加细胞外基质合成等作用，可引起心脏重构。

3. 其他内分泌激素和生理活性物质　CHF 时精氨酸加压素、内皮素分泌增多，加重心力衰竭时的血管收缩，内皮素还有明显的促生长作用，引起心脏重构。肿瘤坏死因子增多，可加重左心室功能不全，促进心肌肥厚重构及细胞凋亡。

### 二、治疗 CHF 药物分类

根据药物的作用和作用机制，治疗 CHF 的药物可分为以下几类：

1. 肾素-血管紧张素-醛固酮系统抑制药
（1）血管紧张素Ⅰ转化酶抑制药：卡托普利等。
（2）血管紧张素Ⅱ受体（$AT_1$）阻断药：氯沙坦等。
（3）醛固酮拮抗药：螺内酯。
2. 利尿药　氢氯噻嗪、呋塞米、螺内酯。
3. β 受体阻断药　美托洛尔、卡维地洛等。
4. 强心苷类正性肌力药　地高辛、洋地黄毒苷、毒毛花苷 K 等。
5. 其他治疗 CHF 药物
（1）血管扩张药：硝普钠、硝酸异山梨醇酯、哌唑嗪等。
（2）非强心苷类正性肌力药：米力农等。
（3）钙通道阻滞药：氨氯地平、非洛地平等

## 第二节　肾素-血管紧张素-醛固酮系统抑制药

心脏重构在发挥部分心脏功能代偿作用的同时，加重了心力衰竭的病理进展，是 CHF

重要的危险因素,而血管紧张素Ⅱ、醛固酮在心血管重构中起着重要作用。以逆转心血管重构为用药目的的药物,如血管紧张素Ⅰ转化酶抑制药、血管紧张素Ⅱ受体阻断药、醛固酮拮抗药等,它们不仅能逆转心血管重构,降低心脏前后负荷,改善血流动力学,缓解 CHF 的症状,提高运动耐受力和生活质量,且可延缓病情进展,降低 CHF 的发病率与死亡率,显示良好的应用前景。

## 一、血管紧张素Ⅰ转化酶抑制药(ACEI)

目前 ACEI 用于 CHF 的治疗,是 CHF 标准治疗的主要药物。基础研究证实,ACEI 不仅能缓解 CHF 的症状、提高生活质量、降低心衰患者的病死率,而且能延缓和逆转心室重构,阻止心肌肥厚的进一步发展,提高心脏和血管的顺应性。目前,临床用于治疗 CHF 的 ACEI 有卡托普利(captopril)、依那普利(enalapril)、雷米普利(ramipril)、赖诺普利(lysinopril)及培哚普利(perindopril)等。

**【药理作用与临床应用】**

1. **改善血流动力学** 通过抑制 ACE 活性,减少血液及组织中的 AngⅡ,使全身阻力血管和容量血管扩张,心脏前后负荷降低,增加心排出量,从而缓解或消除 CHF 患者的症状。另外,也可增加肾血流量,改善肾功能,还能提高运动耐量。

2. **抑制心肌及血管的肥厚、增生** CHF 在代偿早期和中期就出现心肌重构肥厚,表现为心肌细胞肥大、心肌纤维化、心脏泵血功能降低。ACEI 能有效阻止或逆转 CHF 心室肥厚的发生,抑制纤维组织和肌层内冠脉壁的增厚,提高心肌和血管的顺应性,改善左室功能,降低 CHF 病死率。

3. **保护血管内皮细胞** ACEI 能逆转血管内皮细胞的功能损伤,抗氧自由基损伤,改善血管舒张功能,发挥抗心肌缺血、防止心肌梗死和保护心肌的作用,有利于治疗 CHF。

4. **抑制交感神经活性** AngⅡ通过作用于交感神经突触前膜 $AT_1$ 受体促进 NA 释放,并可促进交感神经节的神经传递功能和中枢交感神经的冲动传递,进一步加重心肌负荷及心肌损伤。ACEI 通过抗交感作用,减低全身血管阻力,使心排出量增加;扩张冠状动脉,改善心功能;降低肾血管阻力,改善肾功能和肾小球滤过率。

ACEI 已作为治疗 CHF 的基础药物,广泛用于轻、中、重度 CHF 患者。对所有的左心室收缩功能不全患者,除非有禁忌证或不能耐受,均可应用 ACEI 缓解 CHF 的症状、提高运动耐力、改善生活质量,防止和逆转心肌肥厚,降低病死率。伴有体液潴留的 CHF 患者应与利尿剂合用。

## 二、血管紧张素Ⅱ受体($AT_1$)阻断药

AngⅡ是体液中的重要介质,它作用于特异的受体,导致血管收缩和醛固酮释放。AngⅡ受体有两种亚型,即 $AT_1$ 和 $AT_2$ 受体。其中 $AT_1$ 受体最具临床意义,主要分布在心、脑、血管以及肾脏等部位,参与心肌和平滑肌收缩,调节醛固酮分泌,促进左室肌和动脉壁平滑肌细胞的增生及肥大等生物学效应。AngⅡ的心血管作用都是激动 $AT_1$ 受体而产生的,因此 $AT_1$ 受体阻断药通过阻断 $AT_1$ 受体,产生舒张血管、抑制醛固酮分泌、逆转心血管重构等作用。其治疗 CHF 作用与 ACEI 类相似,但很少有代偿性高肾素血症,且无抑制激肽酶的作用,因此很少有因缓激肽积聚而致患者咳嗽等不良反应。常用药物有氯沙坦(losartan)、缬沙坦(valsartan)及伊贝沙坦(irbesartan)等。

临床适用于治疗血浆肾素活性高,AngⅡ增多所致的心肌肥厚以及纤维化的 CHF 患者,但不作为治疗 CHF 的常规药物,可作为 ACEI 无效或不能耐受 ACEI 不良反应患者的替代药物。

### 三、醛固酮拮抗药

#### 螺内酯(spionolactone)

螺内酯为保钾排钠的弱效利尿药。醛固酮在 CHF 病理生理过程中有重要的作用,CHF 时血中醛固酮浓度可明显增高达 20 倍以上,大量的醛固酮除保钠排钾外,亦促进血管和心肌纤维化、引起心房、心室和大血管的重构,加速 CHF 病程的恶化。此外,还可耗竭钾和镁、激活交感神经、抑制迷走神经,诱发冠状动脉痉挛和心律失常,增加 CHF 时室性心律失常和猝死的可能性。螺内酯通过拮抗醛固酮促进 CHF 恶化的多种作用,有助于 CHF 的治疗。临床研究证明,在 CHF 患者常规治疗基础上,加用螺内酯可防止左室肥厚时心肌间质纤维化,改善血流动力学和临床症状,提高严重 CHF 患者的生存率。对无明显肾功能不全的患者,一般无引起高钾血症的危险。

## 第三节　利尿药

利尿药一直是治疗各种程度 CHF 的第一线药物,主要用于改善症状。常用有氢氯噻嗪(hydrochlorothiazide)、吲达帕胺(indapamide)、呋塞米(furosemide)、托拉塞米(torasemide)、螺内酯(spionolactone)等。

【药理作用】　在 CHF 时,体内的水钠潴留可加重 CHF。利尿药早期通过排钠利尿,减少血容量和回心血量,减轻心脏前负荷;长期应用通过血管壁中 $Na^+$ 减少,$Na^+$-$Ca^{2+}$ 交换减少,血管平滑肌松弛而降低外周血管张力,降低心脏后负荷,有效消除或缓解静脉淤血、肺水肿和外周水肿,降低房室舒张压,从而降低心室壁张力,改善心内膜下血液灌流,阻止左室功能不良的恶化而改善左室功能。

【临床应用】　利尿药是治疗 CHF 的基本药物。尤其适用于左、右心室充盈量高的患者,但不能作为单一治疗,一般应和 ACEI 及 β 受体阻断药联合应用。

利尿药的选择取决于 CHF 的病情。轻度 CHF,单独应用噻嗪类利尿药效果良好,如氢氯噻嗪、吲达帕胺等;中度 CHF,可口服强效利尿药或噻嗪类与留钾利尿药合用;对严重的 CHF,尤其是急性左心功能不全,可选用强效利尿药静脉注射,如呋塞米、托拉塞米等;严重的 CHF 患者因伴有高醛固酮血症,可选用具有抗醛固酮作用的螺内酯。保钾利尿药作用较弱,多与其他利尿药如强效利尿药等合用,能有效拮抗 RAAS 激活所致的醛固酮水平的升高,增强利尿效果及防止失钾,还可抑制胶原增生和防止纤维化。

【不良反应】　见第五篇第一章。但应用时需注意:

1. 利尿药尤其是噻嗪类和强效利尿药,剂量过大可引起血中钾离子浓度过低和电解质紊乱,因此必须间歇使用,并需要根据病情调整剂量。患者应多吃一些富含钾离子的食物(如水果和蔬菜,特别是橘子汁),必要时应补充钾盐或合用保钾利尿药。

2. 长期大剂量应用利尿药可引起糖代谢紊乱、高脂血症,增加 CHF 患者内源性神经-激素系统的活性。目前推荐的利尿药使用方法为小剂量给药,同时合用小剂量地高辛、ACEI 及 β 受体阻断药。

## 第四节　β 受体阻断药

传统的观念认为 β 受体阻断药有负性肌力作用而禁用于心功能不全。但现在认为长期应用 β 受体阻断药可以给大多数 CHF 患者带来益处。因为交感神经兴奋性增强是 CHF 时机体的重要适应性机制之一,这种适应性机制有二重性,即在短期内提高心肌的收缩性,心排出量增加,心室舒张末压下降,从而使 CHF 症状得到暂时缓解,但持久的交感神经兴奋过度增强,导致肾素分泌增加,循环及组织中的 RAAS 激活,其长期增高可造成心肌细胞内 $Ca^{2+}$ 超负荷而致心肌受损、冠脉流量减少和心肌耗氧量增加,并可使心肌细胞触发活动、心肌自律性增高和折返激动而诱发心律失常。同时心肌细胞表面 β 受体下调,β 受体对正性肌力药物的反应逐渐减弱。β 受体阻断药通过对抗交感神经活性及 RAAS 而治疗 CHF,可改善 CHF 的症状,提高射血分数,改善患者的生活质量,降低死亡率。大量研究证明,$β_1$ 受体阻断药若无禁忌证,可与地高辛、ACEI 等合用而改善 CHF 患者症状。常用药物有比索洛尔(bisoprolol)、美托洛尔(metoprolol)、卡维地洛(carvedilol)等。

β 受体阻断药治疗 CHF 的作用机制是:① 阻断 $β_1$ 受体,降低交感张力,抑制儿茶酚胺对心脏的毒性作用,使心率减慢,心脏负荷降低,心肌耗氧减少,心排血量增多;② 抑制 RAAS,使心室重构逆转,心功能进一步改善;③ 长期使用可上调心肌的 $β_1$ 受体,提高 $β_1$ 受体对儿茶酚胺的敏感性,改善心肌收缩性能。

### 卡维地洛(carvedilol)

卡维地洛为非选择性兼有血管扩张作用的 β 受体阻断药。其药理作用多样,在治疗 CHF 时较选择性 $β_1$ 受体阻断药具有更多优点。

**【药动学特点】** 口服易吸收,生物利用度约为 $25\% \sim 35\%$,有明显的首过效应,$t_{1/2}$ 约为 $7 \sim 10h$。与食物一起服用时,其吸收减慢。在肝脏代谢,其代谢产物先经胆汁再通过粪便排出,不到 2% 以原形随尿液排出。

**【药理作用与临床应用】** 卡维地洛除 $β_1$、$β_2$ 受体阻断作用外,有较强的 $α_1$ 受体阻断作用,改变心、脑、肾的血供,使血流动力学有明显改善,表现为心率减慢,心搏血量增加,心排出量增加,肺动脉压降低,肺循环阻力降低;具有强大的抗生长和抗氧化作用,能防止 CHF 时心肌细胞的持续损伤而发挥保护心肌作用。

临床主要用于心功能比较稳定的 Ⅱ～Ⅲ 级的 CHF 患者,扩张型心肌病者或缺血性心肌病导致的 CHF 尤为适宜,某些 CHF 患者在利尿剂和 ACEI 标准治疗方案无效时亦可试用。可显著改善患者的心功能,提高左室射血分数及运动耐量,改善心衰患者的预后,防止心血管事件的发生,提高生活质量。长期应用可降低死亡率,提高生存率。

**【不良反应】** 偶尔发生轻度头晕、头痛、乏力,心动过缓、体位性低血压;个别患者出现房室传导阻滞和心衰加重。

用药时应注意:① 用药后观察时间应较长,一般心功能改善的平均奏效时间为 3 个月,且心功能改善与治疗时间正相关;② 应从小剂量开始,逐渐增加至使患者既能够耐受又不致引起 CHF 的剂量,如开始剂量偏大将导致 CHF 加重;③ 用药过程中可根据病情联合用药,如出现水钠潴留、心功能失代偿等,可合用利尿剂、ACEI 和地高辛等。

**【药物相互作用】** 与地高辛同服,可增加地高辛血药浓度 15%。与维拉帕米或地尔硫䓬合用时,可能发生传导障碍,需监测心电图和血压。

## 第五节 强心苷类

强心苷是一类历史悠久的具有强心作用的苷类化合物,主要从植物中提取。该类药物均为苷元和糖结合而成,苷元含有一个甾核和一个不饱和内酯环,是发挥正性肌力作用的基本结构。糖能增加苷元的水溶性,延长苷元的作用时间。因化学结构中的某些取代基不同,故强心苷的作用有强弱、快慢和久暂的不同。常用制剂有地高辛(digoxin)、洋地黄毒苷(digitoxin)、毒毛花苷 K(strophanthin K)等,其体内过程特点如表 4-4-1 所示。

表 4-4-1　各类强心苷制剂的体内过程特点

| 分类 | 药物 | 给药途径 | 口服吸收率(%) | 肝肠循环(%) | 血浆蛋白结合率(%) | 肾排泄(%) | $t_{1/2}$ |
|------|------|----------|----------------|---------------|---------------------|------------|-----------|
| 慢效 | 洋地黄毒苷 | 口服 | 90～100 | 26 | 97 | 10 | 5～7d |
| 中效 | 地高辛 | 口服 | 60～85 | 7 | 25 | 60～90 | 36h |
| 速效 | 毒毛花苷 K | 静注 | 2～5 | 少 | 5 | 100 | 19h |

地高辛

**【药理作用】**

1. **正性肌力作用(加强心肌收缩力)**　治疗量的强心苷能选择性地作用于心脏,增强其收缩力,对心功能不全的心肌作用更为显著。其作用特点有:① 加快心肌纤维缩短速度,使心室收缩期缩短(心电图表现为 Q-T 间期缩短),舒张期相对延长,有助于增加心肌供血和回心血量;② 加强衰竭心脏心肌收缩力的同时,不增加甚至降低其心肌耗氧量。CHF 患者因心脏扩大,心室容积和室壁张力提高,使心肌耗氧量增加,强心苷的正性肌力作用可使心脏射血更加充分,心室内残余血量减少,室壁张力降低,导致心肌耗氧量减少,从而抵消或超过由心肌收缩力增强所致耗氧量的增加,致使心肌总的耗氧量降低;③ 增加衰竭心脏的心排出量,强心苷对正常人能收缩血管平滑肌,提高外周阻力,加重心脏后负荷,从而限制了心排出量的增加。而在 CHF 患者中,强心苷通过正性肌力作用,反射性兴奋迷走神经,使交感神经活性降低,血管呈现扩张倾向,心脏后负荷下降,使心排出量得以增加。

强心苷的作用机制是由于该类药物与心肌细胞膜上的 $Na^+$-$K^+$-ATP 酶(强心苷受体)特异性结合,抑制此酶的活性,致使钠泵功能部分受阻,使心肌细胞内 $Na^+$ 量增多,$K^+$ 量减少。通过 $Na^+$-$Ca^{2+}$ 双向交换机制,最终使心肌细胞内 $Ca^{2+}$ 浓度升高,在心肌细胞兴奋-收缩耦联过程中,可利用的 $Ca^{2+}$ 量增加,使心肌收缩力加强,呈现正性肌力作用。

2. **负性频率作用(减慢心率)**　治疗量的强心苷通过加强心肌收缩力,使心排出量增加,增强了对主动脉弓和颈动脉窦压力感受器的刺激,从而反射性降低交感神经活性,增强迷走神经张力,抑制窦房结,引起心率减慢(心电图表现为 P-P 间期延长)。强心苷减慢心率的另一个机制是增加心肌对迷走神经的敏感性。故强心苷过量引起的心动过缓和传导阻滞可用阿托品对抗。

3. **负性传导作用(减慢房室传导)**　因兴奋迷走神经而减少房室结 $Ca^{2+}$ 内流,使房室传导减慢(心电图表现为 P-R 间期延长),大剂量时可直接抑制 $Na^+$-$K^+$-ATP 酶,使细胞内失钾,最大舒张电位减小,而减慢房室结和浦肯野纤维的传导速度。

4. **其他作用**

(1) **利尿作用**　强心苷对心衰患者有明显的利尿作用。主要是心功能改善后增加了肾血流量和肾小球滤过率,并可直接抑制肾小管 $Na^+$-$K^+$-ATP 酶,减少肾小管对 $Na^+$ 的重吸收,促进钠和水排出,发挥利尿作用。

(2) **对血管作用**　强心苷能直接收缩血管,增加外周阻力,使血压升高;CHF 患者用药后,因交感神经活性降低,血压不变或略升。

**【临床应用】**

1. **慢性心功能不全** 强心苷控制心功能不全的疗效随病因和心衰程度而异。对伴有心房纤颤或扑动和心室率快的心功能不全疗效最好;对心瓣膜病、某些先天性心脏病、高血压等引起的心功能不全疗效较好;对继发于甲状腺功能亢进、严重贫血、维生素 $B_1$ 缺乏症所致的高排血量性心功能不全疗效较差;对肺源性心脏病、活动性心肌炎或严重心肌损伤者,不但疗效较差,而且易引起强心苷中毒;对严重二尖瓣狭窄、缩窄性心包炎等疾病所致的心功能不全疗效不佳,宜采用外科治疗。

2. **某些心律失常**

(1) 心房纤颤:心房率达 $400\sim600$ 次/min,心房的过多冲动下传到心室,引起心室频率过快,妨碍心室排血,可导致循环障碍。强心苷通过抑制房室传导,使心室率减慢,增加心排出量,从而缓解循环障碍。

(2) 心房扑动:心房率可达 $250\sim300$ 次/min,由于心房的冲动与房颤时相比较少而强、且规则,更易传入心室,使心室率过快而难以控制。强心苷通过缩短心房不应期,使心房扑动转为心房纤颤,然后再发挥治疗心房纤颤的作用。某些患者在转为房颤后,停用强心苷,部分患者可恢复窦性节律。

(3) 阵发性室上性心动过速:强心苷可增强迷走神经功能,降低心房肌的自律性而终止阵发性室上性心动过速发作。

**【不良反应】** 本类药物安全范围小,对药物敏感性个体差异大,一般治疗量已接近中毒量的 60%。因此,毒性反应发生率高,约有 20% 的用药者发生不同程度的毒性反应。

1. **胃肠道反应** 较为常见,是强心苷中毒的最早期表现之一。表现为厌食、恶心、呕吐、腹泻等。为强心苷兴奋延脑催吐化学感受区的结果。应注意与心衰未被控制所致的胃肠道症状相鉴别,后者由胃肠道淤血所引起。

2. **神经系统症状** 表现为眩晕、头痛、乏力、失眠、谵妄等症状。黄视、绿视等视觉异常是强心苷中毒的特有症状,也是停药的指征之一。

3. **心脏反应** 包括原有心衰症状的加重和各种类型心律失常的发生。最常见及最早出现的心律失常是室性早搏、二联律、三联律,即为停药指征,严重者可出现室性心动过速,应立即抢救,否则可导致心室纤颤。其次为房室传导阻滞和窦性心动过缓,若心率低于 60 次/min,为停药指征。

4. **中毒的防治** 首先应去除诱发中毒的各种因素如低血钾、高血钙、低血镁、心肌缺氧等。密切观察是否有中毒的先兆出现,如恶心、频繁呕吐、视觉异常等。轻度中毒者,若及时停用强心苷及排钾利尿药,中毒症状可自行消失;对快速型心律失常者可口服或静脉滴注钾盐;严重室性心动过速及心室颤动者宜用苯妥英钠或利多卡因;心动过缓或房室传导阻滞宜用阿托品治疗;严重中毒时,可选用地高辛抗体的 Fab 片段作静脉注射,效果显著。

**【给药方法】**

1. **传统给药方法** 第一步:短期内给予足以控制症状的剂量,称全效量(即洋地黄化量),达到全效量的指征是:心率减至每分钟 $70\sim80$ 次、呼吸困难减轻、紫绀消失、肺部湿性啰音开始减退、尿量增加、水肿消退等。此法又分为缓给法和速给法。缓给法适用于病情较缓的心衰患者,在 $3\sim4d$ 内达全效量;速给法适用于病情较急,且一周内未用过强心苷者,24h 内给足全效量。第二步:每日给予小剂量以维持疗效,称为维持量。

2. **逐日恒定剂量给药法** 为目前常用的方法。每日给予恒定剂量地高辛 0.25mg(维持量),约经 7d(约 5 个 $t_{1/2}$)即可达到稳定的有效血药浓度而发挥疗效的方法,称逐日恒定剂量给药法。此法中毒发生率低,适用于慢性、轻症和易于中毒的患者。

【禁忌证】 房室传导阻滞、室性心律失常、梗阻性心肌病、病态窦房结综合征和预激综合征、主动脉瘤患者禁用。

【药物相互作用】

1. 与肾上腺皮质激素、排钾利尿剂合用时,可引起低血钾而致洋地黄中毒。

2. 与抗心律失常药、钙盐注射剂同用时,可因作用相加而导致心律失常。

3. 与维拉帕米、地尔硫䓬、胺碘酮合用,由于降低肾及全身对地高辛的清除率而提高其血药浓度,可引起严重心动过缓。

## 第六节 其他治疗 CHF 药物

### 一、血管扩张药

血管扩张药通过舒张小静脉,减少静脉回心血量,降低心脏前负荷,缓解肺部淤血症状;扩张小动脉,降低外周阻力,降低心脏后负荷,增加心排出量,增加动脉供血,缓解组织缺血症状,发挥治疗 CHF 作用。目前认为,某些扩血管药不仅能改善心衰症状,而且能降低病死率,提高患者的生存质量。

1. **主要扩张小动脉药** 肼屈嗪(hydralazine)、硝苯地平(nifedipine)、氨氯地平(amlodipine)等,通过扩张小动脉降低外周阻力,降低后负荷,进而改善心功能,增加心排出量,增加动脉供血,主要用于外周阻力高,心排出量明显减少的 CHF 患者。

2. **主要扩张小静脉药** 硝酸酯类通过扩张静脉,减少回心血量、降低前负荷,进而降低左室舒张末压、肺毛细血管楔压,缓解肺淤血症状。用药后可明显减轻呼吸急促和呼吸困难。通常选用硝酸甘油(nitroglycerin)或硝酸异山梨醇酯(isosorbide dinitrate)。

3. **扩张小动脉和小静脉药** 硝普钠(nitroprusside sudium)、哌唑嗪(prazosin)等。通过舒张动、静脉血管,降低心脏前后负荷,改善心功能。其中硝普钠静脉滴注对急性心肌梗死及高血压所致 CHF 效果较好。哌唑嗪对缺血性心脏病的 CHF 效果较好。

### 二、非强心苷类正性肌力药

1. **磷酸二酯酶抑制药** 磷酸二酯酶-Ⅲ(PDE-Ⅲ)是 cAMP 降解酶,抑制此酶活性将增加细胞内 cAMP 的含量,激活 cAMP 依赖的蛋白激酶,开放电压依赖的 $Ca^{2+}$ 通道,使 $Ca^{2+}$ 内流增加,内流的 $Ca^{2+}$ 促进肌浆网释放 $Ca^{2+}$ ,$Ca^{2+}$ 与收缩蛋白相互作用,发挥正性肌力作用,并有扩张动静脉血管作用。常用药物有米力农(milrinone)和维司利农(vesnarinone)。二者均可抑制磷酸二酯酶-Ⅲ,增强心肌收缩力,扩张阻力血管,从而增加心排出量,减轻心脏负荷,降低心肌耗氧量,改善心功能,缓解 CHF 症状。

#### 米力农(milrinone)

米力农为双吡啶类衍生物,临床仅短期静脉给药用于顽固性心力衰竭及急性左心衰竭,可明显改善心脏收缩和舒张功能,缓解症状,提高运动耐力,尤其对强心苷、利尿药及血管扩张药反应不佳的患者。不良反应可见低血压、心动过速甚至诱发室性心律失常。有报道应用米力农后,病死率较对照组提高,故仅作短期静脉给药。

#### 维司利农(vesnarinone)

维司利农为口服有效的正性肌力药,并兼有中等程度的扩血管作用。临床应用与米力农相似。

2. 拟交感神经药　β受体参与维持正常心脏功能。但是,CHF时交感神经处于激活状态,内源性儿茶酚胺的长期影响使β受体向下调节,β受体与Gs蛋白脱耦联,心肌细胞中Gs与Gi蛋白平衡失调,对儿茶酚胺类药物及β受体激动药的敏感性下降,是CHF病情恶化的主要因素之一,且易引起心率加快和心律失常。本类药物通过兴奋心脏β$_1$受体、血管平滑肌上β$_2$受体和DA受体,产生正性肌力和血管扩张作用,能短期改善CHF患者的血流动力学,但长期观察并不能提高患者的生存率。仅用于对强心苷疗效不佳或禁忌者,也用于伴有心率减慢或传导阻滞的患者。该类药物有多巴胺(dopamine)、多巴酚丁胺(dobutamine)和异波帕胺(ibopamine)。

### 多巴胺(dopamine)

选择性激动D$_1$、D$_2$受体,扩张肾、肠系膜及冠状血管,剂量<2$\mu$g/(kg·min)可增加肾血流量和肾小球滤过率,促进排钠,较大剂量激动β受体,并促使NA释放,抑制其摄取,故能增加血管外周阻力、加强心肌收缩性、增加心排出量。剂量为2~10$\mu$g/(kg·min)时激动α受体,使血管收缩,心脏后负荷增高。多巴胺多用于急性心力衰竭,常采用静脉滴注给药。

### 多巴酚丁胺(dobutamine)

选择性激动心脏的β$_1$受体,使心肌细胞内cAMP浓度升高,促进Ca$^{2+}$从肌浆网释放,致心肌细胞内Ca$^{2+}$增多,心肌收缩力增强,减低血管阻力,减轻心脏前后负荷,增加心排出量;治疗量对心率影响较小,很少引起心律失常。对β$_2$受体和α受体仅有轻微的激动作用,但可激动血管的β$_2$受体,使血管扩张,降低心脏后负荷。主要用于难治性心功能不全和急性左心衰的紧急治疗,不宜作常规治疗用于CHF患者。

### 异波帕胺(ibopamine,异布帕明)

激动D$_1$、D$_2$、β$_1$、β$_2$受体,具有正性肌力作用,可增加心排出量;舒张肾血管,增加肾血流量,产生利尿作用;扩张外周血管,降低心脏前后负荷,改善CHF症状。因其可激动β受体增强交感神经活性,仅用于心力衰竭的短期治疗。

## 三、钙通道阻滞药

钙通道阻滞药治疗CHF的作用机制为:① 扩张外周动脉作用强,可降低总外周阻力,减轻心脏后负荷,改善CHF的血流动力学障碍;② 具有降压和扩张冠脉的作用,可对抗心肌缺血;③ 改善舒张期的功能障碍,可缓解钙超载,改善心室的松弛度和僵硬度。但短效钙通道阻滞药如硝苯地平(nifedipine)、维拉帕米(verapamil)等,由于其负性肌力及反射性激活神经内分泌系统,可使CHF症状恶化,增加CHF患者的病死率,故不适于CHF的治疗。长效钙通道阻滞药如氨氯地平(amlodipine)和非洛地平(felodipine)等,具有心肌抑制作用弱,对血管选择性高,同时对神经激素异常有抑制作用的特点,可用于CHF的治疗。对继发于冠心病、原发性以及舒张功能障碍的CHF患者,尤其是应用其他药物无效的患者有较好的疗效。但对CHF伴有房室传导阻滞、低血压及有严重收缩功能障碍等患者,不宜使用钙通道阻滞药。

（徐秋琴）

# 第五章　调血脂药

## 学习目标

● **知识目标**

1. 掌握他汀类和苯氧酸类的药理作用、临床应用和不良反应。

2. 了解其他调血脂药的作用特点与临床应用。

● **技能目标**

1. 能解释和处理涉及本章药物的不合理处方。

2. 能初步指导患者合理使用常用的调血脂药。

**案例 4 - 5**

患者,女,61 岁。因近几个月常感到头晕、偶有胸闷就诊。有高血压病史 10 年,并一直服用降压药控制血压。体型偏胖,饮食喜油腻。

诊断:高血压伴高脂血症。

问题:可选用哪些药物治疗? 为什么?

## 第一节　概　述

高脂血症是构成动脉粥样硬化的一个重要因素,是公认的高血压、冠心病、糖尿病和脑血管意外的主要危险因素。动脉粥样硬化主要表现为受累动脉内膜脂质积聚、平滑肌细胞增生、单核细胞和淋巴细胞浸润、大量胶原纤维和蛋白多糖等结缔组织基质形成,引起血管壁硬化、管腔狭窄和血栓形成。血脂即血浆或血清中所含的脂质,是以胆固醇酯(CE)和三酰甘油(TG)为核心,外包胆固醇(Ch)和磷脂(PL)构成球形颗粒。血脂不溶于水,与载脂蛋白(apo)相结合,形成亲水性脂蛋白溶于血浆进行转运与代谢。人体血浆中的脂蛋白可分为乳糜微粒(CM)、极低密度脂蛋白(VLDL)、中间密度脂蛋白(IDL)、低密度脂蛋白(LDL)、高密度脂蛋白(HDL),其中 IDL 为 VLDL 的血浆代谢产物。

血浆中各种脂蛋白浓度保持相对恒定并维持相对比例,若浓度或比例失调则为脂代谢异常或紊乱。当血脂或脂蛋白水平高于正常范围,则为高脂血症,又称高脂蛋白血症,主要包括 LDL、IDL、VLDL 升高或 HDL 降低和脂蛋白增加等。高脂血症依据发病原因不同可分为原发性(遗传性)和继发性两类,原发性者病因尚不清楚,多数是遗传性脂代谢紊乱疾病,继发性者多由高血压、甲状腺功能低下、糖尿病等疾病引起。而世界卫生组织将高脂血症分为五型六类(表 4-5-1)。

动脉粥样硬化的形成和血浆脂蛋白的代谢密切相关。这些脂质异常容易在动脉中形成粥样硬化斑块，如果累及冠状动脉则发生冠心病。血脂异常尤其是 LDL、TC 增高是形成动脉粥样硬化斑块的主要原因。凡能使 LDL、VLDL、TC、TG 降低，或使 HDL 升高的药物，对动脉粥样硬化具有防治作用，统称为调血脂药。对血浆脂质代谢紊乱的患者，首先要采用饮食控制，食用低热卡、低脂肪、低胆固醇类食品，避免

表 4-5-1　高脂蛋白血症的分型

| 分型 | 脂蛋白变化 | 血脂变化 | |
|---|---|---|---|
| I | CM↑ | TG↑↑↑ | TC↑ |
| IIa | LDL↑ | TC↑↑ | |
| IIb | VLDL 及 LDL↑ | TG↑↑ | TC↑↑ |
| III | IDL↑ | TG↑↑ | TC↑↑ |
| IV | VLDL↑ | TG↑↑ | |
| V | CM 及 VLDL↑ | TG↑↑↑ | TC↑ |

和纠正肥胖、吸烟等其他心血管疾病危险因素，并加强体育锻炼。如血脂仍不正常，或有动脉粥样硬化的症状，或患者有其他心血管疾病危险因素存在，则可采用药物治疗以降低血脂，减少冠心病及其他心脑血管事件的发生，并能降低死亡率，提高生存率。

## 第二节　常用的调血脂药

### 一、主要降低 TC 和 LDL 的药物

#### （一）3-羟基-3-甲基戊二酰辅酶 A（HMG-CoA）还原酶抑制剂

HMG-CoA 还原酶抑制剂最早是从真菌培养液中提取，为目前治疗高胆固醇血症的新型药物。常用药物有洛伐他汀（lovastatin，美降之）、普伐他汀（pravastatin，普拉固）、辛伐他汀（simvastatin，舒降之）、氟伐他汀（fluvastatin）、阿托伐他汀（atorvastatin，立普妥）、西伐他汀（cervastatin）、匹伐他汀（pitavastatin）、瑞舒伐他汀（rosuvastatin）等（图 4-5-1）。

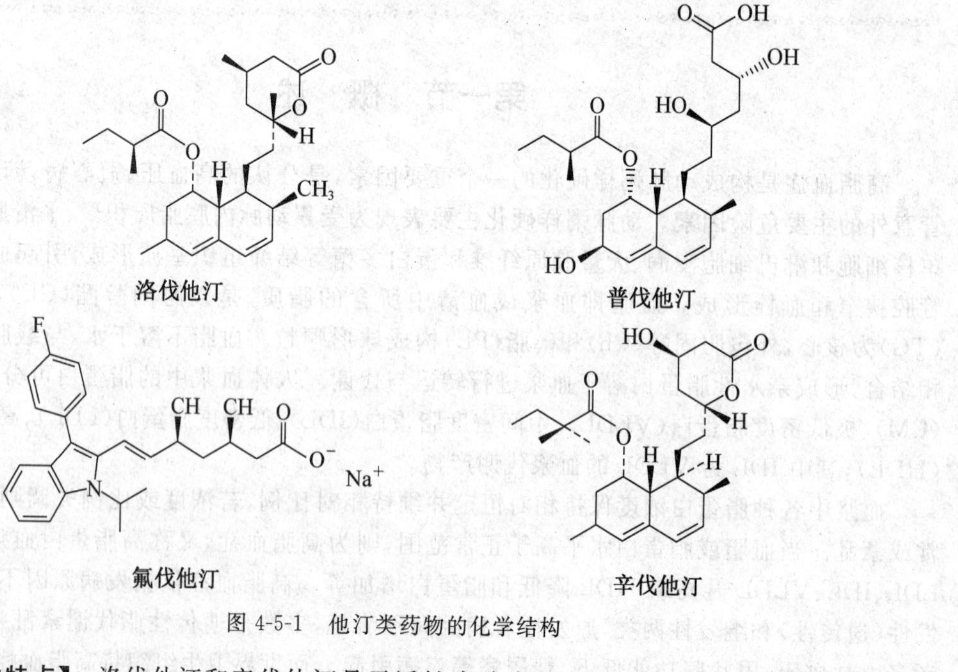

洛伐他汀　　　普伐他汀

氟伐他汀　　　辛伐他汀

图 4-5-1　他汀类药物的化学结构

【药动学特点】　洛伐他汀和辛伐他汀是无活性内酯类前药，经胃肠道羟基化为 β 羟化产物，而普伐他汀为活性羟酸型，氟伐他汀、阿托伐他汀和西伐他汀均为含氟的活性羟酸型。口服给药，除氟伐他汀几乎完全吸收外，其余他汀类生物利用度为 40%～70%。大多数药物主

要经肝脏代谢消除,少量经肾脏排泄。

**【药理作用与临床应用】** 竞争性抑制肝细胞合成胆固醇的限速酶——HMG-CoA 还原酶活性,减少内源性胆固醇合成,代偿性地增加肝细胞膜的 LDL 受体数量并提高其活性,摄取大量的 LDL,同时 VLDL 的合成及释放也减少。明显降低血浆 TC 和 LDL。患者每天服用 10～40mg,血浆 TC 与 LDL 可下降 20%～40%。如与胆汁酸结合树脂合用,作用更强,也使 VLDL 明显下降,对 TG 作用较弱,可使 HDL 轻度上升。

临床主要用于高胆固醇血症为主的高脂血症,是伴有胆固醇升高的Ⅱ、Ⅲ型高脂血症的首选药。

**【不良反应】** 不良反应较少。约 10% 患者有轻度胃肠症状、头痛或皮疹。少数患者有血清氨基转移酶、碱性磷酸酶、肌磷酸激酶升高和肌肉触痛,故长期用药时应定期检查肝功能。

**【禁忌证】** 肝脏疾病者慎用,肾功能不全、孕妇及哺乳妇女禁用。

### (二) 胆汁酸结合树脂

**【药理作用与临床应用】** 胆固醇在体内的代谢主要是在肝内转化为胆汁酸,其中 95% 可被重吸收而形成肝肠循环。胆固醇生成胆汁酸的过程需 α-羟化酶催化,胆汁酸能反馈性抑制此酶从而减少胆汁酸的合成。胆汁酸结合树脂为一类大分子碱性阴离子交换树脂。包括考来烯胺(colestyramine)和考来替泊(colestipol)等。此类药物不溶于水,口服后不易被消化酶破坏,进入肠道内与胆汁酸进行离子交换,形成胆汁酸螯合物,从而妨碍胆汁酸的重吸收。此外,本类药物还可与胆汁酸牢固结合阻滞胆汁酸的肝肠循环和反复利用。由于胆汁酸减少,促使肝中胆固醇向胆汁酸转化。由于大量消耗胆固醇而间接降低血浆和肝中胆固醇含量。同时肝细胞表面 LDL 受体数量增加,促进血浆中 LDL 向肝中转移,导致血浆 LDL 和 TC 浓度下降。

适用于高胆固醇血症为主的高脂血症,主要用于治疗Ⅱa 型高脂血症,可降低冠状动脉粥样硬化和心肌梗死的危险性,长期用药可使心肌梗死的死亡率降低。

**【不良反应】** 常见的不良反应是胃肠道症状,如腹胀、便秘等。长期应用,可引起脂溶性维生素缺乏,应适当补充脂溶性维生素和钙盐。

**【药物相互作用】** 与 HMG-CoA 还原酶抑制剂合用,减弱肝脏合成胆固醇的能力,增强降脂作用。

## 二、主要降低 TG 和 VLDL 的药物

### (一) 苯氧酸类(贝特类)

最早应用的苯氧酸类药物为氯贝丁酯(clofibrate),其降脂作用明显,后因临床证实该药无预防动脉粥样硬化作用,不良反应多而严重,使其使用受限。新型的苯氧酸类药具有作用强、毒性低的特点,常用有吉非贝齐(gemfibrozil)、苯扎贝特(bezafibrate)、非诺贝特(fenofibrate)和环丙贝特(ciprofibrate)等。

**【药理作用与临床应用】** 明显降低患者血浆 TG、VLDL、IDL 含量,而使 HDL 升高。此外,本类药物也有抗血小板聚集、抗凝血和降低血浆黏滞度、增加纤溶酶活性等作用,这些与降脂作用无关,但有益于心血管疾病的防治。

临床用于以 TG 或 VLDL 升高为主的高脂血症,如Ⅱb、Ⅲ、Ⅳ型高脂血症,尤其对家族性Ⅲ型高脂血症效果更好。也可用于消退黄色瘤;对 HDL 下降的轻度高胆固醇血症也有较好疗效。

**【不良反应】** 有轻度腹痛、腹泻、恶心等胃肠道反应,饭后服用可减轻。偶有皮疹、脱发、视物模糊、血象异常、血清谷丙转氨酶增高等,故用药期间嘱患者定期检查肝功能和血象,若有异常应停药。

**【禁忌证】** 孕妇及哺乳期慎用,严重肝、肾功能不全患者禁用。

**【药物相互作用】**

1. 与 HMG-CoA 还原酶抑制剂,如普伐他汀、氟伐他汀等合用,可引起肌痛、横纹肌溶解、血肌酸磷酸激酶增高等,严重时应停药。

2. 与血浆蛋白结合率高的药物,如甲苯磺丁脲、苯妥英钠、呋塞米等合用时,可使它们的游离型增加,药效增强,故应调整药物剂量。

## (二)烟酸与烟酸酯类

### 烟酸(nicotinic acid)

**【药理作用与临床应用】** 为水溶性维生素,是于 1955 年第一个广泛用于降低胆固醇水平的药物。大剂量烟酸能使 VLDL 和 TG 浓度下降,用药后 1～4d 生效,作用强度与原 VLDL 水平有关;用药 5～7d 后,LDL 也下降;也可使 HDL 浓度增高。降脂作用可能与抑制脂肪组织中脂肪分解、抑制肝脏 TG 酯化等因素有关。本药能使细胞 cAMP 浓度升高,有抑制血小板和扩张血管作用,有抗动脉粥样硬化及冠心病的作用。

烟酸为广谱降血脂药,除 I 型以外的各型高脂血症均可应用,与胆汁酸结合树脂或苯氧酸类药物合用,可提高疗效。

**【不良反应】** 口服可出现胃肠刺激症状如恶心、呕吐、腹泻等;皮肤血管扩张作用可引起皮肤潮红、瘙痒等;大剂量可引起血糖升高、尿酸增加、肝功异常。故长期应用应定期检查血糖、肝、肾功能。消化性溃疡、糖尿病患者禁用。

### 阿昔莫司(acipimox)

阿昔莫司为烟酸衍生物。具有良好的调脂作用,对血浆 TG 和 TC 均有降低作用,并可升高 HDL,抑制 VLDL 和 LDL 脂蛋白的合成。不良反应较烟酸少见,不易导致血糖和尿酸升高,可用于治疗伴有 II 型糖尿病或伴有痛风的高脂血症患者。

## 三、抗氧化剂

过度氧化和氧自由基可以使内皮细胞损伤,在动脉粥样硬化的发生和发展中发挥重要作用。防止氧自由基脂蛋白的氧化修饰,已成为阻止动脉粥样硬化发生和发展的重要措施。维生素 C、维生素 E、β-胡萝卜素及黄酮类化合物等有抗氧化作用。目前临床上常用的代表药有普罗布考(probucol)和维生素 E(vitamine E)等。

### 普罗布考(probucol)

**【药动学特点】** 口服吸收差,生物利用度为 5%～10%。吸收后主要蓄积于脂肪组织和肾上腺。由于其亲脂性明显,停药后可滞留于脂肪组织 6 个月以上,主要经胆道和粪便排泄。

**【药理作用与临床应用】** 普罗布考抗氧化作用强,进入体内后,本身被氧化为普罗布考自由基,阻断脂质过氧化,减少脂质过氧化物的产生,减缓动脉粥样硬化病变的一系列过程。同时也能抑制 HMG-CoA 还原酶,使胆固醇合成减少,并能增加 LDL 的清除,使血浆 LDL 水平降低。可使血浆 TC 和 LDL 下降,但对血浆 TG 和 VLDL 一般无影响。

临床主要用于各型高胆固醇血症,包括纯合子和杂合子家族性高胆固醇血症。

**【不良反应】** 不良反应较少,主要表现为腹泻、腹胀、腹痛等胃肠道反应,偶有嗜酸性细胞增多、肝功异常、高尿酸血症、高血糖、血小板减少等。应用本药可引起心电图 Q-T 间期延长和严重室性心律失常。

### 维生素 E(vitamine E)

维生素 E 有很强的抗氧化作用,本身无降血脂作用。能抑制磷脂酶 $A_2$ 和脂氧酶的活性,减少氧自由基的生成,从而清除自由基;还能防止脂质过氧化,减少其产物丙二醛(MDA)及 MDA-LDL 的生成。通过其抗氧化作用,阻止 ox-LDL 的形成,减少由 ox-LDL 介导的动脉粥样硬化的发生,保护了膜结构,减轻对动脉内皮的损伤。此外,还有抗血小板聚集的作用,大剂量能促进毛细血管和小血管再生。维生素 E 还可减少白三烯的合成,增加 $PGI_2$ 的释放,从而抑制动脉粥样硬化的发展,降低缺血型心脏病的发生率和死亡率。可作为抗动脉粥样硬化治疗的辅助用药。一般无不良反应,大剂量应用可引起胃肠功能紊乱和肌无力等。

## 四、多烯脂肪酸类

多烯脂肪酸类(polyenoic fatty acids)又称多不饱和脂肪酸类(polyunsaturated fatty acids,PUFAs),根据不饱和双键开始出现的位置,分为 n-3(或 ω-3)型及 n-6(或 ω-6)型多烯脂肪酸两类。

### n-3 型多烯脂肪酸(n-3 polyenoic fatty acids,n-3 PUFAs)

n-3 PUFAs 包括二十碳五烯酸(EPA)和二十二碳六烯酸(DHA)等,在海洋藻类及海鱼、贝类脂肪中含量丰富。调血脂作用比 n-6 型多烯脂肪酸显著。可明显降低 VLDL、TG,适度升高 HDL。此外,n-3 PUFAs 还可使胆固醇重新分配,尤其是 EPA 和 DHA 还有抑制血小板聚集、降低血黏度、抑制内皮生长因子、增强内皮舒张因子的功能等作用。

临床主要用于高 TG 性高脂血症,长期应用能预防动脉粥样硬化形成,并使斑块消退。也适用于糖尿病并发高脂血症的患者。对心肌梗死患者可明显改善预后。但鱼油禁用于Ⅱa 型高脂蛋白血症,因其可能增加 LDL-C。

n-3 PUFAs 属于人类必需氨基酸,一般无不良反应。长期或大剂量应用可引起出血时间延长和免疫力低下。

### n-6 型多烯脂肪酸(n-6 polyenoic fatty acids,n-6 PUFAs)

n-6 PUFAs 包括亚油酸和 γ-亚麻酸,主要存在于玉米油、葵花子油和亚麻油等植物油中。降血脂及抗血小板聚集作用弱,常做成胶丸或与其他调血脂药和抗氧化药制成多种复方制剂应用。

## 五、动脉内皮保护药

血管内皮损伤在动脉粥样硬化的发病过程中起重要的作用。细菌毒素、化学刺激以及机械损伤等因素均能损伤血管内皮,改变其通透性,导致白细胞和血小板黏附,并可释放多种活性因子,使血管内皮进一步损伤,其结果可促使动脉粥样硬化斑块形成。因此,保护血管内皮细胞免受损伤也是预防和治疗动脉粥样硬化的重要手段。黏多糖是由氨基己糖或其衍生物与糖醛酸构成的二糖单位多次重复组成的长链,典型代表为肝素(heparin),肝素具有:① 降低 TC、LDL、TG、VLDL,升高 HDL;② 对动脉内皮有高度亲和性,中和多种血管活性物质,保护动脉内皮;③ 阻滞血管平滑肌细胞(VSMCs)的增殖和迁移;④ 抑制白细胞向血管内皮黏附及其向内皮下转移的抗炎性反应;⑤ 加强酸性成纤维细胞生长因子(aFGF)的促微血管生成;⑥ 抗血栓形成等作用,从多方面发挥抗动脉粥样硬化效应。因肝素抗凝血作用过强,口服无效,临床应用不方便,故临床上很少作为动脉内皮保护药应用。现研究了既有类似肝素的抗动脉粥样硬化作用、又使用方便、副作用小的低相对分子质量肝素(low molecular weight heparin)和天然类肝素(natural heparinoids)。

**低相对分子质量肝素(low molecular weight heparin,LMWH)和天然类肝素(natural heparinoids)**

LMWH 是由肝素解聚而成。常用制剂有依诺肝素(enoxaparin)、替地肝素(tedelparin)、弗希肝素(fraxiparin)、洛吉肝素(logiparin)及洛莫肝素(lomoparin)等。天然类肝素是存在于生物体类似肝素结构的一类物质,如硫酸乙酰肝素(heparan sulfate)、硫酸皮肤素(dermatan sulfate)、硫酸软骨素(chondroitin sulfate)等。它们具有抗凝血作用较弱,抗血栓形成作用强和半衰期长的特点。这类药物能结合在血管内皮细胞表面,防止白细胞、血小板及有害因子的黏附,对血管内皮有保护作用,阻滞动脉粥样硬化斑块形成。也可抑制平滑肌细胞的增生,产生抗动脉内皮损伤作用和预防血管再造术后再狭窄作用。临床用于缺血性心脑血管疾病及 PTCA 后再狭窄等。

（徐秋琴）

# 实验项目

## 项目一　强心苷的强心作用

**【实验目的】**

1. 观察强心苷对离体蛙心的作用。

2. 学习离体蛙心的制备。

**【实验动物】**

青蛙或蟾蜍(体重 70g 以上)。

**【实验药品】**

任氏液、低钙任氏液(含钙量低于 10%)、1%氯化钙溶液、0.2g/L 去乙酰毛花苷溶液。

**【器材】**

蛙板,探针,斯氏蛙心管,蛙心夹,手术剪,眼科剪,眼科镊,铁支架,试管夹,小烧杯,吸管,棉线,Medlab,1ml 注射器,5 号针头,肌肉张力换能器。

**【实验方法和步骤】**

取蛙 1 只,用探针由枕骨大孔穿入,破坏其大脑和脊髓,背部固定于蛙板上。剪去胸部皮肤和胸骨,充分暴露心脏。用小镊子提起心包膜,将心包膜剪去,使整个心脏暴露出来,于主动脉干分支处以下绕一线,打一松结,备结扎之用;在主动脉左侧分支上剪一"V"形切口,将盛有任氏液的蛙心套管插入主动脉,通过主动脉球转向左后方入心室。套管内液面随心搏而上下移动表示已插入心室。扎紧松结,并固定于套管小钩上。用吸管吸去套管内的血液,换上新鲜任氏液。剪断左右主动脉,轻轻提起心脏,在左静脉窦以下把其余血管一起结扎,在结线处以下剪断,使心脏离体。立即吸去套管内剩余血液,用任氏液连续换洗至溶液无色为止,插管内保留 1cm 左右的任氏液液柱。将蛙心套管固定在铁支架上,用蛙心夹夹住心尖,连接张力换能器,在 Medlab 上描记心脏收缩曲线,同时记录心率(次/min),待心脏活动稳定后,依次加入以下药物,并注意观察心率、振幅和节律的变化。

(1) 换入低钙任氏液 1ml(制备心功能不全模型);

(2) 当心脏收缩明显减弱时,向套管内加入 0.2g/L 去乙酰毛花苷溶液 0.2ml(观察强心作用);

(3) 当作用明显时,再向套管内加入 1%氯化钙溶液 0.1ml(钙与强心苷有协同作用);

(4) 当作用明显时,每隔 30s 向套管内加入 0.2g/L 去乙酰毛花苷溶液 0.1ml,直到心脏骤停(观察强心苷过量中毒)。

**【结果记录】**

在报告纸上描绘或粘贴心脏的收缩曲线图,标注药物剂量,计算心搏曲线各段的振幅、频率和节律,并填入下表内:

| | 任氏液 | 低钙任氏液 | 去乙酰毛花苷 | 氯化钙 | 中毒量去乙酰毛花苷 |
|---|---|---|---|---|---|
| 心搏振幅(cm) | | | | | |
| 心率(次/min) | | | | | |
| 心律 | | | | | |

**【思考题】**

1. 实验中可以看到强心苷类药物的哪几种药理作用？
2. 简述强心苷的作用机制与临床应用。

**【注意事项】**

1. 本实验以青蛙心脏为好,蟾蜍心脏对强心苷较不敏感。
2. 插入蛙心套管后,结扎静脉窦以下其余血管时,应尽可能远离静脉窦。
3. 所用药液需用任氏液新鲜配制。
4. 强心苷中毒时可出现房室传导阻滞,早搏及心脏停搏。
5. 可用毒毛花苷 K 取代去乙酰毛花苷,浓度为 0.25g/L,用量与去乙酰毛花苷相同。

（朱一亮）

# 实训项目

## 项目一　处方分析

**处方 4-1**

刘××,男,50岁。有高血压病史10余年,近日常出现头昏、头晕,测血压为170/100mmHg,诊断为原发性高血压。医生开处方如下,请分析此处方是否合理,为什么?

Rp:阿替洛尔片　12.5mg×30

　　用法:25mg/次　3次/d　口服

　　氨氯地平片　5mg×5

　　用法:5mg/次　1次/d　口服

　　依那普利片　5mg×15

　　用法:5mg/次　3次/d　口服

**处方 4-2**

钱××,女,67岁,因情绪激动突然发生胸闷、心悸就诊,以前有反复发作病史。医院心电图显示阵发性室上性心动过速。诊断:阵发性室上性心动过速。处方如下,请分析此处方是否合理,为什么?

Rp:腺苷　6mg　静脉推注(快速)

　　维拉帕米　5mg　静脉推注(>2min)

　　15~30min内无效可追加,总量<15mg

**处方 4-3**

徐××,男,55岁,近来在劳累后或情绪激动时反复出现胸骨后压榨性疼痛,每次发作时间不到1~3min,休息后可缓解,最近发作次数更为频繁,甚至夜间也有发作,到医院就诊。诊断:变异性心绞痛,心率110次/min。处方如下,请分析此处方是否合理,为什么?

Rp:地尔硫䓬片　30mg×30

　　用法:60mg/次　3次/d　口服

　　美托洛尔片　25mg×30

　　用法:25mg/次　2次/d　口服

**处方 4-4**

张××,男,65岁,因胸闷、气急、心慌、下肢水肿就诊,诊断为慢性心功能不全伴心房颤动。处方如下,请分析此处方是否合理,为什么?

Rp:地高辛片　0.25mg×10

　　用法:0.25mg/次　3次/d　口服

　　氢氯噻嗪片　25mg×30

　　用法:25mg/次　3次/d　口服

　　泼尼松片　5mg×30

　　用法:10mg/次　3次/d　口服

**处方 4 - 5**

丁××,女,68 岁,因头晕迷糊、心慌就诊,血生化检测发现胆固醇>5.72mmol/L;甘油三酯>1.7mmol/L;低密度胆固醇>3.12mmol/L。诊断:混合型高脂血症。处方如下,请分析此处方是否合理,为什么?

Rp:洛伐他汀片    10mg×60
    用法:10mg/次    2 次/d    口服
    吉非罗齐胶囊剂    300mg×100
    用法:300mg/次    3 次/d    口服

(徐秋琴)

# 项目二    问病卖药

## 高血压

**【实训目的】**

通过对话式"问病卖药"的角色扮演,对治疗高血压的常用药物进行介绍,提高指导合理用药的能力。

**【实训内容】**

一位中年男性顾客,因头痛、头晕、心悸、失眠,进入一家药店买药;经血压测量,发现血压偏高。

1. 通过对顾客全面、系统地询问而获得病情的相关资料。

2. 有针对性地对顾客推荐常用抗高血压药。

3. 指导顾客合理使用抗高血压药。

4. 对高血压患者进行合理的饮食和生活习惯指导。

**【实训步骤】**

1. 问病卖药练习:两位同学一组,一人扮演高血压患者,另一人扮演药店的药师,进行问病卖药的角色扮演练习,其他同学认真观看。

2. 讨论:分组讨论,指出角色扮演中的优点与不足,每组推选 1 位同学作总结性发言。

**【相关知识】**  高血压病

高血压病是内科常见病、多发病之一。可分为原发性高血压和继发性高血压两大类。世界卫生组织建议的血压判别标准:① 正常血压:收缩压<140mmHg,舒张压<90mmHg。② 18 岁以上成年人高血压:收缩压≥140mmHg 和(或)舒张压≥90mmHg。

高血压患者早期血压波动明显,时高时正常,出现神经系统功能失调症状,表现为头晕、头痛、头胀、耳鸣、心悸、健忘、注意力不集中、失眠等。严重时可出现脏器受损,主要表现为心、脑、肾等重要器官发生实质性损害和功能性障碍。高血压应早普查、早发现、早诊断、早治疗。坚持小剂量服药,规律服药以控制症状。若能配合低盐饮食、禁烟酒和控制体重等,可取得更好的效果。

**【思考题】**

1. 常用的抗高血压药物有哪些?

2. 从药学服务的角度出发,药师需要告知顾客哪些注意事项?

(叶夷露)

# 第五篇　内脏和血液系统药物

## 第一章　利尿药和脱水药

★ 学习目标

● 知识目标
1. 掌握呋塞米、氢氯噻嗪的药理作用、临床应用和不良反应。
2. 熟悉螺内酯、氨苯蝶啶、甘露醇的药理作用特点和临床应用。
3. 了解其他利尿药及脱水药的作用特点和临床应用。
● 技能目标
1. 能解释和处理涉及本章药物的不合理处方。
2. 能初步指导患者合理使用常用的利尿药及脱水药。

案例 5-1

患者,男,16岁。因头痛、呕吐、发热 8h 入院。

检查:体温 40.3℃,神志模糊,瞳孔等大,对光反射存在。血涂片染色镜检发现脑膜炎奈瑟菌。

诊断:流行性脑脊髓膜炎。给予甘露醇、青霉素、地塞米松、磺胺嘧啶等药物治疗后病情好转。

问题:应用甘露醇治疗的目的是什么?用药时有哪些注意事项?

## 第一节　利尿药

利尿药是一类作用于肾脏,增加电解质和水的排泄,使尿量增多的药物。临床上主要用于治疗各种原因引起的水肿,也常用于治疗其他非水肿性疾病,如高血压、慢性心功能不全、尿崩症等。

### 一、肾脏生理与利尿药作用基础

尿液的生成是通过肾小球滤过、肾小管和集合管的重吸收及分泌而实现的。利尿药主要通过影响肾脏泌尿生理的某些环节而产生利尿作用(图 5-1-1)。

#### (一)肾小球滤过

正常成人在安静状态下每日由肾小球滤过的原尿约 180L,而排出的终尿量只有 1～2L,

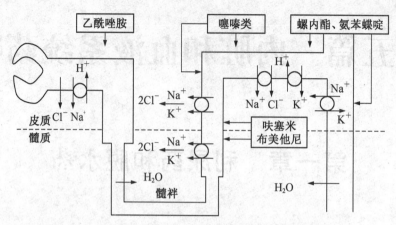

图 5-1-1 肾小管功能和利尿药作用部位

说明约 99% 的原尿在肾小管和集合管被重吸收。凡能增加肾小球血流量和滤过率的药物,可使原尿增加。但由于肾脏存在球-管平衡机制,终尿量并不能明显增多,利尿作用很微弱。

**(二)肾小管、集合管的重吸收和分泌**

1. **近曲小管** 原尿中 60%~70% 的 $Na^+$ 在此段被重吸收。$Na^+$ 在近曲小管的转运方式有两种:① $Na^+$ 通过管腔膜侧进入细胞内,再通过基底膜进入组织间液,后者由钠泵($Na^+$-$K^+$-ATP 酶)所驱动;② $Na^+$ 在近端小管可通过 $Na^+$-$H^+$ 反向转运系统与 $H^+$ 按 $1:1$ 进行交换而进入细胞内。$H^+$ 的产生来自 $H_2O$ 与 $CO_2$ 所生成的 $H_2CO_3$,这一反应需要上皮细胞内碳酸酐酶的催化。若 $H^+$ 的生成减少,则 $Na^+$-$H^+$ 的交换减少,致使 $Na^+$ 的重吸收减少而引起利尿。碳酸酐酶抑制剂乙酰唑胺能使 $H^+$ 的生成减少而发挥利尿作用,但抑制近曲小管 $Na^+$ 重吸收后,原尿增加,肾小管被动扩张,吸收面积增加,原尿速度减慢,重吸收增加,同时以下各段肾小管和集合管均可出现代偿性重吸收增多现象,故乙酰唑胺只能产生弱的利尿作用,且易致代谢性酸中毒。

2. **髓袢升支粗段髓质部和皮质部** 该段功能与利尿药作用关系密切,是高效利尿药的重要作用部位。原尿中 20%~30% 的 $Na^+$ 在此段被重吸收。髓袢升支粗段对 $Na^+$ 和 $Cl^-$ 的重吸收是由管腔膜侧 $Na^+$-$K^+$-$2Cl^-$ 同向转运系统介导完成的,使髓质间液的渗透压增高。髓袢升支粗段对水不通透,随着 NaCl 的重吸收,原尿渗透压逐渐降低,这是肾脏的稀释功能,而转运到髓质间液的 NaCl 和尿素形成髓质高渗区。当原尿流经集合管时,由于髓质高渗区的影响和抗利尿激素的作用,大量的水被重吸收,这是肾脏的浓缩功能。高效利尿药呋塞米等抑制髓袢升支粗段髓质部和皮质部对 NaCl 的重吸收,使该段原尿离子含量增多,抑制了肾脏的稀释功能;又因髓质间液渗透压降低,集合管水分重吸收减少,从而抑制肾脏的浓缩功能。

3. **远曲小管和集合管** 此段重吸收原尿中 5%~10% 的 $Na^+$。远曲小管近端由位于管腔膜的 $Na^+$-$Cl^-$ 共同转运载体介导,因此作用于该段 $Na^+$-$Cl^-$ 共同转运的利尿药如噻嗪类,可产生中度利尿作用。远曲小管远端和集合管重吸收 $Na^+$ 的方式除 $Na^+$-$H^+$ 交换外,还有 $Na^+$-$K^+$ 交换过程,这是在醛固酮调节下进行的。交换的结果是留 $K^+$ 排 $Na^+$ 而利尿。弱效利尿药螺内酯、氨苯蝶啶等就作用于此部位,又称为留钾利尿药。

**(三)利尿药的分类**

常用利尿药按它们的效能和作用部位分为三类:

1. **高效利尿药** 主要作用于髓袢升支粗段髓质部和皮质部,干扰 $Na^+$-$K^+$-$2Cl^-$ 同向转运系统,产生强大的利尿作用。如呋塞米、布美他尼等。

2. **中效利尿药** 主要作用于远曲小管近端,影响 $Na^+$-$Cl^-$ 同向转运系统,产生中等强度的利尿作用。如噻嗪类利尿药、氯噻酮等。

3. 弱效利尿药 主要作用于远曲小管远端和集合管。如螺内酯、氨苯蝶啶、阿米洛利等。

## 二、常用利尿药

### (一)高效利尿药

高效利尿药主要作用于髓袢升支粗段，又称袢利尿药，由于利尿作用强，属高效利尿药。常用药物有呋塞米(furosemide,呋喃苯胺酸)、依他尼酸(ethacrynic acid,利尿酸)、布美他尼(bumetanide,丁尿胺)。

#### 呋塞米(furosemide,呋喃苯胺酸,速尿)

【药动学特点】 口服后 30min 内起效,1～2h 血药浓度达高峰,维持 4～6h;静注后 2～10min 内起效,1h 后血药浓度达高峰,维持 2～4h。$t_{1/2}$ 约为 2h,新生儿和肝、肾功能不全者有所延长。主要分布于细胞外液,血浆蛋白结合率为 91%～97%,几乎均与白蛋白结合。本药能通过胎盘屏障,并可泌入乳汁中。主要以原形经肾脏排泄。

呋塞米

【药理作用】 呋塞米利尿作用迅速而强大。其利尿作用的机制是：抑制髓袢升支粗段髓质部和皮质部的 $Na^+$-$K^+$-$2Cl^-$ 同向转运系统,从而抑制 NaCl 重吸收,抑制肾的稀释和浓缩功能。用药后尿量明显增加,排出 $Na^+$、$K^+$、$Cl^-$ 量也明显增多。此外,呋塞米能扩张肾血管,降低肾血管阻力,增加肾血流量,改善肾皮质内血流分布。

【临床应用】

1. 急性肺水肿和脑水肿 静脉注射呋塞米,可通过其强大的利尿作用,迅速降低血容量,使回心血量减少,左心室充盈降低;同时扩张小动脉,降低外周阻力,减轻左心室后负荷,迅速消除由左心衰所引起的急性肺水肿,临床作为肺水肿的首选药。由于利尿作用,血液浓缩,血浆渗透压增高,使脑组织脱水,颅内压降低,故也可与甘露醇合用治疗脑水肿。

2. 其他严重水肿 可用于心、肝、肾性水肿的治疗,因易引起低血压、电解质紊乱和酸碱平衡失调,故主要用于其他利尿药无效的严重水肿患者。

3. 防治急性肾功能不全 对各种原因所致的急性肾功能不全,及时应用可防止肾小管阻塞、萎缩和坏死。大剂量用于治疗慢性肾功能不全,可产生明显的利尿作用。

4. 加速某些毒物排泄 可配合输液加速毒物排出,用于经肾排泄药物的中毒,如水杨酸类、长效巴比妥类等。

5. 其他 尚可用于心功能不全、高钙血症、高钾血症等的治疗。

【不良反应】

1. 水与电解质紊乱 由于过度利尿而引起,主要表现为低血容量、低血钠、低血钾、低氯性碱血症,长期使用还可发生低血镁,其中以低血钾最为常见。与强心苷同时应用治疗心衰时,低血钾易诱发强心苷中毒;低血钾还可能诱发肝硬化患者发生肝昏迷。临床应用时注意补充钾盐或与留钾利尿药合用以防止低血钾。

2. 耳毒性 长期大剂量应用可引起眩晕、耳鸣、听力下降,甚至发生暂时性或永久性耳聋。常见于肾功能不全及合用有耳毒性的药物如氨基糖苷类抗生素时,大剂量快速注射时更易发生,故静脉滴注的速度不宜超过 4mg/min。

3. 胃肠道反应 偶见恶心、呕吐、腹痛、腹泻甚至胃肠道出血等,宜餐后服用。

4. 高尿酸血症和高血糖 可抑制尿酸的排泄,长期应用可导致高尿酸血症而诱发痛风,故痛风患者慎用。另外,长期应用可引起高血糖,故糖尿病患者和孕妇慎用。

**【禁忌证】** 禁用于对本药或磺胺类过敏者、无尿、肝昏迷、低钾、脱水的患者及孕妇等；慎用于老人、肝硬化、肾病综合征、心源性休克伴有急性心肌梗死及有痛风病史的患者。

**【药物相互作用】** 本药与氨基糖苷类抗生素合用可增强药物的耳毒性，应避免合用。本药与华法林等抗凝血药竞争血浆蛋白结合部位，使抗凝血药血药浓度增高，导致出血。

### 布美他尼（bumetanide，丁氧苯酸）

布美他尼药理作用和临床应用与呋塞米相似，但作用比呋塞米强 40～50 倍，为目前作用最强的利尿药。具有用量少、口服吸收快而完全、起效快、不良反应较少等特点。大剂量应用时可出现肌肉疼痛和痉挛。

### 依他尼酸（etacrynic acid，利尿酸）

依他尼酸的利尿作用比呋塞米弱，不良反应较严重，可引起永久性耳聋。对磺胺类过敏者，可选用本品。

### （二）中效利尿药

噻嗪类有氢氯噻嗪（hydrochlorothiazide，双氢克尿噻）、苄氟噻嗪（bendrofluazide）、氢氟噻嗪（hydroflumethiazide）和环戊噻嗪（cyclopenthiazide）等；氯噻酮（chlortalidone）、吲达帕胺（indapamide）等虽无噻嗪环，但有磺胺结构，作用与噻嗪类相似，在此一并介绍（图 5-1-2）。

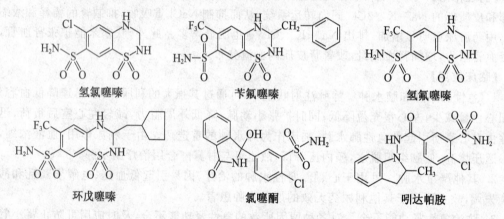

氢氯噻嗪       苄氟噻嗪       氢氟噻嗪

环戊噻嗪       氯噻酮       吲达帕胺

图 5-1-2   噻嗪类利尿药的化学结构

**【药动学特点】** 噻嗪类利尿药脂溶性较高，口服易吸收，1～2h 起效，4～6h 血药浓度达高峰。苄氟噻嗪、环戊噻嗪脂溶性高，易被肾小管重吸收，作用维持时间较长。主要通过有机酸的形式经肾小管分泌排泄，可与尿酸竞争分泌通道，减少尿酸分泌。

**【药理作用与临床应用】**

1. 利尿作用 噻嗪类主要作用部位在远曲小管近端，抑制 $Na^+$-$Cl^-$ 同向转运系统，减少 $Na^+$、$Cl^-$ 的重吸收而利尿；其次轻度抑制肾小管上皮细胞内的碳酸酐酶，使 $H^+$ 产生减少，$H^+$-$Na^+$ 交换减少，而 $K^+$-$Na^+$ 交换增加。因此，尿中除含有较多的 $Na^+$、$Cl^-$ 外，$K^+$ 的排出也增加。本药利尿作用温和，可用于消除各种原因引起的水肿，对轻、中度心性水肿疗效较好，尤其适用于高血压、心衰患者；对肾性水肿的疗效与肾功能损害程度有关，对肝硬化腹水的治疗需与醛固酮拮抗剂（螺内酯）合用。

2. 抗利尿作用 氢氯噻嗪可明显减少尿崩症患者的口渴感和尿量，其机制未完全阐明，可能是由于：① 排 $Na^+$ 增多，血浆渗透压降低，减轻了口渴感，饮水量减少，尿量减少；② 抑制磷酸二酯酶，增加远曲小管细胞内 cAMP 的含量，提高远曲小管对水的通透性，从而增强了对水的重吸收。主要用于肾性尿崩症及用加压素无效的垂体性尿崩症。

3. 降压作用　为治疗高血压的基础药物之一,常与其他降压药物合用(详见第四篇第一章)。

【不良反应】

1. 水、电解质紊乱　如低血钾、低血镁、低氯碱血症等,其中低钾血症多见,可通过补钾或合用留钾利尿药纠正。

2. 高尿酸血症　本药可增加近曲小管对尿酸的重吸收,痛风患者慎用。

3. 影响代谢　可使糖尿病患者及糖耐量异常患者血糖升高,还可以增加血清胆固醇和低密度脂蛋白的含量,且与剂量有关。糖尿病、高脂血症患者慎用。

4. 过敏反应　如发热、皮疹、过敏反应。与磺胺类药有交叉过敏反应,对磺胺类药过敏者禁用本类药物。

### (三)弱效利尿药

#### 螺内酯(spironolactone,安体舒通)

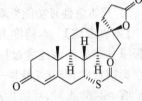
螺内酯

【药动学特点】　口服易吸收,原形药无明显的药理活性,需经肝脏代谢为有活性的坎利酮才能发挥作用,所以起效缓慢,口服后1天左右起效,2~4天出现最大利尿效应。由于坎利酮的 $t_{1/2}$ 约18h,所以作用时间长,停药后作用可持续2~3天。

【药理作用与临床应用】　螺内酯及其代谢物坎利酮的化学结构与醛固酮相似,在远曲小管远端和集合管与醛固酮竞争醛固酮受体,拮抗醛固酮的保钠排钾作用,发挥利尿作用。利尿作用弱、起效慢而持久。临床上多用于治疗伴有醛固酮增多的顽固性水肿,如肝硬化腹水、肾病综合征、慢性心功能不全、晚期肾性高血压水肿等。由于利尿作用弱,常与中效或高效利尿药合用,以提高疗效,还可减少血钾紊乱。

【不良反应】　以高血钾症多见,尤其在肾功能衰竭时或合用其他留钾利尿药时更易发生,故肾功能不全者禁用。少数人出现头痛、嗜睡、皮疹及轻度胃肠道反应,溃疡病患者禁用。还可引起男性乳房发育、女性多毛症、月经周期紊乱、性功能障碍等,停药后可自行消失。

#### 氨苯蝶啶(triamterene)和阿米洛利(amiloride)

【药理作用与临床应用】　两药均作用于远曲小管末端和集合管,阻断管腔 $Na^+$ 通道,减少 $Na^+$ 的重吸收,使 $Na^+$-$K^+$ 交换减少,排 $Na^+$ 保 $K^+$ 而发挥利尿作用。该作用与体内醛固酮浓度无关,对肾上腺切除的动物仍有排 $Na^+$ 保 $K^+$ 的利尿作用。常与中效或高效利尿药合用于治疗各种顽固性水肿,以减少 $K^+$ 的丢失。

【不良反应】　不良反应较少,偶见嗜睡、恶心、呕吐、腹泻和皮疹等;久用可致高血钾,肾功能不全者、有高血钾症倾向者禁用。肝硬化患者服用本品可引起巨幼红细胞贫血,与抑制二氢叶酸还原酶有关。

# 第二节　脱水药

脱水药又称渗透性利尿药,是一类能迅速提高血浆及肾小管腔液渗透压,使组织脱水的药物,包括甘露醇(mannitol)、山梨醇(sorbitol)、高渗葡萄糖(glucose)等。其特点有:① 静注后不易通过毛细血管进入组织;② 在体内不易被代谢;③ 易经肾小球滤过,不易被肾小管重吸收。临床主要用于脑水肿,须静脉给药。

#### 甘露醇(mannitol)

甘露醇为一种己六醇,临床用其20%的高渗溶液。

**【药理作用】**

1. 脱水作用　口服不易吸收，只发挥泻下作用，可用于肠道手术前或纤维镜检查前清洁肠腔；静脉注射后能迅速提高血浆渗透压，使组织间液水分向血浆转移而产生组织脱水作用。

2. 利尿作用　肾小球滤过后几乎不被肾小管重吸收，提高肾小管液渗透压，减少水的重吸收而增加尿量；另外，也间接抑制 $Na^+$ 在近曲小管和髓袢升支的重吸收，髓质组织间液中 $Na^+$ 浓度降低，使原有的高渗透压不能维持，导致集合管水的重吸收减少而呈现排钠利尿作用。

**【临床应用】**

1. 脑水肿　本药对脑外伤、脑瘤、脑膜炎及脑组织缺氧引起的脑水肿，可迅速降低颅内压，是目前降低颅内压安全有效的首选药。

2. 青光眼　常用于青光眼患者急性发作时及术前应用，可降低眼内压。

3. 预防急性肾功能衰竭　适用于心血管手术、严重创伤等合并低血压的少尿或无尿患者。

**【不良反应】**　本药注射过快或剂量过大可引起一过性头痛、眩晕、视力模糊，甚至抽搐等。有报道甘露醇静滴速度过快、用量过大时，可致急性肾功能损害甚至肾衰竭。但注入速度过慢也会影响疗效，250ml 液体一般宜在 20～30min 内注射完毕。少数患者注射后 3～6min 可出现喷嚏、流涕、舌肿、呼吸困难、紫绀乃至意识丧失等过敏症状，一旦出现，应立即停药，并用抗过敏药治疗。

**【禁忌证】**　本药可使血容量增加，导致心脏负荷加重，故慢性心功能不全者禁用；因脑组织脱水，活动性颅内出血可加重，故也禁用。

### 山梨醇（sorbitol）

山梨醇是甘露醇的同分异构体，药理作用与临床应用同甘露醇。因溶解度较大，多用 25％的高渗溶液。但因其在体内代谢为果糖而失去高渗作用，故脱水作用较弱。

### 葡萄糖（glucose）

葡萄糖作为脱水药，常用其 50％的高渗溶液。静脉注射时可产生脱水和渗透性利尿作用，但部分葡萄糖可从血管弥散进入组织中，并易被代谢利用，故维持高渗作用时间短且弱。单独用于脑水肿时，葡萄糖能迅速进入脑脊液，可引起颅内压升高，产生"反跳"现象，可与甘露醇交替使用治疗脑水肿。

（胡　珏）

# 第二章 作用于血液及造血器官的药物

**案例 5 - 2**

患者,女,45岁。月经不规则4年,心慌、乏力2年余。

血常规检查:血红蛋白75g/L,红细胞$3.6 \times 10^{12}$/L,红细胞平均体积78fl。B超检查:子宫肌瘤,大小约$5.4cm \times 5.0cm$。

诊断:子宫肌瘤并发缺铁性贫血。给予口服铁剂治疗。

问题:1. 引起缺铁性贫血的病因有哪些?

2. 服用铁剂应注意哪些事项?

作用于血液及造血器官的药物主要包括抗凝血药、纤维蛋白溶解药、抗血小板药、促凝血药、血容量扩充药和抗贫血药等。

## 第一节 抗凝血药

血液是机体赖以生存的重要物质之一。血液能在循环中不断流动,主要与体内凝血和抗凝血物质、纤维蛋白溶解和抗纤维蛋白溶解两个对立统一的平衡状态有关。当上述平衡状态失调时,如凝血亢进,可导致血管内凝血,形成血栓栓塞性疾病;或者可因纤溶亢进导致出血性疾病。目前认为血液凝固过程是由多种凝血因子参与的一系列酶促反应过程,其基本过程大致分为凝血酶原激活物形成、凝血酶形成、纤维蛋白形成三个阶段(图5-2-1)。

抗凝血药是指能通过干扰机体生理性凝血过程的不同环节,从而阻止血液凝固的药物。临床常用的抗凝血药有肝素(heparin)、华法林(warfarin)、枸橼酸钠(sodium citrate)等,主要用于防止血栓形成和阻止血栓的扩大。

### 一、体内、体外抗凝血药

#### 肝素(heparin)

肝素是由动物小肠黏膜或肺中提取的带有大量负电荷的黏多糖硫酸酯,具有强酸性,属于水

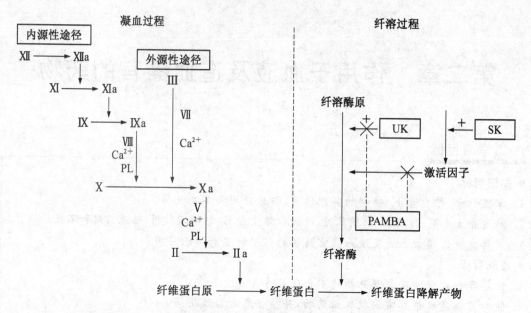

PL：血小板磷脂　　UK：尿激酶　　SK：链激酶　　PAMBA：氨甲苯酸　　a：活化形式

图 5-2-1　凝血过程和纤溶过程

溶性物质,因首先在动物肝脏中发现而得名。肝素在 20 世纪 30 年代中期即被作为临床治疗血栓栓塞的药物,其抗血栓和抗凝血活性与肝素的相对分子质量大小有关。普通肝素的相对分子质量为 5000～30000,平均相对分子质量为 15000。

肝素

【药动学特点】　肝素带有大量的负电荷,不易通过生物膜,口服无效。皮下注射血药浓度较低,肌内注射易致局部血肿,故一般采用静脉给药。静脉注射后 10min 内血液凝固时间和部分凝血酶时间明显延长,作用维持 3～4h,80％ 与血浆蛋白结合,主要在肝脏代谢,大部分经单核-吞噬细胞系统破坏,部分经肾排泄,极少以原形从尿排出。抗凝活性 $t_{1/2}$ 与给药剂量有关,剂量越大,$t_{1/2}$ 越长。肺栓塞、肝硬化患者 $t_{1/2}$ 也明显延长。

【药理作用】　肝素在体内、体外均有迅速而强大的抗凝作用。其作用机制是激活抗凝血酶Ⅲ,使其与凝血因子Ⅱa、Ⅸa、Ⅹa、Ⅺa、Ⅻa 等形成复合物并灭活这些因子。生理状态下时,这些凝血因子灭活过程相当缓慢,肝素可加速这一过程达千倍以上。静脉给药后 10min 内产生抗凝作用。此外,肝素还具有调血脂、抗炎、抗血管内膜增生和抑制血小板聚集等作用。

【临床应用】

1. 血栓栓塞性疾病　如心肌梗死、脑栓塞、深静脉血栓等,可防止血栓形成与扩大,但不能溶解血栓。

2. 弥散性血管内凝血(DIC)　早期使用可防止因凝血因子及纤维蛋白原耗竭而发生继发性出血。DIC 低凝期禁用,避免加重出血。

3. 防治心肌梗死、脑梗死、心血管手术后血栓形成。

4. 体外抗凝　体外循环、血液透析、心导管检查时用于抗凝。

【不良反应】

1. 自发性出血　过量易引起自发性出血,如皮肤淤点或淤斑、便血、黏膜出血及颅内出血等,严重出血者须立即停药,缓慢静注硫酸鱼精蛋白(protamine)解救,1mg 鱼精蛋白可中和

100U 肝素。

2. 过敏反应　偶见皮疹、发热、哮喘等过敏反应。为防止严重过敏反应，可先注射小剂量观察有无发热、荨麻疹等。

3. 其他　长期应用可引起暂时性秃发、骨质疏松和自发性骨折；孕妇可引起早产及胎儿死亡；还可发生短暂性的血小板减少症。

【禁忌证】　具有严重肝肾功能不全、有出血倾向、血友病、血小板功能不全和血小板减少症、活动性溃疡病、孕妇及近期外伤或手术者禁用。

【药物相互作用】

1. 本药与香豆素及其衍生物、阿司匹林、双嘧达莫、右旋糖酐和肾上腺皮质激素等药物合用，可加重出血危险。

2. 碳酸氢钠、乳酸钠等纠正酸中毒的药物可促进肝素的抗凝作用。

### 依诺肝素(enoxaprin)

依诺肝素是普通肝素经化学或酶法解聚的小分子片段，属于低相对分子质量肝素(low-molecular-weight heparin, LMWH)。与普通肝素相比，具有以下特点：① 选择性抑制凝血因子Ⅹa 活性，对凝血酶及其他凝血因子影响较小，使抗栓作用与出血作用分离，具有抗血栓作用且又降低了出血的危险；抗栓作用较强，而抗凝作用较弱；② 促进内源性纤溶酶原激活剂的释放，加强组织型纤溶酶原激活剂(t-PA)等的纤溶作用，有助于血栓溶解；③ 对血小板功能影响较小，因而并发血小板减少和出血的副作用比较少；④ 半衰期较长，约为普通肝素的 8 倍，静脉滴注作用维持 12h，皮下注射吸收完全，每日用药 1 次即可，使用方便。本类药逐渐取代普通肝素用于血栓栓塞性疾病的防治，更适合于预防性治疗。不良反应有出血、血小板减少、低醛固酮血症伴高钾血症、过敏反应和暂时性转氨酶升高等。目前临床常用的低相对分子质量肝素还有替地肝素(tedelparin)、弗希肝素(fraxiparin)等。

## 二、体内抗凝血药

### 香豆素类

本类药物有华法林(warfarin，苄丙酮香豆素)、双香豆素(dicoumarol)、醋硝香豆素(acenocoumarol，新抗凝)等，其药理作用与临床应用基本相同(图 5-2-2)。

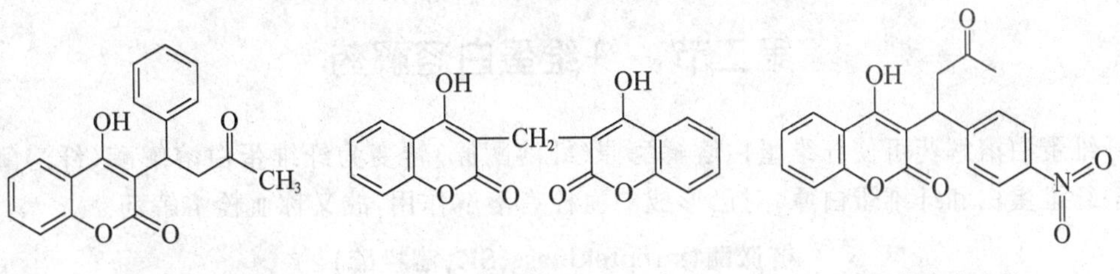

华法林　　　　　　双香豆素　　　　　　醋硝香豆素

图 5-2-2　香豆素类抗凝药的化学结构

【药动学特点】　华法林口服吸收快而完全，钠盐的生物利用度几乎为 $100\%$，吸收后 $99\%$ 与血浆蛋白结合。主要在肝脏代谢，大部分代谢产物经肾排泄，$t_{1/2}$ 约 $10\sim60h$，作用维持 $3\sim5$ 天。双香豆素口服吸收慢且不规则，抗凝作用持久，$t_{1/2}$ 为 $10\sim30h$，作用维持 $4\sim7$ 天。醋硝香豆素作用较双香豆素强而快，$t_{1/2}$ 约为 $8h$，作用持续 $2\sim4$ 天。

【药理作用】　本类药物起效慢、作用久，仅在体内有抗凝作用。作用机制为竞争性拮抗维生素 K 由环氧型转变为氢醌型，干扰凝血因子Ⅱ、Ⅶ、Ⅸ、Ⅹ在肝内活化，使这些因子停留于无凝血活性的前体阶段,从而发挥抗凝作用,但对已合成的凝血因子无效。口服后需 $12\sim24h$ 才能发挥抗凝作用,停药后作用尚可维持数天。与其他香豆素类抗凝药相比,华法林起效相对较快,副作用少。

【临床应用】 临床上主要用于防治血栓栓塞性疾病,如静脉血栓栓塞、外周动脉血栓栓塞、肺栓塞、心脏外科手术等,常用作肝素使用后的维持用药。还可作为心肌梗死的辅助用药,也可用于风湿性心脏病、人工置换心脏瓣膜手术后防止静脉血栓的发生。

【不良反应】 过量可发生自发性出血,发生率约为 5%,与剂量偏大有关。早期可见轻度牙龈出血和鼻衄,也可见血尿、便血、皮肤淤斑、伤口及溃疡出血,严重者可给予维生素 K,输注新鲜全血、血浆或凝血酶原复合物治疗。其他不良反应有胃肠反应、过敏反应等。

【禁忌证】 同肝素。

【药物相互作用】

1. 肝药酶诱导剂如苯巴比妥、苯妥英钠等,可加快香豆素类代谢,减弱其抗凝作用。肝药酶抑制剂如氯霉素、西咪替丁、甲硝唑、丙咪嗪等,可抑制香豆素类代谢,增强其抗凝作用。

2. 阿司匹林、水合氯醛、甲苯磺丁脲等可将华法林从血浆蛋白中置换出来,使其游离型增加,抗凝作用增强。维生素 K 缺乏或与阿司匹林等血小板抑制剂合用可增加出血危险。

### 三、体外抗凝血药

#### 枸橼酸钠(sodium citrate,柠檬酸钠)

【药理作用与临床应用】 枸橼酸钠的枸橼酸根离子与血浆中的 $Ca^{2+}$ 形成难解离的可溶性络合物,使血中游离 $Ca^{2+}$ 浓度降低而发挥抗凝作用。枸橼酸根离子在体内可被及时氧化,无络合 $Ca^{2+}$ 作用,因此体内无抗凝作用。临床上仅用于体外血液保存,每 100ml 全血中加入 2.5% 枸橼酸钠 10ml 可防止血液凝固。

【不良反应】 大量输血(超过 1000ml)或输血速度太快,可使血中游离 $Ca^{2+}$ 浓度降低而导致手足抽搐、心功能不全、血压降低,尤其在新生儿及婴幼儿容易发生,应立即静脉注射适量钙盐解救。

## 第二节 纤维蛋白溶解药

纤维蛋白溶解药可使纤维蛋白溶解酶原(纤溶酶原)转变为纤维蛋白溶解酶(纤溶酶),快速降解纤维蛋白和纤维蛋白原,对已形成的血栓有溶解作用,故又称血栓溶解药。

#### 链激酶(streptokinase,SK,溶栓酶)

链激酶是从 β-溶血性链球菌培养液中提取的一种非酶性蛋白质,现已能用 DNA 重组技术生产,如重组链激酶(recombinant streptokinase)。

【药理作用与临床应用】 链激酶能使纤溶酶原激活因子的前体活化为激活因子,激活因子使纤溶酶原转变为纤溶酶,降解纤维蛋白从而溶解血栓。临床用于急性血栓栓塞性疾病,如急性心肌梗死、肺栓塞等,应早期使用,血栓形成在 6h 内用药效果最佳。

【不良反应】

1. 自发性出血 因本药选择性低,可引起全身纤溶系统激活,一般表现为注射部位出现血肿。一旦发生严重出血,必须立即停药,救治应选用输注新鲜全血、静脉注射纤维蛋白原或抗纤维蛋白溶解药氨甲苯酸等。

**2. 过敏反应**　本药有抗原性,可引起皮疹、畏寒、发热,甚至过敏性休克。用药前 30min 使用异丙嗪或氢化可的松,可减轻或防止严重过敏反应发生。

【禁忌证】　3 个月内有活动性出血、近期要手术者、有出血倾向、消化性溃疡、严重高血压及癌症患者禁用。

### 尿激酶(urokinase,UK)

尿激酶由人肾细胞合成,自尿中分离而得的一种糖蛋白。能直接激活纤溶酶原,而溶解新鲜血栓。无抗原性,但价格昂贵,临床用于对链激酶过敏或耐药者。禁忌证同链激酶。

### 阿尼普酶(anistreplase)

阿尼普酶又称乙酰化纤溶酶原-链激酶激活剂复合物,是第二代溶栓药。阿尼普酶的溶栓特点是:① 通过乙酰化使纤溶酶原的活性部位得到保护,可以避免注射时非特异的激活;② 进入体内后缓慢去乙酰基而生效,有一定的潜伏期;③ 容易进入血凝块与纤维蛋白结合,血栓溶解活性强,一次静脉注射 30mg 有较好的溶栓效果。主要用于急性心肌梗死和其他血栓栓塞性疾病,不良反应与等剂量链激酶相近。

### 重组组织型纤溶酶原激活剂(recombinant tissue-type plasminogan activator,rt-PA)

用 DNA 重组技术制备,无抗原性,能选择性激活血栓中已与纤维蛋白结合的纤溶酶原,对循环血液中的游离型纤溶酶原作用较弱,与链激酶相比较少引起出血,临床用于急性心肌梗死的溶栓治疗和血流不稳定的急性大面积肺栓塞的溶栓治疗,也可用于脑栓塞的治疗。过量也可引起出血。

## 第三节　抗血小板药

血小板的黏附、聚集、释放功能在止血、血栓形成、动脉粥样硬化等过程中起着重要的作用。药物主要通过抑制花生四烯酸(AA)代谢,增加血小板内 cAMP 浓度等机制而抑制血小板功能,防止血栓形成。

### 阿司匹林(aspirin,乙酰水杨酸)

阿司匹林低剂量(50～100mg/日)时,可选择性抑制血小板环氧酶,减少血栓素 $A_2$ ($TXA_2$)的生成,抑制血小板聚集,从而防止血栓形成。因此,每日给予小剂量阿司匹林可防治冠状动脉栓塞性疾病、心肌梗死、脑梗死、肺梗死和深静脉血栓形成;能减少缺血性心脏病发作和复发的危险;对一过性脑缺血也可降低发生率和死亡率。

### 双嘧达莫(dipyridamole,潘生丁)

双嘧达莫为磷酸二酯酶抑制药,使 cAMP 降解减少;激活腺苷活性,继而激活腺苷酸环化酶,使 cAMP 浓度增高。临床用于防治血栓栓塞性疾病,与阿司匹林合用可增强疗效。每日用量达 400mg 时易发生头痛、恶心、呕吐等;静注不超过 5mg/min,以免引起低血压;不宜与葡萄糖溶液以外的其他药物混合注射。

### 噻氯匹啶(ticlopidine,抵克立得)

噻氯匹啶为强效抑制血小板聚集药,其作用是由于抑制 ADP 诱导的血小板聚集,对花生四烯酸、胶原、凝血酶和血小板活化因子等引起的血小板聚集亦有不同程度的抑制作用。临床用于预防急性心肌梗死、脑缺血性疾病及冠状动脉栓塞性疾病。不良反应有出血、恶心、腹泻、胃肠不适或皮疹,停药可消失。偶可引起骨髓抑制,故用药期间应勤查血象。近期出血、活动性消化性溃疡、对本药过敏及血小板减少症患者禁用。

### 氯吡格雷（clopidogrel，波立维）

氯吡格雷是一种二磷酸腺苷（ADP）受体阻滞剂，可与血小板膜表面 ADP 受体结合，抑制 ADP 与其受体结合，继而抑制 ADP 介导的糖蛋白 GPⅡb/Ⅲa 复合物活化，从而抑制血小板相互聚集。可用于防治心肌梗死、缺血性脑血栓、闭塞性脉管炎、动脉粥样硬化及血栓栓塞引起的并发症。不良反应有皮疹、腹泻、腹痛、消化不良、颅内出血、消化道出血等。

## 第四节　促凝血药

促凝血药主要用于防治出血。引起出血的原因很多，而促凝血药的作用机制各异，故应适当选用。如维生素 K 可用于防治低凝血酶原所致的出血；氨甲苯酸可用于纤维蛋白溶解亢进所致的出血；酚磺乙胺适用于毛细血管渗血；垂体后叶素能使小动脉、小静脉和毛细血管收缩，常用于治疗肺咯血。

### 一、促进凝血因子生成药

#### 维生素 K（vitamin K）

维生素 K 是一类具有甲萘醌基本结构的物质，广泛存在于自然界。维生素 K$_1$ 存在于苜蓿和菠菜等绿色植物中，K$_2$ 由肠道细菌合成，K$_3$、K$_4$ 由人工合成。

维生素 K$_1$

【药动学特点】　维生素 K$_1$、K$_2$ 为脂溶性，口服吸收需胆汁协助；人工合成的 K$_3$、K$_4$ 为水溶性，不需胆汁协助其吸收，可直接进入血液循环。各种维生素 K 肌注均能很快被吸收，大部分以原形随胆汁或尿排出。

【药理作用】　维生素 K 的氢醌型作为 γ-羧化酶的辅酶，参与凝血因子Ⅱ、Ⅶ、Ⅸ、Ⅹ 的活化。维生素 K 缺乏时，上述凝血因子停留在前体状态，导致凝血障碍而引起出血。

【临床应用】　主要用于防治维生素 K 缺乏引起的出血，如新生儿及早产儿出血、梗阻性黄疸、胆瘘以及长期使用广谱抗生素等引起的出血。也用于长期使用华法林、阿司匹林等抑制肝脏凝血酶原合成而引起的出血。大剂量维生素 K$_1$ 可用于灭鼠药敌鼠钠中毒所致出血；也有解痉止痛作用，可缓解胆绞痛等。

【不良反应】　口服常引起恶心、呕吐等胃肠道反应，饭后服用可减轻。维生素 K$_1$ 静注过快可出现面部潮红、出汗、胸闷等，甚至可因血压剧降而死亡，故应肌内注射为宜。较大剂量维生素 K$_3$、K$_4$ 可致新生儿高铁血红蛋白血症、溶血性贫血，故新生儿应慎用。可诱发葡萄糖-6-磷酸脱氧酶（G-6-PD）缺乏者出现急性溶血性贫血。临产妇大剂量用药可使新生儿出现溶血、黄疸或胆红素血症。

### 二、抗纤维蛋白溶解药

#### 氨甲苯酸（aminomethylbenzoic acid，PAMBA，止血芳酸）

氨甲苯酸能竞争性抑制纤溶酶原激活因子，使纤溶酶原不能转变为纤溶酶，从而抑制纤维蛋白的降解，达到止血目的。临床主要用于纤溶亢进引起的出血，如肺、肝、脾、甲状腺、前列腺、子宫、肾上腺等手术所致的出血及产后出血；也可用于链激酶、尿激酶过量所致的出血。弥散性血管内凝血后期应用可防止纤溶亢进引起的出血。对非纤溶亢进所引起的出血无明显止血效果,故不可滥用。常见的不良反应有头痛、头晕、恶心、呕吐、胸闷、食欲减退等,快速静注可产生低血压,故宜缓慢静注。用量过大可促进血栓形成,甚至诱发心肌梗死。有血栓形成倾向或有血栓栓塞病史者禁用。

### 氨甲环酸(tranexamic acid,AMCHA,止血环酸)

氨甲环酸的药理作用及临床应用与氨甲苯酸相同,但作用稍强。

### 酚磺乙胺(etamsylate,止血敏)

酚磺乙胺可促进血小板增生,增强血小板聚集和黏附性,促进凝血活性物质释放;并能增强毛细血管抵抗力,降低毛细血管渗透性,减少血液渗出。临床用于防治手术出血过多及术后出血、内脏出血、血小板减少性紫癜及过敏性紫癜。常见的不良反应有恶心、头痛、皮疹、暂时性低血压等;静脉注射偶见过敏反应。静滴或静注时宜用生理盐水或等渗葡萄糖注射液稀释,不宜与碱性药液配伍,否则可致药物氧化、变色而失效。

## 三、作用于血管的止血药

### 垂体后叶素(pituitrin)

垂体后叶素从猪、牛垂体后叶中提取获得,含缩宫素(催产素)和加压素(抗利尿激素)两种成分。其中缩宫素可通过收缩子宫减少产后出血。加压素则能收缩肺及肠系膜小动脉,使肺及门静脉血流量减少,降低门静脉压力而达到止血目的,临床主要用于肺咯血和门脉高压引起的上消化道出血。加压素也可产生抗利尿作用,增加远曲小管和集合管对水的重吸收,适用于尿崩症的治疗。偶见过敏反应,可出现面色苍白、心悸、胸闷、血压升高等。禁用于高血压、冠心病及心功能不全患者。

# 第五节　血容量扩充药

血容量扩充药是一种调节体液电解质及酸碱平衡,作为体液补充的一类药物,临床主要用于大量失血或血浆丢失所致的低血容量休克,以扩充血容量,维持器官的血液灌注。

### 右旋糖酐(dextran)

右旋糖酐是多分子葡萄糖的聚合物。不同相对分子质量的右旋糖酐,其药理作用和临床应用有所区别,不能混用。临床常用的有右旋糖酐70(中分子右旋糖酐),右旋糖酐40(低分子右旋糖酐)和右旋糖酐10(小分子右旋糖酐)。

**【药理作用与临床应用】**

1. **扩充血容量**　右旋糖酐70和右旋糖酐40的相对分子质量较大,静脉给药后不易渗出血管,可提高血浆胶体渗透压而扩充血容量,维持血压。临床用于防治各种原因引起的低血容量性休克。

2. **抑制红细胞和血小板聚集**　右旋糖酐40和右旋糖酐10能使已聚集的红细胞和血小板解聚,且扩充血容量后血液稀释,降低血液黏滞性,可防止血栓形成。临床用于血栓栓塞性疾病及各种休克的辅助治疗,亦可用于DIC的治疗。

3. **渗透性利尿**　右旋糖酐10易经肾排泄,使肾小管腔内渗透压升高,水的重吸收减少而利尿。临床用于防治急性肾功能衰竭。

**【不良反应】**　少数人用药后可出现皮肤瘙痒、荨麻疹等皮肤过敏反应,严重者可出现过敏性休克,应立即停药并及时抢救。用量过大易致出血,如鼻出血、牙龈出血、皮肤黏膜出血、创面渗血等。大剂量应用还可致低蛋白血症。

【禁忌证】　充血性心力衰竭及其他血容量过多的患者禁用；血小板减少症及出血性疾病患者禁用；肝、肾功能不全者慎用。

【药物相互作用】　本药与肝素合用时，由于协同作用会增加出血可能。与庆大霉素、巴龙霉素合用会增加肾毒性。

## 第六节　抗贫血药

贫血是指循环血液中红细胞数、血红蛋白含量低于正常值的一种病症。贫血的类型主要有缺铁性贫血、巨幼红细胞性贫血和再生障碍性贫血等。其中缺铁性贫血最为常见，主要选用铁剂如硫酸亚铁治疗；巨幼红细胞性贫血和恶性贫血，前者以叶酸缺乏为主，后者以维生素 $B_{12}$ 缺乏为主，可分别补充叶酸或维生素 $B_{12}$ 治疗；再生障碍性贫血主要是因为骨髓造血功能减退或衰竭而引起的，治疗比较困难。

### 铁　剂

常用的铁剂有硫酸亚铁（ferrous sulfate）、葡萄糖酸亚铁（ferrous gluconate）、乳酸亚铁（ferrous lactate）、富马酸亚铁（ferrous fumarate）、右旋糖酐铁（iron dextran）等。

铁剂或食物中的外源性铁，口服后通常以 $Fe^{2+}$ 形式吸收。成年男性每日摄入铁 1mg 已能满足需要，育龄期妇女因月经丢失铁，故每日摄入铁量为 2mg，孕妇与小儿需铁量更多。

【药动学特点】　铁的吸收部位主要在十二指肠及空肠上段。有机铁比无机铁容易吸收。酸性环境有利于无机铁的溶解而有助于吸收。$Fe^{2+}$ 比 $Fe^{3+}$ 易以被动转运方式吸收。吸收进入肠黏膜细胞的 $Fe^{2+}$，一部分氧化成 $Fe^{3+}$ 与去铁蛋白结合成铁蛋白而储存，另一部分进入血浆与转铁蛋白结合成复合物，再与红细胞胞浆膜上的转铁蛋白受体结合，通过受体调节的胞饮作用进入红细胞内，而转铁蛋白被释放出细胞外，恢复其转铁功能。铁主要通过肠黏膜细胞脱落以及胆汁、尿液、汗液等排出体外。成年男性每日需摄入铁约 1mg，成年女性每日需摄入铁约 1.4mg，妊娠后期则需 5～6mg。

【药理作用与临床应用】　铁是红细胞成熟阶段合成血红素必不可少的物质。铁缺乏可引起缺铁性贫血，此时由于红细胞体积小，血红蛋白减少，故又称小细胞低色素性贫血。铁剂临床主要用于慢性失血（如钩虫病、痔疮、月经过多等）、需铁量增加（如小儿生长期、妊娠期等）、吸收障碍（如慢性腹泻、萎缩性胃炎等）或不合理喂养引起的缺铁性贫血。血红蛋白含量恢复正常值需 1～3 个月，此后铁剂须减半量继续服药 2～3 个月，使体内铁贮存恢复正常。

【不良反应】　口服铁剂常见胃部不适、恶心、呕吐、腹泻，饭后服用可减轻。长期服用可引起便秘。较大剂量或长期服用可致黑便，干扰大便隐血检查，应注意与上消化道出血相区别。小儿误服 1g 以上可致急性中毒，表现为坏死性胃肠炎症状，甚至休克、呼吸困难而致死。急救需用磷酸盐或碳酸盐溶液洗胃，并用特效解毒药去铁胺（deferoxamine）注入胃内以结合残存的铁。

【禁忌证】　血友病或含铁血黄素沉着症不伴缺铁的其他贫血（如地中海性贫血）、肝肾功能严重损害、对铁剂过敏者禁用。

【药物相互作用】

1. 维生素 C、稀盐酸、果糖、半胱氨酸等可使 $Fe^{3+}$ 还原为 $Fe^{2+}$，故能促进铁吸收；胃酸缺乏、抗酸药、高钙高磷酸盐食物、鞣酸及四环素等可妨碍铁吸收。

2. 本药与西咪替丁、去铁胺、二巯丙醇、胰酶等合用,可影响铁的吸收;与四环素类、氟喹诺酮类、青霉胺及锌制剂等合用,则可影响上述药物的吸收。

### 叶酸(folic acid)

叶酸属于水溶性 B 族维生素,广泛存在于动、植物性食物中。正常成人每日建议摄取 $400\mu g$ 叶酸以满足机体需要。

【药理作用】　叶酸在体内还原为具有活性的四氢叶酸,后者参与传递一碳单位,参与嘌呤核苷酸和脱氧胸苷酸的合成,以及某些氨基酸的互变,并与维生素 $B_{12}$ 共同促进红细胞的生成和成熟。当叶酸缺乏时,上述代谢障碍,使 DNA 合成受阻,细胞有丝分裂减少,可造成巨幼红细胞贫血,还可出现舌炎、腹泻等其他症状。

叶酸

【临床应用】　作为补充治疗用于各种原因引起的巨幼红细胞贫血。对于由于营养不良或婴儿期、妊娠期对叶酸的需要量增加所致的营养性巨幼红细胞贫血,治疗以叶酸为主,辅以维生素 $B_{12}$,效果更好。叶酸拮抗药如甲氨蝶呤、乙胺嘧啶、甲氧苄啶等引起的巨幼红细胞贫血,因二氢叶酸还原酶被抑制,叶酸不能转变为四氢叶酸,故需用亚叶酸钙(calcium folinate,甲酰四氢叶酸钙)治疗。孕妇服用小剂量叶酸(<1mg/d)可预防胎儿发生神经管畸形。恶性贫血用叶酸可纠正血象,但不能改善神经症状。

【不良反应】　口服叶酸对人体没有毒性,但长期服用可产生厌食、恶心、呕吐等胃肠道反应。

### 维生素 $B_{12}$ (vitamin $B_{12}$)

维生素 $B_{12}$ 广泛存在于动物肝脏、牛奶、蛋黄中,为一类含钴的复合物。

【药动学特点】　维生素 $B_{12}$ 必须与胃壁细胞分泌的糖蛋白即"内因子"结合,才能免受胃液消化,有利于在肠道吸收。故胃黏膜萎缩所致的"内因子"缺乏可影响维生素 $B_{12}$ 吸收,引起恶性贫血。吸收后 90% 贮存于肝脏,少量经胆汁、胃液、胰液排入肠内,小部分吸收入血,主要经肾排出。

R=5'-deoxyadenosyl, Me, OH, CN

维生素 $B_{12}$ 类

【药理作用与临床应用】

1. 参与叶酸的循环利用　维生素 $B_{12}$ 促使同型半胱氨酸转变为甲硫氨酸,同时 5-甲基四氢叶酸转变为四氢叶酸,后者再发挥传递一碳单位作用。维生素 $B_{12}$ 缺乏,则产生叶酸缺乏症状。

2. 维持有髓鞘神经纤维功能　维生素 $B_{12}$ 参与甲基丙二酰辅酶 A 转变为琥珀酰辅酶 A 进入三羧酸循环,对神经髓鞘中脂质形成非常重要。缺乏时则导致有髓鞘神经功能障碍,出现神经损害症状。

临床主要用于治疗恶性贫血,与叶酸合用治疗巨幼红细胞贫血,还可用于神经炎、神经萎缩等的辅助治疗。

【不良反应】　本药几无毒性,偶可致过敏反应,甚至过敏性休克,有过敏史者禁用。

## 重组人红细胞生成素（recombinant human erythropoietin, rhEPO）

重组人红细胞生成素为基因工程药物，与人体内源性红细胞生成素（EPO）的生物效应相同，可与红系干细胞表面的受体结合，促进红细胞生长和分化，增加红细胞数和血红蛋白含量，促进红细胞成熟。临床主要用于慢性肾衰性贫血和晚期肾病所致的贫血。主要不良反应为血压升高，用药期间应严格监测患者血压。少数患者可产生过敏反应，如皮肤瘙痒、发热等。偶可诱发脑血管意外或癫痫样发作，注射部位可形成血栓。骨髓肿瘤、白血病患者及孕妇禁用。

（胡　珏）

# 第三章　作用于消化系统的药物

⭐ **学习目标**

● **知识目标**

1. 掌握抗消化性溃疡药的分类、药理作用、临床应用和不良反应。
2. 熟悉硫酸镁和胃肠运动功能调节药的药理作用、临床应用和不良反应。
3. 了解其他消化系统药物的药理作用与临床应用。

● **技能目标**

1. 能通过动物实验,观察硫酸镁的导泻作用、硫酸镁吸收中毒时的症状及钙盐的解救效应,并联系其临床应用。
2. 能解释和处理涉及本章药物的不合理处方。
3. 能向消化性溃疡患者推荐常用治疗消化性溃疡的药物,并指导患者合理用药。

**案例 5-3**

患者,男,35 岁。因反复上腹疼痛、反酸、嗳气 2 年,加重 1 周入院。

检查:脐右上有轻压痛。胃镜检查:十二指肠球部溃疡,幽门螺杆菌(Hp)(+++)。

诊断:十二指肠球部溃疡伴 Hp 感染。

问题:治疗幽门螺杆菌阳性的消化性溃疡,目前推荐的用药方案有哪些?

消化系统的疾病种类繁多,病因各异。常见的临床表现主要有消化不良、溃疡、恶心、呕吐、腹痛、腹泻、便秘、腹胀、黄疸等。作用于消化系统的药物主要有抗消化性溃疡药、助消化药、增强胃肠动力药、止吐药、泻药、止泻药和利胆药等。本章主要介绍以胃肠道为主要作用靶点的药物,多数通过调节胃肠功能和影响消化液的分泌而发挥作用。

## 第一节　抗消化性溃疡药

消化性溃疡主要发生于胃和十二指肠暴露于胃酸和胃蛋白酶的黏膜部位,包括胃溃疡和十二指肠溃疡,是一种常见病,在人群中的患病率约为 10%,多见于青壮年。病程多有慢性且反复发作的特点,发病机制较为复杂,迄今仍未完全阐明。目前认为溃疡病的发生是由于胃黏膜的自身防御因子($HCO_3^-$、黏液、前列腺素等)和攻击因子(胃酸、胃蛋白酶、幽门螺杆菌等)之间平衡失调的结果。抗消化性溃疡药主要是通过抑制"攻击因子"的作用和增强"防御因子"的作用,从而达到减轻或消除症状,促进溃疡面愈合,防止溃疡病复发或并发症。临床上常用的抗消化性溃疡药有抗酸药、抑制胃酸分泌药、胃黏膜保护药和抗幽门螺杆菌药。

### 一、抗酸药

抗酸药是较早用于治疗消化性溃疡的药物,一般为口服难吸收的弱碱性盐类药物。口服后在胃内直接中和胃酸,升高胃内容物的 pH 值,降低胃蛋白酶活性,减少对溃疡面的刺激,缓解疼痛。氢氧化铝、三硅酸镁还可形成胶状物质,覆盖于溃疡面,起到保护和收敛作用。由于抗酸药仅仅是直接中和已经分泌的胃酸,而不能调节胃酸的分泌,有些甚至可能造成反跳性的胃酸分泌增加,现主要用于消化性溃疡及胃酸过多症的辅助治疗。一般较多地使用其复方制剂,以增强抗酸作用,减少不良反应,如胃舒平既可中和胃酸,又可解痉止痛。

【常用药物】　常用抗酸药物见表 5-3-1。

表 5-3-1　常用抗酸药的作用特点比较

| 作用特点 | 碳酸氢钠 | 碳酸钙 | 氢氧化铝 | 三硅酸镁 | 氧化镁 |
| --- | --- | --- | --- | --- | --- |
| 抗酸强度 | 弱 | 强 | 中 | 弱 | 强 |
| 显效速度 | 快 | 较快 | 慢 | 慢 | 慢 |
| 维持时间 | 短 | 较长 | 较长 | 较长 | 较长 |
| 保护黏膜作用 | — | — | + | + | — |
| 收敛作用 | — | + | + | — | — |
| 致碱血症 | + | — | — | — | — |
| 产生 $CO_2$ | + | + | | | |
| 对排便的影响 | — | 便秘 | 便秘 | 轻泻 | 轻泻 |

## 二、抑制胃酸分泌药

胃酸分泌受多种因素的影响,其中当 $H_2$ 受体、胃泌素受体、$M_1$ 胆碱受体,分别被组胺、胃泌素和乙酰胆碱激动时,胃壁细胞质子泵被激活,使胃酸分泌增加。因此,阻断上述受体或直接抑制质子泵,均可使胃酸分泌减少,促进溃疡愈合。

### (一) $H_2$ 受体阻断药

本类药物于 20 世纪 70 年代进入市场,目前发展了三代。第一代代表药物是西咪替丁(cimetidine),抑制胃酸分泌作用较好,但不良反应较多;第二代代表药物是雷尼替丁(ranitidine),药理特点是抑制胃酸分泌作用比西咪替丁强 5~10 倍,作用更持久,不良反应少于西咪替丁;第三代有法莫替丁(famotidine)和尼扎替丁(nizatidine),药理特点是抑制胃酸分泌作用与雷尼替丁相当或强于雷尼替丁,作用持久,不良反应更少(图 5-3-1)。

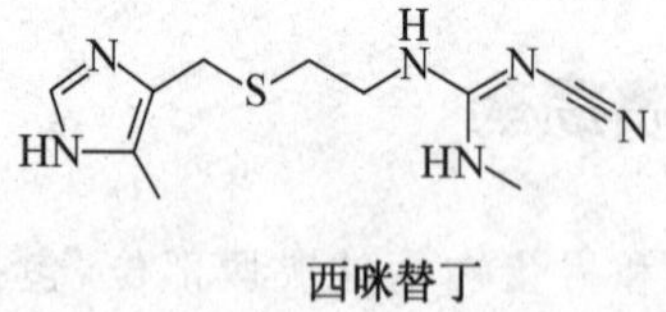

西咪替丁 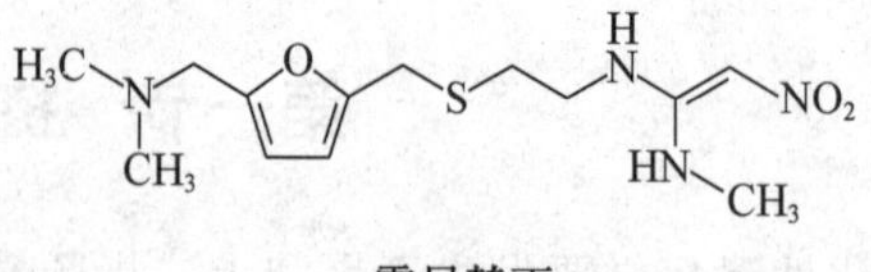　　　　　　　　　　　　雷尼替丁

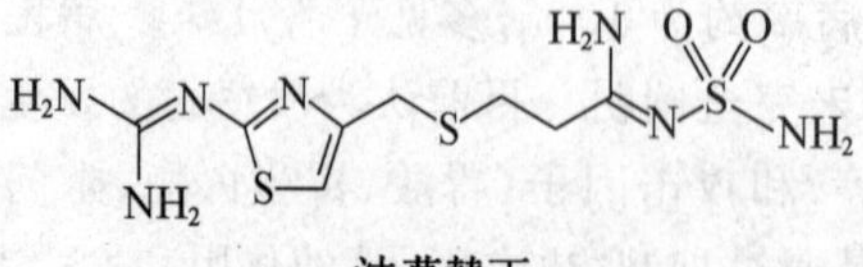

法莫替丁 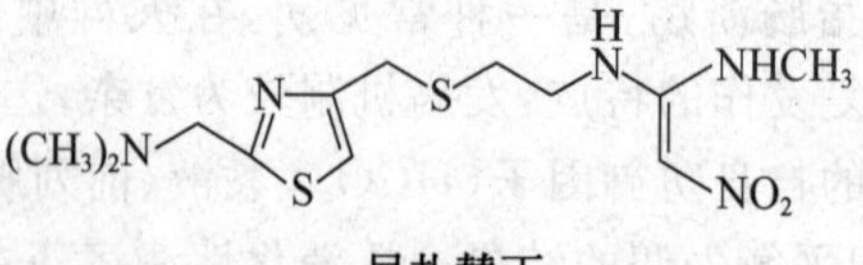　　　　　　　　　　　　尼扎替丁

图 5-3-1　$H_2$ 受体阻断药的化学结构

### 雷尼替丁(ranitidine,呋喃硝胺)

【药动学特点】　口服吸收迅速而完全,且不受食物的影响。体内分布广,可经胎盘到达胎儿体内。主要经肝代谢,部分以原形经肾排出,$t_{1/2}$ 为 2~3h,肝功能不全或肾功能不全均可使

$t_{1/2}$ 延长。

**【药理作用与临床应用】** 雷尼替丁对胃壁细胞 $H_2$ 受体有高度选择性,通过竞争性阻断 $H_2$ 受体,显著抑制组胺引起的胃酸分泌。在抑制基础胃酸的同时,还抑制胃泌素、胆碱受体激动剂及刺激迷走神经等引起的胃酸分泌,并使酸度降低。

本类药物对以基础胃酸分泌为主的夜间胃酸分泌有良好的抑制作用,主要用于胃、十二指肠溃疡的治疗;也可用于无并发症的胃食管反流症、卓-艾综合征及其他病理性胃酸分泌过多症。

**【不良反应】** 不良反应发生率较低,约 1%。口服常见轻微腹泻、乏力、眩晕、便秘等。静脉注射时,部分患者可出现出汗、发热、面部灼热瘙痒等。本药对肝药酶细胞色素 P450 作用很弱,因此对其他药物的代谢影响较小,治疗量对血中催乳素的浓度无影响,且无抗雄激素作用。

**【禁忌证】** 孕妇、哺乳期妇女及肝肾功能不全者慎用。8 岁以下儿童禁用。

**【药物相互作用】** 本药能减少肝血流量,当与某些经肝代谢、受肝血流影响较大的药物如华法林、利多卡因、环孢素、地西泮、普萘洛尔等配伍时,可增加上述药物的血药浓度,延长其作用时间,甚至可能增加某些药物的毒性。

### 西咪替丁(cimetidine,甲氰米胍)

西咪替丁抑制胃酸分泌作用为雷尼替丁的 $1/12 \sim 1/5$,临床应用与雷尼替丁相似。不良反应较多,与用药时间正相关,可引起头痛、嗜睡、腹胀、腹泻、肝损害、心动过缓等症状。对肝药酶细胞色素 P450 的抑制作用明显,可抑制地西泮、华法林、苯妥英钠、普萘洛尔、茶碱、奎尼丁等药物的代谢。长期大剂量使用西咪替丁,对内分泌系统有抗雄激素作用和促催乳素分泌作用,导致精子数减少、性功能减退、男性乳腺发育、女性溢乳等。现一般较少用于消化性溃疡的治疗。

### 法莫替丁(famotidine)和尼扎替丁(nizatidine)

法莫替丁口服吸收不完全,生物利用度为 $40\% \sim 50\%$。抑制胃酸分泌作用比雷尼替丁强 $6 \sim 10$ 倍,不抑制肝药酶,无抗雄激素作用,不影响催乳素分泌。尼扎替丁抑制胃酸分泌作用与雷尼替丁相当,其他作用与法莫替丁相似,但口服生物利用度超过 $90\%$。

### (二) 质子泵抑制药($H^+$-$K^+$-ATP 酶抑制药)

质子泵抑制药(proton pump inhibitors,PPI)是目前抑制胃酸分泌作用最强的一类药物。常用药物有奥美拉唑(omeprazole)、兰索拉唑(lansoprazole)、泮托拉唑(pantoprazole)、雷贝拉唑(rabeprazole)和埃索美拉唑(esomeprazole)等。

### 奥美拉唑(omeprazole,洛赛克)

**【药动学特点】** 奥美拉唑对胃酸不稳定,一般采用肠溶制剂口服或静脉注射给药。口服后吸收迅速,1h 内起效,$1 \sim 3$h 血药浓度达峰值,作用持续 24h 以上,血浆蛋白结合率为 95% 左右,$t_{1/2}$ 为 $0.5 \sim 1$h,慢性肝病患者为 3h。本药在体内经肝脏代谢,大部分经肾排泄。

奥美拉唑

**【药理作用与临床应用】** 奥美拉唑能抑制胃壁细胞质子泵($H^+$-$K^+$-ATP 酶),从而较强地抑制基础胃酸和各种刺激因素引起的胃酸分泌;还能增加胃黏膜血流量,有利于溃疡治疗。此外,还有较弱的抗幽门螺杆菌作用,与抗生素合用有协同作用,作用强而持久,对溃疡愈合率高,复发率低。主要用于治疗反流性食管炎、消化性溃疡、上消化道出血及胃酸过多症。其治疗消化性溃疡的疗效优于 $H_2$ 受体阻断药。

**【不良反应】** 不良反应较轻,少数患者出现头晕、恶心、腹痛、腹泻等。偶见皮疹、血清转氨酶升高;长期用药,因持久抑制胃酸分泌,可致胃内细菌过度滋长,可能引发感染。也可使亚硝酸类物质浓度增高,但是否会引起胃类癌变尚不确定。长期服用者,应定期检查胃黏膜有无肿瘤样增生。慢性肝病有肝功能减退者,用量应酌减。

【禁忌证】 对本药过敏者、严重肾功能不全者及婴幼儿禁用。

【药物相互作用】 本药可抑制肝药酶,延缓华法林、地西泮、苯妥英钠等药物在体内的代谢,合用时应注意调整剂量。

其他常用质子泵抑制剂见表 5-3-2。

表 5-3-2 常用质子泵抑制剂的作用特点比较

| 药 物 | 主要特点 |
| --- | --- |
| 兰索拉唑(lansoprazole) | 对胃酸不稳定;抑制胃酸分泌及抗幽门螺杆菌作用均强于奥美拉唑;能抑制肝药酶 |
| 泮托拉唑(pantoprazole) | 抑制胃酸分泌作用强于奥美拉唑和兰索拉唑;对肝药酶的影响小;不良反应发生率低 |
| 雷贝拉唑(rabeprazole) | 与泮托拉唑类同 |
| 埃索美拉唑(esomeprazole) | 质子泵抑制剂中唯一的单一对映体药物,是奥美拉唑的 S-异构体;生物利用度高,半衰期长 |

### (三)胃泌素受体阻断药

#### 丙谷胺(proglumide)

丙谷胺通过阻断胃泌素受体,从而抑制胃酸分泌,对组胺及胆碱能神经介导的胃酸分泌无明显抑制作用,其抑制胃酸分泌的作用弱于 $H_2$ 受体阻断药。尚能抑制胃蛋白酶分泌,并促使胃黏膜黏液合成,保护胃黏膜,促进溃疡愈合。临床上可用于消化性溃疡、胃及十二指肠炎的治疗,但疗效不及 $H_2$ 受体阻断药。

### (四)$M_1$ 胆碱受体阻断药

#### 哌仑西平(pirenzepine)

哌仑西平能选择性地阻断胃壁细胞的 $M_1$ 受体,抑制胃酸分泌,并能减少胃蛋白酶的分泌,可保护胃黏膜。此外,尚有解除胃肠平滑肌痉挛的作用。可用于胃、十二指肠溃疡的治疗,疗效与西咪替丁相当,但缓解症状较慢。治疗量时副作用轻微,大剂量时可有阿托品样副作用。

## 三、胃黏膜保护药

胃黏膜屏障包括细胞屏障和黏液-$HCO_3^-$ 屏障。当胃黏膜屏障功能受损时,可导致溃疡发作。胃黏膜保护药包括前列腺素衍生物、硫糖铝和铋制剂等。主要用于治疗胃及十二指肠溃疡、急慢性胃炎(包括伴消化道出血的患者)和反流性食管炎等。

#### 米索前列醇(misoprostol)

米索前列醇是 $PGE_1$ 衍生物,能抑制基础胃酸和组胺、促胃液素、食物刺激所致胃酸和胃蛋白酶分泌增多。也可促进黏液-$HCO_3^-$ 分泌,增强黏膜的屏障功能,提高胃黏膜对损伤因子的抵抗力。此外,本药还能增加胃黏膜的血流量,促进受损上皮细胞的修复与增殖,从而促进溃疡愈合。主要用于胃及十二指肠溃疡、急性胃炎引起的胃黏膜出血。还可以和非甾体类抗炎药合用,以防止其引起的胃黏膜损伤。不良反应有腹泻、头晕、子宫收缩等,孕妇及前列腺素类药物过敏者禁用。

## 硫糖铝（sucralfate）

硫糖铝口服后在酸性环境下水解成硫酸蔗糖和氢氧化铝，形成胶冻状，能与溃疡面的黏蛋白结合形成保护膜；还能促进胃黏膜和血管的增生、胃黏液和碳酸氢盐分泌增加，有保护溃疡面的作用。主要用于消化性溃疡、慢性糜烂性胃炎、反流性食管炎等。不良反应较轻微，长期用药可致便秘，偶有胃肠反应、皮疹及头晕。本药在酸性环境（pH<4）时生效，故不宜与抗酸药和抑制胃酸分泌药合用。

## 胶体次枸橼酸铋（colloidal bismuth subcitrate，枸橼酸铋钾）

胶体次枸橼酸铋能抑制幽门螺杆菌，减轻溃疡面感染；能与溃疡面蛋白质结合形成一层保护膜，促进胃黏膜的分泌和黏膜再生；能抑制胃蛋白酶活性，从而有利于溃疡愈合。主要用于消化性溃疡及胃炎的治疗。不良反应偶见消化道症状及口腔、舌、大便染黑。肾功能不全者和孕妇禁用。

## 替普瑞酮（teprenone）

替普瑞酮能增加胃黏液合成和分泌，能使黏液层中的脂类含量增加，提高黏膜防御能力，可明显降低溃疡复发率。可与 $H_2$ 受体阻断药合用。不良反应较轻，主要有便秘、腹痛、皮疹和皮肤瘙痒等。

## 麦滋林（marzulene）

麦滋林由99％的谷酰胺和0.3％的水溶性薁组成，前者增加胃黏膜前列腺素 $E_2$ 合成，促进黏膜细胞增殖，增加黏液合成，增强黏膜屏障；后者有抗炎作用，抑制胃蛋白酶活性，可减轻溃疡症状，促进溃疡愈合。不良反应发生率低，可有恶心、呕吐、腹痛、腹泻等。

### 四、抗幽门螺杆菌药

幽门螺杆菌的发现改变了人们对胃炎和消化性溃疡致病机制的传统认识。多年来的临床和基础研究都表明其与慢性胃炎、消化性溃疡的发生关系密切。根治此菌可明显增加溃疡愈合率，减少复发率。在体外试验中，幽门螺杆菌对多种抗生素都非常敏感，但体内单用一种药物几乎很难根治幽门螺杆菌的感染。抗生素或其他抗菌药应与抑制胃酸分泌药联合应用才能获得理想的疗效。下列是部分临床常用根除幽门螺杆菌的联合用药方案：

（1）质子泵抑制药＋阿莫西林＋甲硝唑或呋喃唑酮
（2）质子泵抑制药＋克拉霉素＋阿莫西林或甲硝唑或呋喃唑酮
（3）铋剂＋四环素或阿莫西林＋甲硝唑
（4）铋剂＋克拉霉素＋甲硝唑或呋喃唑酮

# 第二节　消化功能调节药

消化功能调节药包括助消化药、增强胃肠动力药、止吐药、泻药、止泻药和利胆药等。

### 一、助消化药

助消化药多为消化液中的成分，用以补偿消化液分泌不足，促进食物消化，发挥替代作用；少数药物能促进消化液的分泌或抑制肠道内的过度发酵。临床上主要用于消化不良、食欲不振。

【常用药物】　常用助消化药见表 5-3-3。

表 5-3-3　常用助消化药

| 药物 | 药理作用与临床应用 |
| --- | --- |
| 胃蛋白酶（pepsin） | 来自动物胃黏膜，常与稀盐酸同服，辅助治疗胃酸分泌不足、消化酶分泌不足引起的消化不良和其他胃肠疾病。不能与碱性药物配伍 |
| 胰酶（pancreatin） | 含胰蛋白酶、胰淀粉酶和胰脂肪酶，口服用于消化不良。在酸性环境中易被破坏，制成肠溶片或与碳酸氢钠同服，不可嚼碎服用 |
| 乳酶生（biofermin） | 是干燥的活乳酸杆菌制剂，分解糖类产生乳酸，降低 pH 值，抑制肠内腐败菌，减少产气。对伴有肠胀气的消化不良效果较好。不宜与抗菌药、碱性药和收敛吸附药合用 |

## 二、增强胃肠动力药

增强胃肠动力药能促进和协调胃肠运动，增强胃排空和肠内容物的推进。临床主要用于治疗由于胃运动减弱、胃排空延缓及食道返流而引起的上腹饱胀、恶心、呕吐、嗳气等症状。

### 甲氧氯普胺（metoclopramide，灭吐灵）

【药理作用与临床应用】　甲氧氯普胺可透过血脑屏障。能阻断延髓催吐化学感受区的多巴胺受体，产生较强的中枢性镇吐作用；能兴奋胃肠道，加强胃窦部蠕动，松弛幽门括约肌，促进胃内食物的排空；松弛胆管括约肌，调整胆管运动和胆汁分泌。临床主要用于胃肠功能失调引起的恶心、呕吐、腹胀，药物、晕动病及放疗等引起的恶心、呕吐，也可用于反流性食管炎。

【不良反应】　常见嗜睡、疲倦等轻微反应，偶有锥体外系反应、腹泻、体位性低血压、男性乳房发育、月经紊乱等。

【禁忌证】　对普鲁卡因或普鲁卡因胺过敏者、癫痫患者、胃肠道出血、机械性肠梗阻或穿孔、嗜铬细胞瘤、进行化疗和放疗的乳癌患者禁用。

【药物相互作用】

1. 与对乙酰氨基酚、左旋多巴、四环素类抗生素、氨苄西林、利福平、锂盐等药物合用时，因使胃排空加快，上述药物在小肠内的吸收过程因而加快。

2. 本药与乙醇或中枢抑制药合用时，两者的镇静作用均增强。

3. 与能导致锥体外系反应的药物如吩噻嗪类药等合用，锥体外系反应发生率与严重性均会有所增加。

### 多潘立酮（domperidone，吗丁啉）

多潘立酮为强而有效的外周多巴胺受体阻断药，可加强胃动力，促进胃肠蠕动，加速胃排空，并使幽门扩张，促进食管蠕动，防止食物返流。临床主要用于因胃肠动力不足引起的消化不良、胃潴留；因胃肠功能紊乱引起的恶心、呕吐及反流性胃炎、反流性食管炎等。主要不良反应为男性乳房发育、阳痿、女性溢乳、月经紊乱等。

### 莫沙必利（mosapride）和西沙比利（cisapride）

莫沙必利、西沙比利可促进肠壁肌层神经丛节后处 ACh 的释放，从而增强胃肠蠕动，也可增强食欲。主要用于防治胃运动减弱、各种胃轻瘫、胃肠反流性疾病、反流性食管炎，以及慢性自发性便秘和结肠运动减弱等。主要不良反应有腹泻、腹痛、口干、皮疹、倦怠、头晕、心悸，尚可见心电图的异常改变，用药时应注意监测。

### 三、止吐药

恶心、呕吐是临床上常见的消化系统症状。已知与呕吐反射有关的受体有 $D_2$、$H_1$、$M_1$、5-HT$_3$,阻断此类受体即可抑制呕吐反射,缓解和防止呕吐。常用药物见表 5-3-4。

表 5-3-4  常用止吐药的分类及临床应用

| 类别 | 药名 | 临床应用 |
|---|---|---|
| 多巴胺(D$_2$)受体阻断药 | 甲氧氯普胺、多潘立酮 | 有中枢和外周双重作用。多用于治疗胃肠功能紊乱引起的恶心、呕吐 |
| H$_1$ 受体阻断药 | 苯海拉明、茶苯海明、美克洛嗪 | 有中枢镇静作用和止吐作用,常用于防治晕动病和内耳眩晕病 |
| M$_1$ 受体阻断药 | 东莨菪碱 | 能透过血脑屏障,有防晕止吐作用,主要用于防治晕动病 |
| 5-HT$_3$ 受体阻断药 | 阿洛司琼 昂丹司琼 格拉司琼 | 能选择性阻断中枢及迷走神经传入纤维的 5-HT$_3$ 受体,产生强大的止吐作用。可用于化疗、放疗引起的呕吐,疗效优于甲氧氯普胺,但对晕动病及去水吗啡引起的呕吐无效 |

### 四、泻药

泻药是一类促进肠内容物排出的药物,主要用于功能性便秘。按其作用方式的不同可分三类:容积性泻药、接触性泻药和润滑性泻药。

#### (一)容积性泻药

**硫酸镁(magnesium sulfate)**

**【药理作用与临床应用】**

1. **导泻**  硫酸镁口服后不易吸收,在肠道内解离成 $Mg^{2+}$ 和 $SO_4^{2-}$,形成高渗溶液而保留大量水分,使肠容积扩大,并刺激肠壁,增加肠蠕动,产生导泻作用。其导泻速度与饮水量有关,若空腹用药并大量饮水,1~4h 后即可排出水样粪便。主要用于排出肠内毒物及服驱虫药后的导泻驱虫。

2. **利胆**  口服或十二指肠灌入浓度为 33% 的硫酸镁高渗溶液,可刺激十二指肠黏膜,反射性地引起胆总管括约肌松弛,胆囊收缩,促进胆汁排出。用于阻塞性黄疸、胆石症和慢性胆囊炎等。

3. **抗惊厥**  硫酸镁注射给药后,因血中 $Mg^{2+}$ 浓度升高,既可抑制中枢神经,又能竞争 $Ca^{2+}$ 作用位点,使骨骼肌松弛而产生抗惊厥作用。可用于子痫及破伤风引起的惊厥。

4. **降压**  注射给药后,可直接松弛血管平滑肌,降低外周阻力,使血压迅速下降。由于降压作用较强,仅限于高血压危象或妊娠高血压综合征的抢救。

5. **消炎去肿**  用 50% 的硫酸镁外用热敷患处,有消炎去肿的功效。

**【不良反应】**  口服后可致反射性盆腔器官充血和失水,注射过快可致血压急剧下降、肌腱反射消失及呼吸抑制。女性月经期、妊娠期、急腹症、肠道出血、肾功能不全及中枢抑制药中毒者禁用,老年人及体弱者慎用。

**硫酸钠(sodium sulfate)**

硫酸钠导泻作用与硫酸镁相似,而无中枢抑制作用,故适宜于中枢抑制药中毒的导泻。

### 乳果糖（lactulose）

乳果糖在结肠被细菌分解成乳酸后，刺激结肠局部渗出，增加肠容积，促进肠蠕动。导泻作用较弱，但兼有降血氨作用，主要用于治疗习惯性便秘和肝昏迷。

### 纤维素类（celluloses）

纤维素类口服后不被肠道吸收，增加肠腔内容积，保持粪便湿度，用于习惯性便秘的治疗。

#### （二）接触性泻药

### 酚酞（phenolphthalein，果导）

酚酞口服后与碱性肠液形成可溶性的钠盐，与结肠黏膜接触，通过刺激使肠蠕动增强；少部分吸收后从胆汁排泄，形成肝肠循环，故作用持久。适用于慢性便秘。偶见皮疹、皮炎及肠炎等不良反应，能使碱性尿液呈红色。

### 比沙可啶（bisacodyl）

比沙可啶口服或直肠给药后经肠道细菌分解成有活性的代谢产物，刺激肠黏膜，产生导泻作用。口服给药后 6h 内或直肠给药 15～60min，可排出软便。适用于急慢性便秘、习惯性便秘、肠道 X 线检查或术前排空肠道。该药刺激性较强，可引起直肠炎、肠痉挛等，急腹症患者禁用，儿童忌用，孕妇慎用。

### 蒽醌类（anthraquinone）

大黄（rhubarb）、番泻叶（senna）、芦荟（alose）等植物中含有蒽醌苷类物质，它们在大肠内可被细菌分解而释放出蒽醌。蒽醌可刺激结肠黏膜，产生刺激性导泻作用。一般用药后6～8h排出软便或腹泻。主要用于急慢性便秘、X 线检查或术前排空肠道。

#### （三）润滑性泻药

### 液体石蜡（liquid paraffin）

液体石蜡无色透明，无臭、无味。口服后不吸收，对肠壁及粪便起润滑作用，并阻碍肠内水分的吸收，有利于粪便的排出。适用于慢性便秘，尤其年老体弱、高血压、痔疮及心衰等患者的便秘。但长期用药影响脂溶性维生素及钙、磷吸收，不宜用于婴幼儿。

### 甘油（glycero）

常用 50% 浓度的制剂注入直肠内，润滑并刺激肠壁，作用快而温和，用于偶发的急性便秘或轻度便秘，尤其适用于儿童及老年人。

## 五、止泻药

腹泻是多种疾病的症状，以对因治疗为主。肠道细菌感染引起的腹泻，应首先选用抗菌药物。但剧烈而持久的腹泻，可引起脱水及电解质紊乱，甚至循环衰竭。因此，在对因治疗的同时，可适当给予止泻药止泻。止泻药根据其作用机制不同可分为抑制肠蠕动药和收敛吸附药两类。

#### （一）抑制肠蠕动药

### 地芬诺酯（diphenoxylate，苯乙哌啶）

地芬诺酯为哌替啶衍生物，能直接作用于肠道平滑肌，抑制肠黏膜感受器，具有抑制肠蠕动和收敛作用，用于急、慢性功能性腹泻及慢性肠炎等。不良反应有恶心、呕吐、腹胀、头晕、嗜睡、皮疹等。大剂量和长期用药可产生依赖性。过量时可导致严重中枢抑制和昏迷。忌与巴比妥类药物合用。肝病患者慎用。

### 洛哌丁胺（loperamide，易蒙停）

洛哌丁胺的化学结构与地芬诺酯相似，其止泻作用强、快而持久；可增加肛门括约肌张力，制止大便失禁和便急。适用于各种慢性腹泻或回肠造瘘术、肛门直肠术后患者。不良反应有口干、恶心、呕吐、腹胀、胃肠不适、食欲不振、头晕、乏力及皮疹等。大量用药可产生阿片样欣快感，并抑制中枢，可用纳洛酮解救。

#### （二）收敛吸附药

本类药物主要通过收敛作用或吸附作用，减轻肠内气体、毒物对肠壁的刺激作用，从而减少肠蠕动，产生止泻作用。

### 鞣酸蛋白（tannalbin）

鞣酸蛋白为收敛剂，能与肠黏膜表面蛋白质结合，形成一层保护膜，使肠黏膜免受刺激，降低炎性渗出而产生收敛止泻作用。临床上可用于各种腹泻。

### 药用炭（medicinal activated charcoal，活性炭）

药用炭为吸附剂，能吸附肠内细菌、气体及毒物等，防止毒物的吸收并减轻刺激，使肠蠕动减弱而止泻。临床上可用于腹泻、胃肠胀气及食物中毒等。

## 六、利胆药

利胆药是一类能促进胆汁分泌或胆囊排空的药物。该类药物通过促进胆汁的分泌与胆囊的排空作用，主要用于辅助治疗胆囊炎、胆石症等疾病。

### 去氢胆酸（dehydrocholic acid）

去氢胆酸可促进胆汁分泌，而固体成分并不增加，使胆汁变稀；对脂肪的消化吸收也有一定的促进作用。用于胆囊及胆道功能失调、胆汁郁积、慢性胆囊炎及胆石症等。

### 熊去氧胆酸（ursodeoxycholic acid）

熊去氧胆酸长期服用可增加胆汁酸的分泌，抑制胆固醇合成及分泌，使胆汁中胆固醇含量降低。可防止胆石形成及促进胆固醇结石溶解。用于胆固醇型胆石症、胆囊炎、胆道炎等。不良反应主要有腹泻、头痛、皮肤瘙痒等。

### 硫酸镁（magnesium sulfate）

硫酸镁口服或灌入十二指肠均可产生利胆作用（详见本章容积性泻药）。临床用于胆囊炎、胆石症、十二指肠引流检查。

### 桂美酸（cinametic acid）

桂美酸能促进胆汁排泄，作用强而持久。能松弛奥迪括约肌，有解痉止痛的作用。还能促进血中胆固醇分解成胆酸排出，有降低胆固醇作用。临床用于胆石症、慢性胆囊炎或作为胆道感染的辅助用药。

（胡 珏）

# 第四章　作用于呼吸系统的药物

📖 学习目标

● 知识目标

1. 掌握常用平喘药的平喘作用原理、临床应用和不良反应。

2. 熟悉常用镇咳药的作用特点和临床应用。

3. 了解祛痰药的药理作用和临床应用。

● 技能目标

1. 能解释和处理涉及本章的不合理处方。

2. 能向咳嗽患者推荐常用治疗药物,并指导患者合理用药。

案例 5-4

患儿,女,6 岁。咳嗽 2 天,喘憋 1 天来诊。

体检:心率 112 次/min,呼吸 42 次/min,胸廓对称,略呈桶状,呼气带哮鸣音。胸部 X 线片示:双肺纹理增粗,双肺透明度增高,肋间隙增宽。

诊断:支气管哮喘。给予沙丁胺醇雾化吸入、氨茶碱静脉滴注治疗。

问题:在此病例中使用沙丁胺醇和氨茶碱的理由是什么?

　　呼吸系统疾病的常见症状有喘息、咳嗽、咳痰等。用于治疗呼吸系统疾病的药物种类很多,除及时使用镇咳药、祛痰药、平喘药控制症状外,还应使用抗感染、抗过敏等对因治疗药,以减轻患者痛苦,防止支气管扩张、肺气肿及肺源性心脏病的发生。临床治疗中应针对患者的主要症状选择药物,或几种药物联合使用,以取得协同的治疗效果。

## 第一节　平喘药

　　支气管哮喘是一种变态反应性炎症性疾病。慢性支气管哮喘反复发作可引起肺和气道炎症、超敏感性、支气管平滑肌痉挛和气道重塑。其发病机制复杂,涉及炎症、变态反应、神经调节失衡、遗传、药物、环境、精神心理等诸多因素。

　　临床常用的平喘药按作用方式可分为支气管扩张药、抗炎平喘药和抗过敏平喘药。支气管扩张药可缓解支气管平滑肌痉挛,缓解哮喘症状;抗炎平喘药用于防治慢性支气管炎症,最终消除哮喘症状;抗过敏平喘药具有抑制过敏介质释放的作用,从而预防哮喘的发作。

### 一、支气管扩张药

　　支气管扩张药是常用的平喘药,包括 β 肾上腺素受体激动药、茶碱类和抗胆碱药。

### (一)β肾上腺素受体激动药

β肾上腺素受体激动药通过激动支气管平滑肌细胞膜上的 $\beta_2$ 受体,产生松弛支气管平滑肌作用。$\beta_2$ 受体广泛分布于气道的不同效应细胞上,当其兴奋时,可产生松弛气道平滑肌、抑制肥大细胞与中性粒细胞释放炎症介质与过敏介质、增强气道纤毛运动、促进气道分泌、降低血管通透性、减轻气道黏膜下水肿等效应,均有利于缓解或消除喘息。

本类药物分为非选择性 β 受体激动药和选择性 $\beta_2$ 受体激动药。

**1. 非选择性 β 受体激动药**

此类药物包括肾上腺素(adrenaline)、麻黄碱(ephedrine)和异丙肾上腺素(isoprenaline)等,其特点是作用迅速、平喘作用强大,但可引起严重的心脏不良反应,较少应用。

**2. 选择性 $\beta_2$ 受体激动药**

选择性 $\beta_2$ 受体激动药对 $\beta_2$ 受体有强大的兴奋作用,对 α 受体无作用,对 $\beta_1$ 受体的亲和力弱,常规剂量口服或吸入给药时很少产生心血管反应。主要用于支气管哮喘、喘息型支气管炎及伴有支气管痉挛的呼吸道疾病。多种剂型临床可供选择:注射剂、普通片剂、缓释剂、粉雾剂、气雾剂等。常用药物可分为短效(作用维持 4~6h)和长效(作用维持 12h)$\beta_2$ 受体激动药。后者又可分为速效(数分钟起效)和慢效(半小时起效)两种。

**【不良反应】**

**1. 心脏反应** $\beta_2$ 受体激动药对心脏的作用较轻,但在大剂量或注射给药时,仍可引起心脏反应,特别是原有心律失常的患者。

**2. 肌肉震颤** 本类药物可激动骨骼肌慢收缩纤维的 $\beta_2$ 受体,引起肌肉震颤,好发部位在四肢与面颈部,轻者感到不舒服,重者影响生活与工作。气雾吸入时发生率较全身给药为低。部分患者可随着用药时间延长,肌肉震颤逐渐减轻或消失。

**3. 代谢紊乱** $\beta_2$ 受体激动药增加肌糖原分解,引起血中乳酸、丙酮酸升高,并产生酮体。糖尿病患者应用时应注意引起酮症酸中毒或乳酸中毒。由于 $\beta_2$ 受体激动药兴奋骨骼肌细胞膜上 $Na^+$-$K^+$-ATP 酶,使 $K^+$ 进入细胞内而引起血钾降低,过量时或与糖皮质激素合用时,可能引起低钾血症。

#### 沙丁胺醇(salbutamol)

对 $\beta_2$ 受体的选择性高,是短效 $\beta_2$ 受体激动药,松弛气道平滑肌作用强,是缓解轻、中度急性哮喘症状的首选药物,也可用于运动性哮喘的预防。其作用比异丙肾上腺素强,但对心脏 $\beta_1$ 受体的作用仅为后者的 1/10。口服 30min 起效,雾化吸入 1~5min 起效,维持时间为 4~6h。

沙丁胺醇

#### 克仑特罗(clenbuterol)

克仑特罗是强效 $\beta_2$ 受体激动药,支气管松弛作用较沙丁胺醇强 100 倍,尚能增强纤毛运动和促进痰液排出,有利于提高平喘疗效。口服 10~20min 起效,作用可维持 5h 以上。气雾吸入 5~10min 起效,作用维持 2~4h。

#### 特布他林(terbutalin)

特布他林为间羟酚类代表药,是短效 $\beta_2$ 受体激动药,其作用较沙丁胺醇弱,持续时间 4~6h。可口服或皮下注射,皮下注射的生物利用度为 95%,5~15min 起效,重复用药易蓄积。

## 福莫特罗（formoterol）

福莫特罗为吸入长效 $\beta_2$ 受体激动药。经吸入给药后 3～5min 起效，平喘作用维持8～12h 以上。平喘作用具有一定的剂量依赖性，推荐剂量为 4.5～9μg，每天吸入 2 次。适用于哮喘（尤其是夜间哮喘和运动性哮喘）的预防和持续期的治疗。福莫特罗因起效迅速，可用于哮喘急性发作的治疗。

近年来推荐联合吸入糖皮质激素和长效 $\beta_2$ 受体激动药治疗哮喘，发挥抗炎和平喘的协同作用，可获得相当于（或优于）应用加倍剂量吸入型糖皮质激素时的疗效，并可增加患者的依从性，减少较大剂量糖皮质激素引起的不良反应，尤其适合于中、重度持续哮喘患者的长期治疗。

### （二）茶碱类

此类药物包括茶碱（theophylline）及其衍生物，是常用的支气管扩张药，对气道平滑肌有直接松弛作用。

【药动学特点】 各种茶碱制剂口服吸收较好，2～3h 血药浓度达到峰值，生物利用度为 64%～96%，血浆蛋白结合率约为 60%。茶碱约 90% 在肝内通过氧化和甲基化代谢灭活，10% 以原形从尿中排出，平均 $t_{1/2}$ 成人约 8～9h，儿童约 3.5h。茶碱的生物利用度及体内消除速率个体差异大，临床用药应注意剂量个体化。

【药理作用与临床应用】

1. **平喘** 其作用强度约为异丙肾上腺素的 1/3。平喘作用通过抑制磷酸二酯酶、促进内源性儿茶酚胺释放、阻断腺苷受体及增强呼吸肌收缩力等实现，并有一定的抗炎作用。临床主要用于支气管哮喘、喘息型支气管炎及慢性阻塞性肺病，采用缓释制剂可改善夜间哮喘。在急性哮喘的治疗中，本类药物不作为首选，但与 $\beta_2$ 受体激动药合用可提高疗效。

2. **强心利尿** 本药能增强心肌收缩力，增加心输出量，舒张冠状动脉；并能增加肾血流量和肾小球滤过率，抑制肾小管对 $Na^+$、$Cl^-$ 的重吸收，表现为强心利尿作用。临床用于心源性哮喘及肾性、心性水肿的辅助治疗。

3. **松弛胆道平滑肌** 本药具有松弛胆道平滑肌的作用，可用于缓解胆绞痛。

【不良反应】 氨茶碱类药物的治疗窗狭窄，不良反应的发生率与其血药浓度密切相关，当血药浓度超过 20μg/ml 时，易发生中毒。有条件时应监测血药浓度，避免中毒。

1. **局部刺激** 口服可致恶心、呕吐、上腹疼痛、食欲不振等，饭后服用可减轻；静脉注射易致静脉炎。

2. **中枢兴奋** 表现为烦躁不安、失眠，剂量过大可致谵妄、惊厥等，可用镇静催眠药对抗。小儿应慎用。

3. **心血管反应** 静注过量、过快，可兴奋心脏，引起心悸、心律失常、血压骤降等，故应稀释后缓慢注射（每次注射不得少于 20min）。

【禁忌证】 对本药过敏、急性心肌梗死、低血压、休克、活动性消化溃疡和未经控制的惊厥性疾病患者禁用。

【药物相互作用】

1. 与西咪替丁、环丙沙星、红霉素、地尔硫䓬等肝药酶抑制剂合用时，其代谢减慢，故剂量应减少；与卡马西平、利福平、苯妥英钠等肝药酶诱导剂合用时，其代谢加快，故剂量须增加。

2. 静脉给药时不可与维生素 C、氢化可的松、去甲肾上腺素、胰岛素等配伍应用。

3. 某些抗菌药物，如红霉素、罗红霉素、依诺沙星、氧氟沙星、林可霉素等可降低茶碱血浆清除率，提高其血药浓度，合用时应适当减量或监测茶碱血药浓度。

## 氨茶碱(aminophyline)

本药是茶碱和乙二胺的复盐,含茶碱 75%～80%。水溶性大,可口服、注射或直肠给药,是最常用的茶碱类制剂。碱性强,局部刺激大,口服后易引起胃肠道刺激症状。饭后服用或肠溶片可减轻局部刺激。口服用于慢性哮喘的维持治疗,预防急性发作。急性哮喘或哮喘的持续状态时静脉注射,可迅速控制症状。静脉给药应控制药物浓度和注射速度,避免引起心律失常、血压骤降、惊厥、猝死等严重不良反应。

氨茶碱

## 胆茶碱(cholinophyllinate)

本药是茶碱与胆碱的复盐,含茶碱 60%～64%。水溶性更大,口服易吸收,对胃肠道刺激性小,胃肠道反应较氨茶碱少,患者易耐受。对心血管系统和中枢神经系统的作用不明显。

## 二羟丙茶碱(diprophylline)

平喘作用与氨茶碱相似,对心脏的兴奋作用仅为氨茶碱的 1/20～1/10,胃肠刺激性小。主要用于不宜使用肾上腺素类药及氨茶碱的哮喘患者。

茶碱的缓释或控释制剂特点:① 血药浓度稳定,峰值与谷值之间差异不大;② 作用持续时间长,对慢性反复发作性哮喘与夜间哮喘有较好的疗效;③ 胃肠道刺激反应明显减少,患者易耐受。

### (三)吸入性抗胆碱药(M 胆碱受体阻断药)

## 异丙托溴铵(ipratropium bromide,异丙阿托品)

异丙托溴铵是一种吸入性抗胆碱药物,对于 $M_1$、$M_2$ 和 $M_3$ 受体无选择性,但对支气管平滑肌有较高选择性。松弛支气管平滑肌作用较强,对呼吸道腺体和心血管系统的作用不明显。其扩张支气管的剂量仅为抑制腺体和加快心率剂量的 1/20～1/10。本药比短效 $\beta_2$ 受体激动药起效慢,但对 $\beta_2$ 受体激动药耐受的患者有效,用于防治伴有迷走神经功能亢进的支气管哮喘和哮喘型慢性支气管炎。与 $\beta_2$ 受体激动药合用可相互增强疗效。不良反应少,不影响痰液的分泌和眼内压,心血管作用也不明显。偶有口干、喉部不适等。每次吸入用药后应反复用温水漱口,以免产生口腔和咽部不适。青光眼患者和对阿托品类过敏者禁用。

异丙托溴铵

## 噻托溴铵(tiotropium bromide)

噻托溴铵是一种新型、高效、长效的选择性气道 M 受体阻断药,与 M 受体的亲和力是异丙托溴铵的 10 倍,松弛气道平滑肌作用更强。每日吸入给药 1 次,大约 30min 起效,2h 达最大效应,作用可维持 24h。

## 二、抗炎平喘药

抗炎平喘药通过抑制气道炎症反应,可以达到长期防止哮喘发作的效果。该类药物已成为平喘药中的一线药物。

### (一)糖皮质激素类药物

糖皮质激素(glucocorticoids,GCs)用于哮喘的治疗已有 50 余年历史。糖皮质激素类药物具有强大的抗炎作用,可抑制多种参与哮喘发作的炎症细胞向炎症部位移动;具有抗过敏作用,阻止过敏介质释放和降低过敏介质活性;还可使小血管收缩、渗出减少。糖皮质激素类药物是目前防治支气管哮喘最有效的药物。长期应用糖皮质激素类药物治疗哮喘可以改善患者肺功能、降低气道高反应性、降低哮喘发作的频率和程度,改善症状,提高生活质量。

治疗哮喘时糖皮质激素类药物有两种给药方式:① 全身给药:包括口服与注射给药。因为全身给药易引起较多的严重不良反应,所以这种给药方式是有限制的。但支气管哮喘急性发作时,糖皮质激素类药物宜全身用药,可选用氢化可的松、地塞米松等(详见第六篇第一章)。② 吸入给药:在气道内可获得较高的药物浓度,充分发挥局部抗炎作用,并可避免或减少药物的全身性不良反应。故吸入剂型糖皮质激素是目前最常用的抗炎平喘药,包括丙酸氟替卡松(fluticasone propinatee,FP)、丙酸倍氯米松(beclomethasone dipropionate,BDP)、布地奈德(budesonide,BUD,丁地去米松、布地缩松)、曲安奈德(triamcinolone acetonide,TAA,丙酮化曲安西龙)、氟尼缩松(flunisolide,FNS)。

【药理作用与临床应用】　该类药物的主要作用环节:① 抑制多种参与哮喘发病的炎症细胞的活性;② 抑制多种炎症介质的合成释放;③ 增加气道对儿茶酚胺的敏感性;④ 抑制气道的高反应性。临床主要用于支气管扩张药不能有效控制病情的慢性哮喘患者,长期应用可以减少或中止发作,减轻病情严重程度,但不能缓解急性症状。气雾吸入糖皮质激素类药物,可减少口服激素制剂用量或逐步替代口服激素。对于哮喘持续状态,因不能吸入足够的气雾量,往往不能发挥其作用,故不宜应用。

【不良反应】　吸入常用剂量的糖皮质激素类药物时一般不产生不良反应。但吸入后,大约有80%～90%的药物沉积在咽部并吞咽到胃肠道,沉积的药物与咽部或全身不良反应有关。长期用药时,可引起声音嘶哑、声带萎缩变形或诱发口咽部念珠菌感染。局部大剂量应用可抑制下丘脑-垂体-肾上腺皮质轴的功能,但远比口服制剂轻微。

### 倍氯米松(beclomethasone)

倍氯米松为地塞米松的衍生物,其局部抗炎作用比地塞米松强数百倍。气雾吸入可直接作用于气道而发挥抗炎平喘作用,作用维持4～6h,疗效好且无全身不良反应。主要用于轻、中度哮喘发作的防治,还能减少激素依赖性哮喘患者的全身用药量,重度哮喘宜合用β₂受体激动药或茶碱类以增强平喘作用。少数患者可有口干、声音嘶哑,长期吸入可发生口腔及咽部真菌感染,如鹅口疮,故吸入后宜漱口。应教会患者正确使用气雾剂以取得较好疗效。

倍氯米松

### 布地奈德(budesonide)

布地奈德为不含卤素的糖皮质激素类药物,脂溶性高,局部活性强。吸入治疗可对抗气道炎症而无全身副作用,对支气管哮喘疗效良好,吸入后需2～3d才能充分发挥药效。副作用轻微,偶可引起咽部轻度刺激和声音嘶哑。

### (二)抗白三烯药物

半胱氨酰白三烯是致哮喘发病的一种重要炎症介质。抗白三烯药物能竞争性阻断白三烯受体,有较强的抗炎活性,能有效预防和抑制白三烯导致的血管通透性增加及支气管痉挛。适用于12岁以上小儿哮喘的长期预防治疗,但不适用于哮喘发作期的解痉治疗。对那些吸入糖皮质激素类药物不能控制的哮喘患者,加用抗白三烯药物可起到控制的疗效。其优点是可以口服,使用方便,副作用小。服药时偶有头痛和胃肠道反应。

抗白三烯药物包括白三烯受体拮抗剂和5-脂氧酶(5-LOX)活性抑制剂,主要品种有:扎鲁司特(zafirlukast)、普鲁司特(pranlukast)、孟鲁司特(montelukast)等。

### 三、抗过敏平喘药

本类药物具有抗过敏作用和轻度的抗炎作用。其平喘作用起效缓慢,不宜用于哮喘急性发作期的治疗,临床上主要用于预防哮喘的发作。

#### 色甘酸钠(cromoglicate sodium)

本药能在抗原抗体的反应中稳定肥大细胞膜,抑制肥大细胞裂解、脱颗粒,阻止过敏介质释放,预防哮喘的发作。主要用于预防季节性哮喘发作,但起效慢,数日甚至数周后才产生防治效果,对正在发作哮喘者无效。色甘酸钠为非脂溶性药物,口服吸收极少(仅 1%),临床必须采用粉剂定量雾化方

色甘酸钠

式吸入。不良反应少见,偶见咽喉与气道刺痛感或支气管痉挛,必要时可同时吸入 $\beta_2$ 受体激动药预防。

#### 奈多罗米钠(nedocromil sodium)

本药能抑制支气管黏膜炎症细胞释放多种炎症介质,作用比色苷酸钠强。吸入给药能降低哮喘患者的气道反应,缓解症状和改善肺功能。可预防性治疗哮喘、喘息性支气管炎。偶有头痛。儿童和妊娠期妇女慎用。

#### 酮替芬(ketotifen,噻哌酮)

本药为口服强效抗过敏平喘药,除能抑制肥大细胞释放过敏介质外,还有较强的抗组胺作用及拮抗 5-羟色胺作用。对多种原因所致的哮喘均有预防作用,尤其对外源性哮喘效果好。用药后发作次数减少,症状明显减轻。儿童哮喘的疗效优于成人哮喘,但对已发作的哮喘无效。此外,对过敏性鼻炎、皮炎、瘙痒症、慢性荨麻疹也有一定疗效。不良反应较轻,可有嗜睡、乏力、头晕、口干等。

# 第二节 镇咳药

咳嗽是呼吸道的一种保护性反射,具有促进呼吸道的痰液和异物排出,保持呼吸道清洁和通畅的作用。在应用镇咳药前,应明确病因,针对病因进行治疗。对于剧烈无痰的咳嗽,如上呼吸道病毒感染所致的慢性咳嗽或经对因治疗后咳嗽未见减轻者,为了减轻患者的痛苦,防止原发疾病的发展,避免剧烈咳嗽引起的并发症,应采用镇咳药进行治疗。若咳嗽伴有咳痰困难,则应使用祛痰药,慎用镇咳药。否则,积痰排不出易继发感染,并可阻塞呼吸道引起窒息。

目前常用的镇咳药,根据其作用机制分为两类:① 中枢性镇咳药,直接抑制延髓咳嗽中枢而发挥镇咳作用;② 外周性镇咳药,通过抑制咳嗽反射弧中的感受器、传入神经、传出神经或效应器中任何一环节而发挥镇咳作用。有些药物兼有中枢和外周两种作用。

### 一、中枢性镇咳药

中枢性镇咳药可分为依赖性和非依赖性两类镇咳药。前者是阿片类生物碱及其衍生物,镇咳效应大,但具有依赖性。临床上仅用几种依赖性较小的药物(如可待因)作为镇咳药。非依赖性镇咳药目前发展较快,品种较多,临床应用较广泛。

### （一）依赖性中枢性镇咳药

主要指阿片类生物碱及其衍生物。其中镇咳作用最强的是吗啡，它对咳嗽中枢有很强的作用，目前临床用于：① 支气管癌或主动脉瘤引起的剧烈咳嗽；② 急性肺梗死或急性左心衰竭伴有的剧烈咳嗽。

#### 可待因（codeine，甲基吗啡）

【药理作用与临床应用】 药理作用与吗啡相似而较弱，镇咳作用是吗啡的 1/4，镇痛作用是吗啡的 1/12。其镇咳作用机制是直接抑制延髓咳嗽中枢产生迅速强大的中枢性镇咳作用。主要用于无痰剧烈干咳，也可用于中等强度疼痛，对胸膜炎干咳伴有胸痛者尤为适宜。

【不良反应】 偶见恶心、呕吐、便秘等。一次剂量大于 60mg 时可出现兴奋或烦躁不安，小儿中毒可发生惊厥。久用可成瘾，应控制使用。多痰、呼吸功能障碍或呼吸衰竭患者禁用或慎用。

### （二）非依赖性中枢性镇咳药

#### 右美沙芬（dextromethorphan）

口服吸收好，15～30min 起效，作用持续 3～6h，是目前临床应用最广的镇咳药。

【药理作用与临床应用】 镇咳强度与可待因相当，但无成瘾性，也无镇痛作用。通过直接抑制延髓咳嗽中枢产生镇咳作用。临床主要用于干咳，适用于感冒、急性或慢性支气管炎、支气管哮喘、咽喉炎、肺结核等各种原因引起的干咳。

【不良反应】 偶有头晕、嗜睡、口干、便秘等。本药与单胺氧化酶抑制剂合用，可引起高热和死亡等严重不良反应。孕妇及有精神病史者禁用，痰多者慎用。

#### 喷托维林（pentoxyverine）

本药对咳嗽中枢有选择性抑制作用，尚有轻度的阿托品样作用和局麻作用，大剂量对支气管平滑肌有解痉作用，故兼有中枢性和外周性镇咳作用。其镇咳作用的强度约为可待因的 1/3，但无成瘾性。一次给药作用可持续 4～6h。多用于上呼吸道感染引起的无痰干咳和百日咳等，可减少支气管分泌。偶见轻度头晕、恶心、口干、腹胀及便秘等。痰多者宜与祛痰药合用。本药与氯化铵等合用，可减轻局部刺激，增强止咳效果。青光眼患者禁用。

#### 氯哌斯汀（cloperastine）

氯哌斯汀为苯海拉明的衍生物，中枢性镇咳药，主要抑制咳嗽中枢而镇咳，也有微弱的抗组胺作用，镇咳作用弱于可待因，无成瘾性及耐受性。临床上用于急性上呼吸道炎症、慢性支气管炎、结核、肺癌所致的频繁无痰干咳。口服后 20～30min 起效，维持 3～4h。不良反应较轻，偶有口干和嗜睡等。

## 二、外周性镇咳药

本类药物主要通过抑制咳嗽反射弧中的末梢感受器、传入神经或传出神经的传导以及末梢效应器而起镇咳作用。

#### 苯佐那酯（benzonatate，退嗽）

苯佐那酯为丁卡因衍生物，有较强的局部麻醉作用。对肺牵张感受器有选择性抑制作用，阻断迷走神经反射，抑制咳嗽冲动的传入而镇咳。治疗量不影响呼吸中枢，反而增加肺通气量。服药后 10～20min 起效，作用维持 3～8h。临床用于干咳和阵咳，效果略逊于可待因。有轻度嗜睡、头痛、眩晕，偶见皮疹、鼻塞。

### 苯丙哌林(benproperine)

苯丙哌林为非麻醉性强效镇咳药。镇咳强度为可待因的 2～4 倍。通过抑制肺及胸膜的牵张感受器,阻断迷走神经反射,抑制咳嗽冲动的传入,并能直接抑制咳嗽中枢,对平滑肌具有解痉作用,故其镇咳机制兼有中枢性和外周性双重机制。服药后 15～20min 起效,作用维持 4～7h。对刺激性干咳效果好。无呼吸抑制、无便秘、无成瘾性。常见不良反应有口干、渴感、嗜睡、疲劳、头晕、厌食、腹部不适和皮疹等。

## 第三节　祛痰药

祛痰药是一类能使痰液变稀或溶解,使痰易于咳出的药物。痰液的排出可减少对呼吸道黏膜的刺激,间接起到镇咳和平喘作用,并有利于控制继发感染。按其作用方式可将祛痰药分为三类:① 恶心性祛痰药:如氯化铵、愈创甘油醚等;② 黏痰溶解药:如乙酰半胱氨酸、溴己新、氨溴索等;③ 黏液稀释剂:羧甲司坦等。

### 一、恶心性祛痰药

恶心性祛痰药,也称刺激性祛痰药,口服后可刺激胃黏膜感受器,兴奋迷走神经,引起轻微的恶心,反射性促进支气管腺体水分分泌增加,使痰液稀释,易于咳出。

#### 氯化铵(ammonium chloride)

本药因祛痰作用较弱,较少单用,常与其他药物合用或制成复方制剂,如伤风止咳糖浆含有氯化铵、异丙嗪、愈创甘油醚;敌咳糖浆含有氯化铵、麻黄碱、愈创木酚碘酸钾、吐根酊等。氯化铵为酸性,也用于酸化尿液和纠正代谢性碱中毒,但过量可致高氯性酸中毒。血氨过高、溃疡、严重肝肾功能不全者禁用。

#### 愈创木酚甘油醚(guaifenesin)

愈创木酚甘油醚又名愈甘醚,甘油愈创木酯。有较强祛痰作用及消毒防腐作用,可减轻痰液恶臭。现多与镇咳、收缩鼻黏膜血管及抗过敏药物制成复方制剂使用,如可愈糖浆、愈咳糖浆、美愈伪麻口服液等。常见的不良反应有恶心、呕吐、胃肠不适等。

### 二、黏痰溶解药

黏痰溶解药可分解痰液中的黏性成分,如黏多糖和黏蛋白,使黏痰液化,黏滞性降低而易于咳出。

#### 乙酰半胱氨酸(acetylcysteine)

该药结构中的巯基(—SH)能与黏蛋白二硫键(—S—S—)结合,使黏蛋白分子裂解,降低痰的黏性,易于咳出。还有抗炎性损伤以及抗自由基过氧化作用。适用于大量黏痰阻塞气道不易咳出的病症。乙酰半胱氨酸作用的最适 pH 值为 7～9,故临床常采用 20% 乙酰半胱氨酸溶液与 5% $NaHCO_3$ 溶液混合雾化吸入,对黏痰阻塞引起的呼吸困难疗效较好,也可用于对乙酰氨基酚中毒的解救。

因其有特殊臭味及刺激性,可引起恶心、呕吐、口臭、咳呛、支气管痉挛等,哮喘患者尤易发生,加入少量异丙肾上腺素可预防之。本药为强还原剂,避免与氧化剂合用,以防疗效降低。

#### 溴己新(bromhexine,溴己胺)

本药直接作用于支气管腺体,使细胞的溶酶体释放而致黏痰中黏多糖分解,易于咳出。其祛痰作用尚与促进呼吸道黏膜的纤毛运动及具有恶心性祛痰作用有关。服药后 1h 起效,作用维持 6～8h。偶有恶心、胃部不适及转氨酶升高等不良反应,溃疡病及肝病患者慎用。

### 三、黏液稀释剂

#### 羧甲司坦(carbocisteine,羧甲半胱氨酸)

本药能直接作用于支气管腺体,使低黏度的唾液黏蛋白分泌增加,而高黏度的黏蛋白产生减少,因而使痰液的黏滞性降低,易于咳出。尚有抗炎、增加纤毛运动等作用。口服后 4h 可明显见效。适用于各种呼吸道疾病引起的痰液黏稠及术后咳痰困难者。有轻度头晕、恶心、胃部不适、腹泻、皮疹等不良反应。消化性溃疡患者慎用。

(郑 英)

# 第五章 子宫平滑肌兴奋药和抑制药

📖 学习目标

● 知识目标

1. 掌握缩宫素兴奋子宫的作用特点、临床应用和不良反应。
2. 熟悉麦角新碱的药理作用特点、临床应用和不良反应。
3. 了解子宫平滑肌抑制药的药理作用、临床应用和不良反应。

● 技能目标

能解释和处理涉及本章药物的不合理处方。

案例 5-5

患者,女,27 岁。待产。给予静滴缩宫素 3U,5 小时后娩出一男活婴。4 天后发现婴儿右侧肢体活动不灵。

CT 检查后诊断:缺氧缺血性脑瘫。经医疗事故鉴定委员会鉴定认为:医生给予孕妇缩宫素用药指征不明确且用量偏大,宫缩过强导致宫内缺氧和颅内出血。

问题:1. 缩宫素有哪些药理作用?

2. 应用时应注意哪些不良反应?

子宫平滑肌兴奋药是一类选择性兴奋子宫平滑肌的药物,包括缩宫素、麦角生物碱和前列腺素等。子宫平滑肌抑制药可抑制子宫平滑肌收缩,包括 β₂ 肾上腺素受体激动药、钙通道阻滞药、硫酸镁和前列腺素合成酶抑制药等。

## 第一节 子宫平滑肌兴奋药

子宫平滑肌兴奋药由于药物种类不同、用药剂量不同,以及子宫生理状态的不同,可引起子宫节律性或强直性收缩,分别用于催产、引产、产后止血或产后子宫复原。临床应用须严格掌握适应证。

### 缩宫素(oxytocin,催产素)

【药动学特点】 本药在胃肠道可被消化酶破坏,故口服无效。临床上多采用肌注、静注或鼻黏膜给药。肌注吸收良好,3～5min 起效,维持 30～60min,$t_{1/2}$ 为 5～12min。静注立即起效,但维持时间短,故需要静滴维持药效。大部分经肝及肾迅速破坏,少部分以结合型由尿排出。

【药理作用与临床应用】

1. 兴奋子宫平滑肌 缩宫素能直接兴奋子宫平滑肌,加强子宫收缩力,增加收缩频率。

小剂量缩宫素(2～5U)能加强子宫(特别是妊娠末期子宫)的节律性收缩,其收缩性质与正常分娩相似。对子宫底部产生节律性收缩,对子宫颈则产生松弛作用,可促使胎儿顺利娩出。大剂量缩宫素(5～10U)使子宫产生持续性强直收缩,不利于胎儿娩出。

2. 其他作用　缩宫素能使乳腺腺泡周围的肌上皮细胞(属平滑肌)收缩,促进排乳。大剂量还能短暂地松弛血管平滑肌,引起血压下降,并有抗利尿作用。

临床上主要用于催产、引产、产后止血及流产后因宫缩无力或子宫收缩复位不良而引起的子宫出血;在喂奶前 2～3min 滴鼻,可促使排乳。

【不良反应】　过量引起子宫高频率甚至持续性强直收缩,可致胎儿窒息或子宫破裂,因此用作催产或引产时,必须注意严格掌握剂量和禁忌证。

【禁忌证】　高张力型子宫功能障碍、子宫破裂倾向、产道异常、头盆不称、胎位不正、前置胎盘、三胎以上经产妇及剖宫产史者禁用,以防子宫破裂或胎儿宫内窒息。

【药物相互作用】　环丙烷等碳氢化合物吸入全麻时,使用缩宫素可导致产妇出现低血压、窦性心动过缓或(和)房室节律失常。其他宫缩药与缩宫素同时用,可使子宫张力过高,导致子宫破裂或(和)宫颈撕裂。

## 垂体后叶素(pituitrin)

垂体后叶素是从牛、猪的垂体后叶中提取的粗制品,内含缩宫素和抗利尿激素(antidiuretic hormone, vasopressin,加压素)两种成分。抗利尿激素在较大剂量时,可收缩血管,特别是收缩毛细血管及小动脉,升高血压,故又称加压素。因本药对子宫平滑肌作用选择性低,不良反应多,作为子宫平滑肌兴奋药现已少用。目前,临床上仅用于治疗尿崩症及肺出血。不良反应有面色苍白、心悸、胸闷、恶心、腹痛及过敏反应等。

## 麦角生物碱类(ergotic alkaloids)

麦角生物碱类包括麦角新碱(ergometrine)、麦角胺(ergotamine)和麦角毒(ergotoxine)。其中麦角新碱对子宫的作用强,而麦角胺和麦角毒对血管的作用显著。

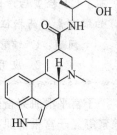

麦角新碱

【药理作用与临床应用】

1. 兴奋子宫　麦角新碱能选择性兴奋子宫平滑肌,使子宫收缩。其特点是:① 作用快、强大而持久;② 对妊娠子宫比未孕子宫敏感,尤以临产时和产后子宫最敏感;③ 剂量稍大即引起子宫强直性收缩,压迫血管而有止血作用;④ 对宫体和宫颈的作用无选择性。

临床主要用于:① 治疗子宫出血,常选用肌内注射,使子宫平滑肌产生强直性收缩,机械性压迫肌层内血管而止血;② 产后子宫复原,产后应用麦角新碱可促进子宫收缩,加速其复原。

2. 收缩血管　麦角胺能收缩脑血管,可用于治疗偏头痛,与咖啡因合用可增强疗效。

【不良反应】　注射麦角新碱可引起恶心、呕吐及血压升高等,伴有妊娠毒血症的产妇应慎用。偶见过敏反应,严重者出现呼吸困难、血压下降。麦角流浸膏中含有麦角毒和毒角胺,长期应用可损害血管内皮细胞。

【禁忌证】　胎儿及胎盘未娩出前禁用,以免发生子宫破裂及胎儿宫内窒息死亡,因此本药不可用于催产或引产。严重或尚未控制的高血压、严重或持续的脓毒症、周围血管疾病、冠心病、甲亢和肝肾功能不全者均禁用。

## 前列腺素(prostaglandins,PGs)

前列腺素是一类广泛存在于体内的不饱和脂肪酸,对心血管、呼吸、消化以及生殖系统等有广泛的生理作用。作为子宫兴奋药应用的前列腺素类药物有：地诺前列酮（dinoprostone，$PGE_2$，前列腺素 $E_2$）、地诺前列素（dinoprost，$PGF_{2\alpha}$，前列腺素 $F_{2\alpha}$）、硫前列酮（sulprostone）和卡前列素（carboprost，15-Me $PGF_{2\alpha}$，15-甲基前列腺素 $F_{2\alpha}$）等。

前列腺素对子宫有收缩作用，其中 $PGE_2$ 和 $PGF_{2\alpha}$ 的活性最强。可用于足月或过期妊娠.引产，过期流产，28 周前的宫腔内死胎，及良性葡萄胎时排除宫腔内异物。

不良反应主要为恶心、呕吐、腹痛等胃肠兴奋现象。不宜用于支气管哮喘患者和青光眼患者。引产时的禁忌证和药物相互作用与缩宫素相同。

## 第二节　子宫平滑肌抑制药

子宫平滑肌抑制药又称抗分娩药，可抑制子宫平滑肌收缩，减慢收缩节律，临床主要用于治疗痛经和早产。常用的子宫平滑肌抑制药有 $\beta_2$ 受体激动药、硫酸镁、钙拮抗剂、前列腺素合成酶抑制药、缩宫素抑制药等。

### 利托君（ritodrine）

利托君是 $\beta_2$ 受体激动药，具有松弛子宫平滑肌作用。本类药物对非妊娠和妊娠子宫都有抑制作用，可用于治疗先兆早产。可引起心血管系统不良反应等，表现为心率加快、心悸、血压升高、过敏反应等。有报道极个别病例出现肺水肿而死亡。本类药物有较多禁忌证，必须在有抢救条件的医院使用，并在熟悉其不良反应且能作出正确处理的医生密切观察下使用。

### 硫酸镁（magnesium sulfate）

硫酸镁可明显抑制子宫平滑肌收缩。$Mg^{2+}$ 直接作用于子宫平滑肌细胞，拮抗 $Ca^{2+}$ 的子宫收缩活性，可抑制早产宫缩。在妊娠期间应用硫酸镁可防治早产、妊娠高血压综合征及子痫发作。硫酸镁静脉注射常引起潮热、出汗、口干，注射速度过快引起头晕、恶心、呕吐、眼球震颤；极少数病例血钙降低，甚至出现肺水肿。用量过大可引起肾功能不全、心脏和呼吸抑制等。

### 硝苯地平（nifedipine）

硝苯地平为钙拮抗药，主要有松弛子宫平滑肌，拮抗缩宫素所致的子宫兴奋作用，可用于治疗早产。

### 吲哚美辛（indomethacin，消炎痛）

吲哚美辛为前列腺素合成酶抑制药，能引起胎儿动脉导管提前关闭，导致肺动脉高压，羊水减少等，故本药仅在 $\beta_2$ 受体激动药、硫酸镁等药物无效或使用受限时，且在妊娠 34 周前使用。

（胡　珏）

# 第六章 组胺和抗组胺药

**学习目标**

● **知识目标**

1. 熟悉常用 $H_1$ 受体阻断药的药理作用、临床应用和不良反应。

2. 了解其他 $H_1$ 受体阻断药的作用特点和临床应用。

● **技能目标**

1. 能解释和处理涉及本章药物的不合理处方。

2. 能向接触性皮炎患者推荐常用治疗药物,并指导患者合理用药。

**案例 5-6**

患者,女,38 岁。慢性荨麻疹反复发作 3 年。一周前接触冷水后出现红色丘疹,搔抓后皮疹增大呈风团样,扩散至全身,瘙痒难忍。

诊断:慢性荨麻疹急性发作。给予口服西替利嗪片 10mg,每天 1 次。

问题:西替利嗪治疗慢性荨麻疹的药理学依据是什么?服用时应注意哪些事项?

组胺(histamine)是最早发现的自体活性物质之一,广泛存在于人体各组织内,以皮肤、结缔组织、肠黏膜及肺部的浓度较高。组胺主要以无活性状态存在于肥大细胞及嗜碱性粒细胞中,在组织损伤、炎症、神经刺激及一些抗原抗体反应时,以活性形式释放进入血液循环,迅速与靶细胞上组胺受体($H_1$、$H_2$、$H_3$)结合而产生多种生理及病理效应(表 5-6-1)。组胺本身无治疗用途,但抗组胺药却被广泛用于临床。抗组胺药是指能竞争性拮抗组胺作用的药物。根据其对组胺受体的选择性可分为 $H_1$、$H_2$ 和 $H_3$ 受体阻断药。本章主要介绍 $H_1$、$H_2$ 受体阻断药。

## 第一节 $H_1$ 受体阻断药

$H_1$ 受体阻断药可分为二代,第一代常用药物有苯海拉明(diphenhydramine)、氯苯那敏(chlorphenamine)、异丙嗪(promethazine)等,对中枢抑制作用强,受体特异性差,有明显的镇静和抗胆碱作用,有嗜睡、作用时间短、口鼻眼干等缺点。第二代常用药物有阿司咪唑(astemizole)、氯雷他定(loratadine)、特非那定(terfenadine)、西替利嗪(cetirizine)等,具有作用时间长,无嗜睡作用,对清涕、喷嚏和鼻痒效果好的优点。

**【药理作用】**

1. **$H_1$ 受体阻断作用** 本类药物能竞争性地阻断 $H_1$ 受体,对抗组胺引起的胃肠、支气管平滑肌兴奋和毛细血管通透性增高等效应。对血压下降和心率加快只能部分对抗,但不能阻断组胺增加胃酸分泌的作用。

2. **中枢抑制作用** 第一代 $H_1$ 受体阻断药有镇静和催眠作用,以异丙嗪、苯海拉明作用最明显。第二代药物不易透过血脑屏障，几乎无中枢抑制作用。

3. 抗晕止吐作用　多数 $H_1$ 受体阻断药有一定的抗胆碱作用，其中枢抗胆碱作用表现为抗晕动、镇吐作用，外周抗胆碱作用表现为阿托品样作用。

**【临床应用】**

1. 皮肤黏膜变态反应性疾病　本类药物对组胺引起的荨麻疹、过敏性鼻炎和花粉症等皮肤黏膜变态反应效果较好，对昆虫咬伤引起的皮肤瘙痒也有效，对接触性皮炎和药疹有止痒效果，但对支气管哮喘及过敏性休克几乎无效。

**表 5-6-1　组胺受体分布及其效应**

| 受体类型 | 分布组织 | 受体激动效应 |
| --- | --- | --- |
| $H_1$ 受体 | 支气管平滑肌 | 收缩 |
| | 胃肠平滑肌 | 收缩 |
| | 子宫平滑肌 | 收缩 |
| | 皮肤血管 | 扩张，通透性下降 |
| | 毛细血管 | 扩张，通透性下降 |
| | 房室结 | 传导减慢 |
| | 中枢神经 | 兴奋 |
| $H_2$ 受体 | 胃壁细胞 | 分泌增多 |
| | 血管平滑肌 | 舒张 |
| | 心室肌 | 收缩 |
| | 窦房结 | 心率加快 |
| $H_3$ 受体 | 中枢与外周神经末梢 | 负反馈调节组胺合成与释放 |

2. 晕动病及呕吐　异丙嗪、苯海拉明对晕动病、妊娠和放射病等引起的呕吐有镇吐作用。防晕动病常选用茶苯海明（苯海拉明和氨茶碱的复合物），在上车前 30min 服用。

3. 镇静催眠　在儿科常用于儿童镇静，也可用于失眠，特别适用于因过敏引起的失眠。常用药物是苯海拉明、异丙嗪。

**【不良反应】**　可见厌食、恶心、呕吐、便秘、腹泻、视物模糊、口干、头痛等副作用。第一代 $H_1$ 受体阻断药常见嗜睡、头晕、乏力等中枢抑制症状，以苯海拉明、异丙嗪最明显，用药期间避免驾驶和高空作业。第二代 $H_1$ 受体阻断药多数无中枢抑制作用，但阿司咪唑可引起心律失常，有心脏病、甲状腺功能低下及电解质异常者应慎用。

# 第二节　$H_2$ 受体阻断药

本类药物能选择性地阻断胃壁细胞组胺 $H_2$ 受体而抑制胃酸分泌。常用药物有西咪替丁（cimetidine）、雷尼替丁（ranitidine）、法莫替丁（famotidine）和尼扎替丁（nizatidine）等。临床用于治疗消化性溃疡（详见第五篇第三章第一节）。

（胡　珏）

# 实验项目

## 项目一　硫酸镁的导泻作用

**【实验目的】**

1. 观察硫酸镁对肠道的影响，分析其作用机制。

2. 练习小鼠灌胃法、小鼠颈椎脱臼处死法。

**【实验动物】**

小鼠，体重 22～26g，雌雄兼用。

**【实验药品】**

卡红盐水溶液（1％卡红溶于 1.2％氯化钠溶液中）、卡红硫酸镁溶液（1％卡红溶于 10％硫酸镁溶液中）。

**【器材】**

小鼠灌胃器，手术剪，眼科镊，尺子，蛙板，棉花。

**【实验方法和步骤】**

取已饥饿 6～8h，体重相近的小鼠 2 只，按下列方法给药：甲鼠以卡红盐水溶液 1ml 灌胃；乙鼠以卡红硫酸镁溶液 1ml 灌胃。40min 后颈椎脱臼处死，立即打开腹腔，比较两鼠肠蠕动及肠膨胀情况有何不同。

将幽门至直肠的肠系膜进行分离，并将肠拉直，测量自幽门至卡红到达远端处之间的距离，比较两鼠有无不同。最后将肠腔剪开，观察两鼠粪便性状有无不同。

**【结果记录】**

| 鼠号 | 灌胃药液 | 用药后 40min | | |
|---|---|---|---|---|
| | | 肠蠕动 | 肠容积 | 卡红到达距离 |
| 甲 | 卡红盐水溶液 | | | |
| 乙 | 卡红硫酸镁溶液 | | | |

**【思考题】**

阐述硫酸镁的导泻机制和临床应用。

**【注意事项】**

1. 操作力求准确，否则难以比较结果。

2. 1.2％氯化钠溶液与 10％硫酸镁溶液等渗。

## 项目二　硫酸镁急性中毒及钙剂的解救作用

**【实验目的】**

1. 观察硫酸镁吸收中毒时的症状及钙盐的解救效应。

2. 练习家兔的耳缘静脉注射法。

**【实验动物】**

家兔,体重 2～3kg,雌雄兼用。

**【实验药品】**

10％硫酸镁溶液、5％氯化钙溶液。

**【器材】**

婴儿秤,干棉球,酒精棉球,5ml 和 10ml 注射器。

**【实验方法和步骤】**

取家兔 1 只,称重,观察正常活动及肌张力后,由耳缘静脉缓慢注射 10％硫酸镁溶液 2ml/kg,观察家兔出现的症状。当家兔行动困难,低头卧倒时,立即由耳缘静脉缓慢注射 5％氯化钙溶液 4～8ml,直至四肢立起为止。抢救后可能再次出现麻痹,应再次注射氯化钙。

**【思考题】**

1. 阐述硫酸镁注射给药后产生的药理作用和临床应用。

2. 试述钙剂为何能解救硫酸镁急性中毒。

(朱一亮)

# 实训项目

## 项目一　处方分析

**处方 5-1**

赵××,男,55岁。因近半年来经常出现上腹部隐痛,多在饭后半小时左右发生,没有反酸现象。诊断:胃溃疡。医生开出药物治疗处方如下。请评价此处方是否合理? 并说明理由。

Rp:① 雷尼替丁片　0.15g×50 片

　　用法:0.15g/次　2次/d　早、晚饭后服用

② 硫糖铝片　0.25g×100 片

　　用法:1.0g/次　4次/d　饭后2h服用

**处方 5-2**

李××,男,48岁。服用华法林期间出现发热。医生开出药物治疗处方如下。请评价此处方是否合理? 并说明理由。

Rp:① 华法林片　5mg×30 片

　　用法:5mg　3次/d　口服

② 阿司匹林片　0.5mg×10 片

　　用法:0.5mg　3次/d　口服

**处方 5-3**

张×,女,36岁。患缺铁性贫血,近期又出现尿路感染。医生为患者开出如下处方。请评价此处方是否合理? 并说明理由。

Rp:① 四环素片　0.25mg×24 片

　　用法:0.25mg　4次/d　口服

② 硫酸亚铁片　0.3mg×100 片

　　用法:0.3mg　3次/d　口服

③ 维生素C片　0.1g×100 片

　　用法:0.1g　3次/d　口服

**处方 5-4**

郑××,女,30岁。分娩后阴道流血不止,诊断为产后大出血。医生开出药物治疗处方如下。请评价此处方是否合理? 并说明理由。

Rp:10% 葡萄糖　500ml　／　静脉滴注

　　缩宫素　10U

**处方 5-5**

叶××,女,55岁。患慢性湿疹。医生开出药物治疗处方如下。请评价此处方是否合理? 并说明理由。

Rp:阿司咪唑片　10mg×10 片

用法：10mg　1次/d　口服

用药后状况：患者连续用药一个月后，突然出现晕厥4次，查体：心率90次/min，心律不齐，可闻及早搏。心电图Q-T间期0.649s，尖端扭转型室性心动过速。

（胡　珏　郑　英）

# 项目二　问病卖药

## 一、缺铁性贫血

### 【实训目的】

通过对话式"问病卖药"的角色扮演，对治疗缺铁性贫血的常用药物进行介绍，提高指导合理用药的能力。

### 【实训内容】

一女性顾客，因长期患有缺铁性贫血，进入一家药店买药。

1. 通过对顾客全面、系统地询问而获得病情的相关资料。

2. 有针对性地对顾客推荐常用治疗缺铁性贫血的药物。

3. 指导顾客合理使用抗缺铁性贫血药。

### 【实训步骤】

1. 问病卖药练习：两位同学一组，一人扮演患有典型的缺铁性贫血的顾客，另一人扮演药店的药师，进行问病卖药的角色扮演练习，其他同学认真观看。

2. 讨论：分组讨论，指出角色扮演中的优点与不足，每组推选1位同学作总结性发言。

### 【相关知识】　缺铁性贫血

缺铁性贫血是体内铁的储存不能满足正常红细胞生成的需要而发生的贫血。通常是由于铁摄入量不足、吸收量减少、需要量增加、铁利用障碍或丢失过多所致。形态学表现为小细胞低色素性贫血。缺铁性贫血不是一种疾病，而是疾病的症状，症状与贫血程度和起病缓急相关。

在明确诊断及纠正病因的同时，应补充铁剂。使用铁剂应注意：

1. 首选口服铁剂，安全且疗效可靠。最常用的制剂为硫酸亚铁、富马酸铁（富血酸）。服药时忌茶，以免铁被鞣酸沉淀而不能被吸收。仅在下列情况下才应用注射铁剂：① 肠道对铁的吸收不良，例如胃切除或胃肠吻合术后、慢性腹泻、脂肪痢等；② 胃肠道疾病可由于口服铁剂后症状加重，例如消化性溃疡、溃疡性结肠炎、胃切除后胃肠功能紊乱及妊娠时持续呕吐等；③ 口服铁剂虽经减量而仍有严重胃肠道反应。常用的铁注射剂有右旋糖酐铁及山梨醇枸橼酸铁。

2. 去除原发病因后，铁剂治疗无效应考虑铁剂的质量和生物利用度。

3. 血象恢复正常后，铁剂仍需继续服用3～6个月，以补充机体铁的储备。

4. 在有持续出血或溶血伴血红蛋白尿患者要持续补铁。

5. 加强营养，增加含铁丰富的食品。贫血者日常饮食中应注意多吃富含高蛋白、维生素B和维生素C的食品及含铁丰富的饮食。有益的水果有苹果、大枣、荔枝、香蕉等。此外还应多食用黑木耳、香菇、黑豆、芝麻等食品，益于补养生血。

### 【思考题】

1. 影响铁剂吸收的因素有哪些？

2. 从药学服务的角度出发，药师需要告知顾客哪些注意事项？

## 二、消化性溃疡

**【实训目的】**

通过对话式"问病卖药"的角色扮演,对治疗消化性溃疡的常用药物进行介绍,提高指导合理用药的能力。

**【实训内容】**

一位中年顾客,因上腹间断性疼痛近一周,进入一家药店买药。

1. 通过对顾客全面、系统地询问而获得病情的相关资料。

2. 有针对性地对顾客推荐常用抗消化性溃疡药。

3. 指导顾客合理使用抗消化性溃疡药。

**【实训步骤】**

1. 问病卖药练习:两位同学一组,一人扮演患有典型的胃溃疡病的顾客,另一人扮演药店的药师,进行问病卖药的角色扮演练习,其他同学认真观看。

2. 讨论:分组讨论,指出角色扮演中的优点与不足,每组推选 1 位同学作总结性发言。

**【相关知识】　消化性溃疡**

消化性溃疡是一种常见的慢性全身性疾病,分为胃溃疡和十二指肠溃疡。胃酸分泌过多、幽门螺杆菌感染、胃黏膜保护作用减弱等是引起消化性溃疡的主要环节。遗传因素、环境因素与消化性溃疡也有一定关系,如各种刺激性药物的使用、酗酒、吸烟以及精神因素等。大多数患者以中上腹疼痛开始发病。少数患者可无症状,或以出血、穿孔等并发症为首发症状。其特点为:慢性过程、周期性发作、节律性上腹疼痛,可有反酸、嗳气、上腹饱胀、厌食等其他消化道症状。

要治愈消化性溃疡,需要一个较为艰难持久的过程。患者除了配合医护人员进行积极治疗外,还应做好自我保健。

1. 必须坚持长期服药:由于消化性溃疡是个慢性病,且易复发,必须坚持长期服药。一般来说,一个疗程要服药 4～6 周,疼痛缓解后还得巩固治疗 1～3 个月,甚至更长时间。

2. 避免精神紧张:消化性溃疡是一种典型的心身疾病,心理因素对其影响很大。精神紧张、情绪激动,或过分忧虑易引起植物神经功能紊乱,不利于食物的消化和溃疡的愈合。

3. 讲究生活规律,注意气候变化:溃疡患者要注意休息,生活起居要有规律。溃疡病发作与气候变化有一定的关系,因此须注意气候变化,根据节气冷暖,及时添减衣被。

4. 注意饮食卫生:不注意饮食卫生、偏食、挑食、饥饱失度,或过量进食冷饮冷食,或嗜好辣椒、浓茶、咖啡等刺激性食物,均可导致胃肠消化功能紊乱,不利于溃疡的愈合。注意饮食卫生,做到一日三餐定时定量,饥饱适中,细嚼慢咽,是促进溃疡愈合的良好习惯。

5. 避免服用对胃黏膜有损害的药物:有些药物如阿司匹林、地塞米松、吲哚美辛等,对胃黏膜有刺激作用,可加重溃疡,应尽量避免使用。

6. 消除细菌感染病因:近年研究发现,有些消化性溃疡是由细菌感染引起的,最常见的是幽门螺杆菌。这类患者必须采用相应的抗生素或抗菌药治疗。

**【思考题】**

1. 胃痛为什么不可以直接吃止痛药?

2. 奥美拉唑、枸橼酸铋钾和甲硝唑分别有何药理作用?

3. 从药学服务的角度出发,药师需要告知顾客哪些注意事项?

### 三、咳嗽

**【实训目的】**

通过对话式"问病卖药"的角色扮演，对治疗咳嗽的常用药物进行介绍，提高指导合理用药的能力。

**【实训内容】**

一位年轻男性顾客，因咳嗽3天，影响睡眠，进入一家药店买药。

1. 通过对顾客全面、系统地询问而获得病情的相关资料。

2. 有针对性地对顾客推荐常用镇咳药。

3. 指导顾客合理使用镇咳药。

**【实训步骤】**

1. 问病卖药练习：两位同学一组，一人扮演存在咳嗽症状的顾客，另一人扮演药店的药师，进行问病卖药的角色扮演练习，其他同学认真观看。

2. 讨论：分组讨论，指出角色扮演中的优点与不足，每组推选1位同学作总结性发言。

**【相关知识】 咳嗽**

咳嗽是一种呼吸道常见的突发性症状，咳嗽由气管、支气管黏膜或胸膜受炎症、异物、物理或化学性刺激引起。咳嗽时先是声门关闭，呼吸肌收缩，肺内压升高，然后声门张开，肺内空气喷射而出，通常伴随着声音。

咳嗽的产生是由于异物、刺激性气体、呼吸道内分泌物等刺激呼吸道黏膜里的感受器，产生的冲动通过传入神经纤维传到延髓咳嗽中枢，引起咳嗽。咳嗽是呼吸系统疾病的主要症状，如咳嗽无痰或痰量很少为干咳，常见于急性咽喉炎、支气管炎的初期；急性骤然发生的咳嗽，多见于支气管内异物；长期慢性咳嗽，多见于慢性支气管炎、肺结核等。

由于咳嗽病因很多，因此必须及时查明，方能根治。适度的咳嗽具有清除呼吸道异物和分泌物的保护性作用。但如果咳嗽过于剧烈或持续时间过长，由急性转为慢性，则给患者带来更大的痛苦，如胸闷、咽痒、气喘等。

目前用于镇咳的常见非处方药多为中成药。按中医理论，咳嗽可分为热咳、寒咳、伤风咳嗽和内伤咳嗽。选用中药止咳糖浆时，因药性不同，也有寒、热、温、凉之分，须对症服用。蛇胆川贝液具有祛风镇咳、除痰散结之功效，主治风热咳嗽、咳嗽多痰等症。复方枇杷膏，具有清肺、止咳、化痰之功效，适用于风热咳嗽、咽喉干燥、咳嗽不爽等症。鲜竹沥药性偏寒，有清热润肺、化痰止咳作用，适用于燥咳及痰黄带血者。消咳喘药性偏热，不能用于小儿的发热咳嗽、痰黄带血者。此外，百日咳糖浆药性偏温，用于伤风感冒引起的咳嗽比较适宜。虚证咳嗽多为慢性咳嗽，且咳嗽无力，并伴虚弱多汗，四肢发凉，此时宜用桂龙咳喘丸、固肾咳喘丸等。还有一种临床上比较常用的止咳药——伤风止咳糖浆，也叫非那根糖浆，以止咳为主，兼顾化痰，并有镇静作用，适用于夜间咳嗽多痰及由于过敏引起的支气管炎等病，小儿要掌握好剂量。

**【思考题】**

1. 咳嗽的一般治疗原则是什么？

2. 你所知道的镇咳药的镇咳原理有哪些？

### 四、接触性皮炎

**【实训目的】**

通过对话式"问病卖药"的角色扮演，对治疗接触性皮炎的常用药物进行介绍，提高指导合理用药的能力。

**【实训内容】**

一位年轻男性顾客,因皮肤瘙痒近一周,进入一家药店买药。

1. 通过对顾客全面、系统地询问而获得病情的相关资料。

2. 有针对性地对顾客推荐常用抗接触性皮炎药。

3. 指导顾客合理使用抗接触性皮炎药。

**【实训步骤】**

1. 问病卖药练习:两位同学一组,一人扮演患有典型接触性皮炎病的顾客,另一人扮演药店的药师,进行问病卖药的角色扮演练习,其他同学认真观看。

2. 讨论:分组讨论,指出角色扮演中的优点与不足,每组推选 1 位同学作总结性发言。

**【相关知识】  接触性皮炎**

本病是由于皮肤黏膜接触外界物质,如化纤衣着、化妆品和药物等而发生的炎性反应。其临床特点为在接触部位发生边缘鲜明的损害,轻者为水肿性红斑,较重者有丘疹、水疱甚至大疱,严重者可有表皮松解,甚至坏死。如能及早去除病因和做适当处理,可以速愈,否则可转化为湿疹样皮炎。

本病可根据病程分为急性、亚急性和慢性。① 急性接触性皮炎:起病较急。皮损多局限于接触部位,少数可蔓延或累及周边部位。典型皮损为境界清楚的红斑,皮损形态与接触物有关(如内裤染料过敏者皮损可呈裤形分布;接触物若是气体、粉尘、病变多发生在身体暴露部位,如手背、面部、颈部等),其上有丘疹和丘疱疹,严重者红肿明显并出现水疱和大疱,后者疱壁紧张,内容清亮,破溃后呈糜烂面,偶可发生组织坏死。常自觉瘙痒或灼痛,搔抓后可将致病物质带到远隔部位并产生类似皮损。少数病情严重的患者可有全身症状。去除接触物后经积极处理,一般 1～2 周内可痊愈,遗留暂时性色素沉着。交叉过敏、多价过敏及治疗不当易导致反复发作、迁延不愈或转化为亚急性和慢性。② 亚急性和慢性接触性皮炎:如接触物的刺激性较弱或浓度较低,皮损开始可呈亚急性,表现为轻度红斑、丘疹,境界不清楚。长期反复接触可导致局部皮损慢性化,表现为皮损轻度增生及苔藓样变。

接触性皮炎一般都是对外界接触物过敏导致,所以应积极查找过敏源,去除诱发过敏因素。可酌情口服氯雷他定、西替利嗪、苯海拉明、赛庚啶等抗组胺药物。外用蓝科肤宁、炉甘石洗剂。病史较久者可搭配内服中药逐步调理,外用消癣膏,可谓内服外用,标本兼治。患处勿抓挠、勿热水烫洗。此外,需注重日常保健:

1. 去除病因,远离过敏原。

2. 饮食疗法,忌食辛辣及油炸食物,特别是发病期。平时要吃的清淡,忌吃易引起过敏的食物,如酒、海鲜等,多吃新鲜蔬菜或水果。

3. 精神要愉快,生活要有规律,不要过度劳累。

4. 适当锻炼,选择适合自己的一些活动,如爬山、散步、跳舞等。

5. 根据自己的身体状况,选择适合自己的保健食品服用,提高免疫功能,改善体质,不生病或少生病,提高生活质量。

**【思考题】**

1. 接触性皮炎单纯依靠药物治疗是否可治愈?

2. 氯雷他定、西替利嗪和苯海拉明的药理作用是什么?

3. 从药学服务的角度出发,药师需要告知顾客哪些注意事项?

(胡  珏  章  琴)

# 第六篇　内分泌系统药物

# 第一章　肾上腺皮质激素类药物

案例 6-1
　　患儿,男,5 岁。因头面部及躯干皮肤出现丘疹、疱疹伴瘙痒 5 天就诊。
　　检查:全身皮肤可见丘疹、疱疹和结痂。
　　诊断:水痘。给予皮炎平乳膏外用。
　　问题:此治疗方法是否恰当? 为什么?

　　肾上腺皮质激素(adrenocortical hormones)是由肾上腺皮质合成与分泌的激素,简称皮质激素(corticosteroids),包括盐皮质激素和糖皮质激素。肾上腺皮质由外向内依次分为:① 球状带,分泌盐皮质激素,包括醛固酮和去氧皮质酮等,临床少用,主要用于替代疗法。② 束状带,分泌糖皮质激素,包括氢化可的松和可的松等,作用广泛,临床常用。③ 网状带,分泌性激素,包括雄激素和少量雌激素。本章主要介绍糖皮质激素。
　　【构效关系】　皮质激素为甾体化合物,糖皮质激素也被称为甾体类抗炎药,区别于非甾体类抗炎药(NSAIDs)。其结构特点是 $C_{17}$ 位有羟基,$C_{11}$ 位有氧或羟基,对糖代谢和抗炎作用较强,因而能升高血糖,对水、盐代谢的作用较弱,故名糖皮质激素。为了减少水盐代谢等所致的不良反应,增强其抗炎作用,以天然皮质激素为母体,人工合成了一系列的皮质激素类药物(图 6-1-1)。
　　1. $C_1$ 和 $C_2$ 间引入双键　可的松变为泼尼松(强的松),氢化可的松变为泼尼松龙,泼尼松和泼尼松龙的糖代谢和抗炎作用增强,水盐代谢作用减弱。泼尼松龙的 $C_6$ 上引入甲基,则变为甲泼尼龙(甲强龙),抗炎作用进一步增强,水盐代谢作用更弱。

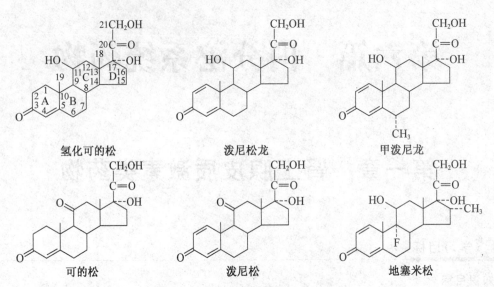

图 6-1-1　糖皮质激素类药物的化学结构

**2. 加氟**　泼尼松龙 $C_9$ 加氟，$C_{16}$ 加 α-羟基，则为曲安西龙，抗炎作用增强，水盐代谢更弱。如将其 $C_{16}$ 以 α-甲基或 β-甲基取代，分别变为地塞米松和倍他米松，抗炎作用显著增强，几乎无水盐代谢作用，作用维持更久。在 $C_6$ 上再加氟，同时在 $C_{16}$ 和 $C_{17}$ 上接以缩丙酮，则变为氟轻松（肤轻松），抗炎作用增强，但水盐代谢作用亦很强，主要外用治疗皮肤病。

**3. $C_9$ 以 α-氯取代 α-氟，并制成二丙酸酯**　变为倍氯米松（氯地米松），抗炎作用比氟轻松和倍他米松强且持久，常制成气雾剂用于支气管哮喘的治疗。

# 第一节　糖皮质激素类药

糖皮质激素的分泌受下丘脑-腺垂体-肾上腺皮质轴的调节，其自上而下调节关系是：肾上腺皮质激素释放激素（CRH）-促肾上腺皮质激素（ACTH）-糖皮质激素。糖皮质激素对 CRH 产生长反馈，而 ACTH 对 CRH 产生短反馈作用。通过反馈调节使体内的 CRH、ACTH 及糖皮质激素三者水平维持相对稳定。皮质激素的分泌具有昼夜节律性：午夜 0 时血中浓度最低（$5\mu g/dl$），上午 8—10 时最高（$\geqslant 20\mu g/dl$），此昼夜节律是由 ACTH 引起的。

**【药动学特点】**　糖皮质激素类药口服、注射均易吸收，口服可的松或氢化可的松后 1~2h 血药浓度达峰值，作用持续 8~12h。水溶性针剂肌注或皮下注射吸收较快，但混悬剂肌注后吸收较慢，可维持 24h。吸收后，主要在肝中代谢，与葡萄糖醛酸或硫酸结合后由肾排泄。可的松和泼尼松在肝内分别转化为氢化可的松和泼尼松龙才有活性，故严重肝功能不全的患者不宜选用可的松或泼尼松，只宜选用氢化可的松或泼尼松龙。

糖皮质激素类药可分为短效、中效、长效和外用四类（表 6-1-1）。

表 6-1-1　常用糖皮质激素类药的分类及特点

| 类别 | 药物 | 抗炎作用<br>（比值） | 糖代谢<br>（比值） | 水、电解质代谢<br>（比值） | 等效剂量<br>（mg） |
|------|------|------------------|----------------|----------------------|------------------|
| 短效 | 氢化可的松（hydrocortisone） | 1 | 1 | 1 | 20 |
| | 可的松（cortisone） | 0.8 | 0.8 | 0.8 | 25 |

续　表

| 类别 | 药物 | 抗炎作用（比值） | 糖代谢（比值） | 水、电解质代谢（比值） | 等效剂量（mg） |
|---|---|---|---|---|---|
| 中效 | 泼尼松（prednisone） | 3.5 | 3.5 | 0.6 | 5 |
| | 泼尼松龙（prednisolone） | 4.0 | 4.0 | 0.6 | 5 |
| | 甲泼尼龙（methylprednisolone） | 5.0 | 5.0 | 0.5 | 4 |
| | 曲安西龙（triamcinolone） | 5.0 | 5.0 | 0.1 | 4 |
| 长效 | 地塞米松（dexamethasone） | 30 | 30 | 0 | 0.75 |
| | 倍他米松（betamethasone） | 35 | 11.0 | 0.1 | 0.6 |
| 外用 | 氟轻松（fluocinolone） | 40 | | | |

【对物质代谢的影响】　相当于正常肾上腺皮质每日分泌量的糖皮质激素所起的作用称为生理效应，主要影响物质代谢和水、电解质代谢。

1. **糖代谢**　能促进糖原异生，减少外周组织对葡萄糖的摄取和利用，促使肝糖原和肌糖原合成，升高血糖。

2. **蛋白质代谢**　促进蛋白质分解，抑制蛋白质合成，引起负氮平衡。久用可致肌肉萎缩、皮肤变薄、伤口愈合延缓和生长缓慢等。

3. **脂肪代谢**　长期应用可促进脂肪分解，抑制其合成。激活四肢皮下脂酶而使四肢脂肪减少，重新分布于面部、胸部、背部及臀部，形成满月脸和向心性肥胖。

4. **水和电解质代谢**　糖皮质激素有较弱的盐皮质激素样作用，另外，长期应用可致水钠潴留而引起高血压和水肿等，人工合成品如地塞米松、倍他米松的此作用极弱。此外，因其抑制肠道对钙磷的吸收并促进钾、钙、磷经尿排泄，长期应用可致低血钾和骨质疏松。

【药理作用】　超生理剂量的糖皮质激素产生抗炎、抗免疫、抗毒、抗休克等作用。

1. **抗炎作用**　强于 NSAIDs 的抗炎作用。糖皮质激素对各种原因（病原体、理化因素或免疫反应）所致的炎症及炎症的各个阶段都有强大的非特异性抑制作用。在炎症早期可减轻渗出、水肿、毛细血管扩张、炎性细胞浸润及吞噬反应，从而缓解红、肿、热、痛等症状；在炎症后期可抑制毛细血管和成纤维细胞的增生，延缓肉芽组织的生成，防止黏连及瘢痕形成，减轻后遗症。但必须注意，糖皮质激素的抗炎作用也延缓了炎症后期的组织修复，并且糖皮质激素没有抗感染作用，反而降低了机体的防御功能，可致感染扩散和伤口愈合迟缓。

糖皮质激素的抗炎机制：① 能促进炎症抑制蛋白的合成，抑制炎症介质（前列腺素、白三烯、血小板活化因子、NO 等）的合成和释放，从而减轻了炎症反应程度；② 与糖皮质激素受体结合，抑制了核转录因子（NF-κB）的活化，抑制炎症相关细胞因子（如炎症细胞趋化因子、TNFα、白细胞介素等）的转录合成；③ 促使炎症细胞（淋巴细胞、粒细胞等）的凋亡。

2. **抗免疫作用**　糖皮质激素对免疫过程的许多环节均有抑制作用：抑制巨噬细胞对抗原的吞噬和处理；诱导淋巴细胞凋亡，使淋巴细胞移行至血管外组织，从而使血液循环中的淋巴细胞数减少；干扰淋巴细胞在抗原作用下的分裂和增殖等。小剂量糖皮质激素主要抑制细胞免疫，大剂量则能抑制由 B 细胞转化成浆细胞的过程，使抗体生成减少，干扰体液免疫，抑制自身免疫反应和排异反应。糖皮质激素还能减少组胺、5-羟色胺等过敏介质的产生而呈现抗过敏作用。

3. **抗毒作用**　糖皮质激素能提高机体对细菌内毒素的耐受力，减轻其对机体的损害，减少内热原的释放，缓解毒血症症状，如使体温下降等，对机体产生保护作用。但不能中和或破坏内毒素，对细菌外毒素无效。

4. **抗休克作用**　大剂量糖皮质激素可用于各种休克，特别是感染中毒性休克。其作用机制：① 抗炎、抗毒、抗免疫的综合作用；② 稳定溶酶体膜，减少心肌抑制因子（MDF）的形成；③ 加强心肌收缩力，使心排出量增多；④ 降低血管对缩血管物质的敏感性，扩张痉挛血管，改善微循环。

5. **允许作用**　糖皮质激素并不能直接作用于器官、组织或细胞而产生生理作用，但可以为其他激素产生生理效应创造条件，这种现象称为激素的允许作用。例如糖皮质激素可增强儿茶酚胺的收缩血管作用和胰高血糖素的升高血糖作用等。

6. **其他作用**

（1）对血液与造血系统的影响：糖皮质激素可使红细胞增多，血红蛋白量增加；大剂量可使血小板增多，并提高纤维蛋白原浓度，缩短凝血时间；促使中性粒细胞增多，但却降低其游走、吞噬和消化功能；使血中淋巴细胞和嗜酸性粒细胞减少。

（2）退热作用：与其稳定溶酶体膜，减少内热源的释放，抑制前列腺素的合成，降低体温调节中枢对内热源的敏感性有关。

（3）中枢神经系统作用：能提高中枢神经的兴奋性，引起欣快、激动、失眠等。

【临床应用】

1. **严重感染及炎症后遗症**

（1）严重急性感染：主要用于中毒性感染或同时伴有休克者，如休克型细菌性痢疾、流行性脑脊髓膜炎等。其目的在于发挥激素的抗炎、抗毒、抗休克及对肾上腺皮质功能不全的补偿作用，迅速消除机体的过度炎症反应，减轻症状，以防止心、脑等重要器官的严重损害，以利于患者度过危险期。宜在有效、足量抗菌药物治疗感染的前提下，给予大剂量糖皮质激素进行突击治疗。病毒性感染一般不用糖皮质激素。但其对传染性非典型性肺炎、严重传染性肝炎等，在有效的抗病毒药作用下也有减轻症状作用。

（2）防止某些炎症后遗症：如结核性脑膜炎、胸膜炎、心包炎等，早期使用糖皮质激素，可防止炎症后期黏连和瘢痕形成。对虹膜炎、角膜炎、视网膜炎和视神经炎等非特异性眼炎，应用糖皮质激素有消炎止痛，防止角膜混浊和瘢痕黏连的作用。

2. **各种休克**　糖皮质激素对各种休克均有效，尤其是感染中毒性休克，但须与足量有效的抗菌药物合用，应及早、短期、大剂量突击使用，停药时应先停激素后停抗菌药物。过敏性休克时可与肾上腺素合用。

3. **自身免疫性疾病和过敏性疾病**

（1）自身免疫性疾病：风湿热、风湿性及类风湿性关节炎、系统性红斑狼疮和肾病综合征等自身免疫性疾病，使用糖皮质激素可抑制自身免疫反应，缓解症状，常作为综合治疗措施之一。

（2）过敏性疾病：荨麻疹、花粉过敏症、血管神经性水肿、过敏性鼻炎、支气管哮喘等，也可应用糖皮质激素治疗，其中过敏性鼻炎及支气管哮喘常以气雾剂吸入治疗。

（3）器官移植：如用于肾移植、骨髓移植以抑制排异反应，常与其他免疫抑制剂合用。

4. **某些血液病**　用于再生障碍性贫血、急性淋巴细胞白血病、粒细胞减少症、血小板减少症和过敏性紫癜等血液病的治疗，但停药后易复发。

5. **替代疗法**　以生理剂量用于急、慢性肾上腺皮质功能减退症、腺垂体功能减退症及肾上腺次全切除术后等疾病。

6. **局部外用**　用于接触性皮炎、湿疹、牛皮癣等与免疫反应相关性皮肤病，宜外用氟氢可的松、氟轻松、丁酸氢化可的松等软膏、霜剂或洗剂。对天疱疮及剥脱性皮炎等严重病例仍需全身用药。

【用法及疗程】　宜因人因病而定，并随病情变化随时调整。

1. **小剂量替代疗法**　适用于腺垂体功能减退症（如产后垂体坏死所致的西蒙-席汉综合

征)、慢性肾上腺皮质功能减退症及肾上腺次全切除术后。每日给予维持量,常选用可的松12.5～25mg/d或氢化可的松10～20mg/d。

**2. 大剂量突击疗法**　适用于危重患者,以度过危险期,如严重感染和休克等。可短期大剂量使用,如氢化可的松200～300mg/d或更大剂量,疗程一般不超过3d。

**3. 中等剂量长程疗法**　适用于反复发作、累及多种器官的自身免疫性疾病,如肾病综合征、系统性红斑狼疮、淋巴细胞白血病等。常选用口服泼尼松40～60mg/d或泼尼松龙10～60mg/d。为减轻对肾上腺皮质的反馈性抑制作用,可采用每日晨给法或隔日疗法:

(1) 每日晨给法:每日晨起空腹将每日多次的糖皮质激素剂量一次性口服。

(2) 隔日疗法:在中长程疗法中对某些慢性病的治疗可将二日的中效糖皮质激素的总量于隔日早晨8时一次给予。

每日晨起8时给药恰逢皮质激素正常分泌高峰,对肾上腺皮质反馈性抑制最小,可减少对肾上腺皮质的抑制作用和停药反应(图6-1-2)。

**【不良反应】**　生理剂量作为替代疗法或急症时大剂量突击疗法,很少引起副作用。超生理剂量长期应用(相当于氢化可的松20～30mg/d,1周以上),易产生各种不良反应和并发症。

**1. 长期大剂量应用引起的不良反应**

(1) 药源性肾上腺皮质功能亢进症:表现为库欣综合征的各种特征,如满月脸、水牛背、皮肤变薄、肌无力或肌萎缩、痤疮、多毛、水肿、高血压、高血糖、高尿糖、低血钾等,与物质代谢和水、电解质代谢紊乱相关,一般不需特殊治疗,停药后可自行消退,但肌无力恢复慢且不完全。用药期间应每日测量血压、血糖、尿糖、血钾、血钠水平,注意观察低钾症状(恶心、心悸、肌无力等),必要时口服氯化钾,并告诉患者低盐、低糖、高蛋白、高纤维素饮食,停用排钾利尿剂如呋塞米、甘露醇等药物。

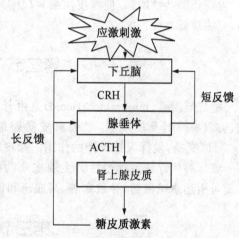

图6-1-2　下丘脑-腺垂体-肾上腺皮质轴的负反馈调节

(2) 诱发或加重感染:因糖皮质激素无抗菌、抗病毒作用,且能降低机体防御功能,故可诱发或加重感染,也可使体内潜在病灶扩散(如结核、真菌等),宜合用足量有效抗菌药物。

(3) 消化系统并发症:糖皮质激素使胃酸、胃蛋白酶分泌增多,胃黏液分泌减少,食欲亢进,可诱发或加重胃、十二指肠溃疡,症状较隐匿,但出血或穿孔率较高,必要时加用抗溃疡药预防消化性溃疡。在合用非甾体类抗炎药(如吲哚美辛等)时更易发生,应尽量减少合用。偶尔也可诱发胰腺炎,注意早期发现。

(4) 肌肉萎缩、骨质疏松:糖皮质激素使蛋白质分解增加,抑制肉芽组织生成而使伤口不易愈合,并可致肌肉萎缩;因能促进排钙而致使骨质疏松甚至自发性骨折,应适当补充钙剂和维生素D并加强保护。可抑制儿童生长发育,应尽量减少应用。

(5) 其他:长期用药可致高血压和动脉粥样硬化;血糖升高可加重糖尿病;对中枢有兴奋作用,甚至诱发精神失常和癫痫;孕妇应用可导致畸胎,尤其在妊娠前3个月,妊娠后期可使胎儿肾上腺皮质功能不全;也可加重青光眼、白内障。

**2. 停药反应**

(1) 医源性肾上腺皮质功能不全:长期大量应用糖皮质激素,通过负反馈作用使腺垂体分泌ACTH减少,肾上腺皮质萎缩,分泌内源性糖皮质激素减少。若突然停药或减量过快,患者可出现肾上腺皮质功能减退的症状,表现为乏力、恶心、呕吐、低血压、低血糖等症状。故长期使用糖皮质激素应注意:① 长期用药宜采用隔日疗法;② 对长期用药的患者停药时应逐渐减量停药;③ 必要时停药前 7 天给予 ACTH 以促进皮质功能的恢复;④ 在停药一年内出现上述症状或遇应激情况时,应立即予以足量的糖皮质激素。

(2)停药症状和反跳现象:突然停药或减量过快时,出现肌痛、关节痛、肌强直、发热等症状,称为停药症状。减量过快或突然停药时会使原有疾病复发或加重的现象称为反跳现象,是患者对激素产生依赖性或病情尚未完全控制所致。应加大剂量继续治疗,待症状缓解后再缓慢减量停药。

【禁忌证】 病毒感染如水痘、麻疹及真菌感染等,活动性消化性溃疡或角膜溃疡,严重高血压,糖尿病,新近胃肠吻合术,骨折或创伤修复期,肾上腺皮质功能亢进症,严重的精神病和癫痫患者,以及孕妇禁用。

【药物相互作用】 糖皮质激素类药长期与苯巴比妥、苯妥英钠、利福平等药酶诱导剂合用,因肝药酶活性增强,使糖皮质激素代谢加快而降低疗效。与高、中效利尿药及强心苷等合用,应注意低血钾。

## 第二节 盐皮质激素

盐皮质激素(mineralocorticoid)是由肾上腺皮质球状带细胞分泌的类固醇激素,包括醛固酮、去氧皮质酮及皮质酮,以去氧皮质酮最常用。作用于远曲小管及集合管的 $Na^+$-$K^+$ 及 $Na^+$-$H^+$ 交换,发挥保钠排钾的作用。盐皮质激素分泌主要受血浆电解质及 RAAS 系统的调节。临床替代疗法治疗慢性肾上腺皮质功能减退症(如艾迪生病),用于纠正水电解质紊乱。过量可引起水钠潴留,导致水肿、高血压和低钾血症。

## 第三节 促皮质素

促皮质素(adreno-corticotropic hormone ,ACTH)是维持肾上腺正常形态和功能的重要激素。它的合成和分泌是垂体前叶在下丘脑促皮质素释放激素(CRH)的作用下,在腺垂体嗜碱细胞内进行的。ACTH 缺乏将引起肾上腺皮质萎缩和分泌功能减退。临床所用的 ACTH 多是从家畜的垂体前叶分离的精制品。口服易被消化酶破坏,只能注射给药。ACTH 的主要作用是促进肾上腺皮质分泌以氢化可的松为主的皮质激素。临床用于垂体-肾上腺皮质功能减退症、医源性肾上腺皮质功能不全等。

(林益平)

# 第二章　甲状腺激素与抗甲状腺药

案例 6 - 2

　　患者,女,29 岁。患甲状腺功能亢进症 3 年,接受他巴唑治疗,服药不规律。昨日与人争执,情绪激动,随后大汗淋漓,恶心、呕吐,神志不清。

　　检查:体温 39.5℃,脉搏 125 次/min,眼球突出,甲状腺肿大伴血管杂音,心音亢进。

　　诊断:甲亢伴发甲状腺危象。给予丙硫氧嘧啶、复方碘溶液、普萘洛尔等治疗后逐渐好转。

　　问题:此治疗方法是否合理? 并说明用药理由。

　　甲状腺激素是维持机体正常代谢、促进生长发育所必需的激素,分泌过多或过少分别引起甲状腺功能亢进症和甲状腺功能减退症。甲状腺激素包括甲状腺素($T_4$)和三碘甲状腺原氨酸($T_3$),$T_3$ 生物活性比 $T_4$ 大 5 倍。甲状腺激素分泌过少所致疾病应补充甲状腺激素进行治疗。甲状腺功能亢进症,称甲亢,是多种原因所致的以甲状腺激素分泌增多或激素灭活减少,引起的以高基础代谢率为特征的代谢紊乱综合征。治疗甲亢方法有:药物治疗、放射治疗、手术切除等。

## 第一节　甲状腺激素

　　甲状腺激素为碘化酪氨酸的衍生物,包括四碘甲状腺原氨酸(tetraiodothyronine,$T_4$)和三碘甲状腺原氨酸(triiodothyronine,$T_3$)。正常人每日释放 $T_4$ 约 75mg 和 $T_3$ 约 25mg,其中 $T_3$ 是甲状腺激素的主要生理活性物质。

　　甲状腺激素的合成包括:① 碘的摄取:甲状腺细胞通过碘泵主动摄取血液中的碘化物;② 碘的活化和酪氨酸的碘化:摄入的碘在腺泡上皮细胞处被过氧化物酶氧化成活性碘($I^0$),活性碘与甲状腺球蛋白上的酪氨酸残基结合,生成一碘酪氨酸(MIT)和二碘酪氨酸(DIT);③ 耦联:在过氧化物酶的作用下,MIT 和 DIT 耦联生成 $T_3$ 和 $T_4$;④ 释放:在促甲状腺激素

(TSH)和蛋白水解酶的作用下,$T_3$ 和 $T_4$ 从甲状腺球蛋白上分离出来进入血液循环;⑤ 调节:下丘脑分泌的促甲状腺素释放激素(thyrotropin releasing hormone,TRH)可促进垂体前叶分泌促甲状腺激素(TSH),TSH 又促进甲状腺细胞增生及 $T_3$、$T_4$ 的合成和释放。食物中含碘量高时甲状腺摄碘能力下降,缺碘时摄碘能力增强,从而调节机体甲状腺激素的合成和释放。甲状腺激素口服易吸收,$T_3$、$T_4$ 的生物利用度分别为 $50\%\sim75\%$ 和 $90\%\sim95\%$,主要在肝、肾代谢,代谢物由肾排泄,半衰期均在 1 天以上,每天只需用药 1 次。甲状腺激素可进入胎盘和乳汁,妊娠和哺乳期妇女应注意。

**【药理作用】**

1. **维持正常生长发育** 甲状腺激素能促进蛋白质合成及骨骼的生长发育,对中枢神经系统的生长发育尤为重要。在脑发育期间,缺碘、胎儿先天性缺陷及抗甲状腺药所致的甲状腺功能低下,都有可使神经细胞轴突和树突形成发生障碍,神经髓鞘形成延缓,引起智力低下、身体矮小的呆小病。

2. **促进代谢** 能促进物质氧化,增加耗氧,促进糖、蛋白质、脂肪正常代谢,提高基础代谢率,使产热增加。甲状腺激素水平低下者常表现为畏寒和代谢活动低下;甲状腺激素水平偏高者可有怕热、多汗等症状。

3. **提高交感肾上腺系统的敏感性** 甲状腺激素能提高机体对儿茶酚胺类的敏感性,增加肾上腺素 β 受体数目。因而,甲状腺功能亢进患者可出现神经过敏、多言好动、焦躁易怒、失眠不安等,心血管方面可出现心率加快、心输出量增多、血压升高等。

**【临床应用】** 主要用于甲状腺功能低下的替代疗法。

1. **呆小病** 又称先天性甲状腺功能减退症,若尽早用甲状腺激素治疗,发育仍能正常。若治疗过晚,则智力低下。治疗应从小剂量开始,逐渐增加剂量,有效者应终生治疗。

2. **黏液性水肿** 由后天因素致甲状腺功能不全而出现甲状腺激素减少,一般服用甲状腺片,从小剂量开始,逐渐增至足量。$2\sim3$ 周后基础代谢率恢复正常,可逐渐减为维持量,每天约 80mg。对垂体功能低下者宜先用糖皮质激素,再用甲状腺激素,以防发生急性肾上腺皮质功能不全。对昏迷者应静脉给药,待苏醒后改为口服。

3. **单纯性甲状腺肿** 由于缺碘所致者应补碘,以含碘食盐、高碘食物预防为主。未发现明显原因者可给予适量甲状腺激素,以补充内源性激素的不足,并可抑制 TRH/TSH 过多分泌,以缓解甲状腺组织代偿性增生肥大。

**【不良反应】** 甲状腺激素过量可引起甲亢的表现如心悸、多汗、失眠、手震颤等,重者可出现腹泻、呕吐、脉搏快而不规则,甚至出现心绞痛、心力衰竭。应立即停药,用 β 受体阻断药对抗,停药 1 周后再从小剂量重新开始应用。糖尿病、冠心病、心律失常患者禁用。

# 第二节 抗甲状腺药

抗甲状腺药是能干扰甲状腺激素的合成与释放,消除或减轻甲状腺功能亢进症状的药物。常用药物有硫脲类、碘和碘化物、放射性碘以及 β 受体阻断药。

## 一、硫脲类

硫脲类(thioureas)是最常用的抗甲状腺药,可分为两大类:① 硫氧嘧啶类,包括甲硫氧嘧啶(methylthiouracil,MTU)和丙硫氧嘧啶(propylthiouracil,PTU),后者更常用;② 咪唑类,包括甲巯咪唑(thiamazole,MMI,又称他巴唑)和卡比马唑(carbimazole,CMZ,又称甲亢平)。

**【药动学特点】** 硫氧嘧啶类口服吸收迅速,达峰时间为 2h,在体内分布广泛,易进入胎盘和乳汁,主要在肝脏代谢。丙硫氧嘧啶作用快而短,$t_{1/2}$ 约 75min;甲硫氧嘧啶 $t_{1/2}$ 约 4～6h;甲硫咪唑 $t_{1/2}$ 约 2h。卡比马唑是甲巯咪唑的衍生物,在体内转化成甲巯咪唑而发挥作用,因而起效慢,故不宜用于甲亢危象。

**【药理作用】**

1. **抑制甲状腺激素的合成**　通过抑制甲状腺过氧化物酶所介导的酪氨酸的碘化及耦联,从而抑制甲状腺激素的生物合成。硫脲类对过氧化物酶并没有直接抑制作用,而是作为过氧化物酶的底物本身被氧化,从而影响酪氨酸的碘化及耦联。不影响已合成的甲状腺激素的释放和作用,须待体内已合成的激素被消耗到一定程度后才能显效。症状改善常需 2～3 周,基础代谢率恢复正常需 1～3 个月。

2. **抑制外周组织 $T_4$ 转化为 $T_3$**　丙硫氧嘧啶能迅速控制血清中生物活性较强的 $T_3$ 水平,故在重症甲亢、甲状腺危象时该药可列为首选。

3. **免疫抑制作用**　丙硫氧嘧啶还能抑制甲状腺球蛋白的生成,对存在自身免疫因素的甲亢(如 Graves 病)有一定的病因性治疗作用。

**【临床应用】**

1. **甲亢的内科治疗**　适用于轻症和不宜手术或放射性碘治疗者(如儿童、青少年等)。开始治疗时给予大剂量,1～2 个月后症状显著减轻或基础代谢率接近正常时,逐渐减至维持量,疗程 1～2 年。

2. **甲亢术前准备**　手术前服用硫脲类药物,使甲状腺功能恢复或接近正常,可减少麻醉和术后并发症(如甲亢危象)。用药后由于 TSH 分泌增多,可致甲状腺腺体增生和血管增生。因此,术前两周应加服大剂量碘剂,使腺体缩小、坚实变硬,减少充血,以利于减少术中及术后出血。

3. **甲状腺危象的治疗**　外伤、手术、感染、情绪激动等诱因,可引起大量甲状腺激素释放进入血液中,可引发高热、心衰、肺水肿、水电解质紊乱等,严重时可致死,称为甲状腺危象。应使用大剂量硫脲类药物阻止甲状腺激素的合成,疗程一般不超过 1 周,同时合用大剂量碘以抑制甲状腺激素的释放。

**【不良反应】**

1. **粒细胞缺乏症**　为严重不良反应,丙硫氧嘧啶和甲巯咪唑的发生率分别为 0.44% 和 0.12%,一般发生在治疗后的 2～3 个月内,应定期检查血象,用药过程出现咽喉痛、发热,应停药并作相应的检查。应注意与甲亢本身引起的白细胞数偏低相区别。

2. **消化道反应**　有厌食、呕吐、腹痛和腹泻等。

3. **肝功能损害**　常见谷丙转氨酶升高,罕见黄疸和中毒性肝炎。

4. **过敏反应**　最常见,一般不需停药也可消失。多为瘙痒、药疹,少数伴有发热。

5. **甲状腺肿和甲状腺功能减退**　长期用药可使血清甲状腺激素水平降低,引起 TSH 分泌增多而引起腺体增大、充血,甲状腺功能减退。

**【禁忌证】**　本类药物易通过胎盘和进入乳汁,妊娠时慎用或不用,哺乳期妇女禁用。结节性甲状腺肿合并甲亢及甲状腺癌患者禁用。

**【药物相互作用】**

1. 磺胺类、对氨基水杨酸、保泰松、巴比妥类、酚妥拉明、妥拉唑林、维生素 $B_{12}$、磺酰脲类等都有抑制甲状腺功能和致甲状腺肿大的作用,故合用本类药物需注意。

2. 高碘食物或碘剂的摄入可使甲亢病情加重,使抗甲状腺药需要量增加或用药时间延长,故在服用本类药物前应避免服用碘剂和高碘饮食。

## 二、碘和碘化物

碘和碘化物常用的有碘化钾、碘化钠和复方碘溶液(卢戈液,含碘 5%、碘化钾 10%)等,以碘化物形式从胃肠道吸收。

**【药理作用】** 不同剂量的碘对甲状腺功能可产生不同的作用。小剂量碘是合成甲状腺激素的原料,用于预防和治疗单纯性甲状腺肿。

大剂量碘对甲亢者和正常人都能产生抗甲状腺作用。主要是通过:① 拮抗 TSH 的作用,暂时抑制甲状腺激素的释放;② 抑制甲状腺过氧化物酶,减少甲状腺激素的合成;③ 抑制 TSH 使腺体增生的作用。其作用快而强,1~2 天显效,2 周时达到最大效应,能使腺体血管减少、体积变小、质地变硬。若继续用药,因碘摄取未被抑制,不能抑制甲状腺素的合成,甲亢可复发或加剧,故大剂量碘不能单独用于甲亢的内科治疗。

**【临床应用】**

1. 防治单纯性甲状腺肿　使用小剂量碘。食盐中按 $1/10^5 \sim 1/10^4$ 的比例加入碘化钠,可防止发病。疾病早期用复方碘溶液即可,必要时加服甲状腺片抑制腺体增生。

2. 甲亢术前准备　先用硫脲类控制症状,然后在手术前 2 周给予复方碘溶液,使甲状腺组织退化、血管减少、腺体缩小变韧,有利于手术进行及减少出血。

3. 甲状腺危象治疗　用大剂量碘,抗甲状腺作用迅速,并在两周内逐渐停药,需同时服用硫脲类药物。

**【不良反应】**

1. 急性反应　在用药后立即或数小时后发生,主要表现为血管神经性水肿、上呼吸道水肿及严重喉头水肿。

2. 慢性碘中毒　表现为口腔铜腥味及咽喉烧灼感、唾液分泌增多等。

3. 诱发甲状腺功能紊乱　长期服用碘还可诱发甲亢。碘能通过胎盘及进入乳汁,可能引起甲状腺肿,孕妇和哺乳妇女不能大剂量补碘。甲状腺功能亢进及对碘过敏者禁用。

### 三、放射性碘

临床常用 $^{131}I$,$t_{1/2}$ 为 8d,用药后 56d 可消除 99% 以上。$^{131}I$ 能释放 β 射线(占 99%)和 γ 射线(占 1%)。甲状腺有很强的摄取 $^{131}I$ 的能力,因 β 射线在组织内的射程只有 2mm,辐射损伤只限于甲状腺内,尤其是增生细胞对辐射作用较敏感,因此能破坏部分甲状腺组织而对甲亢产生治疗作用。适用于不宜手术或手术后复发及硫脲类无效或过敏的患者,作用缓慢,约 1 个月见效,3~4 个月甲状腺功能可恢复正常。γ 射线可在体外被测量,小剂量口服或静注 $^{131}I$ 可用于检查甲状腺摄碘功能。

本药剂量较难掌握,通常按甲状腺重量和最高摄碘率估计值计算剂量,用量过大易致甲状腺功能低下。20 岁以下的青年人、妊娠和哺乳期妇女、肾功能不全者、白细胞低下者、甲亢危象患者和重症浸润性突眼症患者禁用。

### 四、β 肾上腺素受体阻断药

甲状腺激素能使肾上腺素受体对儿茶酚胺类递质的敏感性增加,故甲亢患者交感神经功能亢进。β 受体阻断药通过拮抗 β 受体和减少交感神经末梢释放去甲肾上腺素,改善甲亢引起的心率加快、心律失常、颤抖、激动等交感神经活性增强的症状。通过阻断 β 受体还能抑制外周 $T_4$ 脱碘成为 $T_3$,减轻甲亢症状。临床常用药物有普萘洛尔、阿替洛尔、美托洛尔等。主要用于甲亢辅助治疗或甲状腺部分切除术前的准备用药。甲状腺危象时,静注给药能使患者度过危险期,不干扰硫脲类药物对抗甲状腺的作用。

(林益平)

# 第三章　降血糖药

⭐ 学习目标

● **知识目标**

1. 掌握胰岛素制剂的分类、药理作用、临床应用和不良反应。
2. 熟悉磺酰脲类、双胍类和胰岛素增敏药的药理作用、临床应用和不良反应。
3. 了解其他口服降血糖药的药理作用和临床应用。

● **技能目标**

1. 能解释和处理涉及本章药物的不合理处方。
2. 能向糖尿病患者推荐常用治疗药物，并指导患者合理用药。

---

**案例 6-3**

患者，男，50 岁。因近 3 个月出现全身乏力、体重明显减轻就诊。

检查：空腹血糖 12.2mmol/L。

诊断：2 型糖尿病。

问题：1. 该患者是否可首选胰岛素治疗，为什么？

　　　2. 可选择哪些口服降血糖药治疗？为什么？

---

糖尿病(diabetes)是在遗传因素、免疫功能紊乱、微生物感染等致病因子作用下，导致胰岛功能减退、胰岛素抵抗等而引发的糖、蛋白质、脂肪、水和电解质等一系列代谢紊乱综合征。临床上以高血糖为主要特点，典型病例可出现多尿、多饮、多食、消瘦等表现，即"三多一少"症状。一旦血糖控制不好会引发并发症，导致肾、眼、足等部位的衰竭病变。糖尿病可分为：① 1 型糖尿病，即胰岛素依赖型糖尿病(IDDM)，多见于青少年，必须应用胰岛素(insulin)治疗；② 2 型糖尿病，即非胰岛素依赖型糖尿病(NIDDM)，胰岛素相对缺乏，多见于 50 岁以上人群。糖尿病的治疗措施包括：控制饮食、胰岛素治疗、口服降血糖药物。

## 第一节　胰岛素

胰岛素是人体胰腺胰岛 B 细胞分泌的体内唯一的降血糖激素。药用胰岛素可从猪、牛胰腺提取，或采用重组 DNA 技术生产出高纯度人胰岛素。前者有抗原性，可降低药效并引起过敏反应；后者无抗原性。

**【药动学特点】**　胰岛素是一种蛋白质，易被消化酶破坏，口服无效，故必须皮下注射给药或静脉给药。皮下注射吸收快但不持久，为延长胰岛素的作用时间，用碱性蛋白(珠蛋白、精蛋白)与之结合，在注射局部形成沉淀，再缓慢溶解、吸收，使作用时间延长。所有中、长效制剂均为混悬剂，不可静注。胰岛素在肝、肾中被谷胱甘肽胰岛素转氢酶灭活，严重肝肾功能不全可影响其作用。胰岛素制剂的分类及其特点如表 6-3-1 所示。

**表 6-3-1 胰岛素制剂分类及特点**

| 类别 | 制剂 | 注射方法 | 给药时间 | 起效时间 | 维持时间(h) |
|---|---|---|---|---|---|
| 超短效 | 赖脯胰岛素(lispro insulin) | 皮下 | 餐前 15min | 10~20min | 3~5 |
| | 门冬胰岛素(aspart insulin) | 皮下 | 餐前 10min | 10~20min | 5 |
| 短效 | 正规胰岛素(regular insulin) | 静脉,皮下 | 酮症昏迷急救;早、中、晚餐前 15~30min | 30min | 5~7 |
| 中效 | 低精蛋白锌胰岛素(isophanum insulinum) | 皮下 | 早、晚 餐 前 30~60min | 3~4h | 18~24 |
| | 珠蛋白锌胰岛素(globin zinc insulin) | 皮下 | 早、晚 餐 前 30~60min | 2~4h | 12~18 |
| 长效 | 精蛋白锌胰岛素(protamine zinc insulin) | 皮下 | 早餐前 30~60min | 1.5h | 24~36 |

**【药理作用】**

1. **糖代谢** 胰岛素可加速葡萄糖的无氧酵解和有氧氧化,抑制糖原分解和异生,促进糖原的合成和贮存,从而降低血糖。

2. **蛋白质代谢** 促进氨基酸转运到细胞内,加速蛋白质的合成,抑制蛋白质的分解,有利于伤口愈合和生长发育。

3. **脂肪代谢** 促进脂肪合成,抑制脂肪的分解,减少游离脂肪酸和酮体的生成,促进酮酸氧化,增加脂肪酸的转运。

4. **促进 $K^+$ 细胞内流** 可激活 $Na^+$-$K^+$-ATP 酶,促进 $K^+$ 内流,增加细胞内 $K^+$ 浓度,纠正细胞内低钾。

5. **心血管作用** 加快心率,增强心肌收缩力,减少肾血流量。

**【临床应用】**

1. **糖尿病** 胰岛素制剂是治疗 1 型糖尿病的最重要药物,对胰岛素相对或绝对缺乏的各种糖尿病均有效。包括:① 1 型糖尿病,须终身用胰岛素治疗;② 2 型糖尿病经饮食控制和口服降血糖药治疗效果不佳者;③ 合并严重感染、高热、手术、妊娠等的各型糖尿病;④ 发生各种急性或严重并发症的糖尿病患者,包括酮症酸中毒和高渗性昏迷,治疗原则是立即给予适量的短效胰岛素,抑制酮体生成,促进酮酸氧化,纠正高血糖、高渗状态。

2. **纠正细胞内缺钾** 与氯化钾、葡萄糖组成极化液(GIK),纠正细胞内缺钾,用于防治心肌梗死或其他心肌缺血性疾病时发生心律失常。

**【不良反应】**

1. **低血糖症** 是最常见和严重的不良反应,多为胰岛素过量或未能按时进餐所致。胰岛素能迅速降低血糖,当血糖水平低于 3.5mmol/L 即可出现症状,如饥饿感、乏力、出汗、心悸、焦虑等症状,严重时可引起脑功能失调而出现昏迷、休克,甚至死亡。低血糖症的防治措施有:① 用药后要及时进餐;② 有轻微反应者,进食少量面包、饼干或糖水;③ 严重低血糖时应立即注射 50% 葡萄糖。长效制剂一般不会出现严重低血糖反应。

2. **过敏反应** 一般反应轻微而短暂,如荨麻疹、血管神经性水肿等,偶尔出现过敏性休克。过敏反应与制剂中存在少量聚合物、胰岛素变性、污染物或添加物有关。可用 $H_1$ 受体阻断药和糖皮质激素治疗。多数为牛胰岛素所致可换用猪胰岛素或人胰岛素。对胰岛素过敏者禁用。

3. **胰岛素耐受性**　又称胰岛素抵抗。急性抵抗多因并发感染、手术、情绪激动等应激状态所致，血中抗胰岛素物质增多；血中酮体和游离脂肪酸增多，pH 降低时，可减少胰岛素与受体的结合。正确处理诱因，调整酸碱、水电解质平衡，加大胰岛素剂量，可取得良好效果。慢性抵抗，临床指每日需用胰岛素 200U 以上，且无并发症的糖尿病者，形成原因较为复杂。

4. **局部反应**　表现为红肿、皮下脂肪萎缩，见于多次长时间注射的部位。改用人胰岛素可减轻反应。为减少组织损伤，注射部位应经常更换。

【药物相互作用】　肾上腺皮质激素类药、噻嗪类利尿药、胰高血糖素等都可升高血糖，合用时可降低胰岛素的降血糖作用。与 β 受体阻断药如普萘洛尔合用可增加低血糖的风险。

# 第二节　口服降血糖药

本类药物具有口服有效，使用方便的特点。常用药物可分为：① 胰岛素促分泌药：包括磺酰脲类和非磺酰脲类；② 双胍类；③ α-葡萄糖苷酶抑制药；④ 胰岛素增敏药。

## 一、胰岛素促分泌药

### (一) 磺酰脲类

本类药物具有磺酰脲结构。它们的基本作用及不良反应相似，但作用强度、开始和持续时间不同。可分为：① 第一代磺酰脲类，包括氯磺丙脲（chlorpropamide）和甲苯磺丁脲（tolbutamide，D860），因不良反应多，现已少用；② 第二代磺酰脲类，包括格列本脲（glibenclamide，优降糖），格列吡嗪（glipizide）、格列波脲（glibornuride）、格列喹酮（gliquidone）、格列齐特（gliclazide）。第二代药物效价高，副作用发生率低；③ 第三代磺酰脲类：格列美脲（glimepiride），其特点是用药剂量小，具有一定的改善胰岛素抵抗作用，能减少胰岛素用量（图 6-3-1）。

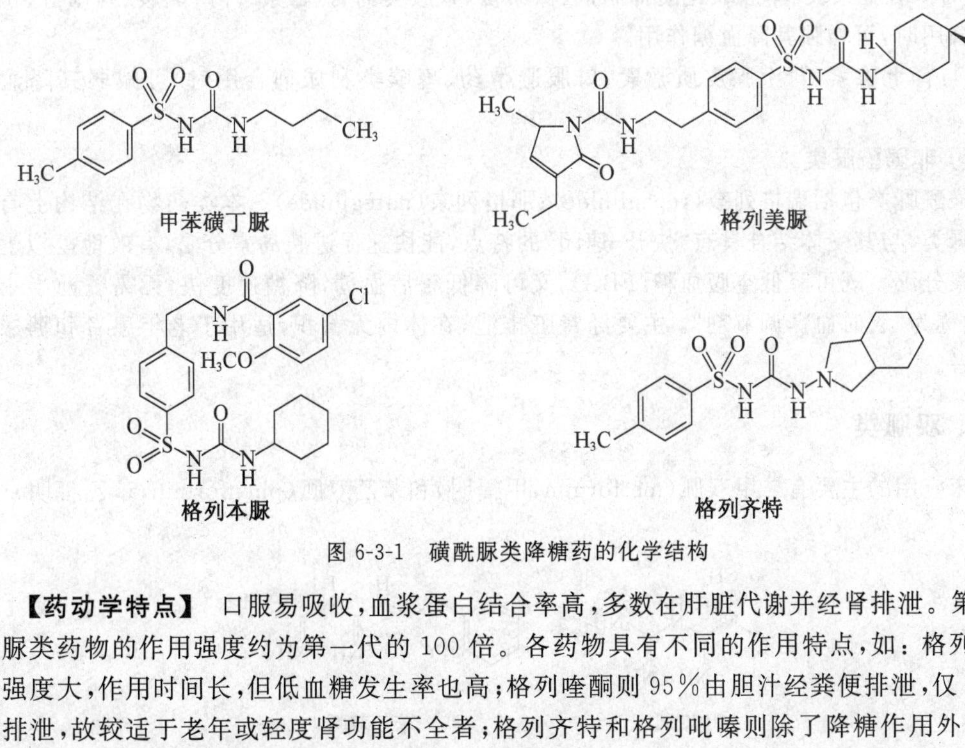

甲苯磺丁脲　　　　　格列美脲

格列本脲　　　　　　格列齐特

图 6-3-1　磺酰脲类降糖药的化学结构

【药动学特点】　口服易吸收，血浆蛋白结合率高，多数在肝脏代谢并经肾排泄。第二代磺酰脲类药物的作用强度约为第一代的 100 倍。各药物具有不同的作用特点，如：格列本脲作用强度大，作用时间长，但低血糖发生率也高；格列喹酮则 95％由胆汁经粪便排泄，仅 5％从肾脏排泄，故较适于老年或轻度肾功能不全者；格列齐特和格列吡嗪则除了降糖作用外，还具有抗微血管病变作用，对糖尿病并发症有一定的防治作用。

**【药理作用】** 胰岛中至少有 30% 正常的 B 细胞是本类药物产生作用的必要条件。能降低正常人和胰岛功能尚存患者的血糖,但对 1 型糖尿病患者及切除胰腺的动物无作用。其作用机制是:① 刺激胰岛 B 细胞释放胰岛素。当该类药物与其受体结合后,可阻滞 ATP 敏感的钾通道而阻止钾外流,致使细胞膜去极化,增强电压依赖性钙通道开放,胞外钙内流,触发胞吐作用及胰岛素的释放而产生降血糖作用;② 抑制胰高血糖素的分泌;③ 增加靶细胞膜上胰岛素受体的数目和亲和力;④ 格列波脲还能促进肌肉组织对外周葡萄糖的摄取,减少肝脏内源性葡萄糖的产生。

**【临床应用】** 主要用于胰岛功能尚存的 2 型糖尿病且饮食控制无效者。与胰岛素合用时,作用相加,可减少胰岛素的用量。氯磺丙脲还可通过促进抗利尿激素分泌和增强其作用而产生抗利尿作用,可治疗尿崩症。合用氢氯噻嗪疗效可增强。

**【不良反应】**

1. **低血糖反应** 是该类药物常见的严重不良反应,大多发生在药物剂量过大或血糖下降后未及时减量、服药后未进食、联合应用降糖药、大量饮酒、年老体弱和肝肾功能损害者。中长效的磺酰脲类药物如格列本脲,常会导致难以纠正的低血糖,应加强监护,老年人慎用。

2. **消化系统反应** 恶心、呕吐、上腹部不适、腹痛、腹泻等,一般反应轻,不需中断治疗。偶可引起胆汁淤积性黄疸、肝功能损害。

3. **血液系统反应** 白细胞、中性粒细胞、血小板或全血细胞减少、溶血性贫血等,以第一代磺酰脲类药物更多见。

4. **过敏反应** 皮肤瘙痒、荨麻疹、红斑、皮炎等。

5. **神经系统反应** 通常发生在剂量过大的情况下,可有头痛、头晕、感觉异常、嗜睡、耳鸣、视力减退、震颤、共济失调等。

**【药物相互作用】**

1. 与双香豆素类、单胺氧化酶抑制剂、保泰松、磺胺类药、氯霉素、环磷酰胺、丙磺舒、水杨酸类药合用时,可增强其降血糖作用。

2. 与肾上腺素、肾上腺皮质激素、口服避孕药、噻嗪类利尿剂合用时,可减弱其降血糖作用。

### (二)非磺酰脲类

非磺酰脲类包括瑞格列奈(repaglinide)、那格列奈(nateglinide)。本类药物在结构上有别于磺酰脲类,与其受体结合具有"快开-速闭"的特点,能快速促进胰岛素分泌,有效地模拟生理性胰岛素分泌。既可降低空腹血糖(FBG),又可降低餐后血糖,降糖速度快,无需餐前半小时服用,被称为"餐时血糖调节剂"。主要经肾脏排泄,在体内无蓄积,适用于老年患者和糖尿病肾病患者。

## 二、双胍类

临床应用的主要有二甲双胍(metformin,甲福明)和苯乙双胍(phenformin,苯乙福明)(图6-3-2)。

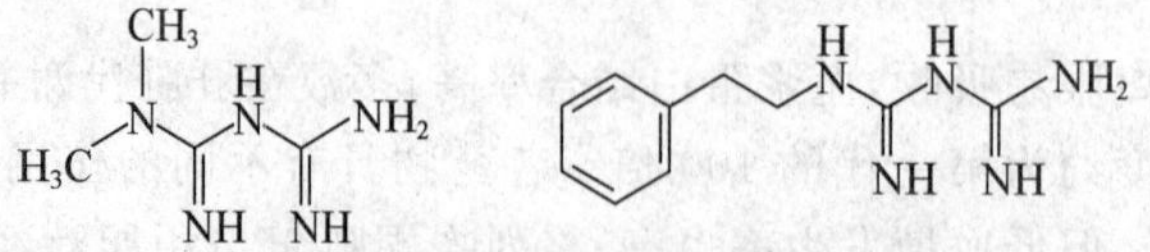

二甲双胍        苯乙双胍

图 6-3-2 双胍类药物的化学结构

【药理作用与临床应用】　对胰岛功能正常或已丧失的糖尿病患者均有降血糖作用,对正常人则无作用。其机制是通过减少葡萄糖经肠道吸收,减少肝内糖原的异生,增加肌肉组织中糖的无氧酵解,增加胰岛素与受体的结合力,促进组织摄取葡萄糖,抑制胰高血糖素的释放,明显降低糖尿病患者的血糖水平。主要用于轻症糖尿病患者,特别适用于肥胖及饮食控制无效者,可与磺酰脲类及胰岛素合用,增强磺酰脲类及胰岛素的降血糖作用。

【不良反应】　可有食欲下降、口苦、金属味、恶心呕吐、腹泻等消化道反应。由于本类药物可增加糖的无氧酵解,使乳酸产生增多,少数患者可出现酮尿或乳酸血症,甚至造成死亡。相比之下,二甲双胍的作用较弱,一般不引起乳酸血症。

### 三、α-葡萄糖苷酶抑制药

这类新型口服降血糖药被称为第三代口服降血糖药,临床应用的有阿卡波糖(acarbose)和伏格列波糖(voglibose)。本类药物口服吸收较少,$t_{1/2}$约 2.8h。本类药物通过抑制小肠上的 α-葡萄糖苷酶,使淀粉类分解为葡萄糖的速度减慢,并减少葡萄糖的吸收,从而降低餐后的血糖水平。临床用于葡萄糖耐量降低的轻症糖尿病,可单用,亦可与其他降糖药合用,有效率可达 55%。服药期间适当增加碳水化合物的比例,并要限制单糖的摄入量。主要不良反应是肠道胀气、腹痛、腹泻等胃肠道反应。

### 四、胰岛素增敏药

胰岛素增敏药为噻唑烷酮类化合物(TZDS),包括罗格列酮(rosiglitazone)和吡格列酮(pioglitazone)等,是一类新型的胰岛素增敏药,能显著改善 B 细胞功能和胰岛素抵抗,对 2 型糖尿病及心血管并发症有明显疗效。

【药理作用与临床应用】

1. 降低血糖　本类药物可使空腹血糖、餐后血糖、血中胰岛素及游离脂肪酸水平明显降低。在胰岛素控制不佳时,加用本类药物也可明显减少胰岛素的用量。

2. 改善胰岛素抵抗　本类药物为高度选择性的过氧化物酶增殖体激活受体-γ(PPARγ)的激动剂,能激活 PPARγ,调节许多控制葡萄糖及脂质代谢的胰岛素相关基因转录,降低肝脏、骨骼肌组织的胰岛素抵抗。与其他降血糖药合用降低胰岛素抵抗明显优于单用。

临床上主要用于 2 型糖尿病患者,以及饮食和运动改善血糖时的辅助治疗。可单独使用;在单独使用和饮食调节不能满意控制血糖时,可与磺酰脲类、二甲双胍或胰岛素合用。

【不良反应】　本类药物最常见的不良反应是呼吸道感染和头痛,其他有轻度贫血、体液潴留、体重增加、肌肉痛、增加心血管疾病发生率、引起可逆性心肌肥大等。最严重的不良反应是肝毒性,肝功能受损或谷丙转氨酶偏高者慎用。

(林益平)

# 第四章　性激素类药及避孕药

案例 6-4
　　患者,女,25 岁。经期不规则延长 6 年,伴有贫血症状。
　　检查:B 超显示子宫正常,内膜壁厚达 20mm。孕酮偏低。
　　诊断:无排卵型功能性子宫出血。
　　问题:该患者应选用哪些药物治疗?

## 第一节　雌激素类药和抗雌激素类药

### 一、雌激素类药

　　本类药物常用的有雌二醇(estradiol)、炔雌醇(ethinylestradiol)、炔雌醚(quinestrol)、戊酸雌二醇(estradiol valerate)和己烯雌酚(diethylstilbestrol)等,其中雌二醇为卵巢分泌的天然雌激素。炔雌醇、炔雌醚和戊酸雌二醇是以雌二醇为母体的合成衍生物,具有可口服或长效的优点。

　　【药动学特点】　雌二醇口服无效,常肌内注射。在血液中主要与性激素结合球蛋白特异性结合;大部分在肝脏中代谢,少部分形成肝肠循环。炔雌醇、炔雌醚口服易吸收,维持时间长。大多数雌激素易从皮肤和黏膜吸收,可制成贴剂、霜剂经皮给药或栓剂经阴道给药。

　　【药理作用】
　　1. **女性成熟**　促进女性性器官的发育和成熟,并维持女性第二性征。
　　2. **排卵**　小剂量雌激素可促进性腺激素分泌,促进排卵;大剂量可作用于下丘脑-垂体系统,能抑制促性腺激素释放激素的释放而抑制排卵。
　　3. **子宫内膜反应**　在孕激素的协同下,使子宫内膜发生周期性变化,形成月经周期。
　　4. **乳腺增生发育和分泌**　小剂量雌激素能刺激乳腺导管及腺泡的生长发育,大剂量能抑制催乳素对乳腺的刺激作用,减少乳汁分泌。

5. **其他**　能使醛固酮分泌增多,促进水、钠重吸收,引起水钠潴留;能增加高密度脂蛋白;能促使长骨骨骺愈合;具有对抗雄激素作用。

**【临床应用】**

1. **绝经期综合征**　也称更年期综合征,表现有恶心、失眠、情绪不安、面颈红热等,与雌激素减少,反馈性使促性腺激素释放激素(GnRH)释放增加有关。补充小剂量雌激素,使 GnRH 释放减少可减轻各种症状;与雄激素合用,可用于绝经期及老年性骨质疏松。

2. **功能性子宫出血**　雌激素可促进子宫内膜增生,修复出血创面而止血。

3. **卵巢功能不全和闭经**　用雌激素替代治疗,促进子宫及第二性征的发育。与孕激素合用,可产生人工月经。

4. **乳房胀痛和退乳**　大剂量雌激素能抑制催乳素对乳腺的刺激作用,使乳汁分泌减少而退乳消痛,俗称回乳。

5. **恶性肿瘤**　大剂量雌激素刺激能抑制促性腺激素的释放,减少内源性雌酮(与乳腺癌有关)的产生,因此绝经妇女绝经 5 年后的乳腺癌可用雌激素治疗,但绝经以前和绝经 5 年以内的患者禁用;利用抗雄激素的作用治疗前列腺癌和痤疮,因两者均与雄激素过高有关。

6. **避孕**　因大剂量雌激素抑制卵泡刺激素(FSH)分泌,可抑制排卵,与孕激素合用可避孕。

**【不良反应】**

1. 常见恶心、呕吐、食欲不振,早晨多见。从小剂量开始,可减轻反应。

2. 长期大量使用可引起子宫出血,对于有子宫出血倾向及子宫内膜炎者慎用。

3. 妊娠期间不宜使用,以免引起胎儿发育异常。

## 二、抗雌激素类药

本类药物竞争性拮抗雌激素受体,从而抑制或减弱雌激素的作用。常用药物有氯米芬(clomiphene)、他莫昔芬(tamoxifen)、雷洛昔芬(raloxifene)等。

氯米芬具有较强的抗雌激素作用和较弱的雌激素活性。低剂量能阻断下丘脑的雌激素受体,消除雌二醇的负反馈抑制,促进垂体前叶分泌促性腺激素,从而诱发排卵,临床用于功能性不孕症、功能性子宫出血、晚期乳腺癌及避孕药诱发的闭经症;高剂量则明显抑制垂体促性腺激素的释放,对男性则有促进精子生成的作用,对少精症有效。不良反应有面部潮红、恶心、头晕、乏力等;剂量过大,可引起卵巢肥大,卵巢囊肿者禁用。

他莫昔芬为雌二醇竞争性拮抗剂,能与乳腺癌细胞的雌激素受体结合,抑制雌激素对乳腺癌细胞的刺激生长作用。多用于绝经期后呈进行性发展的乳腺癌的治疗。

# 第二节　孕激素类药

孕激素可分为天然孕激素和人工合成孕激素两类,黄体酮(progesterone,孕酮)属于天然孕激素,是由卵巢的黄体细胞分泌;人工合成孕激素包括甲羟孕酮(medroxyprogesterone,安宫黄体酮)、甲地孕酮(megestrol)、炔诺酮(norethisterone)等,临床上较为常用。

**【药动学特点】**　黄体酮口服在胃肠道及肝脏迅速破坏,故需注射给药。在肝脏中灭活成孕二醇后与葡萄糖醛酸结合经尿排出体外。人工合成的高效炔诺酮、甲地孕酮等,在肝脏灭活慢,可口服给药。油溶液肌内注射可发挥长效作用。

**【药理作用】**

1. **对生殖系统的影响**　① 在雌激素作用的基础上,使月经后期的子宫黏膜内腺体增生,充血,内膜增厚,使其由增殖期转变为分泌期,有利于受精卵植入和胚胎发育。② 降低子宫肌肉兴奋性,抑制子宫收缩,可产生保胎作用。③ 促进乳腺腺泡的生长,为泌乳作准备。④ 大剂量能反馈性抑制垂体前叶黄体生成素的分泌,从而抑制排卵。

2. 对代谢的影响  通过拮抗醛固酮的作用,促进 $Na^+$、$Cl^-$ 的排泄而利尿。

【临床应用】

1. 功能性子宫出血  与孕激素不足导致子宫内膜发育不良和不规则剥脱有关,或者与雌激素持续刺激子宫内膜导致过度增生有关,可用孕激素替代治疗或对抗雌激素。

2. 痛经和子宫内膜异位症  可用雌、孕激素复合避孕药抑制子宫痉挛性收缩而止痛,还能使子宫内膜萎缩退化。

3. 子宫内膜癌、前列腺肥大和前列腺癌  大剂量孕激素可使子宫内膜萎缩,用于子宫内膜癌手术后或放疗后的辅助治疗;也能抑制垂体前叶分泌间质细胞刺激素,减少睾酮的分泌,促进前列腺细胞萎缩退化,用于治疗前列腺肥大和前列腺癌。

4. 先兆性流产和习惯性流产  孕激素能促进胚胎发育、维持妊娠、抑制子宫平滑肌收缩、降低子宫紧张度,常用黄体酮。但对习惯性流产效果不如先兆性流产。

5. 闭经的诊断和治疗  用于了解机体雌激素的分泌状态和子宫内膜对激素的反应性。给闭经妇女应用孕激素 5~7 天后停药,如果子宫内膜对内源性雌激素有反应,则会发生撤退性出血,也可与雌激素合用治疗闭经。

6. 避孕  见本章第四节。

【不良反应】  偶见恶心、呕吐、头痛或乳房胀痛,大剂量黄体酮可引起胎儿生殖器畸形。

## 第三节  雄激素类药和同化激素类药

### 一、雄激素类药

睾酮(testosterone)为天然雄激素,临床常用的甲睾酮(methyltestosterone,甲基睾酮)、丙酸睾酮(testosterone proplonate)和苯乙酸睾酮(testosterone phenylacetate)为人工合成品。因易被肝脏破坏,睾酮常采用油溶液肌内注射或皮下植入,甲睾酮可口服,也可舌下给药。

【药理作用与临床应用】

1. 生殖系统  促进男性性器官的发育和成熟,促进精子的生成及成熟;大剂量反馈抑制垂体前叶分泌促性腺激素,减少女性雌激素分泌,并有直接抗雌激素作用。男子性功能低下时,可用睾酮进行替代治疗;对晚期乳腺癌能缓解部分患者的病情。

2. 同化作用  能明显促进蛋白质合成,减少蛋白质分解,使患者食欲增加,加快体质恢复。用于治疗消耗性疾病、骨质疏松、生长延缓等,并能增强机体免疫力及抗感染能力。

3. 骨髓造血功能  改善骨髓造血功能,特别是红细胞生成,常用于治疗再生障碍性贫血。

4. 免疫增强作用  促进免疫球蛋白的合成,增强机体免疫功能,用于免疫功能低下者。

【不良反应】  长期应用,男性患者可发生性欲亢进,睾丸萎缩;女性患者可出现男性化现象。孕妇、前列腺癌患者禁用。肝肾功能不全、高血压患者慎用。

### 二、同化激素类药

苯丙酸诺龙(nandrolone phenpropionate)、司坦唑醇(stanozolol)及去氢甲基睾酮(methandienone)等以同化作用为主,男性化作用较弱,被称为同化激素。临床上用于营养不良、严重烧伤、术后恢复期等疾病,促进蛋白质合成。服用时应同时增加食物中的蛋白质成分。本类药物也是体育竞赛中的违禁药物。不良反应有水钠潴留、女性男性化等。偶见胆汁淤积性黄疸。

# 第四节　避 孕 药

生殖是一个复杂的生理过程,包括精子和卵子形成与成熟、排卵、受精、着床及胚胎发育等多个环节。阻断任何一个环节均可达到避孕和终止妊娠的目的。避孕药是指一类阻碍受孕或防止妊娠的药物,是目前避孕方法中安全有效、使用方便、较为理想的避孕方法。现有的避孕药大多为女用避孕药。

## 一、主要抑制排卵的避孕药

本类药物主要为甾体类激素,包括雌激素和孕激素。甾体避孕药具有效率高,使用方便,停药后可迅速恢复生育能力,对月经有调节作用,可降低子宫内膜癌、卵巢癌的发病率等优点。

【药理作用】

1. **抑制排卵**　对排卵抑制效应明显,用药时避孕率达 90％以上。作用是通过抑制下丘脑 GnRH 的分泌,使垂体前叶分泌 FSH 和促性腺激素(LH)减少,从而抑制卵泡的成熟和排卵过程,停药后可很快恢复排卵功能。

2. **抗着床作用**　干扰子宫内膜正常发育,使腺体提早分泌和衰竭,内膜变薄、萎缩,不利于受精卵着床。

3. **改变宫颈黏液性质**　孕激素可使宫颈黏液黏稠度增加,分泌减少,不利于精子进入宫腔和存活。

4. **改变输卵管功能**　雌激素能增强输卵管的节律性收缩,但孕激素却能抑制输卵管的收缩功能。避孕药改变了体内雌孕激素水平,影响子宫和输卵管平滑肌的正常活动,使受精卵不能及时着床。

【分类及用法】　避孕药分为口服剂、注射剂、缓释剂。其成分和用法见表 6-4-1。

表 6-4-1　常用甾体避孕药的制剂成分和用法

| 制　剂 | 成　分 | 用　法 |
|---|---|---|
| **短效口服避孕药** | | |
| 口服避孕药(膜)0 号 | 炔诺酮,甲地孕酮,炔雌醇 | 从月经周期第 5 天开始,每晚 1 片, |
| 口服避孕药(膜)1 号 | 炔诺酮,炔雌醇 | 22 天不能间断。如停药 7 天无月经 |
| 口服避孕药(膜)2 号 | 甲地孕酮,炔雌醇 | 来潮,立即服下一周期药物 |
| **长效口服避孕药** | | |
| 复方炔诺孕酮乙片 | 炔诺孕酮,炔雌醚 | 第一次于月经周期第 5 天口服 1 片, |
| 复方氯地孕酮片 | 氯地孕酮,炔雌醚 | 最初两次间隔 20 天。以后每月 1 次,每次 1 片 |
| **长效注射避孕药** | | |
| 复方甲地孕酮注射液 | 甲地孕酮,雌二醇 | 第一次于月经周期第 5 天深部肌注 2 支,以后每隔 28 天注射一次,每次 1 支 |
| **探亲避孕药** | | |
| 甲地孕酮片 | 甲地孕酮 | |
| 炔诺酮片 | 炔诺酮 | 同居当晚或事后服 1 片,以后每晚 1 片,连服 14 天 |
| 53 号抗孕片 | 双炔失碳酯、咖啡因、Vit B₆ | |

【不良反应】

1. **类早孕反应**　用药初期出现头晕、恶心、择食、乳房胀痛等类早孕反应。坚持服用2～3个月后可减轻或消失。

2. **肝脏损害**　对肝脏可有轻度损害，用药妇女应定期检查肝功能。

3. **其他**　少数妇女可发生子宫不规则出血、闭经、凝血功能亢进、面部黄褐斑等。充血性心力衰竭或水肿倾向者慎用，长期用药出现乳房肿块，应立即停药。

【禁忌证】　急慢性肝病、肾炎、糖尿病、心脏病、重度高血压、哺乳期和宫颈癌患者禁用。

## 二、抗着床避孕药

本类药物又称探亲避孕药，可使子宫内膜发生各种功能与形态变化而不利于受精卵着床。我国多用大剂量炔诺酮（5mg/次）、甲地孕酮（2mg/次）或双炔失碳酯。其优点是应用不受月经周期的限制。一般于同居当晚或事后服用，同居14天内，每晚服1片，必须连服14天。若超过14天，应改服其他避孕药。

## 三、紧急避孕药

本类药物又称事后避孕药，常用的有左炔诺孕酮片（levonorgestrel）和米非司酮片（mifepristone）。

左炔诺孕酮片应于事后72h内服用1片，间隔12h后再服1片。米非司酮片只需于事后72h内服用1片，越早服用，避孕效果越好。由于本类药物剂量偏大，不能代替常规的避孕方法。此外，可使下次月经提前或延后，如月经延后超过一周应检查是否妊娠。

## 四、抗早期及中期妊娠药

避孕失败的补救措施包括刮宫、电吸和药物流产等。用于药物流产的抗妊娠药主要有米非司酮和前列腺素类等。

### （一）米非司酮（mifepristone）

本药具有甾体结构，为第一个孕酮受体拮抗药，属新型抗孕激素药，无孕激素、雌激素、雄激素和抗雌激素活性。能与孕酮受体及糖皮质激素受体结合，对子宫内膜孕酮受体的亲和力比黄体酮强5倍，从而产生较强的抗孕酮作用。

【药理作用】　阻断孕酮受体，使妊娠的绒毛组织及蜕膜组织变性，胚泡脱落，进而使绒毛膜促性腺激素分泌减少，内源性孕酮分泌减少，加速了蜕膜组织变性，并且使内源性的前列腺素释放增加，使子宫内膜对前列腺素收缩作用的敏感性，促使子宫收缩作用同步化，并有软化和扩张子宫颈的作用，最终促使胚胎排出。

【临床应用】

1. **终止早期妊娠**　适用于妊娠7周内的流产，与米索前列醇的序贯给药方案（先口服米非司酮200mg，48h后口服米索前列醇600μg）是目前终止早期妊娠的最佳方案，流产成功率达93%～99%。

2. **紧急避孕措施**　房事后72～120h内单次口服600mg用于紧急避孕，与其能抑制排卵、阻止受精卵着床或延缓子宫内膜发育有关。

【不良反应】　个别患者有阴道出血，持续8～17天。用药期间出现恶心、呕吐、头晕、子宫痉挛腹痛等。注意不要与利福平、卡马西平、NSAIDs、糖皮质激素等合用，以免出现药物相互作用。

### （二）前列腺素类

前列腺素类有强力的收缩子宫作用和扩张宫颈作用，临床上可用于抗早孕、扩宫颈和中期引产等。现多用人工合成的前列腺素衍生物，主要优点是性质稳定、不易被破坏，对子宫选择性强，不良反应小，使用方便，常以肌注或阴道栓剂给药。常用药物有硫前列酮、吉美前列素、卡前列酯、米索前列醇等。不良反应主要有腹泻、恶心、呕吐、腹痛，可用复方苯乙哌啶等对症治疗。

（林益平）

# 实训项目

## 项目一　处方分析

### 处方 6 - 1

赵××,男,5 岁。发热、咽痛 4 天。4 天前游泳后出现高热,最高达 39.5℃,伴咽痛、流涎。体检:T39℃,急性病容,咽峡部(扁桃体、软腭及悬雍垂上)可见散在的约小米粒大小的灰白色疱疹,周围绕有红晕,有数颗溃疡。诊断:疱疹性咽峡炎(病毒性)。医生开出药物治疗处方,请评价此处方是否合理? 并说明理由。

> Rp:　10%GS　100ml
> 　　　利巴韦林　0.2g
> 　　　地塞米松　3mg　　　×3
> 　　　用法:1 次/d　静脉滴注

### 处方 6 - 2

李××,女,40 岁,主诉为无力,心慌。检查:体形肥胖,血糖增高,诊断为 2 型糖尿病(肥胖型)。医生开出药物治疗处方,请评价此处方是否合理? 并说明理由。

Rp:格列齐特片　80mg×60 片
　　用法:80mg　2 次/d　餐前 30min 口服

(林益平　郑　英)

## 项目二　问病卖药

### 一、糖尿病

**【实训目的】**

通过对话式"问病卖药"的角色扮演,对治疗糖尿病的常用药物进行介绍,提高指导合理用药的能力。

**【实训内容】**

顾客,女,60 多岁,因"消瘦、乏力、多尿 6 个月"曾到当地医院就诊,测空腹血糖7.8mmol/L,餐后血糖 13.8mmol/L,被诊断为 2 型糖尿病。现到药店咨询并购买口服降血糖药物。

1. 通过对顾客全面、系统地询问而获得病情的相关资料。

2. 有针对性地对顾客推荐常用的口服降血糖药物。

3. 指导顾客合理使用口服降血糖药物,并告知患者使用胰岛素的指征。

**【实训步骤】**

1. 问病卖药练习:两位同学一组,一人扮演患有典型的糖尿病的顾客,另一人扮演药店的执业药师,进行问病卖药的角色扮演练习,其他同学认真观看。

2. 讨论：分组讨论,指出角色扮演中的优点与不足,每组推选 1 位同学作总结性发言,教师最后讲评,指出学生发言的不足之处并进行优化。

**【相关知识】 糖尿病**

糖尿病(diabetes)是由遗传因素、免疫功能紊乱、微生物感染及其毒素、精神因素等各种致病因子作用于机体,导致胰岛功能减退、胰岛素抵抗等而引发的糖、蛋白质、脂肪、水和电解质等一系列代谢紊乱综合征。临床上以高血糖为主要特点,典型病例可出现多尿、多饮、多食、消瘦等表现,即"三多一少"症状。糖尿病(血糖)控制不好会引起并发症,导致肾、眼、足等部位的衰竭病变,且无法治愈。目前为止糖尿病尚不能治愈,控制血糖、预防并发症,提高生活质量是治疗的总目标。其治疗原则是:控制饮食,坚持适量运动锻炼,合理用药。患者除了配合医护人员进行积极治疗外,还应接受健康教育,做好自我保健。

**1. 控制饮食** ① 计算总热量:确定理想体重(kg)＝身高(cm)－105,休息状态成年人每日每千克理想体重给予热量 25～30kcal。② 合理分配营养和三餐比例:糖类约占总热量的 50%～60%,脂肪占 30%,蛋白质占 15%;早中晚食物量可以按照 1：2：2,或 1：1：1 分配。

**2. 坚持体育锻炼** 运动和饮食控制、药物治疗同样重要。适量的体育锻炼可以降低体重,提高胰岛素敏感性。心、脑系统疾病患者或严重微血管病变者,根据情况安排运动。

**3. 病情监测** 每位患者都应有自己的血糖自我监测日记,并养成每天记录的良好习惯,血糖自我监测的日记内容包括:空腹及餐后血糖、糖化血红蛋白、食物与血糖的关系、药物与血糖的关系等。

**4. 常用口服降血糖药物** ① 促胰岛素分泌剂:磺酰脲类,常用第二或第三代药物如格列吡嗪、格列齐特、格列喹酮等,适用 2 型糖尿病患者。② 双胍类:二甲双胍,适用于轻症及肥胖患者。③ α-葡萄糖苷酶抑制剂:阿卡波糖,适用于餐后高血糖患者或轻症患者。④ 餐时血糖血糖调节剂:瑞格列奈等,对孤立性餐后高血糖者(IPH)、胰岛素分泌第一时相障碍者和饮食不规律者显示出显著的疗效。⑤ 胰岛素增敏剂:噻唑烷二酮,即格列酮类,适用于其他降糖药无法达到血糖控制目标的 2 型糖尿病患者。

**【思考题】**

1. 磺酰脲类、双胍类的主要作用特点是什么? 有哪些缺点?

2. α-葡萄糖苷酶抑制剂有哪些优点?

3. 哪些患者可以考虑用胰岛素增敏剂? 为什么要慎用?

4. 从药学服务的角度出发,药师需要告知顾客哪些注意事项?

# 二、避 孕

**【实训目的】**

通过对话式"问病卖药"的角色扮演,对避孕的常用药物进行介绍,提高指导合理用药的能力。

**【实训内容】**

一位年轻女性顾客,进入一家药店购买避孕药。

1. 通过对顾客全面、系统地询问而获得相关资料。

2. 有针对性地对顾客推荐常用避孕药。

3. 指导顾客合理使用避孕药。

**【实训步骤】**

1. 问病卖药练习:两位同学一组,一人扮演需购买避孕药的顾客,另一人扮演药店的药师,进行问病卖药的角色扮演练习,其他同学认真观看。

2. 讨论:分组讨论,指出角色扮演中的优点与不足,每组推选 1 位同学作总结性发言。

**【相关知识】　避孕药**

避孕药一般指口服避孕药,有女性口服避孕药和男性口服避孕药。避孕原理主要是通过抑制排卵,并改变子宫颈黏液,使精子不易穿透,或使子宫腺体减少肝糖的制造,让囊胚不易存活,或是改变子宫和输卵管的活动方式,阻碍受精卵的运送。使精卵无法结合形成受精卵,从而达到避孕目的的一种药物。实际生活中,以女性采用口服避孕药的方法进行避孕的情况较多。

避孕药分为短效口服避孕药、长效口服避孕药、速效口服避孕药、紧急避孕药等,针对不同的避孕需求,可有针对性服用。一般而言,凡是身体健康的已婚育龄妇女均可使用避孕药,但处于下列情况的妇女不宜使用口服避孕药:

1. 患有急、慢性肝炎和肾炎的妇女不宜服用。因为进入体内的避孕药均在肝脏进行代谢,经肾脏排泄。患有急、慢性肝炎和肾炎的妇女如果使用,将会增加肝、肾负担。

2. 患有心脏病或心功能不全的妇女不能使用。避孕药中的雌激素能使体内水、钠等物质滞留,会加重心脏负担。

3. 有高血压的妇女不宜使用。少数妇女用药后会使血压升高。

4. 有糖尿病及糖尿病家族史者不宜使用。由于服用避孕药后,可能会使血糖轻度升高,使隐性糖尿病变为显性,故对患有糖尿病的女性会产生不良影响。

5. 甲状腺功能亢进的妇女,在没有治愈前,最好不要使用避孕药。

6. 乳房良性肿瘤、子宫肌瘤以及各种恶性肿瘤患者不宜使用,以免对肿瘤产生不良影响。

7. 过去或现在患有血管栓塞性疾病(如脑血栓、心肌梗死、脉管炎等)者不能使用。避孕药中的雌激素,可能会增加血液的凝固性,会加重心血管疾病的病情。

8. 患慢性头痛特别是偏头痛和血管性头痛的妇女不宜使用,否则会加重症状。

9. 过去月经过少者,最好不用。长期使用避孕药可使子宫内膜呈萎缩状态,更会减少月经量。

10. 哺乳期妇女不宜使用。避孕药可使乳汁分泌减少,并降低乳汁的质量,还能进入乳汁,对哺乳儿产生不良影响。

(郑鸣之　章　琴)

# 第七篇　化学治疗药物

## 第一章　抗菌药物概述

案例 7 - 1

　　患者，女，35 岁。因不明原因高热半月余入院。

　　检查：体温最高达 38.7℃，给予退烧药治疗，效果不佳，体温仍在 38℃以上。

　　诊断：肠球菌性心内膜炎。经药敏试验后，给予氨苄西林和庆大霉素联合抗感染治疗，体温逐渐下降至 38℃以下，用至第 10 天时体温正常，继续联合抗感染治疗，体温正常 1 月后出院。

　　问题：1. 该患者使用退烧药为何无效？

　　　　　2. 使用氨苄西林和庆大霉素联合治疗是否合理？为什么？

　　抗菌药物是一类能抑制或杀灭病原微生物，用于防治感染性疾病的药物，包括抗生素和人工合成抗菌药。抗菌药物、抗寄生虫病药和抗恶性肿瘤药统称为化学治疗药。在应用化学治疗药时，应注意机体、病原体和化学治疗药三者之间的相互关系（图 7-1-1），注重调动机体的抗病能力，减少或避免药物的不良反应，防止或延缓耐药性产生，充分发挥药物的治疗作用。

### 一、常用术语

　　1. **抗生素**　某些微生物（如真菌、细菌、放线菌）产生的具有抑制或杀灭其他病原微生物作用的化学物质称为抗生素。包括天然抗生素和人工半合成抗生素两类，后者是对天然抗生素进行结构改造而获得的。

　　2. **抗菌谱**　抗菌药物抑制或杀灭病原微生物的范围称为抗菌谱。药物仅对一种细菌或少数几种细菌有抗菌作用，称为窄谱抗菌药，如异烟肼只对结核分枝杆菌有作用。药物抗菌谱广,不仅对革兰阳性菌和革兰阴性菌有作用,而且对立克次体、支原体、衣原体等病原体也有效,称为广谱抗菌药,如四环素类抗生素。抗菌谱是临床选择抗菌药物的基础。

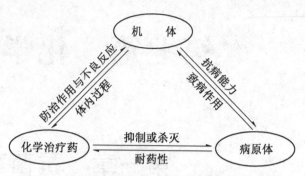

图 7-1-1　机体、病原体和化学治疗药相互作用示意图

3. **抗菌活性**　药物抑制或杀灭病原菌的能力称为抗菌活性。常用以下指标评价抗菌药物的抗菌活性:① 最低抑菌浓度(minimum inhibitory concentration,MIC)即药物能抑制培养基内细菌生长的最低浓度;② 最低杀菌浓度(minimum bactericidal concentration,MBC)即药物能杀灭培养基内细菌的最低浓度。

4. **抑菌药和杀菌药**　具有抑制病原菌生长繁殖能力的药物称为抑菌药,如磺胺类和四环素类。具有杀灭病原菌能力的药物称为杀菌药,如青霉素类和氨基糖苷类。

5. **化疗指数**　是衡量化疗药物安全性和临床应用价值的重要参数,一般以动物实验的 $LD_{50}/ED_{50}$ 或 $LD_5/ED_{95}$ 的比值来表示。通常化疗指数越大,表明药物的安全性越大,毒性越小。但化疗指数大者并非绝对安全,如化疗指数较大的青霉素却可发生过敏性休克。

6. **抗菌后效应**　又称抗生素后效应,是指抗菌药物与细菌短暂接触,当血药浓度低于MIC 或被消除之后,细菌生长仍受到持续抑制的效应。抗菌后效应通常以时间表示,如青霉素、头孢菌素对革兰阳性菌的后效应约为 2～4h,即药物脱离细菌后作用仍可维持 2～4h。抗菌后效应长的药物,给药间隔时间可延长,且疗效不减。抗菌后效应为指导临床合理用药、制定合理给药方案提供重要的参考依据。

## 二、抗菌药物的作用机制

抗菌药物主要是通过干扰病原体的生化代谢过程,影响其结构和功能,使其失去生长和繁殖能力而呈现抑菌或杀菌作用(图 7-1-2)。

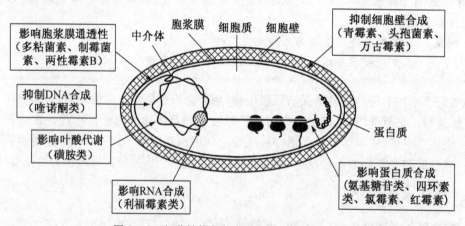

图 7-1-2　细菌结构与抗菌药物作用机制示意图

1. **抑制细菌细胞壁合成**　细菌胞体外有一层坚韧的细胞壁,主要成分为肽聚糖(亦称黏肽),具有维持细菌形态和功能的作用。抗菌药物可干扰黏肽合成的不同阶段而发挥杀菌作用。如 β-内酰胺类抗生素作用于胞浆膜上的靶点青霉素结合蛋白(penicillin binding pro-

teins，PBPs)，抑制转肽酶活性，阻止病原菌细胞壁黏肽的合成，使细胞壁缺损，最终可致细菌菌体破裂、溶解、死亡。

**2. 影响细菌胞浆膜通透性** 细菌胞浆膜位于细胞壁内侧，由类脂质双分子和镶嵌于其中的蛋白质组成，具有选择性输送营养物质和催化重要生化代谢过程的作用。多黏菌素类药能与细菌胞浆膜中的磷脂结合形成复合物，使胞浆膜通透性增加，菌体内重要物质外漏，导致细菌死亡。

**3. 抑制细菌蛋白质合成** 细菌细胞合成蛋白质的过程与哺乳动物细胞基本相同，两者最大区别在于核糖体的不同，细菌核糖体的沉降系数为70S，可解离为50S和30S亚基，而哺乳动物细胞的核糖体的沉降系数为80S，可解离为60S和40S亚基。氨基糖苷类、四环素类抗生素可作用于细菌核糖体30S亚基，大环内酯类、氯霉素、林可霉素类作用于细菌核糖体50S亚基，从而抑制细菌的蛋白质合成，产生抑菌或杀菌作用。

**4. 影响核酸代谢** 细菌的染色体是一个共价闭合环状双链DNA分子，其长度是细菌自身的1000倍，在DNA的复制、翻译过程均需要DNA回旋酶调节其超螺旋结构。喹诺酮类通过抑制细菌的DNA回旋酶，阻碍细菌DNA复制而产生杀菌作用。利福平通过抑制细菌的DNA依赖性RNA多聚酶，阻止RNA的合成而杀灭细菌。

**5. 影响叶酸代谢** 叶酸是细菌合成核酸所必需，但由于叶酸难以进入某些细菌体内，所以细菌不能利用环境中的叶酸，而必须利用对氨苯甲酸(PABA)、二氢蝶啶和谷氨酸在二氢叶酸合成酶的催化下合成二氢叶酸，再经二氢叶酸还原酶还原为四氢叶酸。磺胺类、甲氧苄啶分别抑制二氢叶酸合成酶和二氢叶酸还原酶活性，影响细菌体内的叶酸代谢，产生抗菌作用。

### 三、细菌的耐药性

耐药性又称抗药性，是指细菌与药物反复接触后，细菌对抗菌药物的敏感性降低甚至消失。耐药性可分为固有耐药性和获得性耐药。固有耐药性又称天然耐药性，是由细菌染色体基因介导的耐药性，比较稳定，不会消失或改变。如链球菌对氨基糖苷类抗生素、肠杆菌对青霉素、铜绿假单胞菌对多种抗生素天然耐药。获得性耐药是由于细菌基因突变或获得耐药基因而形成，抗菌药物的选择性压力则有利于耐药基因克隆的扩增。细菌的获得性耐药可因不再接触抗菌药物而消失，也可由质粒将耐药基因转移给染色体而代代相传，成为固有耐药性。反复使用抗菌药是形成获得性耐药的重要原因之一，获得性耐药已成为抗菌药物临床应用中的一个严重问题。此外，病原体对某种药物耐药后，对于结构近似或作用性质相同的药物也可显示耐药性，称为交叉耐药性(cross resistance)。

#### (一) 细菌对抗菌药物产生耐药性的机制

**1. 细菌产生灭活药物的酶** 细菌产生一种或多种酶来降解或修饰进入菌体内的抗菌药物，使之到达靶位前失去活性。主要有水解酶和钝化酶：① 水解酶：有些抗菌药物存在易水解的敏感化学键，其完整性对于药物生物活性至关重要。细菌可通过分泌破坏敏感化学键的酶灭活这些药物。如β-内酰胺酶可水解青霉素类和头孢菌素类的β-内酰胺环；② 钝化酶：如乙酰转移酶、磷酸转移酶和腺苷转移酶，可催化某些基团结合到抗菌药物的羟基或氨基上，使抗生素失活，如乙酰转移酶可改变氨基糖苷类药物的结构，使其失去抗菌活性。

**2. 降低细菌外膜通透性** 细菌细胞壁、细胞膜及革兰阴性菌外膜的通透性均可影响作用靶位的药物量。革兰阳性菌细胞壁厚实，有些药物如多黏菌素类因难以透过而不能发挥作用。细菌可通过多种方式阻止抗菌药物透过细胞膜进入菌体内，如铜绿假单胞菌可改变细胞膜非特异性功能，从而对广谱青霉素类产生耐药性。

**3. 细菌改变药物作用的靶位结构** 细菌通过改变靶位蛋白的结构，降低与抗菌药的亲和力,使抗菌药不能与其结合;或通过增加靶蛋白数量,使未结合的靶位蛋白仍能维持细菌的正常结构和功能。如细菌 DNA 回旋酶 A 亚基变异而对氟喹诺酮类耐药,核糖体 50S 亚基 23S rRNA 的腺嘌呤甲基化而对大环内酯类、林可霉素类和链霉素耐药。

4. **细菌加强主动外排**　某些细菌能将进入菌体的药物泵出体外,因需能量,故称为主动外排系统。由于这种主动外排系统的存在及它对抗菌药物具有选择性的特点,使大肠杆菌、金黄色葡萄球菌、表皮葡萄球菌、铜绿假单胞菌对四环素、氟喹诺酮类、大环内酯类、氯霉素等产生多重耐药性。

5. **细菌改变代谢途径**　细菌通过改变自身代谢途径而改变对营养物质的需求。如对磺胺类药物耐药的细菌,自身可产生较多的对氨基苯甲酸(PABA),或直接利用外源性叶酸。

### (二)避免细菌耐药性产生的措施

当前,细菌耐药性严重威胁着临床上感染性疾病的治疗效果,因此防止细菌耐药性的产生和蔓延是当务之急。为避免或减少耐药性的产生,应严格掌握抗菌药的适应证,合理地应用抗菌药;根据药动学和药效学参数制定个体化给药方案(剂量和疗程);严格掌握抗菌药的局部应用、预防应用和联合应用,避免滥用。此外,医院应严格执行消毒隔离制度,防止耐药菌的交叉感染,对耐药菌感染的患者应予隔离。对抗菌药应加强管理,抗菌药必须凭处方给药。根据细菌耐药性的变迁,有计划地将抗菌药分期、分批交替使用。

## 四、抗菌药物合理应用原则

抗菌药物的应用涉及临床各科,正确合理应用抗菌药物是提高疗效、降低不良反应以及减少或延缓细菌耐药性发生的关键。临床应用抗菌药物时应考虑以下几个基本原则:

1. **明确应用指征及病原体**　首先对感染进行定性,明确有无应用抗菌药物的指征。根据患者的症状、体征及血、尿常规等实验室检查结果,诊断为细菌性感染者,才有指征应用抗菌药物。缺乏细菌及病原微生物感染的证据,以及病毒性感染者,均无指征应用抗菌药物。如患者感染严重,急需治疗而病原体无法确定时,可在临床诊断的基础上预测可能的致病菌,选择适当的药物进行经验性治疗,同时进行药敏试验,根据药敏试验结果调整治疗方案。

2. **按照药物的抗菌作用和体内过程的特点选药**　各种抗菌药有不同的抗菌谱,有相同抗菌谱的药物也存在药效学和药动学的差异。应用抗菌药物有效控制感染,必须在感染部位达到有效的抗菌浓度。如流行性脑脊髓膜炎时可选用在脑脊液中浓度高的磺胺嘧啶和青霉素 G;急、慢性骨髓炎可选用能渗入骨组织的克林霉素和林可霉素;泌尿道感染可选用主要以原形从肾排泄、泌尿道浓度高的氟喹诺酮类、头孢菌素类和青霉素类等。

3. **根据患者的机体状态及肝肾功能选药**　在选择抗菌药物时,应注意患者的性别、年龄、生理、病理和免疫功能的不同,以及肝、肾功能的变化。对婴儿和老年人要考虑肝、肾功能尚未发育成熟或已衰退,常造成血药浓度增高和 $t_{1/2}$ 延长,要减少或避免使用对肝、肾有损害的药物;对儿童应避免使用对生长发育有影响的四环素类、氟喹诺酮类等;对妊娠期妇女要严禁使用致畸胎的药物;对哺乳期妇女要严格控制使用经乳汁分泌能影响乳儿生长的药物。此外,还要考虑患者的肝肾功能状态。肝功能减退时,应避免使用主要经肝代谢及对肝脏有损害的药物如红霉素、四环素类、利福平等;肾功能减退时,应避免使用主要经肾排泄或对肾脏有损害的药物如氨基糖苷类、多黏菌素类、万古霉素类等。

4. **严格控制抗菌药物的预防性应用和局部应用**　临床预防用药有明确指征的仅为少数情况,不合理预防用药可能造成二重感染或促进细菌耐药性的形成。因此,预防应用不但必须要有明确的指征,而且仅限于经临床实践证实确实有效的少数情况。如防止战伤、复杂外伤、血栓闭塞性脉管炎患者需进行截肢手术时,产气荚膜杆菌引起的气性坏疽;预防结肠或直肠手术后的多种需氧菌和厌氧菌感染；预防脑膜炎奈瑟菌引起的流行性脑脊髓膜炎；预防结核病、疟疾、破伤风等。

5. 抗菌药物的联合应用

（1）联合用药的目的：利用药物的协同作用提高疗效、减少不良反应、扩大抗菌范围、延缓或减少耐药性的产生。

（2）联合用药的适应证：① 单一抗菌药物不能控制的严重感染或混合感染，如感染性心内膜炎、败血症等；② 未明病原菌的严重细菌感染，可先联合用药，待细菌诊断明确后即调整用药；③ 一般抗菌药物不易渗透进入的部位，如中枢神经系统的感染、骨髓炎等；④ 长期用药易产生耐药性的细菌感染，如结核病、慢性尿路感染等；⑤ 减少药物毒性反应，如两性霉素 B 和氟胞嘧啶合用治疗深部真菌感染，可减少前者用量，从而减少毒性反应。

（3）联合用药的效果：目前，一般将抗菌药物按作用性质分为四种类型：Ⅰ类为繁殖期杀菌药，如 β-内酰胺类等；Ⅱ类为静止期杀菌药，如氨基糖苷类、多黏菌素类等；Ⅲ类为快速抑菌药，如四环素类、大环内酯类和氯霉素等；Ⅳ类为慢效抑菌药，如磺胺类药物等。Ⅰ、Ⅱ类抗菌药物联合应用可获得增强作用，如青霉素与链霉素或庆大霉素配伍治疗肠球菌性心内膜炎；Ⅰ、Ⅲ类药物联合应用，Ⅲ类抗菌药因抑制蛋白质合成而使细菌处于静止状态，造成Ⅰ类抗菌药的抗菌活性减弱而产生拮抗作用，如青霉素与氯霉素或四环素类抗生素合用；Ⅰ、Ⅳ类抗菌药合用，Ⅳ类抗菌药对Ⅰ类抗菌药不会产生重要影响而往往产生相加作用，如青霉素与磺胺嘧啶合用治疗流行性脑脊髓膜炎可提高疗效；Ⅱ、Ⅲ类抗菌药合用，可产生相加或增强作用，如四环素与链霉素或庆大霉素合用治疗布鲁菌病；Ⅲ、Ⅳ类抗菌药合用，也可获得相加作用。此外，作用机制相同的同一类药物合用时，可能增加毒性反应，如氨基糖苷类抗生素之间不能合用；大环内酯类、氯霉素、林可霉素类因均作用于细菌核糖体的相同靶位，作用点相近，也会产生拮抗作用。

（张　琦　吕良忠）

# 第二章　抗生素

## 第一节　β-内酰胺类抗生素

📖 学习目标

● 知识目标
1. 掌握青霉素 G 的抗菌谱、抗菌作用特点、临床应用、不良反应及防治。
2. 熟悉半合成青霉素类、头孢菌素类的作用特点和临床应用。
3. 了解其他 β-内酰胺类抗生素的作用特点和临床应用。
● 技能目标
1. 能解释和处理涉及本节药物的不合理处方。
2. 能初步指导患者合理使用常用的 β-内酰胺类抗生素。

案例 7 - 2

　　患者,男性,57 岁。因咳嗽、咳痰一周前来就诊。

　　检查:体温 38.1℃,呼吸 24 次/min,心率 98 次/min,血压 120/75mmHg,血氧饱和度 96%。肺听诊发现右下侧有啰音,正位及侧位胸片显示右下叶浸润。痰及血液培养显示肺炎链球菌性感染。

　　诊断:肺炎链球菌性肺炎。给予阿莫西林和克拉维酸合用。

　　问题:1. 阿莫西林和克拉维酸的作用机制是什么?

　　　　　2. 与青霉素 G 相比较,阿莫西林有何特点?

　　β-内酰胺类抗生素(β-lactas antibiotics)是一类化学结构中含有 β-内酰胺环的抗生素,包括青霉素类、头孢菌素类和其他 β-内酰胺类。本类抗生素具有抗菌活性强、抗菌范围广、毒性低、适应证广及临床疗效好的特点,是目前临床上最为常用的一类抗生素。

　　β-内酰胺类抗生素的化学结构中均含有 4 元的 β-内酰胺环(氮杂丁酮)核心结构(图 7-2-1)。不同类型的 β-内酰胺类抗生素在化学结构上的区别在于其 β-内酰胺环是否连接有其他杂环以及所连接杂环的化学结构不同。例如:青霉素类的主核为 6-氨基青霉烷酸(6-APA);头孢菌素类的主核是 7-氨基头孢烷酸(7-ACA);单环 β-内酰胺类的主核为 3-氨基单胺菌素酸(3-AMA)等。

### 一、青霉素类

　　青霉素类的基本结构是由母核 6-氨基青霉烷酸(6-APA)和侧链组成(图 7-2-1)。母核 6-氨基青霉烷酸由噻唑环(A)和 β-内酰胺环(B)构成,其中 β-内酰胺环开环后,其抗菌活性即

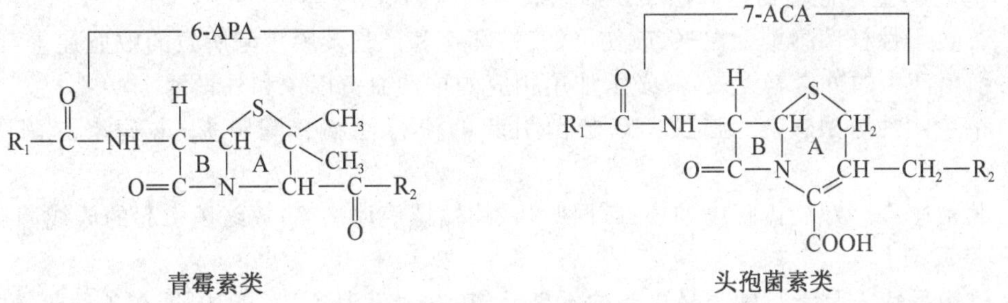

图 7-2-1 β-内酰胺类抗生素的化学结构

消失。侧链主要与药物的抗菌谱、耐酸、耐酶等药理学特性有关。按来源不同,青霉素类可分为天然青霉素和半合成青霉素两类。

### (一) 天然青霉素

#### 青霉素 G(penicillin G,苄青霉素)

青霉素 G 由青霉菌培养液中提取获得,是第一个用于临床的抗生素。常用其钠盐或钾盐,其干粉末在室温中稳定,易溶于水,但水溶液极不稳定,也不耐热,在室温中放置 24h 大部分降解失效,并生成具有抗原性的降解产物,故应临用时配制。遇酸、碱、醇、重金属离子及氧化剂易被破坏,应避免配伍使用。本药剂量用国际单位 U 表示,理论效价为:青霉素 G 钠盐 1670U≈1mg,青霉素 G 钾盐 1589U≈1mg。

【药动学特点】 青霉素 G 口服易被胃酸及消化酶破坏,肌内注射吸收迅速且完全,约 30min 血药浓度达峰值。主要分布于细胞外液,并能广泛分布于各种关节腔、浆膜腔、肝、肾等组织中,房水和脑脊液中的含量较低,但在炎症反应时可达有效浓度。青霉素 G 几乎全部以原形经尿排泄,其中 90％由肾小管分泌排出,$t_{1/2}$ 为 0.5～1h,有效血药浓度可维持 4～6h。

为延长青霉素 G 作用时间,可采用难溶性的混悬剂普鲁卡因青霉素(procaine benzylpenicillin)和苄星青霉素(benzathine benzylpenicillin)。

【抗菌作用】 青霉素 G 的抗菌活性强,但抗菌谱较窄。对青霉素 G 高度敏感的病原体包括:① 大多数革兰阳性球菌,如溶血性链球菌、草绿色链球菌、肺炎链球菌、不产酶金黄色葡萄球菌和表皮葡萄球菌等;② 革兰阳性杆菌,如白喉棒状杆菌、破伤风梭菌、炭疽芽孢杆菌、产气荚膜梭菌等;③ 革兰阴性球菌,如脑膜炎奈瑟菌、淋病奈瑟菌;④ 梅毒螺旋体、钩端螺旋体、回归热螺旋体及放线菌。对肠球菌不敏感,对阿米巴原虫、立克次体、真菌、病毒无效。

青霉素 G 能与敏感细菌胞浆膜上的青霉素结合蛋白(penicillin binding proteins,PBPs)结合,从而抑制转肽酶的作用,阻止细菌细胞壁肽聚糖的交叉联结过程,使细菌细胞壁合成受阻,造成细胞壁缺损。由于敏感菌菌体内渗透压高,使水分不断内渗,导致菌体膨胀、裂解、死亡。青霉素 G 的抗菌作用特点:① 对革兰阳性菌作用强,对革兰阴性菌作用弱;② 对繁殖期细菌的抗菌作用强,对静止期细菌作用弱,为繁殖期杀菌药;③ 哺乳动物的细胞没有细胞壁,故对人和动物几无毒性。

多数细菌对青霉素 G 不易产生耐药性,但金黄色葡萄球菌较易产生。其产生耐药性的主要方式是金黄色葡萄球菌产生 β-内酰胺酶,使青霉素的 β-内酰胺环裂解而失活;也可通过改变 PBPs 的结构而产生耐药性。

【临床应用】 由于具有高效、低毒、价廉的优点,青霉素 G 目前仍为治疗其敏感菌感染的首选药。

1. 革兰阳性球菌感染 肺炎链球菌感染如大叶性肺炎、急性支气管炎、支气管肺炎、脓胸等;溶血性链球菌感染如咽炎、扁桃体炎、中耳炎、丹毒、猩红热、蜂窝织炎等;草绿色链球菌引起的心内膜炎;金黄色葡萄球菌感染如败血症、疖、痈、骨髓炎等。

**2. 革兰阳性杆菌感染** 白喉、破伤风、气性坏疽和产气荚膜梭菌所致的败血症等,因青霉素 G 对细菌产生的外毒素无效,故必须加用相应的抗毒血清以中和外毒素。

**3. 革兰阴性球菌感染** 脑膜炎奈瑟菌引起的流行性脑脊髓膜炎;淋病奈瑟菌引起的淋病。

**4. 其他感染** 螺旋体感染如梅毒、回归热、钩端螺旋体病等;放线菌引起的放线菌病。

【不良反应】

**1. 过敏反应** 是青霉素类最主要的不良反应,发生率为 $0.7\%\sim10\%$,在各种药物中居首位。可表现为药热、药疹、血清病、溶血性贫血及粒细胞减少、接触性皮炎、间质性肾炎等。严重者可致过敏性休克,若抢救不及时,可死于呼吸和循环衰竭。

为防止过敏反应的发生,应用青霉素 G 时应采取以下措施:① 用药前详细询问过敏史,有青霉素过敏史者禁用;② 凡初次应用、用药间隔 3d 以上或用药过程中更换不同批号者均需作皮肤过敏试验(皮试),皮试阳性者禁用;③ 避免在缺乏急救药物(如肾上腺素)和抢救设备的条件下使用,避免在患者饥饿状态下注射青霉素 G,避免局部用药;④ 青霉素 G 最适 pH 值为 $5\sim7.5$,pH 过高或过低都会加速其降解,故静滴时最好选用 $0.9\%$ 氯化钠注射液稀释(pH 值为 $4.5\sim7.0$);⑤ 患者每次用药后需观察 30min,无不适感方可离开;⑥ 注射液需临用时现配;⑦ 一旦发生过敏性休克,应首先立即皮下或肌内注射 $0.1\%$ 肾上腺素 $0.5\sim1ml$,严重者应稀释后缓慢静注或静脉滴注,必要时加入糖皮质激素和抗组胺药。同时采用吸氧、人工呼吸等其他抢救措施。

**2. 中枢神经系统反应(青霉素脑病)** 鞘内注射和全身大剂量应用青霉素 G 可引起腱反射增强、肌肉痉挛、抽搐、昏迷等中枢神经系统反应,此反应易出现于老年和肾功能减退患者。

**3. 赫氏反应** 应用青霉素 G 治疗梅毒、钩端螺旋体病、炭疽等感染时可有症状加剧现象,表现为全身不适、寒战、发热、咽痛、肌痛、心跳加快等症状。可能与大量病原体被杀灭后释放的物质有关。

**4. 其他不良反应** 肌内注射青霉素 G 钾盐可产生局部疼痛,红肿或硬结。大剂量青霉素钾盐或钠盐静脉滴注,可引起明显的水、电解质紊乱,尤其在肾功能不全或心功能不全时,可引起高钾血症或高钠血症。

【药物相互作用】

**1.** 青霉素 G 与氨基糖苷类抗生素合用有协同抗菌作用,但不能在同一容器中混合,否则会降低抗菌活性。

**2.** 丙磺舒、阿司匹林和吲哚美辛可减少青霉素类药物在肾小管的排泄,使青霉素类血药浓度升高,对青霉素有增效作用。

**3.** 大环内酯类、四环素类和氯霉素等与青霉素合用,对繁殖期杀菌的青霉素有拮抗作用。

**(二)半合成青霉素**

青霉素 G 具有杀菌力强、毒性低等优点,但其抗菌谱窄、不耐酸(胃酸)而不能口服、不耐酶(β-内酰胺酶)而对产酶葡萄球菌无效,使临床应用受到一定限制。为弥补其不足,1959 年开始在青霉素母核 6-APA 引入不同侧链,分别得到具有耐酸、耐酶、广谱、抗铜绿假单胞菌、抗革兰阴性菌等特点的半合成青霉素。半合成青霉素的抗菌机制、不良反应与青霉素 G 相同,并存在交叉过敏反应,用药前需用青霉素 G 做皮肤过敏试验,阴性者才能使用。常用半合成青霉素类的作用特点及临床应用见表 7-2-1。

表 7-2-1　常用半合成青霉素类的作用特点及临床应用

| 分类与常用药物 | 作用特点 | 临床应用 |
| --- | --- | --- |
| **1. 耐酸青霉素类**<br><br>青霉素 V（penicillin V） | ① 抗菌谱与青霉素 G 相似，但抗菌活性较弱<br>② 耐酸，可口服给药<br>③ 不耐 β-内酰胺酶 | 主要用于革兰阳性球菌引起的轻度感染 |
| **2. 耐酶青霉素类**<br><br>苯唑西林（oxacillin）<br>氯唑西林（cloxacillin）<br>双氯西林（dicloxacillin）<br>氟氯西林（flucloxacillin）<br>甲氧西林（methicillin） | ① 抗菌谱与青霉素 G 相似，但抗菌活性较弱<br>② 除甲氧西林对酸不稳定外，其余均耐酸，可口服和注射<br>③ 耐酶，对产酶金葡菌具有强大杀菌作用，但近年来出现的耐甲氧西林金黄色葡萄球菌（MRSA）对所有的 β-内酰胺类抗生素耐药 | 主要用于耐青霉素 G 的金葡菌感染 |
| **3. 广谱青霉素类**<br><br>氨苄西林（ampicillin）<br>阿莫西林（amoxicillin）<br>酞氨西林（talampicillin）<br>匹氨西林（pivampicillin）<br>海他西林（hetacillin）<br>美坦西林（metampicillin） | ① 抗菌谱广，对革兰阳性菌作用比青霉素弱，对革兰阴性菌作用较青霉素强，对铜绿假单胞菌无效<br>② 耐酸，可以口服<br>③ 不耐酶，对产酶金葡菌无效 | 主要用于敏感菌所致的全身感染及伤寒 |
| **4. 抗铜绿假单胞菌青霉素类**<br><br>羧苄西林（carbenicillin）<br>磺苄西林（sulbenicillin）<br>替卡西林（ticarcillin）<br>呋布西林（furbenicillin）<br>哌拉西林（piperacillin） | ① 抗菌谱广，对革兰阳性和阴性菌均有效，对铜绿假单胞菌作用强大<br>② 不耐酸，需注射给药<br>③ 不耐酶，对产酶金葡菌无效 | 主要用于铜绿假单胞菌、奇异变形杆菌、大肠埃希菌及其他肠杆菌引起的感染 |
| **5. 抗革兰阴性菌青霉素类**<br><br>美西林（mecillinam）<br>匹美西林（pivmecillinam）<br>替莫西林（temocillin） | ① 对革兰阴性杆菌的作用较氨苄西林强，对革兰阳性菌作用弱，对铜绿假单胞菌无效<br>② 匹美西林口服有效，美西林和替莫西林需注射给药 | 主要用于革兰阴性菌所致的泌尿道、软组织感染等 |

## 二、头孢菌素类

头孢菌素类抗生素是由真菌培养液中提取的头孢菌素 C 水解得到母核 7-氨基头孢烷酸（7-ACA）接上不同侧链制成的一系列半合成抗生素，其化学结构中含有与青霉素相同的 β-内酰胺环（图 7-2-1）。

【抗菌作用】　头孢菌素类的抗菌机制与青霉素相似，并具有抗菌谱广、杀菌力强、对 β-内酰胺酶稳定及过敏反应少等特点，是目前抗生素开发研究和临床应用最为活跃的领域。根据头孢菌素类研制应用的顺序、抗菌特点、对 β-内酰胺酶稳定性等的不同，可将其分为四代（表7-2-2）。

表 7-2-2 头孢菌素类的分类及作用特点比较

| 分类与常用药物 | 作用特点 | 临床应用 |
|---|---|---|
| **第一代**<br><br>头孢噻吩（cefalotin）<br>头孢氨苄（cefalexin）<br>头孢唑啉（cefazolin）<br>头孢拉定（cefradine）<br>头孢羟氨苄（cefadroxil） | ① 对革兰阳性菌（包括耐青霉素的金葡菌）作用强，对革兰阴性菌作用弱，对铜绿假单胞菌无效<br>② 对β-内酰胺酶稳定，但不及第二、三、四代<br>③ 有肾毒性，头孢拉定较轻 | 主要用于治疗敏感菌所致呼吸道感染、尿路感染、皮肤软组织感染等 |
| **第二代**<br><br>头孢孟多（cefamandole）<br>头孢呋辛（cefuroxime）<br>头孢呋辛酯（cefuroxime axetil）<br>头孢克洛（cefaclor）<br>头孢替安（cefotiam）<br>头孢尼西（cefonicid）<br>头孢雷特（ceforanide） | ① 对革兰阳性菌作用较第一代稍差，对革兰阴性菌作用较第一代强，对铜绿假单胞菌无效，部分药物对厌氧菌有效<br>② 对β-内酰胺酶稳定性较第一代强，但不及第三、四代<br>③ 肾毒性较第一代小 | 主要用于治疗敏感菌所致呼吸道、胆道、尿路和其他组织器官的感染 |
| **第三代**<br><br>头孢噻肟（cefotaxime）<br>头孢曲松（ceftriaxone）<br>头孢他啶（ceftazidime）<br>头孢哌酮（cefoperazone）<br>头孢克肟（cefixime）<br>头孢特仑酯（ceferam pivoxil） | ① 对革兰阳性菌作用不及第一、二代，对革兰阴性菌及厌氧菌作用较强，对铜绿假单胞菌有效<br>② 对多种β-内酰胺酶更稳定<br>③ 对肾基本无毒性 | 可用于治疗严重的败血症、脑膜炎、肺炎、骨髓炎、尿路感染 |
| **第四代**<br><br>头孢匹罗（cefpirome）<br>头孢吡肟（cefepime）<br>头孢利定（cefalidin） | ① 对革兰阳性菌、革兰阴性菌作用均较强，抗菌活性比第三代强<br>② 对β-内酰胺酶高度稳定<br>③ 无肾毒性 | 主要用于对第三代头孢菌素耐药的革兰阴性杆菌等细菌感染 |

**【不良反应】**

1. **过敏反应** 常见药热、皮疹、荨麻疹、哮喘等，严重者可发生过敏性休克，但发生率较青霉素低。对青霉素过敏者约有 5%～10%对头孢菌素有交叉过敏反应，故用药前应询问患者过敏史，对青霉素过敏者慎用。发生过敏性休克时处理方法同青霉素。

2. **肾毒性** 第一代头孢菌素大剂量使用可产生肾毒性，表现为蛋白尿、血尿、血中尿素氮升高，甚至肾衰竭，肾功能不全者禁用。第二代头孢菌素的肾毒性较第一代降低，第三、四代基本无肾毒性。

3. **胃肠道反应** 可致恶心、呕吐、食欲不振等反应，饭后服用可减轻。

4. **二重感染** 长期应用第三代头孢菌素可引起二重感染，如假膜性肠炎、念珠菌感染等，临床应严格掌握其适应证。

5. **其他** 长期大量应用头孢哌酮、头孢孟多可致低凝血酶原血症。大剂量使用还应注意高钠血症及抽搐等中枢神经系统反应。

**【药物相互作用】**

1. 本类药物与其他有肾毒性的药物合用可加重肾损害，如高效利尿药、氨基糖苷类抗生素、多黏菌素类、万古霉素类等,应避免合用。

2. 头孢哌酮和头孢孟多与抗凝血药或非甾体抗炎药合用,可增加出血的危险。

3. 本类药物与乙醇或含乙醇的药物一起服用时,由于抑制乙醛脱氢酶,阻断乙醇氧化的第二步骤而致乙醛蓄积,表现出一系列与戒酒药双硫仑相似的不耐乙醇现象:如面部潮红、头痛、眩晕、腹痛、恶心、呕吐等症状。故应用本类药物期间及停药 3 天内应禁酒,并避免使用含酒精的饮料和药物。

### 三、其他 β-内酰胺类

本类抗生素的化学结构中虽有 β-内酰胺环,但无青霉素类和头孢菌素类的基本结构(图7-2-2),包括头霉素类、碳青霉烯类、氧头孢烯类、单环 β-内酰胺类。

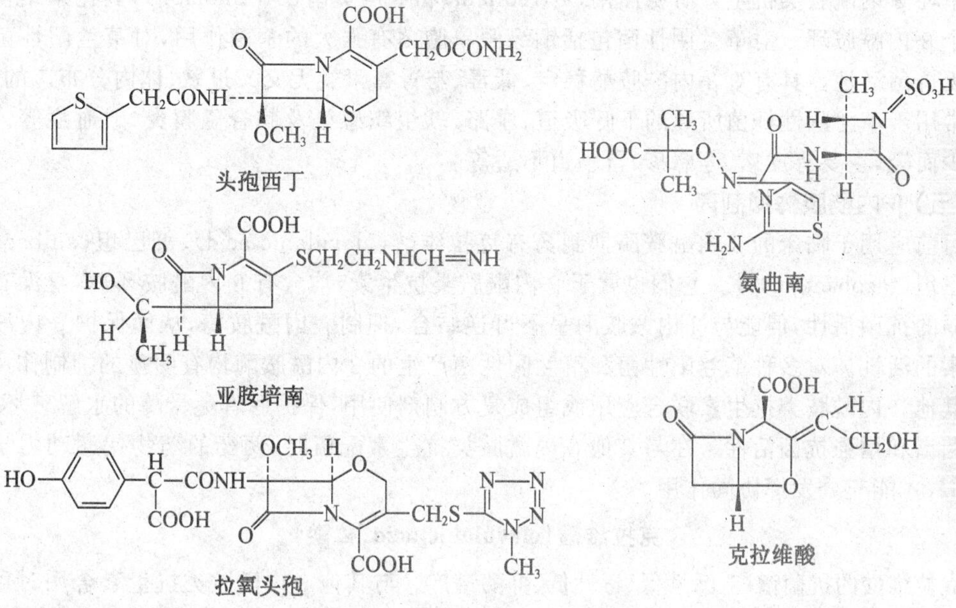

图 7-2-2　其他 β-内酰胺类的化学结构

#### (一)头霉素类

头霉素类有头孢西丁(cefoxitin)、头孢美唑(cefmetazole)、头孢替坦(cefotetan)、头孢拉宗(ceftuperazone)和头孢米诺(cefminox)等。其化学结构与头孢菌素类相类似,在 7-ACA 的 $C_7$ 上增加了一个甲氧基,使其对 β-内酰胺酶的稳定性较头孢菌素类高。本类药物抗菌谱与第二代头孢菌素相似,并对厌氧菌作用强。主要用于厌氧菌和需氧菌所致的盆腔、腹腔及妇科的混合感染。不良反应少,常见有皮疹、静脉炎、蛋白尿等。

#### (二)碳青霉烯类

碳青霉烯类抗生素有亚胺培南(imipenem)、美罗培南(meropenem)、帕尼培南(panipenem)等。其化学结构与青霉素相似,在噻唑环上以碳原子取代了硫原子,并在 2 位和 3 位之间有一不饱和键。具有抗菌谱广、抗菌作用强、耐酶、毒性低等特点。

本类药物中常用的是亚胺培南,该药对 PBPs 的亲和力大,易透过细菌的细胞膜,有强大的杀菌作用。亚胺培南在体内可被肾脱氢肽酶水解失活,故临床使用的是与脱氢肽酶抑制药西司他丁(cilastatin)等量配比的复方注射剂,称为泰能(tienam)。主要用于多重耐药菌引起的严重感染、医院内感染、严重需氧菌与厌氧菌混合感染。美罗培南对肾脱氢肽酶稳定,不需与脱氢肽酶抑制剂合用。帕尼培南需与倍他米隆(betamipron)配伍使用,后者可抑制帕尼培南在肾皮质的积蓄,减轻其肾毒性。

常见不良反应有胃肠道反应、药疹、静脉炎等,大剂量可致惊厥、意识障碍等严重中枢神经系统不良反应。

### (三)氧头孢烯类

氧头孢烯类有拉氧头孢(latamoxef)和氟氧头孢(flomoxef),其化学结构与头孢菌素相似,为头孢菌素母核 7-ACA 1 位上的 S 被 O 取代。抗菌谱和抗菌活性与第三代头孢菌素相似,对多种革兰阴性菌有良好的抗菌作用,对厌氧菌作用强,对 β-内酰胺酶高度稳定,半衰期较长。临床主要用于敏感菌所致的泌尿道、呼吸道、胆道感染,妇科感染,脑脊髓膜炎和败血症。不良反应以皮疹多见,偶见低凝血酶原血症和出血症状,可用维生素 K 预防。

### (四)单环 β-内酰胺类

单环 β-内酰胺类抗生素有氨曲南(aztreonam)和卡芦莫南(carumonam),其化学结构中仅有一个 β-内酰胺环。对革兰阴性菌包括铜绿假单胞菌有强大的杀菌作用,对革兰阳性菌和厌氧菌无抗菌活性。具有对 β-内酰胺酶稳定、低毒、与青霉素类无交叉过敏、体内分布广的优点。临床常用于革兰阴性杆菌所致的下呼吸道、尿路、软组织感染及脑脊髓膜炎、败血症等。不良反应少而轻,主要有皮疹、荨麻疹、胃肠道不适等。

### (五)β-内酰胺酶抑制药

目前应用于临床的 β-内酰胺酶抑制药有克拉维酸(clavulanic acid)、舒巴坦(sulbactam)、他唑巴坦(tazobactam)等。它们也属于 β-内酰胺类抗生素,均含有 β-内酰胺环,本身没有或只有很弱的抗菌活性,但能与 β-内酰胺酶呈不可逆结合,抑制 β-内酰胺酶,从而保护 β-内酰胺类抗生素的活性。对多种革兰阳性菌和革兰阴性菌产生的 β-内酰胺酶均有明显的抑制作用。主要与其他 β-内酰胺类抗生素联合应用或组成复方制剂使用,保护后者免受酶的水解破坏,并扩大抗菌谱和增强抗菌活性。在与其他 β-内酰胺类抗生素配伍时,两药的药物代谢动力学特性应相似,才能充分发挥协同作用。

#### 克拉维酸(clavulanic acid,棒酸)

克拉维酸的抗菌谱广、活性低、毒性低、抑酶谱广。与其他 β-内酰胺类抗生素合用时可提高其对产酶耐药菌如金黄色葡萄球菌、流感嗜血杆菌、卡他球菌、大肠埃希菌、淋病奈瑟球菌、军团菌等的抗菌作用。目前克拉维酸与阿莫西林合用的口服制剂称奥格门汀(augmentin),与替卡西林合用的注射剂称替门汀(timentin),临床主要用于耐药金黄色葡萄球菌引起的感染。

#### 舒巴坦(sulbactam,青霉烷砜)

舒巴坦的抗菌谱广、活性低、毒性低、抑酶谱广,抗菌作用略强于克拉维酸。对金黄色葡萄球菌等革兰阳性菌及革兰阴性菌(除铜绿假单胞菌)所产生的 β-内酰胺酶均有很强的不可逆的竞争性抑制作用。目前舒巴坦和氨苄西林合用的注射剂称优立新(unasyn),舒巴坦和头孢哌酮合用的注射剂称舒普深(sulperazone),临床主要用于治疗混合性腹腔和盆腔感染。

#### 他唑巴坦(tazobactam,三唑巴坦)

他唑巴坦为舒巴坦衍生物,抑酶作用强于克拉维酸和舒巴坦,是目前最强的 β-内酰胺酶抑制剂,具有稳定性高、毒性低等特点。他唑巴坦与哌拉西林合用的注射剂称他唑西林(tazocillin,特治星)。

# 第二节　大环内酯类、林可霉素类及其他抗生素

📖 **学习目标**

● **知识目标**

1. 熟悉大环内酯类和林可霉素类的抗菌谱、临床应用和不良反应。
2. 了解万古霉素类、多黏菌素类及磷霉素的抗菌谱、临床应用和主要不良反应。

● **技能目标**

1. 能解释和处理涉及本节药物的不合理处方。
2. 能初步指导患者合理使用常用的大环内酯类抗生素。

---

**案例 7 - 3**

　　患儿,女,9 岁。间断发热 4 天,伴鼻塞、流涕 3 天,病情加重出现剧烈咳嗽 1 天,不能平卧。

　　检查:肺炎支原体 IgM(＋)。

　　诊断:肺炎支原体肺炎。

　　问题:该患者可选用哪些药物进行治疗? 首选何药?

---

## 一、大环内酯类抗生素

　　大环内酯类抗生素是从链霉菌培养液中提取或再经加工合成的一类弱碱性抗生素,其结构中含有 14～16 元大内酯环,是由内酯环上的羟基和去氧糖分子缩合成的碱性苷(图7-2-3)。

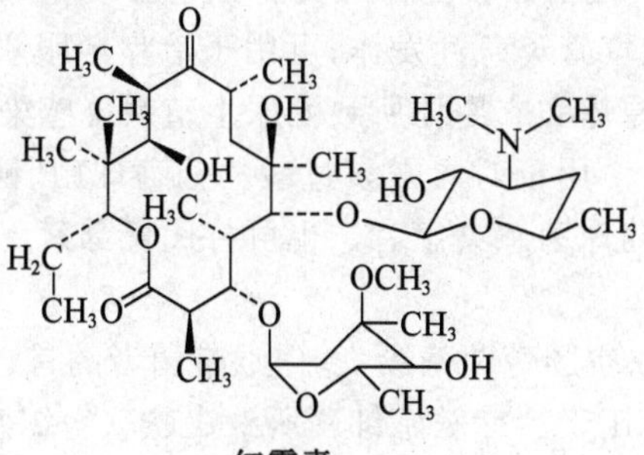

红霉素

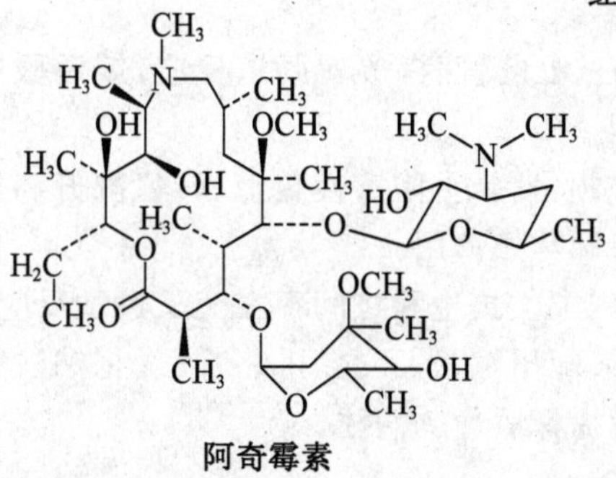

阿奇霉素 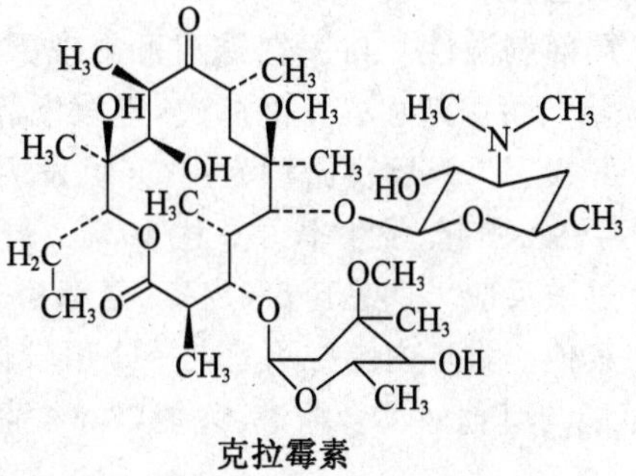　　　　　　　　　　　　　克拉霉素

图 7-2-3　大环内酯类抗生素的化学结构

常用的大环内酯类可以分成天然和半合成两类。天然大环内酯类包括：① 14 元大环内酯类：红霉素；② 16 元大环内酯类：螺旋霉素、乙酰螺旋霉素、麦迪霉素。半合成大环内酯类包括：① 14 元大环内酯类：克拉霉素、罗红霉素、地红霉素；② 15 元大环内酯类：阿奇霉素；③ 16 元大环内酯类：罗他霉素、米卡霉素、交沙霉素。

### (一) 大环内酯类抗生素的共性

以红霉素为代表的第一代大环内酯类抗生素的抗菌谱与青霉素相似，疗效确定。但存在口服吸收不完全、生物利用度低、不良反应多、抗菌谱窄、易产生耐药性等缺点，限制了其临床应用。而罗红霉素、克拉霉素、阿奇霉素等第二代半合成大环内酯类抗生素具有抗菌活性强、口服生物利用度高及不良反应少等优点。

【抗菌作用】 大环内酯类抗生素抗菌谱与青霉素相似而稍广，主要对革兰阳性菌如溶血性链球菌、金黄色葡萄球菌（包括耐药菌）、肺炎链球菌、白喉棒状杆菌、破伤风杆菌、炭疽芽孢杆菌和某些革兰阴性菌如脑膜炎奈瑟菌、淋病奈瑟菌、流感嗜血杆菌及厌氧菌等有效，对嗜肺军团菌、衣原体、支原体、立克次体和弯曲菌等也有良好作用。治疗量产生抑菌作用，高浓度时也可产生杀菌作用，碱性环境中抗菌活性强。

其抗菌作用机制是抑制细菌蛋白质的合成，即与细菌核糖体 50S 亚基发生可逆性结合，阻止其 50S 与 30S 亚基形成 70S 亚基始动复合体。由于哺乳动物核糖体是由 60S 和 40S 亚基构成的 80S 亚基始动复合体，故大环内酯类对哺乳动物核糖体几无影响。

细菌对大环内酯类的耐药随着其应用的增多而增加，大环内酯类间存在交叉耐药性。其耐药机制与细菌的靶位结构改变和产生灭活酶等有关。

【临床应用】

1. 军团菌病　本类药物是治疗嗜肺军团菌、麦克达德军团菌或其他军团菌引起的肺炎及社区获得性肺炎的首选药物。

2. 链球菌感染　可用于治疗溶血性链球菌、肺炎链球菌、化脓性链球菌引起的急性扁桃体炎、急性咽炎、鼻窦炎、猩红热、蜂窝织炎等。

3. 衣原体、支原体感染　是治疗支原体肺炎的首选药；可用于治疗肺炎支原体、肺炎衣原体所致急性支气管炎、慢性支气管炎急性发作；可用于治疗沙眼衣原体所致眼部感染（包括新生儿结膜炎）；可用于治疗支原体和衣原体所致泌尿生殖系统感染。

4. 作为青霉素的代用品　用于对青霉素过敏的葡萄球菌、链球菌或肺炎球菌感染患者，或用于耐青霉素的金黄色葡萄球菌感染患者。也可替代青霉素用于炭疽、气性坏疽、放线菌病和梅毒等的治疗。

5. 其他　是治疗百日咳、空肠弯曲菌肠炎、白喉带菌者的首选药物；是治疗隐孢子虫病以及弓形虫病的备选药物；也可用于治疗敏感细菌所致皮肤软组织感染。

【不良反应】

1. 局部刺激性　口服红霉素可出现厌食、恶心、呕吐、腹泻等胃肠道反应，饭后服用可减轻；静脉给药可引起血栓性静脉炎，宜缓慢静脉滴注。

2. 肝损害　以胆汁淤积为主，亦可发生肝实质损害，常见阻塞性黄疸、转氨酶升高等。酯化红霉素更易引起，发生率可高达 40%。肝病患者和孕妇慎用。

3. 过敏反应　偶见药热、皮疹、荨麻疹。大环内酯类抗生素之间存在交叉过敏反应。

4. 其他　大环内酯类不宜与 pH 值较低的溶液配伍输液，不能用 0.9% 氯化钠注射液稀释，也不能与其他药混合输液，只能以 5% 葡萄糖液稀释后静脉滴注。

### （二）常用大环内酯类抗生素

#### 红霉素（erythromycin）

红霉素是从链霉菌培养液中提取的抗生素，在中性水溶液中稳定，在酸性（pH＜5）溶液中不稳定。为使红霉素能稳定发挥抗菌作用，临床一般多将红霉素制成肠溶片或酯化物。常用的红霉素制剂有：红霉素肠溶片、硬脂酸红霉素、琥乙红霉素、依托红霉素及供静脉滴注的乳糖酸红霉素。

红霉素的抗菌效力不及青霉素，主要用于对青霉素过敏患者或对青霉素耐药的革兰阳性菌如金葡菌、肺炎链球菌和其他链球菌引起的感染。是目前治疗军团菌病、百日咳、空肠弯曲菌肠炎和支原体肺炎的首选药，也能用于治疗厌氧菌引起的口腔感染和肺炎支原体等非典型病原体所致的呼吸系统、泌尿生殖系统感染。细菌对红霉素易产生耐药性，目前已逐渐被第二代大环内酯类抗生素取代。

#### 罗红霉素（roxithromycin）

罗红霉素为第二代半合成大环内酯类抗生素，是红霉素 $C_9$ 位结构改造的醚肟类衍生物。空腹服用吸收良好，血液与组织的药物浓度较红霉素高，$t_{1/2}$ 长达 8～16h，每日给药 2 次即可。抗菌谱和抗菌作用与红霉素相似，对革兰阳性菌的作用比红霉素略差，对衣原体、肺炎支原体的作用与红霉素相仿，对嗜肺军团菌、流感嗜血杆菌、卡他莫拉菌的作用比红霉素强。不良反应较红霉素少，主要有胃肠道反应，偶见皮疹、皮肤瘙痒、头痛和头昏等。

#### 克拉霉素（clarithromycin，甲红霉素）

克拉霉素为第二代半合成大环内酯类抗生素，是红霉素 6 位羟基甲基化得到的产物，又称 6-O-甲基红霉素。对酸的稳定性高，口服吸收迅速完全，有明显的首关消除，生物利用度为 50％～55％，在体内分布广泛。抗菌活性比红霉素强，对革兰阳性菌的抗菌活性为大环内酯类抗生素中最强，对厌氧菌、嗜肺军团菌、衣原体、流感嗜血杆菌等作用也强于红霉素。临床主要用于呼吸道、泌尿生殖道、皮肤及软组织感染的治疗，如敏感菌引起的支气管炎、咽喉炎、扁桃体炎、肺炎、中耳炎、牙周炎、百日咳、猩红热等。可与阿莫西林等联合用于幽门螺杆菌感染。不良反应发生率低，主要有胃肠道反应，偶见头痛、皮疹及皮肤瘙痒等。

#### 阿奇霉素（azithromycin，希舒美）

阿奇霉素是第一个含氮的 15 元环半合成大环内酯类抗生素。对酸的稳定性高，口服吸收迅速，生物利用度为 37％，因食物会影响其吸收，应在饭前 1h 或饭后 2h 服用。$t_{1/2}$ 长达 35～48h。组织渗透力强、体内分布广，组织细胞内浓度较同期血药浓度高 10～100 倍。抗菌谱较广，对大多数革兰阳性菌、多数革兰阴性菌、厌氧菌、支原体、衣原体、弓形虫及螺旋体等均有较强抗菌活性，特别对革兰阴性菌（流感嗜血杆菌、淋病奈瑟菌、杜氏嗜血杆菌、大肠埃希菌、肺炎克雷伯菌、百日咳杆菌、军团菌等）明显强于红霉素，对肺炎支原体的作用是大环内酯类中最强的，对流感嗜血杆菌、淋病奈瑟菌和弯曲菌的作用也较强。临床主要用于敏感微生物所致的呼吸道、皮肤和软组织感染。不良反应少而轻，可见胃肠道反应。

### 二、林可霉素类抗生素

林可霉素类抗生素包括林可霉素（1incomycin，洁霉素）和克林霉素（clindamycin，氯林可霉素，氯洁霉素）。林可霉素由链丝菌产生，克林霉素是林可霉素分子中第 7 位的羟基以氯离子取代的半合成品。

【抗菌作用】　两药抗菌谱相同，与红霉素抗菌谱相似。克林霉素的抗菌活性比林可霉素强4～8倍。抗菌机制是作用于细菌核糖体50S亚基,通过抑制肽链的延长而抑制细菌蛋白质的合成。与革兰阴性杆菌的核糖体结合困难,故对革兰阴性杆菌几乎无作用。与大环内酯类竞争同一结合位点而产生拮抗作用,故不宜与红霉素合用。林可霉素和克林霉素有完全交叉耐药性,与大环内酯类也有交叉耐药性。

【临床应用】　主要用于治疗金黄色葡萄球菌引起的急、慢性骨髓炎,为首选药。还可用于治疗需氧革兰阳性球菌引起的呼吸道、骨及软组织、胆道感染,及败血症、心内膜炎等。也可用于厌氧菌引起的口腔、腹腔和妇科感染等。由于克林霉素口服吸收好、抗菌活性高、毒性小,故临床常用。

【不良反应】　胃肠道反应较常见,表现为恶心、呕吐、腹泻。长期口服可致菌群失调而发生假膜性肠炎,可用万古霉素和甲硝唑治疗。偶见可逆性中性粒细胞减少、皮疹等。孕妇和哺乳期妇女禁用。

### 三、其他抗生素

#### (一) 万古霉素类

万古霉素类属于糖肽类抗生素,包括万古霉素(vancomycin)、去甲万古霉素(norvancomycin)和替考拉宁(teicoplanin)。

【抗菌作用与临床应用】　万古霉素类对革兰阳性菌具有强大杀菌作用,尤其是能杀灭耐甲氧西林金葡菌(MRSA)和耐甲氧西林表葡菌(MRSE)。抗菌机制是与细胞壁前体肽聚糖结合,阻断细胞壁合成,造成细胞壁缺损而杀灭细菌,为繁殖期杀菌药。临床主要用于严重革兰阳性球菌(如葡萄球菌、肠球菌、链球菌)感染,特别是对其他抗菌药耐药的MRSA、MRSE及肠球菌属所致的严重感染,如肺炎、心内膜炎、败血症、骨髓炎等有效。也可用于对β-内酰胺类过敏的上述严重感染患者。口服给药对治疗难辨梭杆菌性伪膜性结肠炎有极好疗效。

【不良反应】　万古霉素和去甲万古霉素毒性较大,替考拉宁毒性较小。

1. **耳毒性**　可引起耳鸣、听力减退甚至耳聋。老年人、新生儿、早产儿、肾功能不全及大剂量或长疗程应用时更易发生。用药期间避免合用氨基糖苷类抗生素、高效能利尿药等有耳毒性的药物。

2. **肾毒性**　主要损伤肾小管,表现为蛋白尿、管型尿、少尿、血尿、氮质血症,甚至肾功能衰竭。应避免与其他有肾毒性的药物合用。

3. **过敏反应**　偶见皮疹、药热等症状。静脉滴注速度过快或浓度过高可出现颈部及上身皮肤潮红、瘙痒和血压下降,与组胺释放有关,应用抗组胺药和肾上腺皮质激素治疗有效。

4. **其他**　口服时可引起恶心、呕吐和眩晕,静注时可引起血栓性静脉炎。

#### (二) 多黏菌素类

多黏菌素类是从多黏杆菌培养液中分离获得的一组多肽类抗生素,临床应用的是多黏菌素B(polymyxin B)和多黏菌素E(polymyxin E)。

【抗菌作用与临床应用】　多黏菌素类属窄谱抗生素,对革兰阴性杆菌如大肠埃希菌、肠杆菌属、克雷伯菌属和铜绿假单胞菌有强大杀灭作用;对志贺菌属、沙门菌属、不动杆菌属、流感嗜血杆菌、百日咳杆菌、嗜肺军团菌等也有效;对革兰阴性球菌、革兰阳性菌和真菌无作用。多黏菌素B的抗菌活性稍高于多黏菌素E。对繁殖期和静止期细菌均有作用,为慢效杀菌药。不易产生耐药性。因毒性大,目前临床主要用于治疗铜绿假单胞菌引起的败血症、泌尿道感染和烧伤创面感染,及对其他抗菌药耐药的革兰阴性菌的严重感染。

【不良反应及应用注意事项】　不良反应多见,总发生率可高达25%。

1. **肾毒性**　是本类药物最主要的毒性反应,多黏菌素B的肾毒性比多黏菌素E多见。表现为蛋白尿、管型尿及血尿等,肾功能不全者应减量或禁用。不宜与氨基糖苷类、万古霉素类等有肾毒性的药物合用。

2. 神经系统毒性 表现为头晕、面部麻木和周围神经炎,严重者可出现意识混乱、共济失调、昏迷、神经肌肉麻痹等,停药后可消失。用新斯的明无效,应采用人工呼吸辅助通气。

3. 过敏反应 包括瘙痒、皮疹、药热等,吸入给药可引起支气管痉挛。

4. 其他 偶见粒细胞减少与肝毒性。

### (三) 磷霉素

#### 磷霉素(fosfomycin)

磷霉素是由链霉菌培养液中分离得到的一种抗生素。抗菌谱较广,具有杀菌作用,对大多革兰阳性菌(包括部分 MRSA、MRSE)及阴性菌均有中等强度抗菌活性。其作用机制是抑制细菌细胞壁合成,为繁殖期杀菌药。与其他抗生素之间无交叉耐药性,与 β-内酰胺类、氨基糖苷类联合应用可起到协同作用。临床应用范围广泛,口服用于治疗敏感菌引起的轻、中度感染,如呼吸道、肠道、泌尿系感染以及皮肤软组织、头面部五官感染;大剂量静脉给药可治疗金葡菌、大肠埃希菌、沙雷菌属、铜绿假单胞菌、肺炎克雷伯菌、产气杆菌等敏感菌引起的败血症、骨髓炎、肺部感染、脑膜炎等严重感染。

磷霉素最突出的特点是不良反应轻微,主要为轻度胃肠道反应如恶心、腹部不适等;偶可发生皮疹、转氨酶升高等反应;静脉注射过快可致血栓性静脉炎、心悸等。

## 第三节 氨基糖苷类抗生素

### 学习目标

● 知识目标

1. 掌握氨基糖苷类抗生素的共性。

2. 熟悉常用氨基糖苷类抗生素的作用特点和临床应用。

● 技能目标

1. 能通过动物实验,观察链霉素阻断神经肌肉接头的毒性反应及钙剂的对抗作用,并联系临床应用。

2. 能解释和处理涉及本节药物的不合理处方。

3. 能初步指导患者合理使用常用的氨基糖苷类抗生素。

**案例 7-4**

患者,女,31岁。不规则发热,鼻塞、咽痛、咳嗽,伴有扁桃体及颌下淋巴结肿大,偶有呕吐、腹泻等消化道症状。

诊断:细菌性上呼吸道感染。给予硫酸庆大霉素肌内注射;青霉素静脉滴注。

问题:1. 为什么庆大霉素和青霉素可联合治疗上呼吸道感染?

2. 庆大霉素和青霉素可否同时静脉滴注?

氨基糖苷类抗生素是一类由氨基糖分子和氨基环醇以苷键连接而成的碱性抗生素。目前常用的有阿米卡星、庆大霉素、妥布霉素、奈替米星、链霉素、西索米星和大观霉素等。本类抗生素在结构上非常相似,因而具有一些共同的特性。

## 一、氨基糖苷类抗生素的共性

【药动学特点】　氨基糖苷类抗生素极性大,脂溶性小,口服难吸收,仅作肠道消毒用。全身感染必须注射给药,多采用肌内注射,吸收迅速而完全。血浆蛋白结合率低,主要分布于细胞外液,在肾皮质和内耳淋巴液中浓度高且消除很慢,与其肾毒性和耳毒性有关。体内不被代谢,约90%以原形经肾小球滤过排泄,尿液中药物浓度高。

【抗菌作用】　抗菌谱较广,对多种需氧的革兰阴性杆菌如铜绿假单胞菌、大肠埃希菌、克雷伯杆菌属、肠杆菌属、变形杆菌属等有很强的抗菌作用,对沙雷菌属、产碱杆菌属、沙门氏菌、志贺菌属、嗜血杆菌及分枝杆菌也有抗菌作用。对革兰阴性球菌如淋病奈瑟菌、脑膜炎奈瑟菌的作用较差。对多数革兰阳性菌作用较差,对厌氧菌无效。抗菌作用机制是多环节抑制细菌蛋白质的生物合成,并破坏细菌胞质膜的完整性。属于静止期杀菌药,与β-内酰胺类抗生素有协同作用,在碱性环境中抗菌活性增强。细菌对本类药物可产生不同程度的耐药性,各药之间有部分或完全交叉耐药性。

【不良反应】

1. 耳毒性　由于药物在内耳蓄积,氨基糖苷类对前庭和耳蜗有损伤作用。前庭损害主要表现为眩晕、恶心、呕吐、眼球震颤和平衡失调等,多见于链霉素、庆大霉素;耳蜗损害主要表现为耳鸣、听力减退和永久性耳聋,多见于卡那霉素、阿米卡星。为防止和减少耳毒性的发生,用药期间应经常询问患者是否有眩晕、耳鸣等先兆症状,并定期进行听力监测,一旦出现早期症状,立即停药。避免与其他有耳毒性的药物如呋塞米、甘露醇等合用,也应避免与能掩盖耳毒性的药物如苯海拉明等抗组胺药合用,不宜用于听力减退患者。

2. 肾毒性　由于氨基糖苷类主要经肾脏排泄,可在肾皮质高浓度蓄积,导致肾小管尤其是近曲小管上皮细胞溶酶体破裂、线粒体损害、钙调节转运过程受阻,最终引起肾小管肿胀、坏死,临床表现为蛋白尿、管型尿、血尿等,严重者可产生氮质血症、肾功能减退等。绝大部分肾功能损害是可逆的,且肾毒性的程度与剂量大小成正比。新霉素的肾毒性最大,其次是卡那霉素、阿米卡星、庆大霉素、妥布霉素,链霉素最轻。为防止和减少肾毒性的发生,用药期间应注意尿液变化,定期检查肾功能,有条件的可进行血药浓度监测。一旦出现管型尿、蛋白尿、血液尿素氮、肌酐升高等现象,应立即停药。避免与两性霉素B、呋塞米、磺胺药等有肾毒性的药物合用。老年人及肾功能不全者禁用。

3. 神经肌肉麻痹　常见于大剂量腹膜内或胸膜内应用后,或静脉滴注速度过快时,表现为心肌抑制、血压下降、肢体瘫痪甚至呼吸衰竭。可能是由于药物与突触前膜钙结合部位结合,抑制神经末梢ACh释放,造成神经肌肉接头处传递阻断而出现上述症状。一旦发生,应立即静脉注射新斯的明和钙剂。低血钙、重症肌无力患者禁用或慎用。

4. 过敏反应　氨基糖苷类可引起皮疹、发热、血管神经性水肿、嗜酸性粒细胞增多等。也可发生过敏性休克,尤其是链霉素,其发生率仅次于青霉素,且死亡率较高。应用前应询问过敏史,并作皮试,同时备好抢救药物肾上腺素和钙剂。

## 二、常用氨基糖苷类抗生素

### 链霉素(streptomycin)

链霉素是1944年从链霉菌中分离得到的第一个氨基糖苷类抗生素,也是第一个用于治疗结核病的药物。目前临床常用其硫酸盐,易溶于水,性质稳定,水溶液在室温或pH 3~7时较稳定,遇酸、碱可水解失去抗菌活性。对鼠疫和土拉菌病有特效,临床主要用于:①治疗鼠疫和土拉菌病;② 治疗多重耐药的结核病;③ 与青霉素合用治疗溶血性链球菌、草绿色链球菌及肠球菌等引起的心内膜炎。细菌极易对链霉素产生耐药性,且停药后不易恢复。链霉素易引起过敏反应,以皮疹、发热、血管神经性水肿较为多见。可引起过敏性休克,通常于注射后 10min 内出现,死亡率较青霉素高,一旦发生应立即以肾上腺素和葡萄糖酸钙抢救。耳毒性常见,其次为神经肌肉麻痹,肾毒性少见。

链霉素

### 庆大霉素(gentamicin)

庆大霉素是从放线菌科小单孢菌的发酵液中提取获得,目前临床常用其硫酸盐,易溶于水,对温度和酸、碱都稳定。抗菌谱广,对多数革兰阴性菌有杀灭作用,尤其对铜绿假单胞菌作用较强;对革兰阳性菌如耐青霉素的金葡菌及肺炎支原体也有效。临床应用有:① 是治疗各种革兰阴性杆菌感染的常用药物;② 可与青霉素或其他抗生素合用,协同治疗严重的肺炎链球菌、铜绿假单胞菌、肠球菌、葡萄球菌或草绿色链球菌感染;③ 用于预防泌尿系统疾病术前及术后感染;④ 口服用于肠道手术前后,预防感染;⑤ 局部用于皮肤、黏膜表面感染和眼、耳、鼻部感染。最严重的不良反应是可逆性的肾毒性,表现为蛋白尿、管型尿、血尿等,少数人甚至发生肾衰竭。耳毒性以前庭功能损害为主,偶见过敏反应和神经肌肉阻滞。

### 妥布霉素(tobramycin)

妥布霉素是从链霉菌培养液中提取获得的。抗菌谱与庆大霉素相似,对铜绿假单胞菌的抗菌作用为庆大霉素的 2～4 倍,且对庆大霉素耐药的菌株仍然有效。临床主要用于铜绿假单胞菌引起的感染及革兰阴性菌所致严重感染。不良反应为耳毒性和肾毒性,均比庆大霉素低。

### 阿米卡星(amikacin)

阿米卡星又名丁胺卡那霉素,是目前抗菌谱最广的氨基糖苷类抗生素。对革兰阴性杆菌和金黄色葡萄球菌均有较强的抗菌活性,其突出的优点是对革兰阴性杆菌和铜绿假单胞菌所产生的钝化酶稳定,故对一些氨基糖苷类耐药菌感染仍有效。临床用于耐庆大霉素、妥布霉素的肠杆菌属细菌和铜绿假单胞菌所致的严重感染,也可作为二线抗结核病药用于结核病的治疗。主要不良反应为耳毒性,肾毒性较少见。

### 奈替米星(netilmicin)

奈替米星抗菌谱广,对革兰阳性球菌、革兰阴性杆菌和铜绿假单胞菌有较强的抗菌活性。耐酶性能较强,对耐其他氨基糖苷类抗生素的革兰阴性杆菌及耐青霉素的金葡菌仍有效。临床主要用于治疗各种敏感菌所致的严重感染。耳毒性、肾毒性在氨基糖苷类抗生素中最小,但仍需注意。孕妇禁用。

### 大观霉素(spectinomycin)

大观霉素又名淋必治,是链霉菌产生的一种氨基环醇类抗生素,因作用机制与氨基糖苷类相似而列入本类。对淋病奈瑟菌有高度抗菌活性,包括产青霉素酶的淋病奈瑟菌,临床主要用于淋病的治疗。由于容易产生耐药性,仅用于对青霉素耐药或过敏的淋病患者。

## 第四节 四环素类及氯霉素

### 学习目标

● **知识目标**

1. 熟悉半合成四环素类的作用特点和临床应用。

2. 熟悉氯霉素的抗菌作用、临床应用和主要不良反应。

3. 了解四环素类的抗菌谱、临床应用和不良反应。

● **技能目标**

1. 能解释和处理涉及本节药物的不合理处方。

2. 能初步指导患者合理使用常用的四环素类、氯霉素和林可霉素类抗生素。

---

**案例 7-5**

患者,女,25 岁。持续高热 10 天伴食欲减退、全身乏力。

检查:体温 39.6℃,脉搏 104 次/min,肝肋下 2cm,脾肋下 1cm,白细胞 $4.2 \times 10^9$/L,中性粒细胞 0.72%,淋巴细胞 0.28%,嗜酸性粒细胞直接计数为 0,肥达反应(伤寒沙门菌凝集试验)呈阳性,血培养呈阳性。

诊断:伤寒。

问题:1. 可以选择什么药物治疗伤寒?

2. 在使用药物治疗的过程中可能会出现哪些不良反应?如何处理?

---

## 一、四环素类

四环素类抗生素是一组带有共轭双键四元稠合环结构的广谱抗生素,根据其来源可分为天然品和半合成品两类(表 7-2-3)。天然品有金霉素(aureomyci)、土霉素(oxytetracycline)、四环素(tetracycline)等,半合成品有多西环素(doxycycline)、米诺环素(minocycline)、美他环素(metacycline)等。四环素类抗生素对革兰阳性菌的抗菌效果优于革兰阴性菌,对立克次体、支原体、衣原体及某些原虫也都有较好的抑制作用。近年来,由于其产生的细菌耐药性问题日益严重,天然四环素类药物已逐渐被吸收好、药效强、副作用少及耐药菌株少的多西环素和米诺环素等取代。

**表 7-2-3 四环素类药物化学结构及分类**

| | 同系物 | $R_7$ | $R_6$ | $R_6'$ | $R_5$ |
|---|---|---|---|---|---|
| 天然物 | 四环素 | —H | —CH₃ | —OH | —H |
| | 土霉素 | —H | —CH₃ | —OH | —OH |
| | 金霉素 | —Cl | —CH₃ | —OH | —H |

续 表

| 同系物 | | $R_7$ | $R_6$ | $R_6'$ | $R_5$ |
|---|---|---|---|---|---|
| 半合成品 | 多西环素 | —H | —CH$_3$ | —H | —OH |
| | 米诺环素 | —N(CH$_3$)$_2$ | —H | —OH | —H |
| | 美他环素 | —H | =CH$_2$ | —H | —OH |

### （一）四环素类抗生素的共性

【药动学特点】 四环素类抗生素口服易吸收，但不完全。口服吸收率以多西环素和米诺环素最高，四环素居中，金霉素最低（约 30%）。由于四环素类能与 $Mg^{2+}$、$Ca^{2+}$、$Fe^{2+}$、$Al^{3+}$ 等多价阳离子形成络合物而降低吸收，故吸收量受食物、药物、胃酸等因素影响较大。吸收后广泛分布于各组织和体液中，除高脂溶性的米诺环素外，其他药物均不易透过血-脑屏障，难以在脑脊液中达到有效治疗浓度。可沉积于骨及牙组织内，主要以原形由肾排泄。

【抗菌作用】 抗菌谱广，对革兰阳性菌、革兰阴性菌、立克次体、支原体、衣原体、螺旋体、放线菌及某些原虫等均有抑制作用。四环素类抗生素通过与细菌核糖体上的30S亚基进行特异性结合，抑制肽链的延长，干扰细菌蛋白质的正常合成，从而起到抗菌作用。属于快速抑菌剂，高浓度时对某些细菌呈杀菌作用。由于早期金霉素、土霉素、四环素的广泛应用，常见菌已经产生了严重的耐药性，现金霉素、土霉素已基本停用，正被抗菌谱更广、耐药性少、抗菌效果好的半合成四环素类药物所取代。

【临床应用】 四环素类抗生素可治疗多种感染性疾病。由于其他一些疗效好、毒性低的药物不断涌现，其临床地位有所下降，目前主要用于立克次体、支原体和衣原体引起的感染性疾病。

1. **立克次体感染** 包括斑疹伤寒、鼠型斑疹伤寒、再燃性斑疹伤寒、落基山斑疹伤寒、立克次体病、恙虫病和 Q 热等，四环素类均为首选药。

2. **衣原体和支原体感染** 对鹦鹉热衣原体引起的鹦鹉热，肺炎衣原体引起的肺炎，沙眼衣原体引起的非淋菌性尿道炎、子宫颈炎、性病性淋巴肉芽肿、包涵体结膜炎和沙眼，溶脲脲原体引起的非特异性尿道炎等，无论是口服还是局部应用均有较好疗效。多西环素可作为首选药。

3. **螺旋体感染** 是治疗博氏疏螺旋体引起的慢性游走性红斑（莱姆病）和回归热螺旋体引起的回归热最为有效的药物（多西环素为首选药），对雅司螺旋体引起的雅司病、梅毒螺旋体引起的梅毒和钩端螺旋体性脑膜炎也有良好疗效。

4. **细菌性感染** 对肉芽肿鞘杆菌引起的腹股沟肉芽肿、霍乱弧菌引起的霍乱以及布鲁菌引起的布鲁菌病均具有突出疗效，可作为首选药。也可作为次选药物治疗革兰阴性球菌和杆菌感染、革兰阳性杆菌感染以及放线菌引起的颈面部、腹腔和胸腔感染。

【不良反应】

1. **胃肠道反应** 可刺激胃黏膜引起上腹不适、恶心、呕吐、腹胀、腹痛等，饭后服用或与食物同服可减轻。

2. **二重感染（菌群交替症）** 正常人的口腔、鼻腔、肠道等处有多种微生物寄生，由于相互竞争而维持相对平衡的共生状态。长期应用广谱抗生素时，敏感菌被抑制，不敏感菌乘机大量繁殖，由原来的劣势菌群变为优势菌群，造成新的感染，称为二重感染或菌群交替症。较常见的有两种：① 真菌感染，如鹅口疮、真菌性阴道炎，一旦出现应立即停药，并用制霉菌素等抗真菌药治疗；② 假膜性肠炎，免疫功能低下的老年患者及幼儿尤易发生，表现为肠壁坏死、体液渗出、剧烈腹泻甚至脱水或休克等。一旦发生应立即停药，并选用万古霉素或甲硝唑治疗。年老、体弱、免疫功能低下、合用糖皮质激素者应慎用。

3. **影响骨骼、牙齿的生长** 四环素类能与新形成的骨骼、牙齿中沉积的钙离子结合，造成恒齿永久性棕色色素沉着（俗称牙齿黄染），牙釉质发育不全。还可抑制婴儿骨骼发育，造成暂时性生长障碍。孕妇、哺乳期妇女及 8 岁以下儿童禁用。

4. 其他　长期大剂量应用，可造成肝损害，临床表现类似急性肝炎。四环素类除多西环素外，均可在肾功能障碍患者体内聚积达中毒浓度，故肾脏损伤患者仅能服用多西环素。还可引起光敏反应，偶见皮疹、血管神经性水肿等过敏反应。肝、肾功能不全者禁用。

### （二）常用四环素类抗生素

#### 四环素（tetracycline）

四环素是天然四环素类抗生素。口服易吸收，但不完全，空腹吸收较好。同服牛奶、奶制品及含多价阳离子如 $Mg^{2+}$、$Ca^{2+}$、$Fe^{2+}$、$Al^{3+}$ 的食物，可使药物吸收减少。酸性药物如维生素 C 可促进四环素吸收，碱性药、$H_2$ 受体阻断药或抗酸药可降低药物溶解度而影响吸收。抗菌谱广，对革兰阳性菌、革兰阴性菌、立克次体、支原体、衣原体、螺旋体及放线菌均有抑制作用，对阿米巴原虫有间接抑制作用。其中，对革兰阳性菌作用不如青霉素类，对革兰阴性菌作用不如氨基糖苷类。由于四环素的耐药株日渐增多，不良反应较常见，其临床应用已明显减少，目前主要用于立克次体病、衣原体病、支原体病及螺旋体病的临床治疗。四环素不良反应较多，上述介绍的不良反应均较常见，现临床已较少应用。

#### 多西环素（doxycycline，脱氧土霉素，强力霉素）

多西环素是土霉素的脱氧衍生物。口服吸收迅速且完全，不易受食物影响。分布广泛，在脑脊液的浓度高。大部分药物随胆汁进入肠腔排泄，肠道中的药物多以无活性的结合型或络合型存在，对肠道正常菌群影响小。由于肝肠循环明显，$t_{1/2}$ 长达 14～22h，属长效半合成四环素类，每日服药 1 次即可。其抗菌谱与四环素相似，对四环素或土霉素耐药的金葡菌仍有效。抗菌活性比四环素强 2～10 倍，抗菌作用具有强效、速效、长效的特点。临床已取代天然四环素类作为各种适应证的首选药物或次选药物。常见不良反应为胃肠道反应，偶见光敏性皮炎，其他不良反应较四环素少见。

#### 米诺环素（minocycline，二甲胺四环素）

米诺环素属于长效半合成类四环素类。其脂溶性高，口服吸收率达 95％。口服吸收不受牛奶等食物影响，但仍能与抗酸药及含有 $Mg^{2+}$、$Ca^{2+}$、$Fe^{2+}$、$Al^{3+}$ 等阳离子的药物形成络合物而降低吸收率。组织穿透力强，分布广泛，在脑脊液的浓度高于其他四环素类。抗菌谱与四环素相似，对革兰阳性菌的作用优于革兰阴性菌，尤其对葡萄球菌作用更强。其抗菌活性是四环素类药物中最强的，且对耐四环素的菌株仍有效。临床用于治疗敏感病原体所致的感染，以及酒糟鼻、痤疮、沙眼衣原体所致的性传播疾病等。除四环素类共有的不良反应外，米诺环素能引起可逆性前庭反应，表现为头晕、耳鸣、恶心、呕吐及共济失调等，停药 48h 后可消失。

## 二、氯霉素

#### 氯霉素（chloramphenicol）

氯霉素于 1947 年由委内瑞拉链丝菌培养液中获取，因其分子中含有氯原子而得名。在酸性和中性溶液中较稳定，遇碱易分解失效。口服吸收迅速而完全，能广泛分布于全身组织器官，易通过血-脑屏障，脑脊液中浓度较高，可进入乳汁和通过胎盘进入胎儿体内。大部分在肝脏内与葡萄糖醛酸结合而灭活，代谢物经肾排出，约 5％～10％以原形从肾小球滤过由尿液排泄，在尿中能达到有效治疗浓度。

【抗菌作用】　氯霉素抗菌谱广，是速效抑菌剂。对革兰阴性菌的抑制作用强于革兰阳性菌,一般为抑菌药,但对流感嗜血杆菌、脑膜炎奈瑟菌、肺炎链球菌有杀菌作用。对革兰阳性菌的抗菌活性不如青霉素类和四环素类。对立克次体、衣原体、支原体及螺旋体也有抑制作用,但是对结核分枝杆菌、真菌、原虫和病毒无效。主要通过与敏感菌核糖体 50S 亚基结合,阻止肽链延伸,使蛋白质合成受阻。由于哺乳动物骨髓造血细胞线粒体的 70S 核糖体与细菌 70S 核糖体相似,高剂量的氯霉素也能抑制哺乳动物蛋白质合成,产生骨髓抑制毒性。氯霉素与细菌核糖体 50S 亚基的结合位点十分接近大环内酯类和林可霉素类的作用位点,因此这些药物同时应用可产生拮抗作用。各种细菌对氯霉素均可耐药,耐药性产生较慢,但近年来耐药菌株呈增加趋势。

【临床应用】 由于氯霉素毒性反应严重及细菌对其耐药性的增加,临床已少用。目前仅用于治疗某些严重感染。

1. **细菌性脑膜炎和脑脓肿** 氯霉素在脑脊液中浓度高并具有杀菌作用,可治疗脑膜炎奈瑟菌、肺炎球菌及流感嗜血杆菌等引起的细菌性脑膜炎。

2. **伤寒和副伤寒** 常口服给药,待体温降至正常后继续用药 10d,可减少并发症,降低病死率。目前,伤寒、副伤寒患者首选喹诺酮类和第三代头孢菌素类药物,氯霉素作为备选药物。

3. **立克次体感染** 用于洛基山斑点热和 Q 热等立克次体感染,疗效与四环素类相似。

4. **细菌性眼部感染** 氯霉素易透过血-眼屏障,是治疗敏感菌引起的外眼感染、内眼感染、全眼球感染及沙眼的有效药物。

【不良反应】

1. **抑制骨髓造血功能** 为氯霉素最严重的毒性反应,包括可逆性血细胞减少和再生障碍性贫血。前者表现为各类血细胞减少,在治疗中可出现贫血或出血倾向,停药 2～3 周后可自行恢复,此毒性有显著剂量相关性;后者的发生与氯霉素的剂量大小、疗程长短无关,一旦发生死亡率高。故应严格掌握用药剂量及疗程,用药期间及用药后应勤查血象,避免长期用药。

2. **灰婴综合征** 新生儿或早产儿用药剂量过大可致血药浓度增高,出现循环衰竭、呼吸困难、进行性血压下降、皮肤苍白和发绀等症状,死亡率高。新生儿尤其是早产儿,妊娠末期或哺乳期妇女,及肝功能不全者禁用。

3. **其他** 可引起胃肠道反应;长期用药可引起二重感染;少数患者有过敏反应、溶血性贫血等。

（张　琦　吕良忠）

# 第三章  人工合成抗菌药

案例 7 - 6
　　患者,女性,30 岁。因牙痛伴牙龈出血 2 天到医院就诊。
　　诊断:牙周炎。给予甲硝唑片和醋酸洗必泰漱口剂。
　　问题:1. 为什么可以用甲硝唑治疗牙周炎?
　　　　　2. 还可选用哪些药物?

## 第一节　喹诺酮类药物

　　喹诺酮类(quinolones)药物按其发明先后及抗菌作用的不同,可分为四代。第一代的代表药为萘啶酸(nalidixic acid),现已淘汰。第二代的代表药为吡哌酸(pipemidic acid),其抗菌活性强于萘啶酸,口服易吸收,因血中游离药物浓度低,而尿中浓度高,主要用于泌尿系统感染和肠道感染,但不良反应较多,临床已少用。第三代药物因含氟,又称氟喹诺酮类(fluoroquinolones),因具有抗菌谱广、抗菌活性强、口服生物利用度高、体内分布广泛、血药浓度较高、不良反应轻等优点,已成为临床常用的人工合成抗菌药。第四代与前三代相比,在结构中引入 8-甲氧基,有助于增强抗厌氧菌活性,而 C-7 位上的氮双氧环结构则加强抗革兰阳性菌活性,并保持原有的抗革兰阳性菌活性,不良反应更小。

　　喹诺酮类(quinolones)药物结构的共同部分是 N-1-烷基化的 3-羧基哒嗪 4-酮环,该环与另一芳香环相连,芳香环再携带其他取代物(图 7-3-1)。吡啶酮酸的 A 环是抗菌作用必需的基本药效基团,其中 3 位—COOH 和 4 位—C＝O 与 DNA 螺旋酶和拓扑异构酶Ⅳ结合,为抗菌活性不可缺少的部分。B 环可作较大改变,4-喹诺酮母核的 3 位均有羧酸基,6 位引入氟原子可增强抗菌作用并对金葡菌有抗菌活性;7 位引进哌嗪环可提高对金葡菌及铜绿假单胞菌的抗菌作用(如诺氟沙星),哌嗪环被甲基哌嗪环取代(如培氟沙星),则脂溶性增加,肠道吸收增强,细胞的穿透性提高,半衰期延长。在 8 位引进第二个氟原子,可进一步促进肠道吸收,延长半衰期(如洛美沙星等)。

### 一、喹诺酮类药物的共性

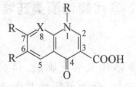

图 7-3-1 喹诺酮类药物的基本化学结构

**【药动学特点】** 多数喹诺酮类药物吸收迅速而完全,血药浓度相对较高。血浆蛋白结合率低,组织穿透力强,体内分布广,可进入骨、关节、前列腺等,组织中药物浓度常等于或大于血药浓度。$t_{1/2}$ 相对较长,多为3.5~7h,多数药物经肾排泄。

**【抗菌作用】** 喹诺酮类属于广谱杀菌药,尤其对革兰阴性菌作用强,对大肠埃希菌、痢疾志贺菌、铜绿假单胞菌、奇异变形杆菌、伤寒沙门菌、流感嗜血杆菌及淋病奈瑟菌等有强大的抗菌作用,对革兰阳性球菌如金葡菌、链球菌、肺炎双球菌也有较强的抗菌活性,其中氧氟沙星、左氧氟沙星及环丙沙星对结核分枝杆菌和其他分枝杆菌有一定抗菌作用。某些品种对厌氧菌、支原体、衣原体及军团菌也有作用。

本类药物作用的靶点为细菌的 DNA 回旋酶和拓扑异构酶Ⅳ,通过抑制革兰阴性菌的 DNA 回旋酶或革兰阳性菌的拓扑异构酶Ⅳ,影响细菌 DNA 的正常转录与复制,从而产生快速杀菌作用。哺乳动物细胞内也含有生物活性与细菌 DNA 回旋酶相似的酶,称拓扑异构酶Ⅱ。治疗量喹诺酮类对人体细胞拓扑异构酶Ⅱ影响较小,不影响人体细胞的生长代谢。

随着氟喹诺酮类药的广泛应用,其耐药菌株逐渐增多。常见耐药菌有金葡菌、肠球菌、大肠埃希菌和铜绿假单胞菌等。耐药机制可能是:细菌 DNA 回旋酶突变,使药物失去靶位;细菌外膜脂多糖及外膜蛋白发生改变,阻碍药物进入菌体内等。本类药物间有交叉耐药性,但与其他抗菌药无交叉耐药性。

**【临床应用】** 喹诺酮类药物主要用于敏感菌所致的泌尿生殖道、呼吸道、消化道、皮肤软组织等部位的感染。可作为治疗志贺菌引起的急、慢性菌痢和中毒性菌痢的首选药,对急、慢性骨髓炎和化脓性关节炎有良好疗效,对沙门菌引起的伤寒或副伤寒可首选氟喹诺酮类。

**【不良反应】** 喹诺酮类不良反应发生率约 3%~5%。

1. **胃肠道反应** 较常见,表现为恶心、呕吐、上腹不适、腹泻等。

2. **中枢神经系统反应** 轻者表现为失眠、头昏、头痛,重者出现精神异常、抽搐、惊厥等。常在用药剂量过大或与茶碱、非甾体抗炎药合用时出现。有精神病或癫痫病史者不宜使用。

3. **过敏反应** 可见红斑、瘙痒、荨麻疹、血管神经性水肿。少数患者可出现光敏反应,用药期间应尽量避免皮肤直接暴露于阳光下。

4. **软骨损害** 对多种幼龄动物负重关节的软骨有损伤作用,临床研究发现儿童用药后可出现关节痛和关节水肿。妊娠期妇女、儿童及哺乳期妇女禁用。

5. **肝、肾损害** 大剂量或长期应用易致肝、肾损害。

6. **心脏毒性** Q-T 间期延长。

7. **干扰糖代谢** 糖尿病患者使用时应注意。

**【药物相互作用】**

1. 避免与抗酸药、含金属离子的药物同服,必须合用时,应间隔 2~4h 服用。

2. 环丙沙星、诺氟沙星等部分药物可抑制茶碱、咖啡因、口服抗凝药的代谢,使这些药物血药浓度升高,半衰期延长,可能产生不良反应。

## 二、常用喹诺酮类药物

### 诺氟沙星（norfloxacin，氟哌酸）

诺氟沙星又名氟哌酸，是第一个用于临床的氟喹诺酮类药物。口服吸收差，生物利用度为35%～45%，食物可影响其吸收，空腹服用的血药浓度是饭后服用的2～3倍。临床主要用于敏感菌所致肠道、泌尿道感染和淋病，也可外用治疗皮肤和眼部的感染。

### 环丙沙星（ciprofloxacin，环丙氟哌酸）

环丙沙星口服吸收不完全，生物利用度为50%，血药浓度较低，可采用静脉滴注给药。抗菌谱广，对多种致病菌均有很好的抗菌作用，是氟喹诺酮类中体外抗菌活性最强的药物。对铜绿假单胞菌、奇异变形杆菌、流感嗜血杆菌、军团菌、产酶淋病奈瑟菌、耐药金葡菌等均有较强的抗菌活性，对多数厌氧菌无效。主要用于治疗对其他抗菌药耐药的革兰阴性杆菌所致的呼吸道、泌尿生殖道、消化道、骨与关节、皮肤软组织等部位感染。

### 氧氟沙星（ofloxacin，氟嗪酸）

氧氟沙星口服吸收快而完全，生物利用度高达89%。血药浓度高，体内分布广，80%的药物以原形由尿液排泄。抗菌谱广，对革兰阳性、阴性菌均有强大抗菌作用，对结核分枝杆菌、沙眼衣原体、支原体和部分厌氧菌也有效。临床主要用于敏感菌所致的泌尿生殖道、呼吸道、肠道、胆道、皮肤软组织、盆腔和耳鼻咽喉等部位的感染，与其他抗结核病药无交叉耐药性，可作为二线药物治疗结核病。

### 左氧氟沙星（levofloxacin，利复星）

左氧氟沙星口服易吸收，生物利用度接近100%，85%的药物以原形由尿液排泄。其抗菌活性是氧氟沙星的2倍，对表皮葡萄球菌、链球菌和肠球菌的抗菌活性强于环丙沙星，对厌氧菌、支原体、衣原体及军团菌也有较强的杀灭作用。可用于敏感菌引起的各种急慢性感染、难治性感染，效果良好。不良反应发生率低于多数氟喹诺酮类药，主要是胃肠道反应。

### 洛美沙星（lomefloxacin）

洛美沙星口服吸收完全，生物利用度接近98%，70%的药物以原形由尿液排泄。对革兰阴性菌的抗菌活性与氧氟沙星相近，对MRSA、表皮葡萄球菌、链球菌和肠球菌的抗菌活性与氧氟沙星几乎相同，对多数厌氧菌的抗菌活性低于氧氟沙星。用于敏感菌所致的呼吸道、泌尿生殖道、胆道、皮肤软组织、骨与关节等部位的感染，还可用于伤寒、败血症等。光敏反应较其他同类药物多发。

### 氟罗沙星（fleroxacin，多氟沙星）

氟罗沙星口服吸收完全，生物利用度接近100%，$t_{1/2}$约为12h。具有广谱、高效和长效的特点，对多数革兰阴性菌和革兰阳性菌、厌氧菌、支原体及衣原体均有强大的抗菌活性。临床主要用于治疗敏感菌所致的呼吸道、泌尿生殖道、妇科、外科的感染性疾病或二重感染。不良反应发生率较高，与给药剂量有关，包括胃肠道反应、中枢神经系统症状及光敏性皮炎等。

### 莫西沙星（moxifloxacin）

莫西沙星口服后吸收完全、迅速，且不受进食影响。绝对生物利用度总计约91%，达峰时间为0.5～4h，$t_{1/2}$为12h。同服二、三价阳离子抗酸药可明显减少吸收。不经细胞色素P450酶代谢。减少了药物间相互作用的可能性。肾脏代谢45%，肝脏代谢52%，肾功能损害和轻度肝功能不全的患者无需调整剂量。临床主要用于治疗患有上呼吸道和下呼吸道感染的患者,如急性窦炎、慢性支气管炎急性发作、社区获得性肺炎及皮肤和软组织感染。常见不良反应为恶心、呕吐、腹痛、腹泻、眩晕、头痛。

## 第二节　磺胺类抗菌药

磺胺类药物是 20 世纪 30 年代发现的最早用于防治全身感染的人工合成抗菌药物,曾广泛用于临床,现已大多被抗生素及喹诺酮类药物取代。由于磺胺药对某些感染性疾病(如流脑、鼠疫)具有疗效好、使用方便、性质稳定、价格低廉等优点,与甲氧苄啶合用后疗效显著增强,故在抗感染治疗中仍占一定地位。

磺胺类药物的基本化学结构为对氨基苯磺酰胺(简称磺胺),与对氨基苯甲酸(PABA)结构相似(图 7-3-2)。其分子结构中的氨基($-NH_2$)或磺酰氨基($-SO_2-NH-R_1$)决定了药物的抗菌活性与理化性质。

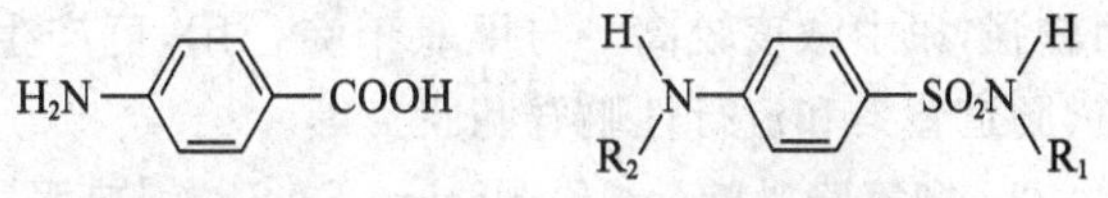

【抗菌作用】　抗菌谱较广,对大多数革兰阳性菌和阴性菌有良好的抗菌活性。对其敏感的革兰阳性菌有溶血性链球菌、肺炎链球菌,革兰阴性菌有脑膜炎奈瑟菌、淋病奈瑟菌、鼠疫耶氏菌、流感嗜血杆菌,其次是大肠埃希菌、痢疾志贺菌、奇异变形

$H_2N-\bigcirc-COOH$

对氨基苯甲酸(PABA)

对氨基苯磺酰胺

图 7-3-2　磺胺类药的基本结构示意图

杆菌、肺炎克雷伯菌、放线菌、沙眼衣原体等。磺胺甲噁唑对伤寒沙门菌、磺胺米隆和磺胺嘧啶银对铜绿假单胞菌有选择性抑制作用。磺胺类药对支原体、立克次体和螺旋体无效。

对磺胺药敏感的细菌,在生长过程中不能利用周围环境中的叶酸,只能利用 PABA 和二氢蝶啶,在细菌体内二氢叶酸合成酶的催化下合成二氢叶酸,再经二氢叶酸还原酶还原为四氢叶酸。四氢叶酸活化后,可作为一碳单位的转运体,在嘌呤和嘧啶核苷酸形成过程中起着重要的传递作用。磺胺药的结构和 PABA 相似,可与 PABA 竞争二氢叶酸合成酶,使二氢叶酸合成受阻,导致细菌核酸合成障碍,从而抑制细菌的生长繁殖(图 7-3-3)。人和哺乳动物能直接利用食物中的叶酸,故不受影响。PABA 与酶的亲和力远大于磺胺药与酶的亲和力,故磺胺药剂量要足够;脓液及坏死组织中含有大量 PABA,要注意排脓清创;局麻药普鲁卡因体内代谢会产生 PABA,二者不宜合用。

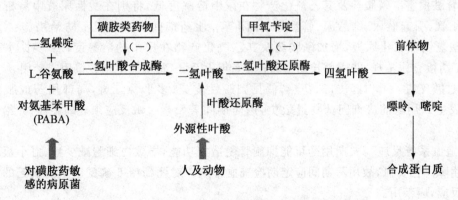

图 7-3-3　磺胺类药和甲氧苄啶抗菌作用机制示意图

细菌对磺胺药易产生耐药性,尤其在用量不足时更易发生。磺胺药之间有交叉耐药性,但与甲氧苄啶(TMP)及其他抗菌药之间无交叉耐药性,与甲氧苄啶合用(如复方磺胺甲噁唑)可延缓耐药性的产生。

**【药物分类】**　根据药物被肠道吸收的程度与临床应用情况,可将磺胺药分为三类:

1. **全身感染用药**　口服肠道易吸收,根据药物消除 $t_{1/2}$ 的长短可分为:① 短效类($t_{1/2} < 10h$),如磺胺异噁唑(sulfafurazole,sulfisoxazole,SIZ)。② 中效类($t_{1/2}$ 约 $10 \sim 24h$),如磺胺嘧啶(sulfadiazine,SD)、磺胺甲噁唑(sulfamethoxazole,sinomin,SMZ)。③ 长效类($t_{1/2} > 24h$),如磺胺多辛(sulfadoxine,SDM)、磺胺甲氧嘧啶(sulfamethoxydiazine,SMD)。

2. **肠道感染用药**　口服肠道难吸收,如柳氮磺吡啶(sulfasalazine,SASP)。

3. **局部外用药**　如磺胺米隆(sulfamylon,SML)、磺胺嘧啶银(sulfadiazine silver,SD-Ag)、磺胺醋酰(sulfacetamide,SA)。

**【常用磺胺类药物】**

1. **磺胺嘧啶(sulfadiazine,SD)**　属中效磺胺药。口服易吸收,血浆蛋白结合率低,易透过血-脑屏障,在脑脊液中的浓度高,是防治流行性脑脊髓膜炎的首选药物之一。

2. **磺胺甲噁唑(sulfamethoxazole,SMZ,新诺明)**　属中效磺胺药。口服易吸收,抗菌作用较强,尿中浓度较高。与甲氧苄啶合用,可产生协同抗菌作用,主要用于治疗泌尿道、呼吸道、肠道感染和流行性脑脊髓膜炎等。

3. **柳氮磺吡啶(sulfasalazine,SASP)**　口服很少吸收,大部分药物进入远端小肠和结肠,在肠道碱性条件下和局部微生物作用下,分解为磺胺吡啶和 5-氨基水杨酸,前者有抗菌作用,后者有抗炎、抗免疫作用。常用于治疗溃疡性结肠炎、肠炎和其他肠道感染。

4. **磺胺米隆(sulfamylon,SML,甲磺灭脓)**　抗菌谱广,对铜绿假单胞菌、金葡菌和破伤风梭菌有效,且抗菌作用不受脓液和坏死组织中 PABA 的影响,能迅速渗入创面及焦痂中,适用于烧伤和大面积创伤后的创面感染。

5. **磺胺嘧啶银(sulfadiazine silver,SD-Ag)**　具有磺胺嘧啶的抗菌作用和银盐的收敛作用。对多数革兰阳性菌和阴性菌均有良好的抗菌作用,抗铜绿假单胞菌作用强于磺胺米隆。适用于烧伤、烫伤患者的创面感染,可促进创面干燥、结痂及愈合。

6. **磺胺醋酰钠(sulfacetamide sodium,SA-Na)**　溶液呈中性,几乎无刺激性,局部应用穿透力强,可透入晶状体和眼内组织。可用于沙眼、结膜炎和角膜炎等眼科感染性疾病。

**【不良反应】**

1. **肾脏损害**　磺胺药及其乙酰化产物在尿中溶解度低,特别在酸性尿液中易析出结晶损伤肾小管,引起血尿、结晶尿、管型尿、尿闭等。服药期间可采取以下防治措施:① 同服等量碳酸氢钠以碱化尿液,增加磺胺药及其乙酰化产物在尿中的溶解度;② 多饮水稀释尿液;③ 定期检查尿常规,并避免长期用药;④ 老年人及肝、肾功能不全者慎用或禁用。

2. **过敏反应**　可引起皮疹、药热,偶见剥脱性皮炎、多形性红斑,局部用药或服用长效制剂易发生。用药前应询问药物过敏史,用药期间若发生过敏反应须立即停药,并给予抗过敏治疗。

3. **造血系统反应**　长期用药可能抑制骨髓造血功能,导致白细胞减少症、血小板减少症甚至再生障碍性贫血,故用药期间应定期检查血常规。对葡萄糖-6-磷酸脱氢酶缺乏的患者可致溶血反应,应禁用。

4. **中枢反应**　少数人可见头晕、头痛、乏力、精神不振等,服药期间不宜驾驶或高空作业。

5. **其他**　尚可引起恶心、呕吐等胃肠道反应,餐后服或同服碳酸氢钠可减轻。可致肝损害甚至肝坏死,肝功能受损者避免使用。新生儿、早产儿、孕妇和哺乳期妇女禁用。

## 第三节 其他合成抗菌药

### 一、甲氧苄啶

甲氧苄啶(trimethoprim,TMP,磺胺增效剂)的抗菌谱与磺胺药相似,抗菌作用较强,对多数革兰阳性菌、阴性菌有效。抗菌机制是抑制细菌二氢叶酸还原酶,使二氢叶酸不能还原为四氢叶酸,从而阻止细菌核酸的合成(图7-3-3)。单用易产生耐药性,与磺胺药合用,可使细菌叶酸代谢受到双重阻断,使磺胺药的抗菌作用增强数倍至数十倍,甚至呈现杀菌作用,并可延缓细菌耐药性的产生。TMP常与SMZ合用,其复方制剂为复方新诺明片,由于它们的半衰期和血药峰值浓度相近,有更好的协同抗菌效果。TMP与某些抗生素如庆大霉素、四环素、红霉素等合用,均能加强它们的抗菌作用,故又称抗菌增效剂。TMP与磺胺类药合用主要用于敏感菌所致的呼吸道感染、泌尿道感染、肠道感染、流行性脑脊髓膜炎和伤寒等。

本药毒性较小。长期大剂量应用,可致巨幼红细胞性贫血、白细胞减少及血小板减少等,故用药期间应注意检查血象,必要时可用甲酰四氢叶酸钙治疗。胃肠道反应有恶心、呕吐等,偶有过敏反应。早产儿、新生儿、孕妇、哺乳期妇女、骨髓造血功能不全及严重肝、肾功能不全者禁用。

### 二、硝基咪唑类

硝基咪唑类药物对大多数厌氧菌具有强大的抗菌作用,但对需氧菌和兼性厌氧菌无作用。因对厌氧菌杀菌能力强、不易产生耐药性、价格低廉、疗效好,在临床上得到广泛应用。此外,硝基咪唑类对原虫有独特的杀灭作用,与其他抗生素联合应用于临床的各个领域。

#### 甲硝唑(metronidazole,灭滴灵)

甲硝唑对革兰阴性和阳性厌氧菌具有较强杀灭作用,包括脆弱类杆菌及难辨梭菌等。临床广泛用于治疗敏感厌氧菌引起的败血症、腹腔和盆腔感染、口腔感染及牙周炎、鼻窦炎、骨髓炎等。对幽门螺杆菌感染的消化性溃疡和对四环素耐药的艰难梭菌所致的假膜性肠炎有特殊疗效,亦是治疗肠内外阿米巴感染和阴道滴虫病的重要药物。不良反应常见胃肠道反应、神经系统反应,少数患者可发生皮疹、白细胞减少等(详见本篇第六章)。

#### 替硝唑(tinidazole,甲硝磺酰咪唑)

替硝唑为甲硝唑的衍生物,其 $t_{1/2}$ 较长,为12~14h。对脆弱类拟杆菌及梭杆菌属作用较甲硝唑强。为厌氧菌感染治疗的常用药物,对肠内外阿米巴感染的疗效与甲硝唑相当,也可用于阴道滴虫病。不良反应少而轻微,偶见恶心、呕吐、食欲下降、皮疹等。

#### 奥硝唑(ornidazole)

奥硝唑为硝基咪唑类衍生物,口服生物利用度约90%,体内分布广,主要在肝脏代谢,原形药 $t_{1/2}$ 为11~14h。临床用于由厌氧菌感染引起的多种疾病。与酒精无相互作用。

### 三、硝基呋喃类

硝基呋喃类药物抗菌谱广,对多数革兰阳性菌及部分革兰阴性需氧菌具有较强的抗菌作用,不易产生耐药性,与其他抗菌药无交叉耐药性。但因本类药物毒性较大,血中浓度低,不宜用于全身性感染。

### 呋喃妥因(nitrofurantoin,呋喃坦啶)

口服吸收迅速,血药浓度低,尿中药物浓度高,在酸性环境中抗菌活性增强。主要用于大肠埃希菌、肠球菌和葡萄链球菌引起的泌尿道感染。不良反应轻微,以胃肠道反应多见,也可出现周围神经炎,偶见过敏反应。先天性葡萄糖-6-磷酸脱氢酶缺乏者可发生溶血性贫血。

### 呋喃唑酮(furazolidone,痢特灵)

口服吸收少,肠道内浓度高。主要用于细菌性痢疾、肠炎、伤寒及霍乱等肠道感染,也可作为联合用药之一用于幽门螺杆菌所致的胃窦炎和溃疡病。不良反应与呋喃妥因相似,但较轻。

### 呋喃西林(furacilin)

毒性大,现仅作局部用药,如鼻炎、化脓性中耳炎、结膜炎、褥疮、创面感染的局部用药或膀胱冲洗等。

## 四、噁唑烷酮类

### 利奈唑胺(linezolid)

利奈唑胺为噁唑烷酮类人工合成抗菌药,于2000年获得美国FDA批准,用于治疗革兰阳性球菌引起的感染,包括由MRSA引起的疑似或确诊院内获得性肺炎(HAP)、社区获得性肺炎(CAP)、复杂性皮肤或皮肤软组织感染(SSTI)以及耐万古霉素肠球菌(VRE)感染。

利奈唑胺为细菌蛋白质合成抑制剂,作用于细菌50S核糖体亚单位,并且最接近作用部位。其作用部位和方式独特,因此在具有本质性或获得性耐药特征的阳性细菌中,都不易与其他抑制蛋白质合成的抗菌药发生交叉耐药,在体外也不易诱导细菌耐药性的产生。对甲氧西林敏感或耐药葡萄球菌、万古霉素敏感或耐药肠球菌、青霉素敏感或耐药肺炎链球菌均有良好的抗菌作用,对厌氧菌亦具抗菌活性。

为减少细菌对药物的耐药性的发生,保持利奈唑胺和其他抗菌药物的疗效,利奈唑胺仅用于确诊或高度怀疑敏感菌所致感染的治疗或预防。在抗菌药物的分级管理中,利奈唑胺被列入特殊使用级抗菌药物。

（吕良忠　张　琦）

# 第四章 抗结核病药和抗麻风病药

**案例 7-7**

患者,女性,29 岁。因间断咳嗽、咳痰、低热 4 个月,伴乏力、消瘦、盗汗、气促就诊。近一周症状加重,出现痰中带血。

检查:体温 37.6℃,左锁骨上下叩诊稍浊,听诊呼吸音稍粗,咳嗽后闻及湿啰音。血常规:白细胞 $8.1×10^9/L$,中性粒细胞 $0.72\%$,血沉 40mm/h。痰涂片抗酸杆菌阳性(＋＋＋),结核菌素试验阳性。X 线胸片示左上肺野可见小斑片状模糊阴影,密度不均,边缘不清。

诊断:浸润型肺结核。

问题:该患者可采用何种化疗方案治疗? 为什么?

## 第一节 抗结核病药

结核病是由结核分枝杆菌感染引起的一种慢性传染病,可累及肺、消化道、泌尿系统、骨、关节和脑等多个组织器官。目前用于临床的抗结核病药种类较多,一般分为:① 一线抗结核病药,包括异烟肼、利福平、乙胺丁醇、吡嗪酰胺和链霉素等,其特点是疗效高、不良反应较少、患者较易耐受;② 二线抗结核病药,包括对氨水杨酸、丙硫异烟胺、卡那霉素、氨硫脲等,其特点是毒性较大、疗效较差,主要用于对一线抗结核病药耐药者或与一线抗结核病药配伍使用。近几年又开发出一些疗效较好、毒副作用相对较小的新一代的抗结核病药,如利福喷汀、利福定和司帕沙星等。

## 一、一线抗结核病药

### 异烟肼（isoniazid，INH，雷米封）

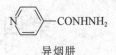
异烟肼

异烟肼是异烟酸（吡啶-4-羧酸）的肼类衍生物，易溶于水，化学性质稳定。

**【药动学特点】** 异烟肼口服吸收快而完全，迅速分布于全身体液和细胞液中，其中脑脊液、胸腹水、关节腔、肾、纤维化或干酪样病灶及淋巴结中含量较高。主要在肝内被乙酰化而灭活，代谢产物及部分原形药物经肾排泄。

**【药理作用与临床应用】** 异烟肼对结核分枝杆菌具有高度的选择性，对其他细菌无效。抗菌机制可能是抑制细菌分枝菌酸的合成，低浓度抑菌，高浓度杀菌。对细胞内外结核分枝杆菌均有强大的杀灭作用，可渗入到纤维化或干酪样的结核病灶中杀菌。具有疗效高、毒性小、口服方便、价格低廉等优点。单用易产生耐药性，但耐药菌的致病能力也同时降低，与其他抗结核病药无交叉耐药性。与其他抗结核病药联合应用，可延缓耐药性的发生。

本药是各型结核病的首选药。早期轻症肺结核或预防用药时可单独使用，规范化治疗时必须联合使用其他抗结核病药，以增强疗效并防止或延缓耐药性的产生。对粟粒性结核和结核性脑膜炎应加大剂量，延长疗程，必要时注射给药。

**【不良反应】** 不良反应的发生率与严重程度取决于剂量和疗程，一般剂量时不良反应少而轻。

1. **神经系统毒性** 常见周围神经炎，表现为四肢麻木、反应迟钝、共济失调等，严重时可见肌肉萎缩。此作用是由于异烟肼的结构与维生素 $B_6$ 相似，使维生素 $B_6$ 排泄增加所致，可同服维生素 $B_6$ 防治。中枢神经系统毒性可见兴奋、失眠、精神失常或惊厥等，可能与维生素 $B_6$ 缺乏而使中枢神经抑制性递质 $\gamma$-氨基丁酸生成减少有关。有癫痫和精神病史者慎用。

2. **肝脏毒性** 可见转氨酶升高、黄疸，甚至肝细胞坏死，多见于 50 岁以上患者和嗜酒者。与利福平合用可增强肝毒性。用药期间应定期检查肝功能，肝功能不全者慎用。

3. **其他** 偶见皮疹、药热、粒细胞减少等。因可抑制乙醇代谢，故用药期间不宜饮酒。孕妇慎用。

### 利福平（rifampicin，RFP，甲哌利福霉素）

利福平是利福霉素的半合成衍生物，为橘红色结晶粉末。

**【药动学特点】** 利福平口服吸收迅速，但食物和药物如对氨水杨酸能影响其吸收，故宜空腹服药。穿透力强，体内分布广，能进入脑脊液、胸腹水、结核空洞、痰液及胎儿体内。主要在肝脏代谢为去乙酰基利福平，其代谢物有较弱的抗菌活性。主要经胆汁排泄，其原形药物可经肠道再吸收，形成肝肠循环。其原形药物及代谢产物可使尿、粪、泪液、痰液和汗液染成橘红色。

**【药理作用与临床应用】** 利福平为广谱抗生素，对结核分枝杆菌有强大的抗菌作用，对金黄色葡萄球菌、麻风分枝杆菌及部分革兰阴性杆菌也有抑制作用。利福平的抗结核作用与异烟肼相似，低浓度抑菌，高浓度杀菌，对静止期和繁殖期均有效。能渗透到细胞内，对细胞内、外结核分枝杆菌都有杀灭作用。其抗菌机制是特异性抑制细菌依赖 DNA 的 RNA 多聚酶，阻碍细菌 mRNA 的合成。对人和动物细胞内的 RNA 多聚酶无明显影响。单用易产生耐药性，与异烟肼、乙胺丁醇合用有协同作用，并能延缓耐药性的产生。

利福平是治疗结核病联合用药中的主要药物，对各型结核病包括初治和复治病例均有良好效果，也是治疗麻风病的主要药物。对耐药金葡菌及其他敏感菌引起的感染也有效。此外，局部应用可治疗沙眼、急性结膜炎和病毒性角膜炎。

**【不良反应】**

1. **胃肠道反应**　常见恶心、呕吐、腹痛、腹泻，一般不严重。

2. **肝损害**　长期大剂量使用可出现黄疸、肝肿大、肝功能减退等，与异烟肼合用时较易发生，老年人、营养不良者、慢性肝病患者、酒精中毒者也较易发生。用药期间应定期检查肝功能，严重肝病、胆道阻塞患者禁用。

3. **过敏反应**　少数患者可出现药热、皮疹，偶见白细胞减少和血小板减少。

4. **其他**　大剂量间歇疗法偶见发热、寒战、头痛、全身酸痛等流感样综合征。偶见嗜睡、乏力、头晕和运动失调等。有致畸作用，妊娠早期及哺乳期妇女禁用。

### 利福定(rifandin)和利福喷汀(rifapentine)

利福定和利福喷汀均为人工合成的利福霉素衍生物。两药的抗菌作用和临床应用与利福平相似，对结核分枝杆菌的作用比利福平强，与利福平之间有交叉耐药性，不良反应较少。两药的应用价值还有待临床进一步评价。

### 乙胺丁醇(ethambutol,EMB)

乙胺丁醇为人工合成的抗结核病药。对繁殖期结核分枝杆菌有较强的抑制作用，对其他细菌无效。抗菌机制可能是与二价金属离子 $Mg^{2+}$ 结合，干扰菌体 RNA 的合成。单用可产生耐药性，但起效缓慢，与其他抗结核病药无交叉耐药性。临床可用于治疗各型结核病，常与其他一线抗结核病药异烟肼、利福平等合用，可增强疗效，延缓耐药性产生。

不良反应较少见。大剂量长期应用可致球后视神经炎，表现为视力下降、视野缩小、辨色力减弱、红绿色盲等，发现后及时停药可恢复，故用药期间应定期作眼科检查。偶见胃肠道反应、过敏反应和肝损害等。

### 链霉素(streptomycin,SM)

链霉素是第一个应用于临床的抗结核病药。在体内仅有抑菌作用，抗结核疗效不及异烟肼和利福平。穿透力弱，不易渗入纤维化、干酪样病灶，也不易透过血-脑屏障和细胞膜。易产生耐药性，且长期使用耳毒性发生率高，目前是一线药中应用最少的药物，仅与其他抗结核病药联合应用治疗浸润性肺结核、粟粒性肺结核。

## 二、二线抗结核病药

### 吡嗪酰胺(pyrazinamide,PZA)

吡嗪酰胺口服易吸收，体内分布广，细胞内和脑脊液中浓度较高。对结核分枝杆菌有抑制或杀灭作用，在酸性环境中抗菌作用增强，单用易产生耐药性，与其他抗结核病药无交叉耐药性，与异烟肼和利福平合用有协同作用。常与其他抗结核病药联用治疗结核病，以缩短疗程。长期大剂量使用可产生严重的肝损害，故用药期间应定期检查肝功能。肝功能不全者慎用，孕妇禁用。

### 对氨水杨酸(para-aminosalicylic,PAS)

对氨水杨酸常用其钠盐，其钠盐稳定性高，水溶性好。抗菌谱窄，仅对细胞外的结核分枝杆菌有抑制作用，对其他细菌无效。耐药性产生缓慢，主要与异烟肼和链霉素等合用，以增强疗效，延缓耐药性产生。不良反应发生率较高，主要有胃肠道反应、肾损害和过敏反应。

### 氟喹诺酮类

本类药物中的环丙沙星、氧氟沙星、司帕沙星等具有较好的抗结核病作用，耐药性产生较慢，且与其他药物无交叉耐药性。给药方便，有良好的药动学特性，不良反应少而轻，是一类有发展前景的新型抗结核病药(详见本篇第三章第一节)。

### 三、抗结核病药的临床应用原则

结核分枝杆菌生长缓慢,病理变化复杂,病程较长,应用化疗药物必须遵循以下原则:

1. **早期用药**　结核病变的早期多为渗出性反应,病灶局部血液循环良好,药物容易进入病灶内发挥作用。同时,机体的抗病能力和修复能力也较强,且细菌正处于繁殖期,对药物较敏感,故疗效显著。

2. **联合用药**　单用一种药物时,结核分枝杆菌极易产生耐药性。联合用药可以延缓耐药性的产生、提高疗效、降低毒性。一般多在异烟肼的基础上加用1～2种其他抗结核病药,两药联合时常加用利福平或利福定,严重结核病如粟粒性结核和结核性脑膜炎则应三药或四药联合应用。

3. **规律用药**　患者不规律用药或不能坚持规定的疗程,是治疗失败的主要原因。用药方法有短程疗法、长程疗法和间歇疗法。目前广泛采用的是短程疗法(6～9个月),为一种强化疗法,疗效较好,毒性反应轻。其方法为:前2个月每日给予异烟肼、利福平与吡嗪酰胺,后4个月每日给予异烟肼和利福平;若病灶广泛、病情严重者,则前2个月采用四药联合(加乙胺丁醇或链霉素),以尽快控制病情。长程疗法(18～24个月)疗程长,不良反应多,患者常难以坚持全疗程。故目前主张在强化阶段每日用药,巩固治疗阶段改用每隔几日给药一次的间歇疗法。

4. **全程督导**　是当今控制结核病的首要策略,即患者的病情、用药、复查等都应在医务人员的督导之下。

## 第二节　抗麻风病药

麻风病是由麻风分枝杆菌引起的一种慢性接触性传染病,主要侵犯人体皮肤和神经,如果不治疗可引起皮肤、神经、四肢和眼的进行性和永久性损害。砜类化合物是目前最重要的抗麻风病药,包括氨苯砜(dapsone,DDS)、苯丙砜(solasulfone)和醋苯丙砜(acedapsone)。

### 一、砜类化合物

#### 氨苯砜(dapsone,DDS)

氨苯砜属砜类化合物,在20世纪70年代之前是治疗麻风病的首选药物。由于耐药性严重,现常与其他药物联合应用。

**【体内过程】**　氨苯砜口服吸收迅速而且完全,$t_{1/2}$约为20～30h,有效抑菌浓度可持续10d左右。分布广泛,可在皮肤、肌组织、肝脏、肾脏等部位形成高浓度,停药3周后仍可检测到药物。主要经肝脏代谢,肾脏排泄。部分药物可经胆汁排泄,形成肝肠循环,宜周期性作短暂停药,以免蓄积中毒。

**【抗菌作用】**　对麻风分枝杆菌有较强的抑制作用,对革兰阳性菌和革兰阴性菌无抗菌活性。抗菌作用机制与磺胺类药物相似,作用于细菌的二氢叶酸合成酶,干扰叶酸的合成。如长期单用,麻风分枝杆菌易对其耐药。

**【临床应用】**　氨苯砜常与其他药物联合用于麻风病的治疗。患者服用3～6个月后,症状即可改善,黏膜病变好转,皮肤及神经损害逐渐恢复。瘤型患者细菌消失则需要治疗较长时间,多需终身服药。

**【不良反应】**　患者可出现贫血,偶可引起急性溶血性贫血。也可出现胃肠刺激症状、头痛、失眠、中毒性精神病及变态反应等。此外,服药 5～6 周后,患者可出现药疹,严重时可伴有高热、淋巴结肿大、蛋白尿,甚至出现剥脱性皮炎、肝细胞坏死性黄疸,又称为"氨苯砜综合征"。治疗早期或增量过快,患者可发生"麻风反应",即麻风原有症状加剧,另可出现结节性红斑、神经痛、虹膜睫状体炎等。多见于瘤型麻风病患者,可能是机体对菌体裂解产生的磷脂类颗粒的变态反应,必要时可用沙利度胺或糖皮质激素来治疗。

## 二、其他药物

### 氯法齐明(clofazimine,氯苯吩嗪)

氯法齐明对麻风分枝杆菌有弱的杀菌作用,可用于预防或治疗麻风结节性红斑。对耐氨苯砜的菌株有效,主要用于对氨苯砜耐药的各型麻风病,也可治疗因用其他药物引起急性麻风反应的患者。

### 巯苯咪唑(mercaptophenylimidazole,麻风宁)

抗麻风病疗效较砜类药物效果好、疗程短、毒性低,患者易于接受。适用于各种类型麻风病和对砜类药物过敏者。可引起局限性皮肤瘙痒和麻风反应。

（张　琦）

# 第五章 抗真菌药和抗病毒药

📖 **学习目标**

● **知识目标**
1. 了解常用抗真菌药的药理作用、临床应用和不良反应。
2. 了解常用抗病毒药的药理作用、临床应用和不良反应。

● **技能目标**
1. 能解释和处理涉及本章药物的不合理处方。
2. 能向足癣、霉菌性阴道炎等患者推荐常用治疗药物,并指导患者合理用药。

**案例 7 - 8**

患儿,男性,6岁。因手臂丘疹伴瘙痒3天到医院就诊。无发烧和其他症状。

检查:右前臂皮肤有五角钱硬币大小的圆形斑疹,可见红色突起的边界,中心清楚,其他检查正常。

诊断:体癣。给予制霉菌素局部外用。

问题:制霉菌素的作用机制是什么?有何作用特点?

## 第一节 抗真菌药

真菌感染一般分为浅部真菌感染和深部真菌感染两类。前者常由各种癣菌引起,主要侵犯皮肤、毛发、指(趾)甲、口腔或阴道黏膜等,发病率高。后者多由白色念珠菌和新型隐球菌引起,主要侵犯内脏器官和深部组织,发病率虽低但危害性大。近年来由于广谱抗生素、糖皮质激素、抗肿瘤药物和器官移植中免疫抑制剂的应用及获得性免疫缺陷综合征(AIDS)的流行,使深部真菌感染的发生率日益增加。常用抗真菌药可分为抗生素类、唑类、烯丙胺类、嘧啶类等。

### 一、抗生素类

#### 灰黄霉素(griseofulvin)

【药动学特点】 灰黄霉素口服易吸收,油脂类食物可促进其吸收。吸收后体内分布广泛,以皮肤、脂肪和毛发等组织含量高,能渗入并储存在皮肤角质层、毛发及指(趾)甲角质内。

【药理作用与临床应用】 为抗浅部真菌抗生素,对各种皮肤癣菌(表皮癣菌属、小孢子菌属和毛癣菌属)均有较强抑制作用,但对深部真菌和细菌无效。主要口服用于治疗头癣、体癣、股癣和甲癣等癣病,其中对头癣疗效最好,对指(趾)甲癣疗效较差。因本药不直接杀菌,必须服用数月直至被感染的皮肤、毛发或指(趾)甲脱落方可治愈。本药不易透过表皮角质层,故外用无效。

【不良反应】　不良反应较多,常见恶心、腹泻、皮疹、头痛等。偶见白细胞减少、黄疸等。孕妇、哺乳期妇女禁用。

### 两性霉素 B(amphotericin B,庐山霉素)

两性霉素 B 属多烯类抗真菌药。因口服和肌注均难吸收,一般采用缓慢静滴。

【药理作用与临床应用】　本药对多种深部真菌如新型隐球菌、荚膜组织胞浆菌、粗球孢子菌及白色念珠菌等均有强大抗菌作用,对浅部真菌无效。两性霉素 B 是目前治疗深部真菌感染的首选药,可治疗各种真菌性肺炎、心内膜炎、脑膜炎、败血症及尿道感染等,局部应用可治疗眼科、皮肤科及妇科真菌病。

【不良反应】　毒性较大。滴注时可出现寒战、高热、头痛、恶心和呕吐,有时可出现血压下降、眩晕等,滴注过快可出现心室颤动和心脏骤停。此外,还可致肝损害、肾损害、低钾血症和贫血,偶见过敏反应。用药期间应定期做血钾、血尿常规、肝肾功能和心电图检查,且不宜用0.9%氯化钠注射液稀释。

### 制霉菌素(nystatin)

制霉菌素也属多烯类抗真菌药,对念珠菌属的抗菌活性较高,且不易产生耐药性。因其毒性更大,不宜注射用药,主要局部应用治疗口腔、皮肤及阴道念珠菌感染。口服不易吸收,仅用于治疗消化道念珠菌病。大剂量口服可有恶心、呕吐、腹泻等胃肠道反应,个别患者阴道用药可致白带增多。

## 二、唑类

唑类抗真菌药包括咪唑类和三唑类,均为广谱抗真菌药。咪唑类包括酮康唑(ketoconazole)、咪康唑(miconazole)、益康唑(econazole)和克霉唑(clotrimazole)等,主要用于治疗浅部真菌感染;三唑类包括伊曲康唑(itraconazole)、氟康唑(fluconazole)和伏立康唑(voriconazole)等,主要用于治疗深部真菌感染。

### 酮康唑(ketoconazole)

酮康唑为第一个口服广谱抗真菌药,对多种深部真菌和浅部真菌均有强大抗菌活性,疗效相当于或优于两性霉素 B。主要用于白色念珠菌病,也可治疗皮肤癣菌感染。不良反应较多,常见胃肠道反应、皮疹、头晕、嗜睡、畏光等,偶见肝毒性等。

### 氟康唑(fluconazole)

氟康唑口服易吸收,体内分布较广,可通过血-脑屏障,主要以原形经肾排泄。为广谱抗真菌药,对浅部、深部真菌均有抗菌作用,尤其对白色念珠菌、新型隐球菌具有较高的抗菌活性。主要用于:① 白色念珠菌感染、球孢子菌感染和新型隐球菌性脑膜炎,是治疗艾滋病患者隐球菌性脑膜炎的首选药,与氟胞嘧啶合用可增强疗效;② 各种皮肤癣及甲癣的治疗;③ 预防器官移植、白血病、白细胞减少等患者发生真菌感染。不良反应发生率低,可见轻度胃肠道反应、皮疹及转氨酶升高。对本药过敏者禁用,孕妇慎用。

### 伊曲康唑(itraconazole)

伊曲康唑抗菌谱及药理作用与氟康唑相似,主要用于隐球菌病、全身性念珠菌病、急性或复发性阴道念珠菌病,及免疫功能低下者预防真菌感染。不良反应较轻,主要为胃肠道反应,偶见头痛、头晕、红斑、瘙痒、血管神经性水肿、一过性转氨酶升高。肝炎、心肾功能不全者及孕妇禁用。

### 三、烯丙胺类

#### 特比萘芬(terbinafine)

特比萘芬为烯丙胺类抗真菌药。脂溶性高,口服易吸收,主要分布于脂肪、皮肤、毛发、汗腺等部位。对浅部真菌有强效杀菌作用,对念珠菌仅有抑制作用。主要用于治疗皮肤癣菌引起的体癣、股癣、手癣、足癣等,具有起效快、疗效高、复发率低、毒性小等优点。不良反应少而轻,主要有胃肠道反应及过敏反应。

### 四、嘧啶类

#### 氟胞嘧啶(flucytosine)

氟胞嘧啶为人工合成的广谱抗真菌药,通过阻断真菌核酸合成而起作用。适于治疗新型隐球菌、白色念珠菌等真菌所致深部真菌感染,疗效弱于两性霉素 B。易透过血-脑屏障,对隐球菌性脑膜炎疗效较好,单用易产生耐药性,常与两性霉素 B 合用发挥协同作用。

# 第二节 抗病毒药

在感染性疾病中,病毒性感染日趋增多,而疗效确切、安全低毒的高选择性抗病毒药物仍较少。目前治疗病毒感染性疾病主要依赖于疫苗、抗体、干扰素等免疫学手段和增强宿主细胞抗病毒能力。病毒包括 DNA 及 RNA 病毒,是一种严格的胞内寄生微生物,需寄生于宿主细胞内并借助宿主细胞的代谢系统而进行繁殖。病毒感染性疾病发病率高、传播快。抗病毒药可通过干扰病毒吸附、阻止病毒穿入和脱壳、阻碍病毒在细胞内复制、抑制病毒释放或增强宿主抗病毒能力等方式发挥作用。

### 一、抗人类免疫缺陷病毒药

人类免疫缺陷病毒(human immunodeficiency virus, HIV)是引起艾滋病(acquired immunodeficiency syndrome, AIDS)的病原体。自 1981 年发现艾滋病并于 1983 年分离出 HIV 以来,抗 HIV 药物相继出现。抗 HIV 药物主要通过抑制反转录酶或 HIV 蛋白酶发挥作用。核苷反转录酶抑制剂有齐多夫定(zidovudine, AZT)、扎西他宾(zalcitabine, ddC)、司他夫定(stavudine, D4T)、拉米夫定(lamivudine, 3TC)、去羟肌苷(didanosine, DDI)、阿巴卡韦(abacavir, ABC);非核苷反转录酶抑制剂有地拉韦定(delavirdine)、奈韦拉平(nevirapine)、依法韦恩茨(efavirenz);蛋白酶抑制剂有利托那韦(ritonavir)、奈非那韦(nelfinavir)、沙奎那韦(saquinavir)、英地那韦(indinavir)、安普那韦(amprenavir)。尽管有这么多的抗 HIV 药物,但它们仍然不能清除 HIV,只能抑制病毒的复制,将病毒载量降低,一定程度地恢复患者的免疫功能,延长患者的生命。

#### 齐多夫定(zidovudine, AZT)

齐多夫定为脱氧胸苷衍生物,是 1987 年上市的第一个用于治疗 HIV 感染的药物。其作用机制是竞争性抑制 HIV-1 反转录酶,阻碍前病毒 DNA 合成,并掺入到正在合成的 DNA 中,终止病毒 DNA 链的延长,抑制 HIV 复制。该药是治疗 AIDS 的首选药,可减轻或缓解 AIDS 及其相关综合征。不良反应主要为骨髓抑制,发生率与剂量和疗程有关;也可出现喉痛、无力、发热、恶心、头痛、皮疹、失眠、肝功能异常等。

## 拉米夫定（lamivudine, 3TC）

拉米夫定为胞嘧啶衍生物，抗病毒作用与齐多夫定相似。在体内外均具显著抗 HIV-1 活性，常与司他夫定或齐多夫定合用治疗 HIV 感染。也能抑制乙型肝炎病毒（HBV）的复制，有效治疗慢性 HBV 感染，是目前治疗 HBV 感染最有效的药物之一。不良反应主要为头痛、失眠、疲劳和胃肠道不适等。

## 司他夫定（stavudine）

司他夫定为脱氧胸苷衍生物，对 HIV-1 和 HIV-2 均有对抗作用，常用于不能耐受齐多夫定或齐多夫定治疗无效的患者。不能与齐多夫定合用，因为齐多夫定能减少本药的磷酸化。主要不良反应为外周神经炎、胰腺炎、关节痛和转氨酶升高等。

### 二、其他抗病毒药

## 阿昔洛韦（aciclovir, ACV, 无环鸟苷）

阿昔洛韦为抗 DNA 病毒药，对 RNA 病毒无效。具有广谱抗疱疹病毒作用，对单纯疱疹病毒、水痘带状疱疹病毒和 EB 病毒等均有效，是治疗单纯疱疹病毒感染的首选药。局部应用可治疗疱疹性角膜炎、单纯疱疹和带状疱疹，口服或静注可治疗单纯疱疹脑炎、生殖器疱疹、免疫缺陷患者的单纯疱疹感染等。不良反应较少，可见皮疹、恶心、厌食等。静脉给药者可见静脉炎。肾功能不全、小儿及哺乳期妇女慎用，孕妇禁用。

## 伐昔洛韦（valaciclovir）

伐昔洛韦是阿昔洛韦的前体药，是与 L-缬氨酸形成的酯。口服吸收后在体内水解为阿昔洛韦发挥作用，能改善阿昔洛韦口服给药生物利用度低的缺点。因其用量少、起效快、毒性小，可以提高患者的依从性，现已取代阿昔洛韦成为治疗带状疱疹和生殖器疱疹的一线药物。肾功能障碍患者在服用此药时需调节剂量。

## 阿糖腺苷（vidarabine, Ara-A）

阿糖腺苷为嘌呤类衍生物。对 DNA 病毒如带状疱疹病毒、单纯疱疹病毒、痘病毒均有效，主要用于治疗单纯疱疹病毒引起的感染、免疫缺陷合并带状疱疹感染及慢性乙型病毒性肝炎。不良反应有胃肠道反应、眩晕、体重减轻、白细胞减少、血小板减少等，肝、肾功能不全及孕妇禁用。

## 碘苷（idoxuridine, 疱疹净）

碘苷为抗 DNA 病毒药，对 RNA 病毒无效。可竞争性抑制胸苷酸合成酶，使 DNA 合成受阻。全身用药毒性大，仅局部应用治疗单纯疱疹病毒引起的急性疱疹性角膜炎及其他疱疹性眼病，对慢性溃疡性实质层疱疹性角膜炎疗效较差，对疱疹性角膜虹膜炎无效。局部反应有疼痛、痒、结膜炎和水肿等。长期应用可出现角膜混浊或染色小点等。

## 利巴韦林（ribavirin, 病毒唑）

利巴韦林为广谱抗病毒药，对 DNA 和 RNA 病毒均有抑制作用，包括流感病毒、呼吸道合胞病毒、腺病毒、疱疹病毒和肝炎病毒。主要用于治疗甲型和乙型流感、呼吸道合胞病毒肺炎和支气管炎、疱疹、腺病毒肺炎及甲型和丙型肝炎等。本药吸入给药未见明显副作用，口服或静注时有胃肠道反应、白细胞减少等。有较强的致畸作用，孕妇禁用。

## 金刚烷胺（amantadine）

金刚烷胺为三环癸烷的氨基衍生物，能特异性抑制甲型流感病毒，主要用于甲型流感的预防和治疗。还具有抗震颤麻痹作用，可用于帕金森病的治疗。不良反应有紧张、焦虑、失眠及注意力分散等。孕妇、儿童、癫痫病患者禁用。

## 干扰素(interferon,IFN)

干扰素是机体细胞在病毒感染或其他诱导剂刺激下产生的一类具有生物活性的糖蛋白，具有抗病毒、免疫调节、抗增生和抗恶性肿瘤的作用。临床主要用于防治呼吸道病毒感染、疱疹性角膜炎、带状疱疹、单纯疱疹、乙型肝炎、巨细胞病毒感染、恶性肿瘤等。不良反应少，常见倦怠、头痛、肌痛、全身不适，偶见可逆性骨髓抑制、肝功能障碍，停药后可恢复。临床常用的是重组干扰素，具有广谱抗病毒作用，对 RNA 和 DNA 病毒均有效。

## 聚肌胞(polyinosinic polycytidylic acid)

聚肌胞是一种高效内源性干扰素诱导剂，能诱导机体产生内源性干扰素，从而发挥抗病毒和免疫调节作用。主要用于治疗慢性乙型肝炎、流行性出血热、流行性乙型脑炎、病毒性角膜炎、带状疱疹、各种疣类和呼吸道感染等。因具有抗原性，可致过敏反应。孕妇禁用。

（张　琦）

# 第六章 抗寄生虫病药

📖 **学习目标**

● **知识目标**

1. 掌握氯喹、伯氨喹、乙胺嘧啶和甲硝唑的药理作用、临床应用和不良反应。
2. 熟悉吡喹酮、阿苯哒唑的药理作用、临床应用和不良反应。
3. 了解乙胺嗪的药理作用、临床应用和不良反应。

● **技能目标**

1. 能解释和处理涉及本章药物的不合理处方。
2. 能向肠道蠕虫病患者推荐常用治疗药物,并指导患者合理用药。

**案例 7-9**

患者,男,35 岁,到非洲尼日利亚旅游后出现寒战、高热,寒战持续 20min 到 2h,而后体温迅速上升,高达 39℃,持续 3~4h,全身大汗淋漓后体温迅速下降,同时伴有恶心、呕吐。经过一段时间后再次发作。

诊断:疟疾。

问题:1. 治疗疟疾可选用什么药物?
    2. 哪些药物可以防治疟疾的复发和传播?

## 第一节 抗疟药

疟疾是由疟原虫感染引起,经雌性按蚊叮咬传播的一种寄生虫性传染病。致病疟原虫主要有恶性疟原虫、间日疟原虫、三日疟原虫和卵形疟原虫,分别引起恶性疟、间日疟、三日疟和卵形疟。其中间日疟和三日疟为良性疟,卵形疟比较罕见。抗疟药(antimalarial drugs)是用于预防或治疗疟疾的药物。不同生长阶段的疟原虫对不同抗疟药的敏感性不同,因此了解疟原虫生活史以及抗疟药的作用环节,有利于临床合理使用抗疟药。

### 一、疟原虫生活史及抗疟药的作用环节

疟原虫的生活史可分为在雌性按蚊体内的有性生殖阶段和在人体内的无性生殖阶段(图 7-6-1)。抗疟药可作用于疟原虫生活史的不同环节,以达到预防和治疗疟疾的目的。

1. **人体内的无性生殖阶段**

(1) 原发性红细胞外期:受感染的按蚊叮咬人时,将唾液中的子孢子输入人体,约 30min 后子孢子随血流侵入肝细胞进行发育和裂体增殖,形成大量裂殖体。经 6~14 天肝细胞破裂,释放出大量的裂殖子。此期无临床症状,为疟疾的潜伏期,一般 10~14 天。乙胺嘧啶能杀灭

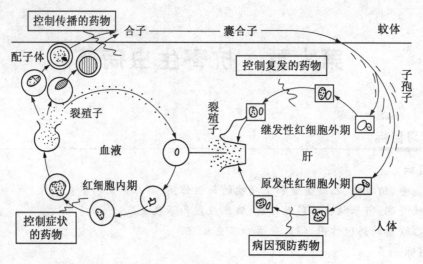

图 7-6-1 疟原虫生活史及抗疟药的作用环节示意图

此期疟原虫,可发挥病因性预防作用。

(2)红细胞内期:红细胞外期内形成的大量裂殖子进入血液,侵入红细胞,先发育成滋养体,再形成裂殖体,并破坏红细胞,释放大量裂殖子及红细胞破坏产生的大量变性蛋白,刺激机体导致寒战、高热等症状,即疟疾发作。从红细胞释放的裂殖子再侵入新的红细胞进行新一轮的裂体增殖,如此反复循环,可引起临床症状反复发作。氯喹、奎宁、青蒿素等对此期疟原虫有杀灭作用,可控制临床症状。

(3)继发性红细胞外期:间日疟原虫和卵形疟原虫的子孢子具有遗传学上不同的两种类型,即速发型子孢子和迟发型子孢子。在原发性红外期,速发型子孢子迅速完成裂体增殖,从肝细胞释放入血。而迟发性子孢子在侵入肝脏后,可进入数月或年余的休眠期成为休眠子,然后可再被激活,完成红细胞外期的裂体增殖,侵入红细胞,引起疟疾的复发。迟发型子孢子产生的继发性红细胞外期是引起疟疾复发的根源。伯氨喹对此期疟原虫有较强的杀灭作用,有根治间日疟的作用。

2. **按蚊体内有性生殖阶段** 人体红细胞内疟原虫经裂体增殖 3~4 代后,部分裂殖子发育成雌、雄配子体。当按蚊吸取带有配子体的疟疾患者血液后,雌雄配子体可在蚊体胃内进行有性生殖,两者结合为合子,进一步发育成子孢子,移行至唾液腺,成为疟疾流行传播的根源。伯氨喹能杀灭配子体,控制疟疾的传播;乙胺嘧啶能随血液进入蚊体内抑制配子体在蚊体内的发育,防治疟疾的传播。

## 二、抗疟药的分类

1. **主要用于控制症状的药物** 代表药物为氯喹、奎宁、青蒿素,均能杀灭红细胞内期裂殖体,发挥控制症状的作用。

2. **主要用于控制复发和传播的药物** 代表药物为伯氨喹,能杀灭肝脏中的休眠子,控制症状的复发;能杀灭各种疟原虫的配子体,控制疟疾传播。

3. **主要用于病因性预防的药物** 代表药物为乙胺嘧啶,能杀灭红细胞外期的子孢子,发挥病因性预防作用。

### 三、常见的抗疟药

#### （一）主要用于控制症状的抗疟药

**氯喹（chloroquine）**

氯喹是人工合成的 4-氨基喹啉类衍生物。

**【药动学特点】** 口服吸收快而完全。血药浓度达峰时间为 $1\sim2h$，$t_{1/2}$ 达数天或数周，并随着药物剂量增大而延长。血浆蛋白结合率为 55%，广泛分布于全身组织，在肝、脾、肾、肺等组织内的浓度是血浆浓度的 $200\sim700$ 倍，在脑组织及脊髓的浓度约为血浆浓度的 $10\sim30$ 倍，在红细胞中的浓度为血浆浓度的 $10\sim20$ 倍，受感染的红细胞中浓度又比正常红细胞高约 25 倍。大部分在肝内代谢，经肾排泄，酸化尿液可加快排泄。

**【药理作用与临床应用】**

**1. 抗疟作用** 氯喹对间日疟、三日疟以及敏感的恶性疟原虫的红细胞内期裂殖体有杀灭作用，能迅速有效地控制疟疾的临床发作，是控制疟疾症状的首选药物，并可根治恶性疟。其特点是疗效高、起效快、作用持久。一般服药 $1\sim2$ 天后体温降至正常，症状迅速消退。$3\sim4$ 天后血浆中疟原虫裂殖体消失。氯喹具有在红细胞内尤其是被疟原虫入侵的红细胞内浓集的特点，有利于杀灭疟原虫。对红细胞外期疟原虫无效，对休眠子和配子体均无效，故不能用于病因性预防以及控制复发和传播。

氯喹的抗疟作用机制复杂，能插入疟原虫 DNA 双螺旋链之间，形成 DNA-氯喹复合物，从而影响 DNA 复制和 RNA 转录，并使 RNA 断裂，从而抑制疟原虫的分裂繁殖。此外，氯喹为弱碱性药物，大量进入疟原虫体内，使其细胞液的 pH 值增高，形成对蛋白质分解酶不利的环境，使疟原虫对血红蛋白的分解和利用能力降低，导致必需氨基酸缺乏，也可干扰疟原虫繁殖。

**2. 抗肠外阿米巴作用** 氯喹能杀灭阿米巴滋养体，口服后肝中药物浓度比血浆药物浓度高 $200\sim700$ 倍，但肠壁分布少，故仅适用于甲硝唑治疗无效或禁忌的肠外阿米巴感染，如阿米巴肝脓肿，对阿米巴痢疾无效。

**3. 免疫抑制作用** 大剂量氯喹能抑制免疫反应，可用于治疗自身免疫性疾病，如类风湿性关节炎、系统性红斑狼疮等。但由于用量大，易引起毒性反应。

**【不良反应】** 常见的不良反应有头痛、头晕、胃肠道反应、皮肤瘙痒、耳鸣、烦躁等，停药后可自行消失。长期大剂量用药可引起缓慢型心律失常、视力障碍及肝肾损害。有致畸作用，故孕妇禁用。

**奎宁（quinine）**

奎宁是从金鸡纳树皮中提取的一种生物碱，为奎尼丁的左旋体。

**【药理作用与临床应用】** 奎宁对各种疟原虫的红细胞内期裂殖体有杀灭作用，能有效控制临床症状，但疗效较氯喹弱，毒性大，作用时间短，不作首选药。极少产生耐药性，与氯喹之间无交叉耐药性，故主要用于耐氯喹的恶性疟，尤其是严重的脑型疟。对红细胞外期疟原虫无效，对配子体也无作用。

**【不良反应】**

**1. 金鸡纳反应** 每日用量超过 1g 或长期用药时可出现。主要表现为恶心、呕吐、头痛、耳鸣、视力减退及听力减退等症状，停药后可恢复。

**2. 视网膜病变**　每日用量超过 4g,可发生明显的视觉损害,常为可逆性,应定期进行眼科检查。

**3. 心血管反应**　用药过量或静脉滴注速度过快时可降低心肌收缩力,延长不应期,减慢传导,故心脏病患者慎用。静脉滴注时应慢速,并密切观察患者心脏和血压变化。

**4. 特异质反应**　少数恶性疟患者,尤其是葡萄糖-6-磷酸脱氢酶(G-6-PD)缺乏的患者,应用小剂量奎宁即可引起急性溶血,出现寒战、高热、血红蛋白尿和急性肾衰,甚至死亡。

**5. 其他反应**　对子宫有微弱的兴奋作用,孕妇禁用。

### 青蒿素(artemisinine)

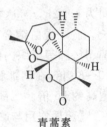

青蒿素

青蒿素是我国学者从菊科植物黄花蒿和变种大头黄花蒿中提取的一种新型的倍半萜内酯类过氧化物。

**【药理作用与临床应用】**　青蒿素能快速、有效杀灭各种红细胞内期疟原虫,对红细胞外期疟原虫无效。具有高效、速效、低毒且易透过血-脑屏障的优点。主要用于控制间日疟和恶性疟的症状,特别对耐氯喹虫株感染及抢救脑型疟疗效较好。疟原虫对青蒿素也会产生耐药性,与磺胺多辛或乙胺嘧啶合用可延缓耐药性的产生。该药最大的缺点是复发率较高,与伯氨喹合用可降低复发率。

**【不良反应】**　较少见,少数患者可出现轻度胃肠道反应,偶见四肢麻木、心动过速等。孕妇慎用。

### 甲氟喹(mefloquine)

甲氟喹是奎宁经结构改造而获得的 4-喹啉-甲醇衍生物。

**【药理作用与临床应用】**　甲氟喹对间日疟原虫和三日疟原虫的红细胞内期裂殖体均有杀灭作用。用于控制症状,起效慢。主要用于耐氯喹或对多种药物耐药的恶性疟,常与乙胺嘧啶合用可增强疗效、延缓耐药性的发生。

**【不良反应】**　较少见,可出现一过性中枢神经精神系统毒性,如眩晕、烦躁不安和失眠等。

### 蒿甲醚(artemether)

蒿甲醚是青蒿素的脂溶性衍生物,抗疟活性比青蒿素强,对红细胞内期裂殖体有杀灭作用,对恶性疟、耐氯喹恶性疟及凶险型疟的疗效较好,能迅速控制症状。近期复发率比青蒿素低,与伯氨喹合用可进一步降低复发率。不良反应较轻。

### (二)主要用于控制复发和传播的抗疟药

### 伯氨喹(primaquine)

伯氨喹是人工合成的 8-氨基喹啉类衍生物。

**【药理作用与临床应用】**　伯氨喹对间日疟和卵形疟的继发性红细胞外期裂殖体及各型疟原虫的配子体有较强的杀灭作用,是控制复发及传播的首选药。对红细胞内期作用弱,对恶性疟红细胞内期疟原虫无效,因此不能控制症状发作。通常与红细胞内期抗疟药氯喹等合用,能根治良性疟,减少耐药性的产生。

伯氨喹

伯氨喹的抗疟作用机制可能与其损伤线粒体及其代谢产物 6-羟衍生物促进氧自由基生成或阻碍疟原虫电子传递有关。

**【不良反应】**

**1. 毒性反应**　治疗量可引起头晕、恶心、呕吐、腹痛等,停药后可恢复。偶见轻度贫血、发绀、白细胞增多等。

2. **特异质反应**　严重反应为高铁血红蛋白血症或急性溶血性贫血。其原因与患者红细胞先天性 G-6-PD 缺乏有关。伯氨喹的代谢产物能引起氧化应激反应,产生高铁血红蛋白、自由基和过氧化物,以及氧化型谷胱甘肽(GSSG)。红细胞内缺乏 G-6-PD 的患者不能迅速补充还原型辅酶Ⅰ脱氢酶(NADPH),无法使 GSSG 还原为 GSH,因此不能保护红细胞而发生溶血。此外,也不能将高铁血红蛋白还原为血红蛋白,故引起高铁血红蛋白血症。有蚕豆病史及其家族史者禁用。

### (三)主要用于病因性预防的抗疟药

#### 乙胺嘧啶(pyrimethamine)

乙胺嘧啶是人工合成的非喹啉类抗疟药。

**【药动学特点】**　口服吸收完全,4～6h 达到血药浓度高峰。主要分布于肾、肺、肝、脾等。消除缓慢,$t_{1/2}$ 为 80～95h,代谢物主要从肾排泄,原药可经乳汁分泌。

**【药理作用与临床应用】**　乙胺嘧啶对恶性疟及良性疟的原发性红细胞外期有抑制作用,是目前用于病因性预防的首选药。对红细胞内期的未成熟裂殖体也有抑制作用,对已成熟的裂殖体则无效,因此不能迅速控制症状,必须到下一代红细胞内期出现时才能发挥作用。不能直接杀灭配子体,但含药血液随配子体被按蚊吸入后,能阻止疟原虫在蚊体内的有性增殖,可起到控制传播的作用。

乙胺嘧啶的抗疟作用机制为抑制疟原虫的二氢叶酸还原酶,使二氢叶酸不能还原为四氢叶酸,从而阻碍疟原虫的核酸合成,抑制疟原虫的生长繁殖。与磺胺类或砜类合用,可对叶酸合成起双重阻断作用,增强疗效,减少耐药性的产生。

**【不良反应】**　毒性低,较安全。长期大剂量服用可能干扰人体叶酸代谢,引起巨幼红细胞性贫血或白细胞减少,应及时停药,并用甲酰四氢叶酸治疗。此药略带甜味,易被儿童误服而中毒,表现为恶心、呕吐、发热、发绀、惊厥,甚至死亡。中毒时应立即洗胃、输液、静注巴比妥类对抗其惊厥等。

## 第二节　抗阿米巴病药与抗滴虫病药

### 一、抗阿米巴病药

阿米巴病由溶组织内阿米巴原虫感染引起,溶组织内阿米巴原虫在体内有滋养体和包囊两种形式,大滋养体为致病因子,包囊为传播因子,小滋养体可转变成包囊或大滋养体。阿米巴包囊在消化道发育成滋养体,溶解宿主细胞,侵袭黏膜下层组织,表现为痢疾样症状或慢性肠道感染;也可随血流侵入肝脏或其他部位,引起肠道外阿米巴病,表现为各脏器的脓肿,以阿米巴肝脓肿最常见。目前应用的抗阿米巴病药主要作用于滋养体,对包囊几乎没有作用。根据药物的作用部位和治疗效果,可将抗阿米巴病药分为三类。

### (一)抗肠内、肠外阿米巴病药

#### 甲硝唑(metronidazole,灭滴灵)

甲硝唑为人工合成的 5-硝基咪唑类化合物。

**【药动学特点】**　口服吸收迅速而完全,能迅速分布于全身,并可渗入全身组织和体液,包括阴道分泌物、精液和唾液,也可透过胎盘和血-脑屏障,在脑脊液中达到治疗效果。$t_{1/2}$ 为 8h,主要在肝脏代谢,由肾脏排泄,小部分经阴道、乳汁、唾液及粪便排泄。

**【药理作用与临床应用】**

1. **抗阿米巴原虫作用** 甲硝唑对肠内及肠外阿米巴原虫的大、小滋养体均有强大的杀灭作用,是治疗肠内外阿米巴病的首选药。治疗急性阿米巴痢疾和肠外阿米巴病效果最好。但该药在肠道吸收完全,在结肠内浓度低,因而治疗阿米巴痢疾时需与抗肠内阿米巴药合用,可提高疗效,降低复发率。

2. **抗滴虫作用** 甲硝唑口服后可分布于阴道分泌物、精液和尿液中,对阴道毛滴虫有直接杀灭作用,是治疗阴道毛滴虫的首选药物。夫妻同服可提高疗效。

3. **抗厌氧菌作用** 甲硝唑对革兰阴性厌氧杆菌、革兰阳性厌氧芽胞杆菌及所有厌氧球菌均有较强的抗菌作用,对脆弱类杆菌感染尤为敏感。主要用于厌氧菌引起的产后盆腔感染、败血症、骨髓炎、口腔急性感染、胃肠外科手术后感染,较少引起耐药性。

4. **抗贾第鞭毛虫作用** 甲硝唑为目前治疗贾第鞭毛虫感染的最有效药物,治愈率达90%。

**【不良反应】** 一般较轻微。常见不良反应有恶心、呕吐、食欲减退、口干等胃肠道反应。极少数患者出现头昏、眩晕、惊厥、共济失调和肢体感觉异常等神经系统症状,一旦出现,应立即停药。此外,还可能引起过敏、白细胞减少、口腔金属味、致畸致癌等,孕妇、哺乳期妇女禁用。

**【药物相互作用】** 甲硝唑干扰乙醇代谢,如服药期间饮酒可致乙醇中毒,出现恶心、呕吐、腹泻、腹痛和头痛等症状,故服药期间应禁酒。

### 替硝唑(tinidazole)

替硝唑是甲硝唑的衍生物。与甲硝唑相比,$t_{1/2}$长(12~14h),口服一次有效血药浓度可维持72h。对阿米巴痢疾和肠外阿米巴病的疗效与甲硝唑相当,而毒性略低。亦可用于阴道滴虫病和厌氧菌感染的治疗。

### (二)抗肠内阿米巴病药

### 二氯尼特(diloxanide)

二氯尼特是二氯乙酰胺类衍生物,是目前最有效的杀阿米巴包囊药。口服后肠道未吸收部分产生杀灭包囊作用,对无症状或仅有轻微症状的排包囊者有良好疗效。单用对慢性阿米巴痢疾有效,但对急性阿米巴痢疾疗效差,可先用甲硝唑控制症状后再用本品,以肃清肠腔内包囊,有效防止复发。对肠外阿米巴病无效。不良反应轻微,偶见胃肠道症状和皮疹。

### 卤化喹啉类

卤化喹啉类包括喹碘仿(chiniofon)、氯碘羟喹(clioquinol)、双碘喹啉(diiodohydroxy quinoline)等。

本类药物口服吸收较少,在肠腔中浓度较高,能有效地杀灭肠腔内的阿米巴滋养体。可用于治疗轻型、慢性阿米巴痢疾和无症状排包囊者。对急性阿米巴痢疾患者可与甲硝唑、依米丁合用,以提高根治率。对肠外阿米巴病无效。毒性较小,主要不良反应是腹泻,其次是恶心、呕吐和甲状腺轻度肿大,个别患者会产生碘过敏反应。大剂量长期应用可引起严重的视觉障碍。

### 巴龙霉素(paromomycin)

巴龙霉素属于氨基糖苷类抗生素。口服后不易吸收,肠腔浓度高,有直接杀灭阿米巴滋养体的作用,还能抑制阿米巴滋养体生长繁殖所必需的共生菌,间接抑制肠道阿米巴原虫的生存。临床用于治疗急性阿米巴痢疾,对肠外阿米巴病无效。不良反应轻,仅有胃肠不适和腹泻。

### （三）抗肠外阿米巴病药

#### 依米丁（emetine，吐根碱）和去氢依米丁（dehydroemetine）

依米丁为茜草科吐根属植物提取的异喹啉生物碱，去氢依米丁为其衍生物，药理作用相似，毒性略低。

依米丁局部刺激性很强，一般采用深部肌内注射，吸收良好。分布到肝内的浓度较高，其次为肺、肾、脾，在肠壁中浓度较低。两药对组织中的阿米巴滋养体有直接杀灭作用，但对肠腔内阿米巴滋养体和包囊无效。临床上主要用于治疗肠外阿米巴病和急性阿米巴痢疾，能迅速控制临床症状。毒性大，除严重的胃肠道反应外，还对心肌有较强的抑制作用，能引起心脏损害，故仅用于甲硝唑治疗无效或禁用甲硝唑的患者。

#### 氯喹（chloroquine）

氯喹为抗疟药（见本章第一节），亦有杀灭阿米巴滋养体的作用，对肠外阿米巴病有良好的效果。口服后吸收迅速完全，分布到肝、肺、肾、脾等浓度比血浆浓度高数百倍，很少分布在肠壁组织，故氯喹对阿米巴肝脓肿和肺脓肿有效，而对阿米巴痢疾无效。可用于甲硝唑治疗无效或禁忌的阿米巴肝脓肿，应同时与抗肠内阿米巴病的药物合用，以防复发。

## 二、抗滴虫病药

滴虫病主要是由阴道毛滴虫所致滴虫性阴道炎、尿道炎和前列腺炎，多数通过性接触而传染。甲硝唑是目前治疗阴道滴虫病最有效的药物，如遇耐药虫株可考虑选用乙酰胂胺局部给药。

#### 乙酰胂胺（acetarsol）

乙酰胂胺是五价胂剂，其复方制剂称滴维静。外用有杀灭阴道滴虫作用。治疗时先用低浓度 1：5000 的高锰酸钾溶液冲洗阴道，然后将乙酰胂胺片剂放入阴道穹窿部，直接杀灭滴虫。该药有轻度局部刺激作用，使阴道分泌物增多或产生皮疹。

# 第三节 抗血吸虫病药与抗丝虫病药

## 一、抗血吸虫病药

血吸虫病是严重危害人类健康的寄生虫病，由寄生于人体的血吸虫引起。人体血吸虫主要包括日本血吸虫、曼氏血吸虫、埃及血吸虫等六种。药物治疗是消灭血吸虫病的重要措施之一。酒石酸锑钾于 1918 年开始用于治疗埃及和日本血吸虫病，但有毒性大、疗程长、必须静脉注射等缺点。20 世纪 70 年代发现的吡喹酮具有高效、低毒、疗程短、口服有效等优点，现已完全取代酒石酸锑钾。

#### 吡喹酮（praziquantel）

吡喹酮是人工合成的吡嗪异喹啉衍生物。

【药理作用与临床应用】 吡喹酮为广谱抗虫药，对日本血吸虫、埃及血吸虫、曼氏血吸虫、其他吸虫及绦虫均有很好的杀灭作用。吡喹酮在有效浓度时能导致虫体产生痉挛性麻痹，失去吸附能力，使虫体肝移，在肝内被网状内皮细胞吞噬消灭。在较高治疗浓度时，可使虫体表膜损伤，暴露抗原，使其遭宿主防御机制的攻击和破坏，导致虫体死亡。这些

吡喹酮

作用可能与吡喹酮增强生物膜通透性，激活慢钙通道，钙离子内流增加，使细胞内 $Ca^{2+}$ 明显增多有关。

吡喹酮在临床可用于各型吸虫病，是目前治疗血吸虫病的首选药物，也可用于治疗华支睾吸虫病、卫氏并殖吸虫病、姜片吸虫病、肺吸虫病和绦虫病等。

【不良反应及应用注意事项】　不良反应轻微而短暂。主要有腹痛、恶心、头昏、头痛、乏力、肌肉酸痛、肌束颤动。个别患者可出现步态不稳、共济失调。驾驶、高空作业者禁用。

## 二、抗丝虫病药

丝虫病由丝虫寄生于人体淋巴系统所引起的传染病，在我国流行的丝虫为班氏丝虫和马来丝虫。乙胺嗪为 20 世纪 40 年代发现的有效的抗丝虫病药。

### 乙胺嗪（diethylcarbamazine）

乙胺嗪的枸橼酸盐称为海群生（hetrazan）。

【药动学特点】　口服吸收迅速，1～3h 达血药浓度峰值，首关消除明显，生物利用度低。乙胺嗪可均匀分布于各组织，大部分经氧化失活，主要经肾排泄。酸化尿液促进其排泄，碱化尿液减慢其排泄，因此肾功能不全或碱化尿液时需要减少用量。

乙胺嗪

【药理作用与临床应用】　乙胺嗪对班氏丝虫、马来丝虫的微丝蚴均有杀灭作用，但需宿主体液与细胞免疫的参与。对成虫作用弱，需要较大剂量或较长疗程方能彻底杀灭。其作用机制为乙胺嗪使微丝蚴的肌肉组织发生超极化，产生弛缓性麻痹而从寄生部位脱离，迅速"肝移"被网状内皮系统拘捕；乙胺嗪还能改变微丝蚴表面膜的特性，暴露抗原，使其易遭宿主防御机制的攻击和破坏。乙胺嗪是治疗丝虫病的首选药。

【不良反应】　毒性较低，胃肠道反应较常见。在治疗过程中，因大量微丝蚴和成虫死亡，释放出大量异体蛋白可引起过敏反应，表现为皮疹、寒战、高热、血管神经性水肿、哮喘等，用地塞米松可缓解症状。

# 第四节　抗肠道蠕虫病药

在人类肠道寄生的蠕虫有肠道线虫、肠道绦虫和肠道吸虫三类。我国肠蠕虫病以线虫感染为最多，包括蛔虫、钩虫、蛲虫、鞭虫等。抗肠道蠕虫病药是驱除或杀灭肠道蠕虫的药物。近年来，高效、低毒、广谱的抗肠道蠕虫病药不断问世，使多数肠道蠕虫病得到有效治疗和控制。

### 阿苯达唑（albendazole，肠虫清）

【药理作用与临床应用】　阿苯达唑是一高效、广谱、低毒的驱肠虫药。通过抑制虫体的糖代谢杀灭蛔虫、蛲虫、钩虫、鞭虫、绦虫和粪类圆线虫等。由于血药浓度高，体内分布广，在肝、肾和肺等组织中均能达到高浓度，并能进入棘球蚴囊

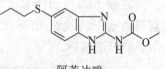

阿苯达唑

内。因此，对肠道外寄生病如棘球蚴病（包虫病）、囊虫病、旋毛虫病以及华支睾吸虫病、肺吸虫病、脑囊虫病等均有较好疗效。

阿苯达唑是抗肠道线虫病的首选药。临床主要用于治疗蛔虫、钩虫、蛲虫、鞭虫的单独感染和混合感染，疗效优于甲苯达唑。也可用于治疗各种类型的囊虫病、包虫病。

【不良反应】　不良反应较少。常见恶心、头昏、失眠、食欲缺乏等一般反应，数小时后可自行缓解，不必停药。治疗囊虫症时可引起癫痫发作、视力障碍、颅内压升高、脑水肿和脑疝。治

疗旋毛虫病时,可出现发热、肌痛和水肿加重等反应。本药有致畸和胚胎毒性作用,孕妇及2岁以下儿童禁用。

### 甲苯达唑(mebendazole)

**【药理作用与临床应用】**　甲苯达唑为高效、广谱抗肠蠕虫病药,对蛔虫、钩虫、蛲虫、鞭虫、绦虫和粪类圆线虫等肠道蠕虫病均有效,对其幼虫及卵也有杀灭作用。主要用于蛔虫、蛲虫、钩虫、鞭虫、绦虫等感染,有效率在 90% 以上,尤其适用于上述蠕虫的混合感染。其作用机制是通过不可逆阻断虫体对葡萄糖的摄取和利用,逐渐耗竭内生糖原,使虫体能源断绝而死亡。

甲苯达唑

**【不良反应】**　不良反应较少。有胃肠道反应,大剂量偶见转氨酶升高、粒细胞减少、脱发等。有致畸作用,孕妇、哺乳期妇女及肝、肾功能不全者禁用。

**【药物相互作用】**　甲苯达唑可以增加胰岛素的分泌,与胰岛素和口服降血糖药有协同降糖作用;抗癫痫药卡马西平可降低甲苯达唑的血浆浓度,而 $H_2$ 受体阻断药西咪替丁可增加甲苯达唑的血浆浓度。

### 左旋咪唑(levamisole,驱钩蛔)

左旋咪唑对多种线虫有杀灭作用,对蛔虫的作用较强。可用于治疗蛔虫、钩虫、蛲虫感染及混合感染,对丝虫病和囊虫病也有一定疗效。本药还具增强免疫能力的作用,可提高机体抗感染能力,临床试用于类风湿性关节炎、红斑性狼疮及肿瘤辅助治疗等。不良反应较轻且短暂,有胃肠道反应,偶见粒细胞减少、肝功能减退等。肝、肾功能不全者禁用。

### 哌嗪(piperazine)

哌嗪对蛔虫和蛲虫有较强的驱虫作用,临床常用其枸橼酸盐(即驱蛔灵)。主要用于驱除肠道蛔虫,可治疗蛔虫所致的不完全性肠梗阻和早期胆道蛔虫。治疗蛲虫病因疗程长而应用受限。哌嗪安全范围大,不良反应轻,偶见胃肠道反应,过量可致短暂性震颤、共济失调等神经系统反应。G-6-PD 缺乏者可出现溶血性贫血。肝、肾功能不全和神经系统疾病者禁用。

### 噻嘧啶(pyrantel)

噻嘧啶为人工合成四氢嘧啶衍生物,属于去极化型神经肌肉阻断药。对蛔虫、钩虫、蛲虫感染均有较好疗效,具有高效、广谱、副作用小的特点。主要用于治疗蛔虫、钩虫、蛲虫感染及混合感染。不良反应较轻,主要为胃肠不适,其次为头昏、发热,孕妇及 1 岁以下儿童禁用。

### 氯硝柳胺(niclosamide,灭绦灵,未育生)

氯硝柳胺对各种绦虫均有杀灭作用,尤以牛肉绦虫最敏感。由于不能杀死虫卵,为防止猪肉绦虫死亡节片被消化后释出的虫卵逆流入胃继发囊虫病的危险,服药 1～3h 内应服硫酸镁导泻。此外,氯硝柳胺对钉螺和日本血吸虫尾蚴也有杀灭作用,可防止血吸虫传播。该药口服不易吸收,故不良反应少,偶见消化道反应。

### 吡喹酮(praziquantel)

吡喹酮为广谱抗寄生虫病药,对各种吸虫和绦虫感染有效,对线虫和原虫感染无效。其对猪肉绦虫、牛肉绦虫、短膜壳绦虫及阔节裂头绦虫有强大杀灭作用,是治疗各种绦虫病的首选药。对各种吸虫也有良好的杀灭作用,是治疗血吸虫病的首选药物(详见本章第三节)。

不良反应少见,用药几小时后出现头痛、头晕、食欲下降、腹痛、肌肉和关节疼痛。

(叶夷露)

# 第七章 抗恶性肿瘤药

> **案例 7-10**
>
> 　　患者，男，55岁，因自觉进行性吞咽困难7个月，伴吃干饭时胸骨后疼痛2个月就诊。检查：胃镜检查提示食道中下段狭窄。局部活体组织病理检查：鳞状细胞癌。
>
> 　　诊断：食管癌。
>
> 　　问题：1. 该患者应如何治疗？
>
> 　　　　　2. 在使用抗恶性肿瘤药时应注意什么？

　　恶性肿瘤常称癌症（cancer），是当前严重危害人类健康的重要疾病之一。肿瘤化学治疗、外科治疗和放射治疗是恶性肿瘤治疗中的三大重要手段，免疫治疗、内分泌治疗、中西医结合治疗、基因治疗等方法也不断发展，不同治疗手段的治疗效果取决于肿瘤的类型和发展的阶段。抗恶性肿瘤药的化学治疗在肿瘤的综合治疗中占有重要地位，部分恶性肿瘤如绒毛膜上皮癌、恶性淋巴瘤等有可能通过化疗得到治愈，但是对90％以上的实体瘤的治疗仍无法得到满意的疗效，其主要原因是肿瘤化疗存在两大障碍，即药物的毒性反应和耐药性的产生。抗恶性肿瘤药在杀伤肿瘤细胞的同时，对正常的组织细胞也会产生不同程度的损伤，毒性反应成为肿瘤化疗时药物用量受限的关键因素。化疗过程中产生的耐药性是肿瘤化疗失败的重要因素。

## 第一节　概　述

### 一、抗恶性肿瘤药的基本作用

　　正常组织细胞是以分裂方式进行增殖的。细胞从一次分裂结束到下次细胞分裂完成，这段时间称为细胞增殖周期。细胞增殖动力学是研究细胞群体的生长、繁殖和死亡的动态规律。

## （一）细胞增殖动力学

根据细胞生长繁殖特点将肿瘤细胞群分为增殖细胞群和非增殖细胞群两类（图 7-7-1）。

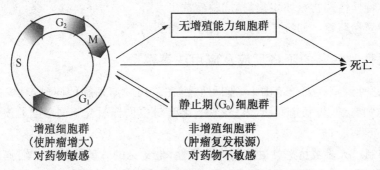

图 7-7-1 细胞增殖周期及药物作用环节示意图

1. **增殖细胞群** 按细胞内 DNA 含量变化，可分 4 期：DNA 合成前期（$G_1$ 期）、DNA 合成期（S 期）、DNA 合成后期（$G_2$ 期）、有丝分裂期（M 期）。增殖期细胞呈指数方式生长，生化代谢活跃，对药物敏感。

2. **非增殖细胞群** 包括静止期（$G_0$）细胞、无增殖力细胞和已经分化、死亡的细胞。$G_0$ 期细胞有增殖能力，但暂处于静止状态。当增殖周期中对药物敏感的细胞被杀灭后，$G_0$ 期细胞可进入增殖期，是肿瘤复发的根源，对药物不敏感，应设法杀灭。此外，尚有一部分无增殖能力的细胞群，在化疗中无意义。

### （二）抗恶性肿瘤药基本作用

1. **细胞周期特异性药物** 仅对细胞增殖周期的某一期敏感，有较强的抑制作用，而对 $G_0$ 期细胞不敏感的药物。如作用于 S 期的抗代谢药物甲氨蝶呤、氟尿嘧啶等；作用于 M 期细胞的药物长春碱、长春新碱等。

2. **细胞周期非特异性药物** 能杀灭处于增殖周期各时相的细胞，甚至包括 $G_0$ 期细胞的药物。如直接破坏 DNA 结构以及影响其复制或转录功能的药物烷化剂、抗肿瘤抗生素等。此类药物对恶性肿瘤细胞的作用往往较强，能迅速杀死肿瘤细胞。

## 二、抗恶性肿瘤药的分类

### （一）按作用机制分类

1. **干扰核酸生物合成的药物** 通过不同环节阻止核酸合成，影响细胞分裂增殖，又称抗代谢药。如甲氨蝶呤、氟尿嘧啶、巯嘌呤、羟基脲、阿糖胞苷等。

2. **直接破坏 DNA 结构与功能的药物** 如烷化剂、丝裂霉素、博来霉素、顺铂等。

3. **嵌入 DNA 干扰 RNA 转录的药物** 如放线菌素 D 和多柔比星等。

4. **干扰蛋白质合成与功能的药物** 如长春新碱、三尖杉酯碱、门冬酰胺酶等。

5. **影响体内激素平衡的药物** 主要通过影响激素平衡从而抑制某些激素依赖性肿瘤。如糖皮质激素、雌激素、雄激素等。

### （二）按药物来源和化学结构分类

1. **烷化剂** 如环磷酰胺、塞替派等。

2. **抗代谢药** 如甲氨蝶呤、氟尿嘧啶等。

3. **抗肿瘤抗生素** 如柔红霉素、丝裂霉素等。

4. **抗肿瘤植物药** 如长春碱、高三尖杉酯碱等。

5. **抗肿瘤激素类药** 如雌激素、雄激素等。

6. **其他抗肿瘤药**  如顺铂、门冬酰胺酶等。

**（三）按药物作用的周期或时相特异性分类**

1. **周期非特异性药物**  如烷化剂、抗肿瘤抗生素等。

2. **周期特异性药物**  如抗代谢药物、长春碱类药物等。

## 三、抗恶性肿瘤药的不良反应及应用注意事项

大多数抗恶性肿瘤药安全范围小，选择性差，在杀伤肿瘤细胞的同时，对机体增殖旺盛的正常组织细胞，如骨髓、胃肠道黏膜、淋巴组织、毛囊等也同样引起不同程度的损害。主要不良反应及应用注意事项有：

1. **骨髓抑制**  大多数抗恶性肿瘤药有此毒性，最常见的骨髓抑制是白细胞、血小板减少，甚至发生再生障碍性贫血。长春新碱骨髓毒性小，博来霉素、门冬酰胺酶及甾体类激素无骨髓毒性。预防感染和出血是化疗期间骨髓抑制的用药监护重点。必须严格执行无菌操作，密切监测患者的体温、血象等感染先兆和出血倾向，并作好各种抢救准备。

2. **胃肠道反应**  几乎所有的抗肿瘤药物均可引起不同程度的食欲减退、恶心、呕吐等胃肠道反应，严重者可引起胃炎、胃肠溃疡，导致腹痛、腹泻、便血等。宜饭后给药，并给予易消化、少油腻的清淡食物。必要时应用止吐药，同时加强护理，如发生口腔炎、严重溃疡，应立即停药。

3. **毛囊毒性**  大多数抗肿瘤药都损伤毛囊上皮细胞，特别是环磷酰胺、氟尿嘧啶、长春新碱、甲氨蝶呤等；脱发常出现于给药后 1~2 周，1~2 个月后脱发最明显，停药后毛发可再生。应对患者做好思想疏导，说明脱发的可逆性，解除其精神压力。

4. **肾毒性及膀胱毒性**  顺铂及大剂量甲氨蝶呤可直接损伤肾小管上皮细胞，表现为急性或慢性的血尿素氮、血清肌酐及肌酐酸升高。大剂量静脉注射环磷酰胺可引起急性出血性膀胱炎。

5. **心肌毒性**  多柔比星、丝裂霉素、顺铂及环磷酰胺有心肌毒性，表现为心肌损伤、心肌炎、心肌缺血及充血性心功能不全等，与累积剂量、患者年龄及心脏疾病有关。

6. **肺毒性及肝毒性**  博来霉素、甲氨蝶呤等可引起肺纤维化，表现为干咳、呼吸困难，严重时可致死。环磷酰胺、长春新碱、氟尿嘧啶、阿糖胞苷等对肝有毒性，表现为谷草转氨酶（SGOT）升高及肝炎等。

7. **神经毒性及耳毒性**  长春新碱、紫杉醇及顺铂有周围神经毒性，可引起手足麻木、腱反射消失及末梢神经感觉障碍；甲氨蝶呤鞘内注射可引起头痛及延迟性脑膜炎；顺铂有耳毒性，可致耳聋。

8. **免疫抑制**  抗肿瘤药物对机体的免疫功能都有不同程度的抑制，主要因为参与免疫功能的细胞增殖、分化较快，易受抗肿瘤药物的攻击，这也是接受抗肿瘤药治疗的患者易于继发感染的重要原因之一。

9. **局部刺激**  大多数化疗药有较强的刺激性，外漏可致难愈性组织坏死和局部硬结。同一处血管反复给药可致静脉炎。护理人员应制定合理的静脉给药计划，由远端小静脉开始，经常更换注射部位。如不慎药液溢出，局部立即注射 0.9% 氯化钠注射液稀释，同时使用大剂量糖皮质激素局部浸润注射，冰敷 4h 以上。

10. **致突变、致畸及致癌**  多数抗肿瘤药可损伤 DNA，干扰 DNA 复制，导致基因突变。作用于胚胎生长细胞可致畸，以抗代谢药物最强；作用于一般组织细胞可致癌，以烷化剂最显著。

# 第二节　常用抗恶性肿瘤药

## 一、烷化剂

烷化剂能与 DNA、RNA 或蛋白质起烷化反应,形成交叉联结或脱嘌呤作用,使 DNA 链断裂,在下一次复制时,使 DNA 复制时出现碱基配对错误,导致 DNA 结构和功能损害,甚至细胞死亡。属于细胞周期非特异性药物。

### 氮芥(chlormethine,HN$_2$)

氮芥为最早用于临床的烷化剂。高效、起效快、维持时间短。由于毒性大,目前其他肿瘤已少用,主要用于霍奇金病和非霍奇金淋巴瘤。局部刺激性大,接触皮肤和黏膜可致组织发泡、糜烂和坏死,不能口服、皮下注射和肌内注射,只能静脉注射或腔内注射。常见不良反应为恶心、呕吐、骨髓抑制、脱发、耳鸣、听力丧失、眩晕、黄疸、月经失调及男性不育等。

### 环磷酰胺(cyclophosphamide,CTX)

环磷酰胺为氮芥的衍生物。体外无活性,进入人体内后经肝微粒体细胞色素 P450 氧化,裂环生成中间产物醛磷酰胺,并最终在肿瘤细胞内分解出磷酰胺氮芥而发挥作用。抗瘤谱广,为目前临床应用最广泛的烷化剂。对恶性淋巴瘤疗效显著,对多发性骨髓瘤、急性淋巴细胞白血病、肺癌、乳腺癌、卵巢癌、神经母细胞瘤和睾丸肿瘤等均有一定疗效。不良反应以骨髓抑制及脱发常见。出血性膀胱炎是本药较特殊的不良反应,系其代谢产物丙烯醛经泌尿道排泄刺激膀胱所致,应鼓励患者多饮水。

### 塞替派(thiotepa,TSPA)

塞替派作用机制与氮芥类似,但选择性高、抗瘤谱广、局部刺激性小,可肌内注射。多用于乳腺癌、卵巢癌、肝癌和膀胱癌等实体瘤的治疗。主要不良反应为骨髓抑制,局部刺激小。可静脉注射、肌内注射、动脉内注射和腔内给药。

### 白消安(busulfan,马利兰)

白消安在体内解离后起烷化作用,主要用于治疗慢性粒细胞白血病,效果显著,首次疗程治疗后缓解率可达 85%～90%,但对该病的急变期或急性粒细胞白血病无效。长期应用除骨髓抑制外,可引起肺纤维化、闭经及睾丸萎缩等。

## 二、抗代谢药

本类药物的化学结构大多与细胞生长繁殖所必需的代谢物质如叶酸、嘌呤碱、嘧啶碱等相似,能竞争与酶的结合,从而以伪代谢物的形式干扰核酸中嘌呤、嘧啶及其前体物的代谢,故称为抗代谢药。属细胞周期特异性药物,主要作用于 S 期细胞。

### 甲氨蝶呤(methotrexate,MTX)

甲氨蝶呤的化学结构与叶酸相似,属于二氢叶酸还原酶抑制药。通过抑制二氢叶酸还原酶,干扰叶酸的代谢,通过抑制脱氧胸苷酸合成,继而影响 S 期的 DNA 合成代谢。主要用于治疗急性白血病,儿童疗效尤佳。对绒毛膜癌、骨肉瘤、乳腺癌、肺癌有一定的疗效。也可作为免疫抑制剂用于器官移植和自身免疫性疾病的治疗。主要不良反应为骨髓抑制和胃肠道反应。骨髓抑制最为突出,可致白细胞、血小板减少。为了减轻 MTX 的骨髓毒性,可在应用大剂量 MTX 一段时间后肌注亚叶酸钙保护骨髓正常细胞。

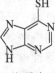

甲氨蝶呤

### 氟尿嘧啶(5-fluorouracil,5-Fu)

氟尿嘧啶可在细胞内转变为 5-氟尿嘧啶脱氧核苷酸,抑制胸苷酸合成酶,从而影响 DNA 的合成,导致细胞死亡。5-Fu 口服吸收不规则,需静脉给药。吸收后分布于全身体液,肝和肿瘤组织中浓度较高。主要用于消化道癌(食管癌、胃癌、肠癌、胰腺癌、肝癌)和乳腺癌。对宫颈癌、卵巢癌、绒毛膜癌、膀胱癌、头颈部鳞癌、皮肤鳞癌等也有效。主要不良反应为骨髓抑制和胃肠道反应。

氟尿嘧啶

### 替加氟(tegafur)

替加氟为氟尿嘧啶的四氢呋喃衍生物,在体外无抗肿瘤作用,在体内经肝微粒体酶 P450 催化,转变为氟尿嘧啶而起效,化疗指数为氟尿嘧啶的 2 倍。毒性仅为氟尿嘧啶的1/7～1/4。

### 巯嘌呤(mercaptopurine,6-MP)

巯嘌呤是常用的嘌呤核苷酸抑制药,可抑制腺嘌呤、鸟嘌呤的合成代谢,或直接掺入 DNA、RNA 发挥细胞毒作用。主要用于急性淋巴细胞白血病和绒毛膜癌,亦可用于自身免疫性疾病。主要不良反应为骨髓抑制和胃肠道反应,少数患者会出现黄疸和肝功能损害。

巯嘌呤

### 羟基脲(hydroxycarbamide,HU)

羟基脲是核苷酸还原酶抑制药,通过阻止核糖核酸还原为脱氧核糖核酸而抑制 DNA 的合成。主要用于治疗黑色素瘤和慢性粒细胞白血病。主要毒性为骨髓抑制,并有轻度胃肠道反应。可致畸胎,故孕妇忌用。

### 阿糖胞苷(cytarabine,Ara-c)

阿糖胞苷是 DNA 多聚酶抑制药,通过与三磷酸脱氧胞苷竞争,抑制 DNA 多聚酶的活性,影响 DNA 合成;也能掺入 DNA 和 RNA 中,干扰 DNA 的复制和 RNA 的功能。主要用于成人急性粒细胞白血病或单核细胞白血病,对恶性淋巴瘤有一定疗效。主要不良反应为骨髓抑制和胃肠道反应。静脉注射可致静脉炎。

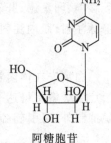

阿糖胞苷

## 三、抗肿瘤抗生素

本类药物由微生物培养液中提取得到的具有抗癌作用的代谢物,通过直接破坏 DNA 或嵌入 DNA 干扰转录而抑制细胞分裂增殖,属细胞周期非特异性药物。

### 丝裂霉素(mitomycinc,MMC,自力霉素)

丝裂霉素化学结构中的烷化基团可与 DNA 双链交叉连接,阻止其复制并使其断裂。抗瘤谱广,对消化道癌如胃癌、结肠癌、肝癌、胰腺癌等疗效好,对肺癌、乳腺癌也有效。不良反应主要是骨髓抑制和胃肠道反应。偶见心、肝、肾和肺的损害。

## 博来霉素(bleomycin,BLM)

博来霉素为含多种糖肽的复合抗生素,能与铜或铁离子络合,使氧分子转化为氧自由基,导致 DNA 单链及双链断裂,阻止 DNA 复制,干扰细胞分裂繁殖。主要用于各种鳞状上皮细胞癌,如头、颈、口腔、食管、阴茎、外阴、宫颈等部位癌症的治疗。对骨髓抑制轻,常见过敏性休克样反应,严重者可致间质性肺炎和肺纤维化。

## 放线菌素 D(dactinomycin,DACT,更生霉素)

放线菌素 D 为放线菌中提取到的抗癌抗生素,能嵌合于 DNA 双链,抑制 DNA 依赖的 RNA 聚合酶功能,干扰细胞的转录过程,抑制 mRNA 合成。对霍奇金病、神经母细胞瘤、绒毛膜癌和肾母细胞瘤有较好疗效,对睾丸肿瘤、横纹肌肉瘤等也有缓解作用。主要不良反应为骨髓抑制和胃肠道反应。

## 多柔比星(doxorubicin,ADM,阿霉素)

多柔比星能嵌入 DNA 碱基对之间,抑制 DNA 复制和 RNA 合成,对 S 期作用最强。此外,对免疫功能有较强的抑制作用。抗瘤谱广,主要用于对常用抗恶性肿瘤药耐药的急性淋巴细胞白血病或粒细胞白血病,还可用于恶性淋巴瘤、乳腺癌、软组织肉瘤、卵巢癌、小细胞肺癌、胃癌、肝癌及膀胱癌等。最严重的毒性反应是引起心肌退行性病变和心肌间质水肿。此外,还有骨髓抑制、胃肠道反应、脱发等不良反应。

## 柔红霉素(daunorubicin,DNR,正定霉素)

柔红霉素抗恶性肿瘤的作用机制和不良反应与多柔比星相同。主要用于对常用抗肿瘤药耐药的急性淋巴细胞白血病或粒细胞白血病,但缓解期短。心脏毒性较大,可表现为进行性、隐伏性、致死性心肌损害。

## 四、抗肿瘤植物药

本类药物初始来源于植物,主要通过干扰肿瘤细胞生长所必需的蛋白质合成而发挥作用,属于细胞周期特异性药物。

## 长春碱类

长春碱(vinblastine,VLB)和长春新碱(vincristine,VCR)为夹竹桃科植物长春花所含的生物碱,后者作用更强。长春地辛(vindesine,VDS)和长春瑞宾(vinorelbine,NVB)均为长春碱的半合成衍生物。长春碱类作用机制主要为其能与微管蛋白结合,抑制微管蛋白的聚合,从而使纺锤丝不能形成,细胞有丝分裂停止于中期。属细胞周期特异性药物,主要作用于 M 期细胞。

VLB 主要用于治疗恶性淋巴瘤、急性单核细胞白血病和绒毛膜癌等。VCR 主要用于急性白血病、恶性淋巴瘤、小细胞肺癌和乳腺癌等,尤其对儿童急性淋巴细胞白血病疗效显著。VDS 主要用于治疗肺癌、恶性淋巴瘤、乳腺癌、食管癌和黑色素瘤等。NVB 主要用于治疗乳腺癌、肺癌、卵巢癌和恶性淋巴瘤等。

长春碱类毒性反应主要包括骨髓抑制、神经毒性、胃肠道反应、脱发以及注射局部刺激等。VCR 对外周神经系统毒性大。

## 三尖杉生物碱类

三尖杉酯碱(harringtonine)和高三尖杉酯碱(homoharringtonine)是三尖杉属植物提取的生物碱。可抑制蛋白质合成的起始阶段,并使核糖体分解、蛋白质合成及有丝分裂停止,对 S 期细胞作用明显。主要用于急性粒细胞白血病,也可用于急性单核细胞白血病及慢性粒细胞白血病等的治疗。不良反应包括骨髓抑制、胃肠道反应、脱发等,偶有心脏毒性。

### 紫杉醇(paclitaxel,PTX)

紫杉醇是由短叶紫杉或我国红豆杉的树皮中提取的有效成分。能促进微管聚合,同时抑制微管的解聚,从而使细胞有丝分裂终止。对卵巢癌和乳腺癌有显著疗效,对肺癌、食管癌、黑色素瘤、头颈部癌和淋巴瘤也有一定疗效。不良反应有骨髓抑制、神经毒性、心脏毒性、胃肠道反应和过敏反应等。

### 喜树碱类

喜树碱是从我国特有的植物喜树中提取的一种生物碱。羟喜树碱(hydroxycamptothecine,HCPT)为喜树碱羟基衍生物。拓扑替康(topotecan,TPT)和伊立替康(irinotecan,CPT-11)为喜树碱的新型人工半合成衍生物。

喜树碱类主要通过特异性抑制 DNA 拓扑异构酶 I,产生 DNA 断裂,使肿瘤细胞死亡,主要作用于 S 期。主要用于胃癌、肠癌、直肠癌、肝癌、头颈部癌、膀胱癌、卵巢癌、肺癌和急、慢性粒细胞白血病的治疗。不良反应有胃肠道反应、骨髓抑制、泌尿道刺激症状及脱发等。

## 五、抗肿瘤激素类药

某些具有激素依赖性的肿瘤的生长均与相应的激素失调有关。应用某些激素或其拮抗药可以抑制这些肿瘤生长,且无骨髓抑制等不良反应,但激素使用不当也有危害。

### 糖皮质激素类

临床上用于治疗恶性肿瘤的糖皮质激素主要为泼尼松(prednisone)、泼尼松龙(prednisolone)和地塞米松(dexamethasone)等。糖皮质激素可使血液淋巴细胞迅速减少,对急性淋巴细胞白血病和恶性淋巴瘤有较好的短期疗效。与其他抗癌药少量短期合用,可减少血液系统并发症以及肿瘤引起的发热等症状。但因其有免疫抑制作用,可因抑制机体免疫功能而引起感染和肿瘤扩散,应合用有效的抗菌药和抗恶性肿瘤药。

### 雄激素类

临床上常用于治疗恶性肿瘤的雄激素有甲睾酮(methyltestosterone)、丙酸睾酮(testosterone propionate)和氟羟甲酮(fluoxymesterone),可抑制脑垂体前叶分泌促卵泡激素,使卵巢分泌雌激素减少,并可对抗雌激素对肿瘤细胞的促进作用,引起肿瘤退化。临床主要用于晚期乳腺癌,尤其是对骨转移者疗效较佳。

### 雌激素类

临床上常用于治疗恶性肿瘤的雌激素是己烯雌酚(diethylstilbestrol),其不仅直接对抗雄激素,尚可反馈性抑制下丘脑和垂体释放促间质细胞激素,从而减少雄激素的分泌。临床用于前列腺癌和绝经期乳腺癌的治疗。

### 孕激素

临床上常用于治疗恶性肿瘤的孕激素有甲羟孕酮(medroxyprogesterone)和甲地孕酮(megestrol),可通过负反馈作用,抑制垂体前叶,减少促黄体激素、促肾上腺皮质激素及其他生长因子的产生。主要用于治疗乳腺癌、子宫内膜癌、前列腺癌和肾癌。

### 他莫昔芬(tamoxifen,TAM)

他莫昔芬为人工合成的抗雌激素药,是雌激素受体的部分激动药,在体内雌激素水平较高时表现为抗雌激素效应。主要用于雌激素受体阳性的乳腺癌患者及其他雌激素依赖性肿瘤的治疗。不良反应轻微,少数患者可出现胃肠道反应及月经失调的症状,长期大量应用可出现视力障碍等。

### 六、其他抗肿瘤药

#### 顺铂(cisplatin,DDP)和卡铂(carboplatin,CBP)

顺铂能进入细胞内,解离出二价铂与 DNA 交叉联结,破坏 DNA 结构和功能,属细胞周期非特异性药。抗瘤谱较广,对睾丸癌最有效,对头颈部鳞状细胞癌、卵巢癌、膀胱癌、前列腺癌、恶性淋巴瘤及肺癌有较好疗效。主要不良反应为胃肠道反应,此外还有骨髓抑制、耳毒性、肾毒性等。卡铂为第二代铂类化合物,其作用机制、适应证与顺铂相同,但抗恶性肿瘤活性较强,毒性较低。

#### 门冬酰胺酶(asparaginase,ASP)

L-门冬酰胺是细胞蛋白质合成不可缺少的氨基酸。某些肿瘤细胞因缺乏门冬酰胺合成酶而不能自己合成 L-门冬酰胺,需从细胞外摄取。门冬酰胺酶可将血清中的门冬酰胺水解,使肿瘤细胞缺乏门冬酰胺供应,生长受到抑制,属细胞周期非特异性药物。主要用于急性淋巴细胞白血病的治疗。常见不良反应为胃肠道反应、出血和精神症状。

## 第三节 抗恶性肿瘤药临床用药原则

为提高疗效、降低毒性及延缓耐药性的产生,临床上常根据抗肿瘤药物的作用机制和细胞增殖动力学,设计合理的用药方案。临床用药基本原则如下:

1. **依据细胞增殖动力学规律用药** 设计细胞周期非特异性药物和细胞周期特异性药物的序贯疗法,可驱动更多 $G_0$ 期细胞进入增殖周期,以增强杀灭肿瘤细胞作用。对增长缓慢的实体瘤,先用细胞周期非特异性药物,再用细胞周期特异性药物。相反,对于增长快速的肿瘤如急性白血病等,则先用细胞周期特异性药物,再用细胞周期非特异性药物。

2. **依据抗肿瘤药的作用机制用药** 不同作用机制的抗恶性肿瘤药物联合应用,可增强疗效。将抑制核酸合成的药物与直接损伤生物大分子的药物配合,阻止 DNA 的修复,如多柔比星与环磷酰胺的合用。

3. **依据抗肿瘤药的抗瘤谱用药** 不同抗肿瘤药物有不同的抗瘤谱,如胃肠道腺癌宜用氟尿嘧啶、环磷酰胺、丝裂霉素等,鳞癌可用博来霉素、甲氨蝶呤等。

4. **依据抗肿瘤药的毒性用药** 多数抗肿瘤药可抑制骨髓,而长春新碱、博来霉素、激素类药物则无明显抑制骨髓作用,它们合用,可提高疗效并减少毒性。

5. **给药方法的设计** 由于大剂量一次用药所杀灭的肿瘤细胞数远超过将该剂量分为数次小剂量用药所能杀灭肿瘤细胞数之和,并且大剂量一次比小剂量数次用药更有利于造血系统和胃肠道等正常组织修复。因此,无论是联合用药还是单药治疗,一般采用大剂量间歇疗法。大剂量间歇疗法可大量杀灭肿瘤细胞,减少耐药性产生,且间歇期可诱导 $G_0$ 期细胞进入增殖期,减少肿瘤复发机会,并有利于机体造血系统及免疫功能的恢复。

## 第四节 抗恶性肿瘤药研究新进展

近 50 年来,抗肿瘤药物的研究开发使肿瘤化疗取得了较大的进步,尤其是使血液系统恶性肿瘤患者生存时间明显延长,但仍有半数癌症患者对治疗无反应或耐药而最终导致治疗失败。因此,研制开发新型的抗肿瘤药物仍然是人类所必须面对的长期而艰巨的任务。随着分子肿瘤学、分子药理学的飞速发展,大规模快速筛选、组合化学、基因工程等先进技术的发明和应用,抗肿瘤药物的研究与开发已进入一个崭新的时代。当今抗肿瘤药物的发展战略有以下特点:① 以占恶性肿瘤90%以上的实体瘤为主攻对象;② 从天然产物中寻找活性成分;③ 针对肿瘤发生发展的机制寻找新的分子作用靶点(酶、受体、基因);④ 大规模快速筛选;⑤ 新技术的导入和应用:组合化学、结构生物学、计算机辅助设计、基因工程、DNA芯片、药物基因组学等。

抗肿瘤药物正从传统的、非选择性的、单一的细胞毒性药物向针对机制的、多环节作用的新型抗肿瘤药物发展。目前,国内外关注的抗肿瘤作用的新靶点和相应的新型抗肿瘤剂或手段有:① 以细胞信号转导分子为靶点:包括蛋白酪氨酸激酶抑制剂、FTase抑制剂、MAPK信号转导通路抑制剂、细胞周期调控剂;② 以新生血管为靶点:新生血管生成抑制剂;③ 减少癌细胞脱落、黏附和基底膜降解:抗转移药等;④ 以端粒酶为靶点:端粒酶抑制剂;⑤ 针对肿瘤细胞耐药性:耐药逆转剂;⑥ 促进恶性细胞向成熟分化:分化诱导剂;⑦ 特异性杀伤癌细胞:抗体或毒素导向治疗;⑧ 增强放疗和化疗疗效:肿瘤治疗增敏剂;⑨ 提高或调节机体免疫功能:生物反应调节剂;⑩ 针对癌基因和抑癌基因:基因治疗——导入野生型抑癌基因、自杀基因、抗耐药基因及反义寡核苷酸。

(叶夷露)

# 实验项目

## 项目一  链霉素的毒性反应及钙剂的对抗作用

【实验目的】

观察链霉素的毒性反应及钙剂的对抗作用。

【实验动物】

小鼠,体重 22～26g,雌雄兼用。

【实验药品】

1％氯化钙溶液、生理盐水、4％硫酸链霉素溶液。

【器材】

托盘天平,大烧杯,1ml 注射器。

【实验方法和步骤】

取大小相近的小鼠 2 只,称重编号,观察正常活动情况、呼吸及肌紧张度后,甲鼠腹腔注射生理盐水溶液 0.1ml/10g,乙鼠腹腔注射 1％氯化钙溶液 0.1ml/10g。6～7min 后,两鼠分别腹腔注射 4％硫酸链霉素溶液 0.13ml/10g,观察两鼠有何变化。

【结果记录】

| 鼠号 | 体重(g) | 药物 | 用链霉素后的反应 |
|------|---------|------|------------------|
| 甲 | | 生理盐水 | |
| 乙 | | 1％氯化钙溶液 | |

【思考题】

链霉素的不良反应有哪些? 钙剂可防治链霉素的哪些毒性反应?

【注意事项】

小鼠一般用药 10min 后才会出现毒性反应,并逐渐加重。

(朱一亮)

# 实训项目

## 项目一  处方分析

**处方7-1**

濮×,男,49岁。因牙龈肿痛2天就诊。既往有癫痫病史1年。诊断:牙龈炎;癫痫。医生开出药物治疗处方,请评价此处方是否合理? 并说明理由。

Rp:① 替硝唑片  0.5g×8片

　　用法:1.0g/次  1次/d  首剂加倍  口服

　　② 苯巴比妥钠片  30mg×21片

　　用法:30mg/次  3次/d  口服

**处方7-2**

女童,2岁。诊断为眼外伤。医生开出下列处方,请评价此处方是否合理? 并说明理由。

Rp:① 复方妥布霉素滴眼液  5ml×1瓶

　　用法:1~2滴/次  4~6次/d  滴眼

　　② 头孢克肟胶囊  50mg×10片

　　用法:50mg/次  2次/d  口服

**处方7-3**

患者,女性,30岁。因尿频、尿急、尿痛、排尿不适2天就诊。医生开出如下处方,请评价此处方是否合理? 并说明理由。

Rp:0.9%氯化钠注射液  100ml

　　注射用葡萄糖酸依诺沙星  0.2g

　　用法:1次/d  静脉滴注

**处方7-4**

某女,38岁。诊断:肺结核,哮喘。医生开出如下处方,请评价此处方是否合理? 并说明理由。

Rp:利福平片  0.15g×100片

　　用法:0.6g/次  1次/d  口服

　　氨茶碱片  0.1g×100片

　　用法:0.1g/次  3次/d  口服

**处方7-5**

女童,8岁。诊断:病毒性感冒。医生开出如下处方,请评价此处方是否合理? 并说明理由。

Rp:小儿氨酚烷胺颗粒  6g×10袋

　　用法:6g/次  2次/d  温开水冲服

**处方7-6**

濮×,男,49岁。因反复寒战、高热、大汗2天就诊。两个月前到非洲尼日利亚旅游,回来后出现该症状。诊断:间日疟发作。

医生开出药物治疗处方,请评价此处方是否合理? 并说明理由。

Rp：① 磷酸氯喹片　0.25g×10 片

　　用法：0.25g/次　3 次/d　口服

　　② 磷酸伯氨喹片　13.2mg×21 片

　　用法：13.2mg/次　3 次/d　口服

**处方 7 - 7**

耿××，女，36 岁。因近 1 个月经常出现上腹部隐痛，并出现厌食、恶心、呕吐症状。诊断：胃癌。医生开出药物治疗处方，请评价此处方是否合理？并说明理由。

Rp：氯化钠注射液　250ml

　　注射用丝裂霉素　4mg

　　维生素 C 注射液　3g

　　维生素 $B_6$ 注射液　0.1g　　／　静脉滴注

（郑　英）

# 项目二　问病卖药

## 一、足　　癣

【实训目的】

通过对话式"问病卖药"的角色扮演，对治疗足癣的常用药物进行介绍，提高指导合理用药的能力。

【实训内容】

一男性顾客，因患足癣进入一家药店买药。

1. 通过对顾客全面、系统地询问而获得病情的相关资料。

2. 有针对性地对顾客推荐常用治疗足癣的药物。

3. 指导顾客合理使用治疗足癣的药物。

【实训步骤】

1. 问病卖药练习：两位同学一组，一人扮演患有足癣的顾客，另一人扮演药店的药师，进行问病卖药的角色扮演练习，其他同学认真观看。

2. 讨论：分组讨论，指出角色扮演中的优点与不足，每组推选 1 位同学作总结性发言。

【相关知识】　足癣

足癣由致病真菌引起，是最常见、最顽固的皮肤真菌感染病之一，又称为"脚气"。最常见的分为三型：角化脱屑型、水疱型、趾间糜烂型。

一般用药：

(1) 糜烂型：先用 1∶5000 高锰酸钾溶液或 0.1% 雷佛奴尔溶液浸泡，然后外涂龙胆紫或脚气粉，每日 2 次。待收干后再外搽脚气灵或癣敌药膏，每日 2 次。或者先用软膏外涂至糜烂愈合，再使用泡足液全面杀菌治疗。

(2) 水疱型：每日用热水泡脚后外搽克霉唑癣药水或复方水杨酸酊剂一次。皮干后再搽脚气灵或癣敌膏。

(3) 角化型：可外用复方苯甲酸膏或与复方水杨酸酒精交替外用，早晚各一次。最好涂药后用塑料薄膜包扎，使药物浸入厚皮，便于厚皮剥脱。

(4) 近年来临床上应用足光粉治疗各型脚气，疗效显著，每晚泡脚一次，3 次奏效。

## 二、小儿蛔虫病

### 【实训目的】

通过对话式"问病卖药"的角色扮演，对治疗小儿蛔虫病的常用治疗药物进行介绍，提高指导合理用药的能力。

### 【实训内容】

一位 3 岁小男孩，因无规律间断性脐周疼痛 1 周，并发现从大便排出蛔虫。家长带其到一家药店买药。

1. 通过对顾客全面、系统地询问而获得病情的相关资料。
2. 有针对性地对顾客推荐常用抗蛔虫病药。
3. 指导顾客合理使用抗蛔虫病药。

### 【实训步骤】

1. 问病卖药练习：两位同学一组，一人扮演患蛔虫病小儿的家长，另一人扮演药店的药师，进行问病卖药的角色扮演练习，其他同学认真观看。
2. 讨论：分组讨论，指出角色扮演中的优点与不足，每组推选 1 位同学作总结性发言。

### 【相关知识】　蛔虫病

蛔虫病是常见的肠道寄生虫病，尤其在儿童最多见。主要是因小儿常在地上玩，手上带着含有蛔虫卵的尘土，不经洗手，就拿东西吃，或者生吃未洗净的瓜果、蔬菜，都会将蛔虫卵带入口中，进入胃肠道而感染得病。

蛔虫寄生于肠道内摄取小儿的营养，影响小儿的生长发育。由于营养缺乏，患儿可见面黄、消瘦、贫血、发育迟缓。本病还会引起胃肠道症状，如肚脐周围阵痛、恶心、呕吐，有时还会从嘴里吐出蛔虫来。蛔虫能产生多种毒素，可使病儿出现精神症状，如精神不振、头痛、头晕、夜眠不宁、咬牙、易惊等。虫体作为异种蛋白可引起过敏反应，病儿常见荨麻疹、皮肤瘙痒、面部浮肿等。蛔虫钻进阑尾量多时，也可在肠子里滚成一团，造成肠梗阻，甚至肠穿孔。所以不能轻视蛔虫病。

预防本病主要是培养儿童良好的卫生习惯，做到饭前便后要洗手，生吃瓜果蔬菜要洗净消毒。制止小孩在地面上做游戏如玩弹球等，特别是不要边玩土边吃食物。

常用的驱虫药物有驱蛔灵、驱虫净，及中药使君子和槟榔等。因为所有的驱虫药都有一定的毒性，滥用会给小儿带来不良反应，所以一定要在医生指导下，按时按量服药，切不可乱给小儿买药吃。

2 岁及以下的婴幼儿，肝、肾功能尚未发育成熟，不宜吃驱虫药。从肠道寄生虫的特点来看，虫卵大都附着于污染的手或蔬菜表面，感染途径是口。2 岁及以下的婴幼儿接触的东西一般局限于家中的物品和玩具，这些东西相对清洁。此外，他们吃的蔬菜种类与数量较少，进入体内的虫卵相应减少。因此，2 岁及以下的婴幼儿接触虫卵的机会要少于大龄儿童，一般不需要服用驱虫药。

### 【思考题】

1. "宝塔糖"有何药理作用？在使用时应注意哪些事项？
2. 如何自测小儿是否得了蛔虫病？
3. 从药学服务的角度出发，药师需要告知顾客使用抗蛔虫病药有哪些注意事项？

## 三、霉菌性阴道炎

### 【实训目的】

通过对话式"问病卖药"的角色扮演，对治疗霉菌性阴道炎的常用药物进行介绍，提高指导合理用药的能力。

**【实训内容】**

一位中年女性顾客,因豆腐渣样白带增多,阴部瘙痒1月余,进入一家药店买药。

1. 通过对顾客全面、系统地询问而获得病情的相关资料。

2. 有针对性地对顾客推荐常用抗霉菌性阴道炎的药物。

3. 指导顾客合理使用抗霉菌性阴道炎的药物。

**【实训步骤】**

1. 问病卖药练习:两位同学一组,一人扮演患有典型的霉菌性阴道的顾客,另一人扮演药店的药师,进行问病卖药的角色扮演练习,其他同学认真观看。

2. 讨论:分组讨论,指出角色扮演中的优点与不足,每组推选1位同学作总结性发言。

**【相关知识】 阴道炎**

阴道炎是阴道黏膜及黏膜下结缔组织的炎症,是妇科门诊常见的疾病。阴道炎临床上以白带的性状发生改变以及外阴痒灼痛为主要临床特点,性交痛也常见,感染累及尿道时,可有尿痛、尿急等症状。常见的阴道炎有细菌性阴道炎、滴虫性阴道炎、念珠菌性阴道炎、老年性阴道炎。

1. **细菌性阴道炎** 细菌性阴道炎又称非特异性阴道炎。主要表现为阴道分泌物增多,并多为脓性,有臭味。阴道有烧灼感、刺痛、坠胀感,可伴盆腔不适及全身乏力。妇科检查时,可发现阴道黏膜潮红、充血水肿、触痛、分泌物增多、有脓性分泌物甚至结痂。没有症状的患者一般可以不用治疗,但在一些妇科手术前应进行治疗,而有症状的患者则应及时治疗。常选用抗厌氧菌药物,主要有甲硝唑、克林霉素,并且口服药物治疗与局部药物治疗疗效相似。

2. **滴虫性阴道炎** 滴虫性阴道炎是妇科常见病,是由阴道毛滴鞭毛虫(简称毛滴虫)感染引起的。滴虫性阴道炎主要症状是白带增多,白带质地稀薄,颜色为灰黄色或黄绿色,严重时带有血色,白带中有臭味小泡沫;其次,生殖器尤其是外阴部位,如阴唇、会阴、肛门周围有烧灼感或奇痒;再次,性交时会感到阴部不适、疼痛,有的还会出血。严重时还会发生滴虫性尿道炎、膀胱炎,甚至上行感染导致肾盂肾炎,继而出现尿频、尿急、尿痛和腰痛等症状。治疗:① 洗阴道及外生殖器局部:可用1:5000高锰酸钾液冲洗,合并感染者可用1:2000新洁尔灭液冲洗,也可取灭滴灵2片,每晚在冲洗阴道及外生殖器后塞入阴道,7天至10天为一疗程。② 口服药物:灭滴灵片500mg,每日2次,连用7天。

3. **霉菌性阴道炎** 患上念珠菌性阴道炎典型症状就是外阴瘙痒,患者的瘙痒症状时轻时重,时发时止,瘙痒严重时坐卧不宁,寝食难安,炎症较重时还可能出现小便痛,性交痛,白带明显增多。白带增多是本病的另一主要症状,白带一般很稠,典型的念珠菌性阴道炎的白带呈豆腐渣样或乳凝块状。当然,最后确诊还要到医院检查,患者不要根据自己的判断自行买药治疗疾病,因为这可能会延误其他疾病的诊断。诊断依据:外阴奇痒,白带呈白色稠厚豆渣样。阴道黏膜红肿,严重的形成浅溃疡。阴道分泌物中找到白色念珠菌。常选用咪唑类的栓剂治疗。

**【思考题】**

1. 阴道炎有哪些主要类型?分别可选用哪些药物进行治疗?

2. 甲硝唑、克林霉素、咪唑类药物分别有何药理作用?

3. 从药学服务的角度出发,药师需要告知顾客使用霉菌性阴道炎治疗药物有哪些注意事项?

(章 琴)

# 中英文药名对照索引

cholinophyllinate / 胆茶碱
cromoglicate sodium / 色甘酸钠
codeine / 可待因
cloperastine / 氯哌斯汀
carbocisteine / 羧甲司坦
clavulanic acid / 克拉维酸
clarithromycin / 克拉霉素
chloramphenicol / 氯霉素
ciprofloxacin / 环丙沙星
clofazimine / 氯法齐明
chloroquine / 氯喹
chlormethine, $HN_2$ / 氮芥
cyclophosphamide, CTX / 环磷酰胺
cytarabine, Ara-c / 阿糖胞苷
cisplatin, DDP / 顺铂
carboplatin, CBP / 卡铂

### D

dopamine, DA / 多巴胺
dobutamine / 多巴酚丁胺
diazepam / 地西泮
droperidol / 氟哌利多
doxepin / 多塞平
donepezil / 多奈哌齐
diclofenac / 双氯芬酸
dimefine / 二甲弗林
doxapram / 多沙普仑
diazoxide / 二氮嗪
diltiazem / 地尔硫草
dopamine / 多巴胺
dobutamine / 多巴酚丁胺
dipyridamole / 双嘧达莫
dextran / 右旋糖酐
domperidone / 多潘立酮
diphenoxylate / 地芬诺酯
dehydrocholic acid / 去氢胆酸
diprophylline / 二羟丙茶碱
dextromethorphan / 右美沙芬
dapsone, DDS / 氨苯砜
doxycycline / 多西环素
diloxanide / 二氯尼特
dehydroemetine / 去氢依米丁
diethylcarbamazine / 乙胺嗪
dactinomycin, DACT / 放线菌素 D
doxorubicin, ADM / 多柔比星
daunorubicin, DNR / 柔红霉素

### E

ephedrine / 麻黄碱
enflurane / 恩氟烷
etomidate / 依托咪酯
ethosuximide / 乙琥胺
enalapril / 依那普利
esmolol / 艾司洛尔
etacrynic acid / 依他尼酸
enoxaprin / 依诺肝素
etamsylate / 酚磺乙胺
ergotic alkaloids / 麦角生物碱类
erythromycin / 红霉素
ethambutol, EMB / 乙胺丁醇
emetine / 依米丁

### F

fluoxetine / 氟西汀
fentanyl / 芬太尼
felodipine / 非洛地平
furosemide / 呋塞米
folic acid / 叶酸
famotidine / 法莫替丁
formoterol / 福莫特罗
fosfomycin / 磷霉素
fleroxacin / 氟罗沙星
furazolidone / 呋喃唑酮
furacilin / 呋喃西林
fluconazole / 氟康唑
flucytosine / 氟胞嘧啶
5-fluorouracil, 5-Fu / 氟尿嘧啶

### G

galanthamine / 加兰他敏
glucose / 葡萄糖
glycero / 甘油
guaifenesin / 愈创木酚甘油醚
gentamicin / 庆大霉素
griseofulvin / 灰黄霉素

### H

homatropine / 后马托品
halothane, fluothane / 氟烷
haloperidol / 氟哌啶醇
huperzine A / 石杉碱甲

roxithromycin / 罗红霉素

rifampicin,RFP / 利福平

rifandin / 利福定

rifapentine / 利福喷汀

ribavirin / 利巴韦林

**S**

scopolamine / 东莨菪碱

succinylcholine / 琥珀胆碱

salbutamol / 沙丁胺醇

sodium valproate / 丙戊酸钠

sulpiride / 舒必利

sertraline / 舍曲林

selegiline / 司来吉兰

sodium nitroprusside / 硝普钠

sotalol / 索他洛尔

spionolactone / 螺内酯

sorbitol / 山梨醇

sodium citrate / 枸橼酸钠

streptokinase,SK / 链激酶

sucralfate / 硫糖铝

sodium sulfate / 硫酸钠

salbutamol / 沙丁胺醇

sulbactam / 舒巴坦

streptomycin / 链霉素

spectinomycin / 大观霉素

streptomycin,SM / 链霉素

stavudine / 司他夫定

**T**

tubocurarine / 筒箭毒碱

tolazoline / 妥拉唑啉

tetracaine / 丁卡因

trazodone / 曲唑酮

trihexyphenidyl / 苯海索

tacrine / 他克林

tramadol / 曲马多

triamterene / 氨苯蝶啶

ticlopidine / 噻氯匹啶

tranexamic acid,AMCHA / 氨甲环酸

teprenone / 替普瑞酮

tannalbin / 鞣酸蛋白

terbutalin / 特布他林

tiotropium bromide / 噻托溴铵

tazobactam / 他唑巴坦

tobramycin / 妥布霉素

tetracycline / 四环素

tinidazole / 替硝唑

terbinafine / 特比萘芬

tinidazole / 替硝唑

thiotepa,TSPA / 塞替派

tegafur / 替加氟

tamoxifen,TAM / 他莫昔芬

**U**

urokinase,UK / 尿激酶

ursodeoxycholic acid / 熊去氧胆酸

**V**

venlafaxine / 文拉法辛

verapamil / 维拉帕米

vesnarinone / 维司利农

vitamine E / 维生素 E

vitamin K / 维生素 K

vitamin $B_{12}$ / 维生素 $B_{12}$

valaciclovir / 伐昔洛韦

vidarabine,Ara-A / 阿糖腺苷

**Z**

zolpidem / 唑吡坦

zopiclone / 佐匹克隆

zidovudine,AZT / 齐多夫定